Modern Esophagology
现代食管内科学

第 2 版

主　编　戴　菲　邹百仓　龚　均
编　委　（按姓氏笔画排序）

马师洋	马红兵	王　婷	王　燕	王社教	王莲丽	王深皓
王楚莹	王书会	尹晓然	叶芳忱	史海涛	冉　艳	白　蕊
付佳禄	朱洪怡	朱　宁	孙雅亭	乔　璐	全晓静	刘　娜
刘　强	刘丽娜	刘晨毓	李　永	李来福	李芳兰	杨　津
杨全新	狄　佳	邹百仓	沙素梅	张园苗	张博文	陈　欣
陈芬荣	郑向红	赵　平	赵　刚	赵菊辉	赵茜茜	贺恺妮
柯　悦	姜　炅	高　昕	秦　斌	秦灵芝	郭转转	梅　琳
龚　均	董思源	程　妍	曾贝贝	薛润昕	戴　菲	戴社教

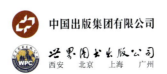

图书在版编目(CIP)数据

现代食管内科学 / 戴菲，邹百仓，龚均主编.
2版. -- 西安：世界图书出版西安有限公司，2024.10.
ISBN 978-7-5232-1456-5

Ⅰ.R571

中国国家版本馆CIP数据核字第2024LB1183号

书　　名	现代食管内科学（第2版）
	XIANDAI SHIGUAN NEIKEXUE
主　　编	戴　菲　邹百仓　龚　均
责任编辑	王少宁　李　鑫
装帧设计	前程设计
出版发行	世界图书出版西安有限公司
地　　址	西安市雁塔区曲江新区汇新路355号
邮　　编	710061
电　　话	029-87214941　029-87233647(市场营销部)
	029-87234767(总编室)
网　　址	http://www.wpcxa.com
邮　　箱	xast@wpcxa.com
经　　销	新华书店
印　　刷	西安雁展印务有限公司
开　　本	889mm×1194mm　1/16
印　　张	19.5
字　　数	546千字
版次印次	2024年10月第2版　2024年10月第1次印刷
国际书号	ISBN 978-7-5232-1456-5
定　　价	188.00元

医学投稿 xastyx@163.com ‖ 029-87279745　029-87279675

(如有印装错误，请寄回本公司更换)

序 PREFACE

十多年前我曾为龚均教授主编的《现代食管内科学》写过序，文中期待由此书作为基础，在不久的将来能有一部《整合食管病学》巨著问世。最近，龚均医生又带领科内长期活跃在医疗一线的医生及部分研究生，从内科医生角度，复习十多年来，特别是近五年的文献，将国内外对食管疾病的新认识增加至《现代食管内科学》第2版中。

随着新的诊疗技术的应用，很多需要"开刀"的食管病，变成了由内科医生内镜下治疗的"内科病"。本书从食管相关疾病的临床症状到新的诊疗方法都做了详细介绍，并总结了作者团队医疗实践中的病例和临床成果。

《现代食管内科学》第2版出版之时，龚均教授再次邀我写序。主编之一戴菲医生贡献了她长期从事食管功能性疾病的研究成果，邹百仓医生在内镜诊疗方面贡献了丰富的临床经验，龚均教授八十多岁高龄仍参与传、帮、带工作，他们这种精神让人敬佩，值得学习。

本书内容很丰富，说是再版，很多内容实为全新增补，如食管疾病症状学、食管疾病诊断学、食管疾病治疗学等章节，我深感此书值得推荐给年轻医生、研究生、规培生作为工作手册，也适合外科医生阅读参考。

另，2022年7月，由我作为总主编的《整合消化病学》，洪流和丰帆两位教授作为分册主编的《整合食管病学》已正式出版，内容主要侧重于食管的基础研究及其与全身疾病的关系。相比较而言，龚均教授这本书侧重于食管疾病的临床诊断及最新治疗。我想，在将来将两支力量协作到一起，将两书的特点整合到一起，写成一本《现代食管病学》或《整合食管病学》，这也许是我和龚老师的共同心愿。当然，那时我俩做具体工作可能已力不从心了，不过写个序或前言还是可以的。

是为序。

中国工程院院士
美国医学科学院外籍院士
法国医学科学院外籍院士　　樊代明
世界整合医学会终身名誉会长
亚太消化病联合学会主席
2024年1月18日

前言 FOREWORD

《现代食管内科学》第一版已经出版了十余年。近十余年来医学发展日新月异，新的诊疗技术不断涌现，食管疾病的诊断和治疗技术随之更新与快速发展，这致使临床工作中对一些食管疾病的认识和诊疗理念也有所变化了。例如，2016年罗马Ⅳ诊断标准对功能性食管疾病提出了新的阐述；食管功能检测中24小时pH-阻抗检测临床应用更加广泛和普及；一些内镜下的诊断技术如电子染色、放大内镜对食管疾病的诊断，特别是早期肿瘤的精准诊断有了新的认识和提高，这也为早癌治疗打下了基础。在食管内镜治疗方面也有很大发展，例如，内镜下贲门缩窄术、抗反流黏膜切除术等胃食管反流病抗反流微创手术取得了与外科手术同样的效果；食管早癌及贲门失弛缓症等内镜下治疗方法也有不少改进；近年来随着经口内镜下肌切开术的熟练开展，延伸到某些食管憩室的内镜下切除。鉴于此，有必要对原《现代食管内科学》一书作修正和补充，特别是对疾病更新的认识及诊疗新方法作详细介绍。此为再版的目的。

本书仍主要由西安交通大学第二附属医院工作在临床一线的医生完成，从内科医生角度，采用以"老"带"新"的办法，部分研究生在老师的指导下参与了编写工作。查阅了近十年，特别是近五年来的国内外最新文献资料，同时总结呈现了我们自己的临床成果和病例。除文字叙述外，所附图片大多为科室积累的资料，其中本院病理片为伍洁医生提供，日本神户大学附属病院的森田圭纪医生提供了食管颗粒细胞瘤、食管囊肿的图片，中国人民解放军空军第九八六医院（323医院）胃镜室提供了食管黑色素沉着症的图片，中国人民解放军总医院（301医院）消化科提供了他们首创的内镜下贲门缩窄术图片，陕西省富平县陈万军医生提供了食管美丽筒线虫病的镜下所见图片，在此一并表示感谢。

本书面向学习食管疾病的年轻医生、进修生和住培生等，从消化内科角度阐述了食管疾病的诊断和治疗，对食管外科医生也有一定帮助。

这次再版仍请樊代明院士作序。樊院士在序中对本书再版多有美言，并提出希望，若干年后从基础到临床出一本《现代食管病学》或《整合食管病学》，我们将为此努力。

书中疏漏和不足之处，敬请同道批评指正。

戴菲　邹百仓　龚均
2024年2月

目录 CONTENTS

第1章　食管解剖学 /1
　第1节　食管的形态、位置 /1
　第2节　食管壁的组织学 /3
　第3节　食管的血液供应、淋巴回流和神经支配 /4

第2章　食管生理学 /6

第3章　食管疾病症状学 /13
　第1节　烧　心 /13
　第2节　反　流 /14
　第3节　吞咽困难 /17
　第4节　咽部异感症 /20
　第5节　吞咽疼痛 /22
　第6节　胸　痛 /23
　第7节　呕血与便血 /25
　第8节　食管外症状 /27

第4章　食管疾病诊断学 /30
　第1节　食管影像学检查 /30
　第2节　食管内镜检查 /49
　第3节　食管功能学检查 /55
　第4节　食管的其他检查方法 /77

第5章　食管疾病治疗学 /84
　第1节　内镜下治疗方法 /84
　第2节　食管癌的药物治疗 /119

第 3 节　食管癌的放射治疗　　/139

第 6 章　食管运动功能障碍性疾病　　/149
　　第 1 节　食管入口运动障碍　　/149
　　第 2 节　弥漫性食管痉挛　　/155
　　第 3 节　高压收缩食管　　/160
　　第 4 节　非特异性食管动力障碍　　/162
　　第 5 节　贲门失弛缓症　　/164
　　第 6 节　老年性食管　　/167
　　第 7 节　系统疾病伴随的食管运动障碍　　/168
　　第 8 节　胃食管反流病　　/174

第 7 章　功能性食管病　　/188
　　第 1 节　功能性胸痛　　/188
　　第 2 节　功能性烧心　　/190
　　第 3 节　反流高敏感　　/193
　　第 4 节　癔球症　　/195
　　第 5 节　功能性吞咽困难　　/198

第 8 章　感染性食管炎　　/202
　　第 1 节　念珠菌性食管炎　　/202
　　第 2 节　食管结核　　/204
　　第 3 节　巨细胞病毒感染　　/207
　　第 4 节　食管美丽筒线虫病　　/209

第 9 章　其他病因食管炎　　/213
　　第 1 节　药物性食管炎　　/213
　　第 2 节　放射性食管炎　　/214
　　第 3 节　嗜酸细胞性食管炎　　/216
　　第 4 节　食管克罗恩病　　/218

第 10 章　食管结构性异常　　/223
第 1 节　食管裂孔疝　　/223
第 2 节　食管憩室　　/225
第 3 节　食管环和蹼　　/229
第 4 节　先天性食管闭锁　　/232
第 5 节　先天性食管狭窄　　/235

第 11 章　食管异物　　/239

第 12 章　食管良性肿瘤　　/243
第 1 节　食管息肉　　/243
第 2 节　食管平滑肌瘤　　/245
第 3 节　食管间质瘤　　/247
第 4 节　食管脂肪瘤　　/249
第 5 节　食管颗粒细胞瘤　　/250
第 6 节　食管血管瘤　　/253
第 7 节　食管淋巴管瘤　　/256
第 8 节　食管乳头状瘤　　/258
第 9 节　食管囊肿　　/259

第 13 章　食管癌　　/263

第 14 章　食管其他恶性肿瘤　　/269
第 1 节　食管淋巴瘤　　/269
第 2 节　食管黑色素瘤　　/270
第 3 节　食管肉瘤　　/272
第 4 节　食管炎性肌纤维母细胞瘤　　/273

第 15 章　食管静脉曲张　　/276

第 16 章　创伤性食管疾病　/283
  第 1 节　食管贲门黏膜撕裂综合征　/283
  第 2 节　食管破裂　/284
  第 3 节　食管气管瘘　/286
  第 4 节　食管理化损伤　/289
  第 5 节　食管术后狭窄　/291

第 17 章　食管其他疾病　/295
  第 1 节　食管糖原棘皮症　/295
  第 2 节　食管黑色素沉着症　/296
  第 3 节　食管胃黏膜异位　/297
  第 4 节　食管黄色瘤　/299

第 1 章

食管解剖学

第 1 节 食管的形态、位置

一、食管的形态、位置与分段

食管为一扁平的纵行肌性管道，是消化管各段中最狭窄的部位，全长约 25 cm（图 1-1）。食管从第 6 颈椎水平的环状软骨的咽部起始，向下穿越后纵隔，在约第 11 胸椎体高度与胃的贲门连接。内镜下食管入口距门齿约 15 cm，从门齿到贲门，食管长约 40 cm，但其长度与个体身高有关，范围在 35~45 cm。食管的左右径约 3 cm，前后径约 2 cm。食管在脊柱前垂直下降，相对胸骨上窝水平转向左侧。在胸骨角和第 4 胸椎水平，食管被主动脉向后推到中线。主动脉弓位于食管上 1/3 段和中 1/3 段连接处，而食管的下 1/3 段正好经过心脏的后方。在第 7 胸椎水平，食管再一次转向左，穿过膈的食管裂孔，后者正对第 10 胸椎水平。一旦穿过横膈即为腹段食管。胃-食管连接处在第 11 胸椎水平，位于肝脏左叶的食管沟内，其右侧较平直，左侧则形成一锐角，称贲门切迹或 His 角。

食管起始于咽缩窄的漏斗尖端。从口腔往下看，食管呈一横行裂隙，两旁为梨状窝。环咽肌的纤维是横行走向的，附着于环状软骨。从上至下，食管可分为颈、胸、腹 3 段。颈段自咽-食管连接处至胸骨颈静脉切迹水平，长 4~5 cm。此段食管的前方为气管后壁，后方为第 7 颈椎和第 1、2 胸椎椎体，两侧为喉返神经、颈动脉鞘和甲状腺。胸段食管起自胸骨颈静脉切迹至食管裂孔，长 18~20 cm，进一步也分为上段、中段、下段；上段为胸廓入口至奇静脉弓下缘，中段为奇静脉弓下缘至下肺静脉下缘，下段为下肺静脉下缘至食管-胃连接处。腹段食管自食管裂孔至食管-胃连接处，长 1~2 cm，其前方为肝左叶，右侧为肝尾叶，左侧为胃底，后方为膈肌右脚和主动脉。食管裂孔的边界由膈脚和中弧形韧带构成。裂孔为垂直方向，所以食管经膈裂孔需要通过长 5~6 cm 的通道。当膈肌收缩时，其肌纤维束与食管紧密接触，它们可能在预防胃食管反流中起作用。

虽然食管是胃肠道最狭窄的部分，但沿食管全长还存在 4 处生理性狭窄（需注意，第二狭窄相当于第 4 胸椎平面，为主动脉弓压迫食管左侧壁所致，食管镜检查时局部可见搏动。第三狭窄相当于第 5 胸椎平面，为左主支气管压迫食管前壁所致，由于第二、三狭窄位置邻近，故临床上

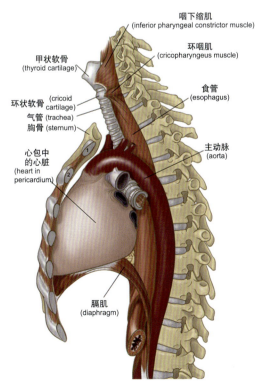

图 1-1 食管解剖示意图
（引自参考文献 9）

合称为第二狭窄），生理性狭窄处为易受损伤和异物易停留的部位，也是肿瘤的好发部位，这在处理食管异物病例和误摄腐蚀性物质致食管烧灼伤病例时非常重要。3处生理性狭窄与门齿间的距离因年龄和食管长度而异。第一狭窄是食管入口，距门齿约15 cm，在咽与食管交界处，由环咽肌收缩而致，位于第6颈椎水平，是食管最狭窄的部位，口径最小的1.3 cm，异物也最易嵌顿于此处。由于环咽肌牵拉环状软骨抵向颈椎，食管入口通常呈额位缝隙，吞咽时才开放。食管入口的后壁环咽肌的上下有两个三角形的肌肉薄弱区。环咽肌上三角区（Killian 三角）位于喉咽部，两边为咽下缩肌，底为环咽肌。环咽肌下三角（Laimer 三角）位于食管入口下方，底在上为环咽肌，两边为食管的纵行肌纤维。第二狭窄距门齿23~28 cm（平均25 cm）。第三狭窄相当于第10胸椎平面，距门齿约40 cm，为食管穿过膈肌所致（图1-2）。

一般来说，胸腔属低压区，腹腔为相对高压区，食管从低压区到高压区，其压力的密封目前认为是由膈食管膜来维持的。膈食管膜由横筋膜凝聚而成，它从横膈的下部向上伸展形成一个纤维锥体，在膈孔以上2~3 cm处附着于食管上。食管下端虽然无特殊的括约肌结构，但生理上有括约肌的功能存在。食管壁的环行肌形成特殊的螺旋状结构，与胃的内斜肌融合。这种螺旋状排列的纤维收缩时可起到关闭食管下端的作用。

二、胃食管区的应用解剖

胃食管区是食管最重要和最复杂的区域，其涵盖食管-胃连接处（esophagogastric junction，EGJ）这一肌性结构、鳞状柱状上皮交界处（squamo-columnar junction，SCJ）这一黏膜结构及食管下括约肌（lower esophageal sphincter，LES）。EGJ是食管与胃之间固定的肌性连接的术语，在解剖学结构上是指管状食管变为囊状胃的部位，即食管末端和胃的起始，相当于His角或腹膜返折水平或食管括约肌下缘。SCJ是明确指食管鳞状上皮与胃柱状上皮这两种黏膜接触的圆周形边界。EGJ和SCJ的位置不一定一致。正常SCJ形状可以不同，其所处位置与EGJ有关。正常食管胃交界处胃皱襞的近侧缘是不变的，在内镜检查过程中少量充气，可清晰地观察到食管下段呈直线排列的黏膜血管，这些血管可突然消失在正常的SCJ处或距其2~3 mm的位置，当其覆盖的鳞状上皮有炎症时可观察不到血管，这些血管消失平面也大约在EGJ的胃皱襞的近侧缘。正常情况下贲门部黏膜上皮下血管是看不见的，除非存在柱状上皮萎缩或由于食管被充气扩张导致黏膜过度变薄。

EGJ结构在生理、解剖和内镜下均能确认，但在内镜检查中直接观察食管与胃之间的壁内肌肉连接显然是不可能的，因此，定位EGJ仅能通过在内镜中观察到的相关腔表面的解剖结构，以此作为定位其壁内外的解剖学标志，食管测压与X线下钡剂造影也有助于定位相关的食管胃连接部解剖位置。通过LES测压有助于认识到EGJ大约位于外部膈脚段平面，内镜下代表EGJ最准确的解剖学定位是正常SCJ水平与胃贲门纵行黏膜皱襞近侧缘水平。当胃皱襞的近侧缘移动到或接

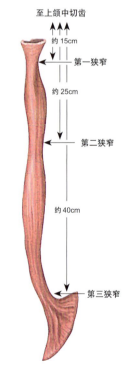

图1-2　食管的生理性狭窄
（引自参考文献10）

近膈裂孔水平时，在正常的 EGJ 位置可以观察到这些皱襞。当有食管裂孔疝时，能够更好地明确胃皱襞与正常 SCJ 之间的关系，但只有在疝囊缩小时才更有利于准确地观察，充气使得皱襞近侧缘变平向尾侧分离，不利于检查。正常的 SCJ、食管末端直线状血管和胃皱襞的近侧缘共同组成最可信的内镜下 EGJ 的解剖学标志。

采用食管测压最易辨认 LES，此区段长 2~4 cm，其压力比胃和食管内压力都高，静息时 LES 压力约为 2.67 kPa（20 mmHg），其范围为 1.33~3.47 kPa（10~26 mmHg）。在 LES 压力正常的情况下，内镜检查中大部分人 LES 的位置是远端食管腔内膨胀程度最小的部位。LES 近端边缘的界线是一个花瓣样的黏膜皱襞。这个"花瓣"由 4~6 个相对对称的线状黏膜皱襞构成，这些线状黏膜皱褶呈放射状指向 LES 边缘的食管腔的中心位置。在 LES 压力正常的情况下，内镜到达前该部位的食管腔会扩张，花瓣样的黏膜皱襞消失，括约肌松弛，露出鳞-柱状上皮的交界线。内镜下 LES 的长度为 2~3 cm，这是通过测量 LES 最近端花瓣样的黏膜皱襞和鳞-柱状上皮的交界线之间的距离得出的，后者是正常个体 LES 远端末梢最好的标志。在内镜检查中，LES 压力高的部位显然在其口侧段。通过测量内镜的退出距离得出近段 LES 的长度大约是 1 cm。近段 LES 符合食管测压中的固有肌层 LES，也表现为钡餐检查中所谓的食管下段的"A"环。这些内镜下解剖结构的观察支持胃-食管连接处的压力包括两方面的观点，口侧的高压带主要由食管固有平滑肌的收缩造成，远端的高压带主要由腹内压和膈的压迫造成。同时，放射学和食管压力测量也证实 LES 的固有平滑肌及膈裂孔的收缩和关闭都维持了 LES 的功能，即所谓的"双括约肌理论"。外括约肌功能类似挤压龙头的原理，由 LES 的下段完成，这种远端 LES 的压力易被胃内的压力克服，在裂孔疝存在的情况下，LES 在胸腔内的位置改变，因而其压力会变得更低。

（王婷）

第 2 节　食管壁的组织学

食管壁厚 3~4 mm，从内到外分为 4 层结构，由黏膜层、黏膜下层、肌层和外膜层组成（图 1-3）。

一、黏膜层

食管黏膜为灰白色或粉白色，表面光滑，有 7~10 条纵行皱襞。黏膜层内衬的上皮为坚韧的未角化复层扁平上皮（复层鳞状上皮），上皮下有基底膜，其下为固有层和主要为纵行肌的黏膜肌层。整个食管黏膜厚 0.5~0.8 mm。未角化复层鳞状上皮层分为基底层、棘层、表面细胞层，正常情况下食管鳞状上皮的基底细胞层厚度约占整个上皮厚度的 15%。由固有层形成的乳头向上深入上皮，其深度可达上皮厚度的 65%，因此上皮的基底膜呈不规则的波浪状。反流性食管炎时基底细胞层增厚，可超过 15%，固有层乳头变长，可深入到上皮的浅表 1/3 或接近表面。食管-胃连接处的黏膜上皮由鳞状上皮骤变为柱状上皮，无移行过程，呈形状不规则的锯齿状，称齿状线或 Z 线。

食管黏膜固有层位于基底膜之下，由疏松结缔组织组成，其中有毛细血管、毛细淋巴管、散在的淋巴细胞和单核细胞，浆细胞偶尔可见，正常情况下无中性粒细胞。淋巴细胞有时可聚集成淋巴滤泡。在食管上下端的黏膜固有层和黏膜

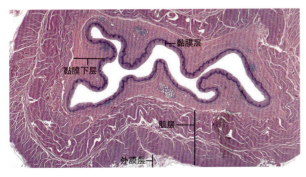

图 1-3　食管壁的组成
（引自参考文献 11）

下层内有少量黏液腺体,其导管直接开口于黏膜表面。

食管的黏膜肌层延续于咽部的弹力纤维层,为一层沿食管纵行皱襞走行的平滑肌。食管上部的黏膜肌层由散在或不规则排列的平滑肌束构成。中下部的黏膜肌层由纵行和横行的平滑肌纤维构成一连续的带,常较消化道其他部位的黏膜肌层厚,但到食管-胃连接处可再度变薄。

二、黏膜下层

黏膜下层主要由疏松的纤维结缔组织构成,此层含有腺体、血管网、淋巴管网、淋巴滤泡和神经。食管的腺体分为食管固有腺和食管贲门腺,多数为黏液腺,少数为浆液腺,腺体排列与食管长径平行,为管泡状腺体。黏液性腺体有导管开口于食管管腔,导管被覆复层扁平上皮,斜穿黏膜肌层、固有层和鳞状上皮层到达腔面。电镜下导管上皮表面有短而不规则的微绒毛。

三、肌　层

肌层传统描述为内环和外纵的两层肌纤维,事实上,环行肌层并非真正为水平方向,而是有 10°~20° 的角度,纵行肌层也并非完全垂直,而是沿食管旋转 1/4 周,这就形成一种螺旋样结构,有利于食管蠕动。通常认为肌层在食管上 1/3 段主要为横纹肌,中 1/3 段由横纹肌和平滑肌混合组成,而在下 1/3 段主要为平滑肌。近年研究表明,只有食管肌层最上部(约占 5%)为横纹肌,下 1/2 部分为平滑肌,其余部分由不同比例的横纹肌和平滑肌构成,其比例因人而异。在食管胃连接部的外纵肌延伸成胃的外纵肌,内环肌在贲门处分成胃的中环肌和内斜肌,内层平滑肌纤维通过切迹与较多横向的中层纤维成直角交叉,形成一肌性环,即 Collare Helvetti 肌性环,可能起到部分括约肌的作用。外纵肌由两个带构成,起自环状软骨,向背侧伸展,在后颈段的融合不完全,形成"V"形裸区,暴露其下的内环肌。此处为食管壁的薄弱处,易形成憩室。

四、外膜层

食管无浆膜层,只有薄层结缔组织构成的纤维膜,含有神经、血管等结构。这样易导致恶性肿瘤的扩散,而且会给外科手术带来困难。

（王婷）

第 3 节　食管的血液供应、淋巴回流和神经支配

一、血液供应

食管的血管存在于除上皮表面细胞层及基底层外的所有层。食管的血液供应为节段性,很少相互重叠。食管上 1/3 段的血供主要源于双侧甲状颈干分出的甲状腺下动脉,其他如颈总动脉、锁骨下动脉、脊椎动脉和咽上动脉的分支亦供应部分血液。食管中段的血供来自胸主动脉的几个直接分支、右肋间动脉和支气管动脉的分支。食管下 1/3 段的血供主要来自胃左动脉的分支,后者起源于腹主动脉分出的腹腔动脉。食管的静脉回流分为三部分,上 1/3 段回流到甲状腺下静脉、颈深静脉、脊椎静脉和气管周围静脉丛。胸段回流到奇静脉系统。食管下 1/3 段的静脉为胃左静脉的属支,但与奇静脉系统有吻合支。胃左静脉回流到门静脉,后者通过肝循环进入下腔静脉。门静脉系统基本上无静脉瓣,故而肝硬化致门静脉高压时,可导致向上分流,产生食管下段静脉曲张。

二、淋巴回流

食管的黏膜和黏膜下层有致密的淋巴管网。黏膜的上皮层一般只存在淋巴细胞、淋巴小结,而且黏膜固有层的毛细淋巴管一般不与肌层和食管壁外的淋巴管或淋巴结相通,黏膜肌层的小淋巴管穿过平滑肌与黏膜下层相连。淋巴管在食管壁内纵行一段距离后,穿过肌层回流到外膜淋巴结。食管上 1/3 淋巴液回流到颈深淋巴结,中 1/3

淋巴液回流入纵隔淋巴结，食管下段的淋巴引流到伴随胃左血管的淋巴结和腹腔淋巴结。食管的淋巴引流与动脉血供不同，淋巴引流是非节段性的，各部之间有广泛的相互连接，这种连接使得食管癌细胞在壁内和膈内更易扩散。

三、神经支配

食管受交感神经和副交感神经的支配。交感神经纤维主要来自颈交感和胸交感干；副交感神经纤维主要来自迷走神经。左、右迷走神经分别发出左、右喉返神经，支配食管上、中段横纹肌。左、右迷走神经下行在食管下端与交感神经纤维相互盘绕形成食管神经丛，支配食管的平滑肌和腺体。在食管下端，神经丛又重新组合成两条神经干，即迷走神经前干和后干，它们伴随食管经膈食管裂孔进入腹腔，支配胃及结肠左曲以上的腹部脏器。

（王婷）

参考文献

[1] 潘国宗，曹世植. 现代胃肠病学. 北京：科学出版社, 1994, 688-692.

[2] Acosta MM, Boyce HW. Chromoendoscopy—Where is it useful? J Clin Gastroenterol, 1998, 27:13-20.

[3] Hill LD, Kozarek RA, Kraemer SJM, et al. The gastroesophageal flap valve: in vitro and in vivo observations. Gastrointest Endosc, 1996, 44:541-547.

[4] Mittal RK, Balaban DH. The esophagogastric junction. N Engl J Med, 1997, 336:924-932.

[5] Sloan S, Rademaker AW, Kahrilas PJ. Determinants of gastroesophageal junction incompetence: hiatal hernia, lower esophageal sphincter, or both? Ann Intern Med, 1992, 117:977-982.

[6] Heine KJ, Dent J, Mittal RK. Anatomical relationship between the external LES and the lower esophageal sphincter: an electrophysiologic study. J Gastrointest Motility, 1993, 5:89-95.

[7] ASGE Guidelines. Technology assessment status evaluation: botulinum toxin therapy in gastrointestinal endoscopy. Gastrointest Endosc, 1998, 47:569-572.

[8] Kwok H, Marriz Y, Al-Li S, et al. Phrenoesophageal ligament revisited. Clin Anat, 1999, 12:164-170.

[9] Oezcelik A, DeMeester SR. General Anatomy of the Esophagus. Thorac Surg Clin, 2011, 21(2):289-297.

[10] 丁文龙，王海杰. 系统解剖学：第3版. 北京：人民卫生出版社, 2015.

[11] Michael H Ross, Wojciech Pawlina. Histology：A text and Atlas：with correlated cell and molecular biology. Wolters Kluwer Health:Philadephia, 2015:572.

第2章 食管生理学

食管的主要生理功能是主动地将咽下的食物或水由咽部运转至胃。食物从咽部到胃的吞咽动作是一种复杂的反射活动，正常吞咽包括随意和不随意的两种运动。食管虽然长仅约25 cm，作为一肌性管道，解剖学和组织结构并不复杂，然而关于其动力学的某些机制，尤其是上、下括约肌功能，迄今为止仍然在不断研究中。

一、静息状态下的食管

食管上括约肌（upper esophageal sphincter，UES）处形成一高压带，长2~4 cm，其压力明显高于咽部和食管体部，一般为40~120 mmHg（图2-1）。但UES的压力分布呈现不对称性，即上部高下部低，前后高左右低。UES静息压测定值，由于受多种因素的影响（如食管内容量、食管酸度、情绪及睡眠等）结果差异亦较大。Winans用灌注法多腔导管测量前后方向压力最大可达100 mmHg，而左右方向只有30 mmHg。罗金燕等采用气囊法检测国人正常100例食管上括约肌压力，为8.24±2.62 kPa（65.92±20.96 mmHg）。吞咽时UES松弛，其松弛率＞90%。UES正常的生理功能是：①静息状态下保持关闭，防止食管内容物反流入咽；②防止呼吸时空气吸入食管；③吞咽时立即开放，保证适量的食团迅速通过咽部进入食管。

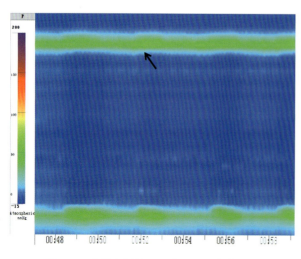

图2-1 食管上括约肌压力图（黑色箭头）

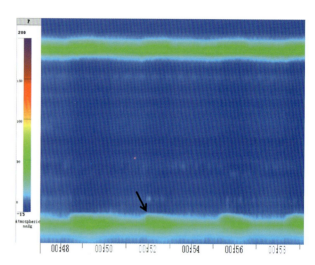

图2-2 食管下括约肌压力图（黑色箭头）

在非进食期，食管体部平滑肌处于静息状态，是松弛的，无收缩功能，若有自发性肌肉活动则是病理性的。正常时压力为-8~-2 mmHg，比胃内压低2~5 mmHg。食管体部静息压与胸腔内压有关，随呼吸运动而变化，吸气时为-10~-5 mmHg，呼气时为0~5 mmHg。深呼吸时，食管内静息压的波动幅度增大。同时，食管内静息压还受心脏和主动脉搏动的影响。

食管下括约肌（lower esophageal sphincter，LES）在食管下端形成1~3 cm的高压带，将食管和胃分开，阻止胃及十二指肠内容物反流入食管（图2-2）。非进食期LES处于闭合状态，其静息压高于食管本身及胃底内压力。正常压力为10~30 mmHg，比胃内压高5~10 mmHg。LES在吞咽时松弛，松弛率一般为80%~90%。

二、进食期的吞咽机制

食物在口腔内通过咀嚼进行机械性消化并形成食团而便于吞咽。吞咽是一种复杂的反射活动，正常吞咽包括随意和不随意的两种运动。食团从口腔经咽到食管上端沿食管下行至胃,根据食团在吞咽时所经部位,吞咽活动可分为下述三期。

(一)口咽期

口咽期是在大脑皮质支配下的随意运动。食物在口腔内经过咀嚼和舌的运动,与涎液混合形成食团,借助舌的上举,将食团置于舌背中间。由于下颌舌骨肌收缩,舌背将食团推向咽部。

(二)咽 期

咽期是指食团由咽部到食管上端的活动期。食团刺激软腭感受器,其传入和传出神经主要混于第Ⅴ、Ⅸ、Ⅹ对脑神经中,引起一系列复杂的反射性肌肉收缩:软腭上升,咽后壁向前突;封闭鼻咽通路;声带回收,喉头上举向前紧贴会厌,封闭咽与气管通道,呼吸暂停;舌前部上举抵住硬腭前部,下颌舌骨肌和茎突舌骨肌收缩,舌后部略向前运动,将食团经咽峡部推向咽部,迫使食团下行并开放食管上括约肌。舌和咽的运动可使食团受到 0.5~1.3 kPa(4~10 mmHg)的压力从而抵达食管上部(图 2-3)。

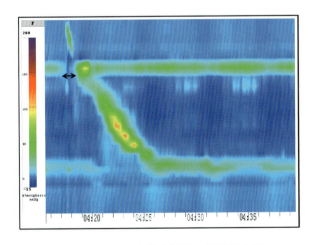

图 2-3 吞咽时食管上括约肌松弛示意图

吞咽时,当食团到达咽食管交界处时,环状软骨上提,食管上括约肌松弛开放(双向箭头)

(三)食管期

由于食管上括约肌和食管下括约肌的协调运动以及食管的推进性蠕动,食团进入胃内,为非随意运动。在食管期,食管的功能是将液体或食团由咽部运送到胃,食团在食管内的运转,是依靠食管腔内压力差来进行的。

1. UES 松弛

由于其独特的解剖学和组织结构,形成一高压带,静息状态(非吞咽期)下的压力高于咽部和食管体部。在吞咽动作中,当食团到达咽-食管连接处时,由于环状软骨上提,UES 松弛开放,食团无阻力地进入食管。食团通过后,紧接着出现 UES 短暂的兴奋和收缩,食团随着蠕动波往食管下方推进,食管上段和 UES 的压力亦下降,约 20 s 后降至静息时水平。UES 协调性松弛在吞咽后 0.2~0.5 s 时发生,持续 0.5~1.0 s,而后转入收缩,其松弛率为 100%。当 UES 的压力过高或不能及时松弛时,则发生吞咽困难,称环咽肌失弛缓症。如果环咽部压力过低或舒张延长,或与食管体部运动不协调,则产生咽部异物感。

2. 食管蠕动

食管蠕动有 3 种。

(1)原发性蠕动:由随意咽下而发动的食管传导性收缩,也称一级蠕动波(图 2-4)。一般由吞咽动作引起,始于咽-食管连接处,紧接 UES 的舒张后发生,以 2~4 cm/s 的速度,沿食管向下传播,使食团向前推进。蠕动波传导速度和食物物理性状有直接关系,固体食物较慢,流食或水较快。食管蠕动波幅即蠕动压变化较大,食物的状态、温度,或记录方法不同,其峰值范围亦不同。正常成人,呈增幅蠕动,即食管远端波幅最大,年轻人的蠕动压高于老年人。若因食团的大小、硬度或干燥程度等原因,原发性蠕动不

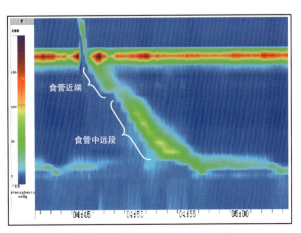

图 2-4 吞咽后食管原发性蠕动

能完成此动作时,便发生继发性蠕动,继续完成传递食团的任务。

吞咽发生后,食管上括约肌松弛,体部收缩,随后食管下括约肌松弛。

(2)继发性蠕动:由非随意性吞咽发动,由于局部张力作用而引起的自上而下有推进性的食管蠕动,是整个吞咽反射的一部分,亦称二级蠕动,不伴口和咽部的任何运动,本人亦无主观感觉(图2-5)。在原发性蠕动后,食管内容物未完全排空或胃内容物反流入食管,均可诱发继发性蠕动,以清除食管内的残留物。

一过性食管下括约肌松弛后,随后食管体部发生一次继发性蠕动。

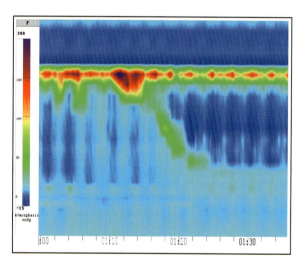

图2-5　食管继发性蠕动

(3)第三蠕动:系自发(非吞咽)性同步收缩或随吞咽动作而发生的一种非推进性蠕动,表现为局部或食管全程的同步性收缩,因此是非蠕动性收缩。常见于病理状态,亦可见于健康人,尤其多见于老年人食管下1/3处。除原发性和继发性蠕动外,食管的其他运动形式统称为第三收缩。

3. 吞咽时食管下括约肌(LES)的活动

(1)LES静息高压带及胃食管屏障压:由LES内源性肌张力和外源性周围结构形成,可防止胃内容物反流至食管,是抗反流屏障的重要组成部分,故此压亦被称为胃食管屏障压。食管下括约肌静息压(lower esophageal sphincter resting pressure,LESP)降低或屏障压减少,可导致胃内容物向食管反流。

(2)LES的松弛功能:当食管蠕动波到达LES时,LES松弛,在吞咽开始后1.5~3.0 s时发生,通常持续5~10 s,甚至更长,直至蠕动波到达并使其关闭为止。LES舒张压力为3.7~5.6 mmHg,松弛率为86.25%±11.20%(图2-6)。待蠕动消失后LES压力又复升到静息状态下的高张状态。当反复多次吞咽时,LES在吞咽动作一开始便协调性舒张,并一直保持这种舒张状态直到最后吞咽动作结束。食管蠕动与LES松弛之间的协调作用是LES的重要生理功能,LES松弛不良或松弛时间过长均可导致病理状态。

食团在食管内的推进与食物的黏稠度和体位有关。液体通过食管最快,为3~4 s;糊状食物团约需5 s,固体食物团需6~8 s,通常不超过15 s。直立位吞水仅需1 s即可达LES;卧位时,水同样沿食管移动,而且由于咽部的收缩力所产生的动力作用,可能使水的移动比食管蠕动波推进速度快。对食团而言,由于重力不同,卧位时食团在食管中移动速度较直立位减慢。

饮食的温度对食管运动及通过其的速度有明显的影响。饮0.5℃~3.0℃的冷水时,食管蠕动明显减慢甚至消失,LES虽随吞咽而舒张,但舒张时程延长,随后发生超强收缩;相反,饮用58℃~61℃的温水时,食物蠕动波的推进速度较饮23℃~26℃水时加快,蠕动波持续时间和LES

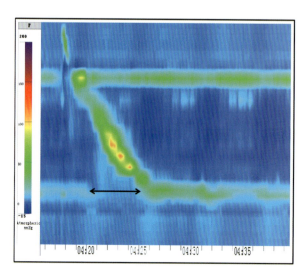

图2-6　食管下括约肌松弛示意图(双向箭头)

舒张时间都缩短，亦无 LES 舒张后的强收缩。

三、食管抗反流机制

胃和（或）十二指肠内容物通过食管胃连接部反流至食管内称胃食管反流（gastroesophageal reflux，GER）。生理状态下平静呼吸时，胃内压虽高于食管内压，但并不发生 GER，这是由于存在着外源性和内源性抗反流机制。

（一）外源性结构抗反流机制

1.His 角机械瓣膜作用

His 角是食管下端左侧壁与胃底右侧壁相邻处形成的夹角，亦称食管胃角和贲门角，一般为锐角，具有机械瓣膜作用。从胃腔内看，His 角为一片状活瓣，称叶片瓣，亦称 Gubaroff 瓣。当胃充盈或腹内压增加时，该角更为明显，可防止 GER 发生。根据 His 角原理设计的胃底折叠术具有明显的抗反流疗效，也证明 His 角的抗反流作用。

2.膈食管裂孔的"弹簧夹"作用

膈食管裂孔由膈右脚肌纤维组成，环绕食管。1906 年 Snuerbruch 发现，吸气时膈食管裂孔的张力增加。1992 年 Jackson 把钳闭食管腔的力量称为膈食管裂孔的"弹簧夹"作用。之后 Allison 认为，当裂孔肌收缩时，将 LES 向下拉，使食管末端弯曲角度增加而防止 GER 发生。

3.膈食管膜固定作用

膈食管膜系含丰富弹力纤维的筋膜，通过膈肌固定食管下端，分上、下两叶附着于食管胃连接部的不同高度。呼气时膈肌松弛，膈食管膜有防止贲门滑进后纵隔的作用，其与膈共同成为防止反流的外在约束力量。在反复剧烈呕吐时，过度牵拉膈食管膜，使其张开可发生裂孔疝，食管下括约肌压力下降，进而导致 GER。因此，裂孔疝患者是否伴有 GER 症状，关键在于膈食管膜是否完整。裂孔疝的修复，也应以修补膈食管膜达到正常长度为标准，这是预防术后 GER 的重要措施。

4.贲门"玫瑰花瓣"样黏膜皱褶的抗反流作用

解剖学、放射学等研究证明，贲门部黏膜呈"玫瑰花瓣"皱褶样有闭合贲门的作用。1813 年 Magendie 首先阐述了皱褶闭合贲门的作用，并认为形成机制与黏膜肌层收缩有关。Domhorst 及 Botha 亦都认为其有抗反流作用。

5.贲门悬吊纤维作用

贲门悬吊纤维亦称胃悬吊纤维，此纤维在食管胃连接部的最深肌层，呈吊索状排列，与环状纤维紧密连接形成内斜层，因由 Willis 首先描述，故又称 Willis 环。其生理功能主要是参与 His 角的维持和闭合食管贲门连接部，有抗反流作用。

（二）内源性抗反流因素

1. LES 的抗反流屏障作用

LES 静息高压带是抗反流的第一屏障。由于 LESP 高于胃内压，形成抗反流的胃食管屏障压，是评价反流阻力的重要参数。动物实验切断鼠的 LES 使其完整性破坏，可导致实验动物发生急性食管炎。外科手术，如 Heller 手术后，由于 LES 高压带被破坏，术后发生 GER 和反流性食管炎几乎是不可避免的。相反，对严重反流性食管炎患者，施行胃底折叠术后，LESP 升高，反流症状也随之改善。药物逆转效应也证明 LES 的抗反流作用，例如使用增加 LES 压力的药物如甲氧氯普胺、多潘立酮等可改善反流症状。

2. 食管酸廓清作用

在生理情况下并非绝对不发生 GER，只是 24 h 发生反流的次数、一次酸反流持续的时间等有别于病理状态。正常情况下，进餐时食管蠕动可使 LES 自然松弛。此外腹内压增加、胃扩张、运动、光线刺激以及仰卧位，均可导致 LES 短暂松弛，从而发生胃内容物反流入食管。当胃内容物反流入食管后，传入神经受到刺激，于是引起食管继发性蠕动（二级蠕动），大约 10 s 即可将反流物再次排空推进胃内。食管这种通过继发蠕动达到清除酸的能力称"酸廓清作用"，残存于黏膜陷窝内的少量酸性物可被咽下的唾液中和，正常人日间每分钟有一次吞咽动作，因此生理状态下 90% 的酸性反流物会被清除掉，因而无反流症状，也不会导致食管黏膜损害。老年人二级蠕动波较年轻人明显减少，此可能与老年人 GER 发生率增加有关。在夜间，快速眼动睡眠期、半清醒及半睡眠状态，由于食管廓清能力减弱，常导致 GER 发生次数增多或持续时间延长，从而引起症状性或病理性 GER。

3. 食管黏膜抗酸屏障

正常食管黏膜具有抗酸作用，称抗反流第三屏障。即使有症状性胃食管反流，反流到食管内的酸性胃内容物也不一定造成食管黏膜的损害，因为食管黏膜具有抗酸保护机制。食管黏膜抗酸的防御机制中黏膜上皮起着重要作用。有学者将食管黏膜抗酸屏障分为上皮前防御、上皮防御和上皮后防御。

（1）上皮前防御（preepithelial defenses）：胃内容物反流入食管后，由于食管管腔黏液层下为细胞表面不流动水层，黏膜腺分泌的黏液和由上皮细胞转移来的 HCO_3^-，对 H^+ 有中和作用，阻止胃酸的 H^+ 和胃蛋白酶直接与食管黏膜上皮接触，起到理化屏障作用，这种作用又称上皮前防御机制，包括两点。①上皮细胞表层的黏液层呈胶冻样，由高分子量糖蛋白构成，能防止大分子胃蛋白酶通过，防止接近其下面的上皮质。②食管上皮表面附着的黏液来自涎液和食管黏膜下腺体的分泌，涎液为碱性液体，能中和食管内少量的酸性物质；黏液层下为细胞表面不流动的静水层，贮存 HCO_3^-，使上皮表面呈碱性微环境。在正常情况下，当 H^+ 穿过黏液层接近上皮时，HCO_3^- 能中和 H^+，故形成一个有效的抗 H^+ 屏障；食管能释放一种黏蛋白，使食管保持高黏稠度，以减轻胃食管反流物的作用。

（2）上皮防御（epithelial defenses）：食管上皮对防止 GER 也有重要作用。食管上皮为复层鳞状上皮，由多层细胞组成，包括角质层、棘细胞层和基底细胞层。角质层及细胞间的紧密连接构成对离子渗透的屏障，食管上皮的角质层则成为 H^+ 穿越食管上皮前防御机制后抵抗 H^+ 进入组织的第二道防线；食管上皮细胞内也存在缓冲系统，细胞内 Na^+-H^+ 泵可将部分进入细胞内的 H^+ 交换出细胞，避免 H^+ 对细胞进一步损害。

（3）上皮后防御（postepithelial defenses）：酸损伤后的上皮防御由食管黏膜的血流及血液中的缓冲系统来完成。由于酸性物质的刺激，食管血流量增加，为受损的细胞修复提供充足的养料和氧，维护组织的缓冲碱基；同时移除有毒产物及代谢废物，如 CO_2 和酸，加速细胞代谢的修复。

四、食管运动的调节

食管运动主要靠神经系统支配，但也受激素及其他因素的影响。

（一）神经性调节

1. 咽部运动的调节

吞咽动作是由许多肌肉参与的复杂运动，吞咽的口咽期全部依赖于中枢神经系统。吞咽中枢位于延髓，受大脑皮质和皮质下中枢的调节，吞咽是由传入神经冲动和中枢神经系统传出冲动在中枢进行整合，并直接或通过壁内神经结构作用于咽及食管的横纹肌和平滑肌的结果。环咽肌群是吞咽中枢通过有关神经核及神经元发出的冲动而引起的收缩，环咽肌的紧缩由交感神经紧张性活动引起，迷走神经的抑制性纤维则使其舒张。食管横纹肌在非吞咽期处于舒张状态，吞咽时，有关运动神经元依一定的顺序兴奋，从而激发食管横纹肌顺序收缩，并形成食管蠕动。

2. 食管运动的调节

迷走神经运动核、疑核和背核支配食管上括约肌以下的食管运动，疑核经由特殊内脏神经纤维支配其横纹肌，背核支配平滑肌。食管的横纹肌全部依赖中枢神经支配，若无从中枢神经发来的冲动，则不进行蠕动收缩，而中枢神经对食管平滑肌的蠕动似无绝对必要。在非吞咽期，UES 和 LES 紧缩，其静息压高于邻近部位，从而使食管与咽、胃分隔。对 UES 的调节是交感神经的紧张性使环咽肌收缩，而迷走神经兴奋则使其舒张，刺激迷走神经引起 UES 的收缩，此效应可被箭毒所阻断，这是由于迷走神经内含有胆碱兴奋性纤维。一般情况下，静息期 UES 紧缩，食管上口关闭，在吞咽期，运动神经停止放电，UES 舒张，管腔开放。

实际上，UES 舒张和 UES 开放是机制不同而又相互联系的两个动作。UES 舒张是环咽肌、咽下缩肌连续峰电位活动停止的被动过程，而 UES 及食管上口开放则是在 UES 舒张基础上，由舌骨上肌主动收缩、喉及环状软骨向前向上位移，从而清除 UES 的残余压力，使食管口张开的过程。食管体部的神经调节比较复杂，吞咽中枢的兴奋引起食管平滑肌的蠕动，但也抑制已产生的蠕动及第三蠕动。平滑肌的电活动与机械运动多是平行的，它参与运动调节，但有时也出现两者分离现象。若以低频电刺激迷走神经，只引起峰电位活动而无收缩反应。相反，以高频电刺激迷走神经，有时只有收缩运动而无相应峰电位活动。

LES 在非吞咽期因迷走神经兴奋而紧缩，使食管下口关闭，其张力受神经递质、激素和旁分泌物质的影响；吞咽时 LES 舒张并开放管腔，这是迷走神经抑制性纤维发放冲动所引起的主动性过程。食管下段平滑肌在非吞咽期舒张，是因吞咽期抑制性神经的反射活动使肌膜超极化并继发去极化，平滑肌在过度舒张后反跳性收缩所致。LES 的基础张力由被动张力和主动收缩构成。被动张力是肌肉组织的可塑性或弹性作用引起的；迷走神经的紧张性活动使食管下括约肌维持其基础张力。食管下括约肌的运动受反射性调节，腹内压增高或胃收缩时反射性地引起 LES 的收缩，这些反射是通过胆碱能神经实现的；吞咽动作和扩张食管等刺激反射性引起 LES 舒张，其抑制结果是因外周神经末梢释放抑制性递质即非胆碱能非肾上腺素能物质所致。

食管平滑肌蠕动的机制有两种学说。①中枢神经作为最后的且又为共同的通路兴奋迷走神经，直接诱发食管蠕动；壁内神经协调食管运动，对远端食管起局部抑制作用。②食管壁内神经结构具有引发蠕动的潜在调控机制，其胆碱能神经元可直接激发平滑肌收缩。有学者认为，食管蠕动发生的基础是在食管平滑肌本身，支配食管纵行肌的神经为兴奋性，属胆碱能；支配环行肌的神经则具有抑制性和兴奋性，属非胆碱能非肾上腺素能。有研究报道，食管平滑肌内有两种效应神经元，兴奋性神经元通过胆碱能受体，介导纵行和环行肌收缩；抑制性神经元通过 NO 神经元，主要影响环行肌。兴奋性神经元的胆碱能兴奋是烟碱性，NO 神经元的是毒蕈碱性。

（二）激素调节

食管运动功能也受激素的影响，特别是胃肠激素和其他激素对 LES 的功能有很大作用。使 LES 收缩的激素有胃泌素、胰多肽、胃动素、铃蟾肽、P 物质等；使 LES 舒张的有促胰液素、胆囊收缩素、胰高血糖素、血管活性肠肽等。

（三）机械性调节

LES 腹段有助于抵抗腹内压的增高。当腹内压增高时，括约肌的收缩力量也相应地发生反应。LES 对腹内压升高的反应可能是通过迷走神经反射实现的，切断该神经或给予阿托品即能抑制这种反射。

（戴菲，王莲丽）

参考文献

[1] 罗金燕，龚均. 胃肠运动与疾病. 西安：陕西科技出版社，1996, 24-34.

[2] 李辉. 现代食管外科学. 北京：人民军医出版社，2004, 30-54.

[3] Meyers RL, Orlando RC. In vivo bicarbonate secretion by human esophagus. Gastroenterology, 1992,103(4):1174-1178.

[4] Singaram C, Sengupta A, Sugarbaker DJ, et al. Peptidergic innervation of the human esophageal smooth muscle. Gastroenterology, 1991,101(5): 1256-1263

[5] Behar J, Guenard V, Walsh JH, et al. VIP and acetylcholine: neurotransmitters in esophageal circular smooth muscle. Am J Physiol, 1989, 257(3 Pt 1):G380-385.

[6] Kahrilas PJ. Esophageal motor activity and acid clearance. Gastroenterol Clin North Am. 1990, 19(3):537-550.

[7] Kahrilas PJ, Bredenoord AJ, Fox M, et al. The Chicago Classification of esophageal motility disorders, v3.0. Neurogastroenterology and motility: the official journal of the European Gastrointestinal

Motility Society, 2015,27(2):160-174.

[8] 中国医师协会消化医师分会胃食管反流病专业委员会. 中国高分辨率食管测压临床操作指南（成人）. 中华消化杂志, 2020, 40(1):3-8.

[9] Furness JB, Rivera LR, Cho HJ,et al. The gut as a sensory organ. Nat Rev Gastroenterol Hepatol, 2013, 10(12):729-740.

[10] Ates F, Francis DO, Vaezi MF. Refractory gastroesophageal reflux disease: advances and treatment.Expert Rev Gastroenterol Hepatol, 2014, 8(6):657-667.

[11] Ustaoglu A, Nguyen A, Spechler S, et al. Mucosal pathogenesis in gastro-esophageal reflux disease. Neurogastroenterol Motil, 2020, 32(12):e14022.

第3章
食管疾病症状学

食管位于纵隔内，为消化道的最上端，上接咽部下连贲门，主要功能为将咽下的水和食物运送到胃内。食管壁由黏膜层、黏膜下层、肌层、外膜层组成，上、下均有括约肌结构，以阻止气体随意进入食管及胃内液体反流回食管。食管运动功能障碍可出现症状，各种因素造成的食管损伤都可导致食管疾病，包括常见的炎症、肿瘤等，其他器官的疾病也可累及食管。食管疾病有的可以无症状，有的可出现食管症状，也可伴有食管外症状，因此在问诊时需全面判断引起食管症状的原因。现将常见症状叙述如下。

第1节 烧 心

一、定 义

烧心指胸骨后的烧灼感或灼热感，多由胸骨下部或上腹部向上延伸，并可放射至咽部、颈部、肩胛骨区。烧心是胸骨后烧灼感的专用名词，其他部位的烧灼感如上腹部烧灼感、咽部烧灼感，有可能是胃食管反流症状，如无胸骨后烧灼感，其主诉均不属烧心。

烧心的英文"heartburn"一词由"heart"（心）和"burn"（烧灼）组成，大多译成"烧心"，1995年全国科学技术名词审定委员会规范审定的译名为"胃灼热"，2016年全国科学技术名词审定委员会主办的术语在线（http://www.termonline.cn）上线，最初时输入"烧心"不出现heartburn一词，输入"胃灼热"才出现heartburn一词，现在输入"烧心"出现heartburn一词，输入"胃灼热"出现heartburn、pyrosis两个词，但大多数人认为heartburn译成"烧心"较妥，因此可将"胃灼热"视作"烧心"的同义词。

二、病因及发病机制

烧心主要是由胃内容物反流至食管，刺激食管黏膜上皮内的神经末梢所致。胃内容物包括胃酸、胆汁等，胃酸对食管黏膜的刺激被认为是引起烧心的重要原因，但无胃酸的人和胃切除的患者仍可有烧心症状，含有碱性液体的胆汁刺激也可引起烧心。此外，往食管快速注入水或用球囊扩张食管下部也可引起烧心，这可能与食管壁的压力变化有一定关系，嗳气使烧心加重也与压力变化有关。

有时贲门失弛缓症患者也可出现烧心症状，与食管内潴留物发酵酸化，刺激食管黏膜有关。此外，某些食物或饮料也可引起烧心症状，酸性或高渗性饮料如可乐、橙汁等可直接刺激食管黏膜导致出现该症状。食管黏膜敏感性增高、精神因素等也与烧心症状的出现有关。

烧心多发生在有食管裂孔疝的患者，这类患者食管下括约肌功能低下，因此容易发生胃食管反流。此外加重胃食管反流的情况，如腹内压加大（弯腰等动作）或饱餐后平卧时，某些食物如甜食、含脂肪多的食物、辛辣食物等，某些饮料如咖啡、酒，某些药物如钙通道阻滞剂等都可诱发烧心症状，除直接刺激黏膜外，可能与降低食管下括约肌压力，促使胃食管反流有关。妊娠期出现的烧心则与腹内压增高和食管下括约肌松弛、子宫对胃的压迫等因素有关。

三、临床表现

烧心是胃食管反流的典型症状，约有超过

80% 的患者有此症状，也可呈现由上腹向咽部放射症状。患者的烧灼症状可以轻重不一，轻者仅有胸骨后温热感，重者可因"烧心"而夜间惊醒；患者常以张开的手在胸骨处上下移动表示，与心绞痛时静止握紧拳头的姿势不同。烧心还可伴有反酸、反胃或口中酸苦味等症状。

烧心发生的频率也各有不同，有的患者每天都有，有的患者每周发生，有的患者每月或数月发生一次。烧心症状的轻重与病变严重程度不成正比。患者对烧灼感的理解不同，表达方式也有不同，因此需仔细问诊。

四、诊断与鉴别诊断

胸骨后烧灼感需与功能性烧心相鉴别，功能性烧心同样表现为胸骨后烧灼感，但无病理性反流，应用足量治疗胃食管反流病的药物疗效不佳，且排除食管动力异常和黏膜组织病理学异常。功能性烧心的病因不明，有学者认为可能与焦虑、情绪不稳定及社会支持差有关。质子泵抑制剂等药物试验性治疗可作为初步易行的诊断胃食管反流的方法。文献报道嗜酸细胞性食管炎患者也可有烧心症状，并常伴吞咽困难，对质子泵抑制剂治疗无反应。少数消化性溃疡、食管肿瘤也可出现烧心症状。胃镜检查结合病理学检查有助于确诊。

临床上患者述说灼热感的部位多种多样，上腹烧灼感可以是胃食管反流病的不典型症状之一，也可以是功能性消化不良的症状，需要鉴别，功能性消化不良常伴有其他的消化不良症状如上腹饱胀、恶心等，但有时可有两种疾病同时存在的情况，即所谓重叠综合征，质子泵抑制剂对功能性消化不良的上腹烧灼感同样有效，但对其他消化不良症状无效。食管 pH-阻抗监测有助于胃食管反流病的诊断。心电图检查有助于与冠状动脉粥样硬化性心脏病相鉴别。

（龚均，董思源，秦灵芝）

第 2 节　反　流

反流是指食管或胃十二指肠内容物在无恶心或不用力的情况下，向上返至胸骨后、咽喉或口腔的一种流动的感觉和现象，常伴有口中酸味或苦味。根据反流物性质的不同，分为液体反流、固体反流、气体反流及混合反流。患者感知反流物为酸性物质时称为反酸，为食物时则称为反食（又称"反胃"，属固体反流）。反酸和反胃常是胃食管反流病的典型症状。嗳气指气体间断地从食管或胃内经咽部排出体外，常伴发声，属气体反流，可伴有反酸和反食。嗳气为胃食管反流病的不典型症状，也可见于消化不良、吞气症等。

反流需与呕吐鉴别，反流时并无恶心的先驱症状，也无腹肌和膈肌的强烈收缩以及自主神经功能紊乱的表现（如流涎、头晕、多汗、心动过缓等），因而与呕吐不同。

一、液体反流

以反酸多见，也有非酸反流。

（一）定　义

液体反流是指在无恶心、干呕，无腹部收缩，不用力的情况下，出现胃内液体上溢至胸骨后（食管）、咽喉部或口腔的一种感觉和现象。常伴口中酸味，是谓反酸，用抑酸剂可缓解症状，为胃食管反流病的典型症状之一。如吐出黄色液体为伴有十二指肠液反流的提示，大多数情况下非酸反流需用适当仪器检测才能确定，可通过食管 pH 监测确定是否存在酸性反流，当食管 pH < 4.0 时为酸性反流；通过食管 pH-阻抗监测，可以协助诊断非酸反流；Bilitec 2000 可用以检测食管内是否存在胆红素，如有胆红素提示存在十二指肠液反流。

（二）病因及发病机制

液体反流的发生和一过性食管下括约肌松弛（transient lower esophageal sphincter relaxation, TLESR）及食管下括约肌压力降低、胃内压升高等因素有关。正常情况下胃内压高于食管内压，但由于存在食管下括约肌（LES）高压带而不会引起胃食管反流，当胃内压增高超过LES压力或LES压力低于胃内压时就会发生反流。食管裂孔疝可使抗反流屏障发生解剖性及功能性障碍，为反流的常见病因之一；胃切除手术因改变了解剖结构也易引起反流；幽门不全梗阻等致胃内容物排空障碍，胃内压升高；还有原因不明者。某些激素（如胰高血糖素、胆囊收缩素、血管活性肠肽等）、药物（如钙通道阻滞剂、地西泮、多巴胺等）、食物（如咖啡、巧克力等）及升高腹内压的因素（如妊娠、腹水、呕吐、咳喘、弯腰、负重劳动等）均可促使和加重反流症状，与降低LES压力或增加胃内压力有关。

正常人也可发生反流，称为生理性反流，生理性反流多发生在白天，常与饮食有关，反流持续时间短，反之病理性反流持续时间长，白天、夜间都可发生。一般来说生理性反流不会引起食管黏膜的器质性损伤，但有时也会导致症状出现，可能与食管内脏高敏感性、自主神经功能失调及心理因素等有关。

（三）临床表现

反流是胃食管反流病的主要典型症状，见于60%~80%的患者，具有非持续性和发作性的特点，多发生于餐后1 h，部分患者可在夜间出现（睡前或睡后1~3 h常见），醒后可见枕头上残留反流物。酸反流时症状常比较明显，并可伴烧心，反流的胃和十二指肠内容物刺激食管黏膜可致食管炎症、溃疡甚至出血。长期反酸患者可出现牙腐蚀、口疮样溃疡等表现。非酸反流多有口苦、嗳气等表现，由于气道、喉部和咽部对弱酸性反流更为敏感且无食管的蠕动功能，因而非酸反流时常出现咳嗽、喘息、声音嘶哑、咽部异物感等食管外症状。

反流存在明确的加重或缓解因素，如饱食、进食不当（甜食、过热食物等）、大量饮酒、卧位、下蹲、弯腰等均可诱发或加重反流，而站立、饮水、调整饮食、避免平卧等则可减少反流发作。对夜间发生反流的患者，需警惕误吸的可能。发生误吸时表现为夜间咳嗽、清晨声音嘶哑等，长期反复发生可导致肺脓肿、支气管扩张、复发性肺炎等。此外，反流的症状与疾病的严重程度不一定明显相关。

反流物至口腔可致味觉异常，部分患者可无明显反流的感觉或无反流物到达口腔的体验，仅表现为口腔烧灼感、口酸、口苦或口干等症状，使用抑酸剂有效可以佐证诊断，确诊可行24 h食管pH监测、食管pH-阻抗监测等检查。

（四）诊断与鉴别诊断

液体反流的诊断除依据临床症状外，试验性治疗如用质子泵抑制剂（PPI）治疗酸性反流也是方法之一。在症状不确切的情况下，24 h食管pH监测是诊断酸性反流的金标准，正常食管腔内的pH均在4以上，当测定食管腔内pH<4时认为存在酸反流，根据食管内pH<4的时间百分比、反流发作总次数、≥5 min的反流发作次数及最长反流发作时间等计算出一个DeMeester评分，其值>14.72为病理性反流，不足者定义为生理性反流。由于多种病因包括胃手术后，有可能会发生十二指肠胃反流，含有胆汁、胰液的十二指肠液为碱性液体，反流入胃，与胃液混合可能会改变胃液pH，此时如发生胃食管反流，食管腔内测定反流物的pH可能为4~7，与正常食管腔内pH无异，因此此时仅由pH无法判定是否存在胃食管反流，利用食管腔内阻抗测定可以观察到这种反流，当存在反流时食管腔内阻抗会发生变化，液体及固体具有高电导率使阻抗值降低，气体具有低电导率从而使阻抗值升高，结合同步pH监测，反流时pH<4为酸性反流，pH4~7为弱酸反流，pH>7为弱碱反流，后两者归入非酸反流。因此食管pH-阻抗监测可以判断酸反流、非酸反流和气体反流。

需要说明的一点是，pH<4酸性反流显示的反流物并不一定仅为胃液，当伴有十二指肠液反流时如果反流量较少，反流物的pH可以不发生改变，我们的观察显示超过20%浓度的胆汁才会慢慢提升pH。

当使用PPI治疗反酸症状疗效不明显时，食管pH-阻抗监测有助于发现对PPI耐药的患者或症状系非酸反流的患者，以及症状系精神因素引起者。

二、反食（反胃）

（一）定义

反食（反胃）指在无恶心、干呕，无腹部收缩，不用力的情况下，食物由胃涌入口咽部的一种现象，常于饭后发生，反流物为未消化的食物。

（二）病因及发病机制

反胃的病因和发病机制与液体反流（主要是反酸）相同，不同的是反胃反出的是食物。根据其发生部位的不同，可分为食管性反食（食物从食管反流至口腔或咽喉）及胃性反食（胃内容物向上反流至口腔或咽喉）。

食管性反食可见于食管器质性疾病如肿瘤、狭窄、憩室等，由于食管解剖结构的改变，食物在食管腔内排空障碍，食物颗粒及分泌液聚集在病变部位，使管腔内压力升高，引起反食。贲门失弛缓症、嗜酸细胞性食管炎、远端食管痉挛及Jackhammer食管等疾病，或部分上消化道外科手术术后（如贲门切除术、袖状胃切除术）可使食管运动功能出现障碍，食团通过受阻，继而使食管内压升高，导致食物向上被动反出。胃性反食多由于食管胃连接部（EGJ）抗反流结构（LES、膈肌脚、膈食管膜等）形态或功能障碍所致，如食管裂孔疝时LES张力低下，膈肌脚加固作用缺乏，胃食管交界屏障减弱，致使胃内容物从胃腔向上反至口腔或咽部。系统性硬化亦可导致LES功能障碍发生反食。胃潴留（机械性肠梗阻、胃轻瘫等）时因胃内压力升高，亦可造成胃性反食。

（三）临床表现

反食无需用力，发作前无恶心的感觉，与反酸类似，具有规律发作的特点。反食也与饮食和体位相关，饱食、餐后卧位、弯腰、持重物等可诱发或加重反食，立位、避免腹内压升高等可减少反食发作。不同来源的反食常有不同的伴随症状，食管性反食反出的食物可为食物原味，可伴有吞咽困难、疼痛或胸痛等其他食管病症状。胃性反食因食物已于胃内与胃酸混合，反出的食物常带酸味，有时伴有口苦、烧心、打嗝等。部分患者可在食物反入口腔后进行再次咀嚼和吞咽，与反刍表现类似，称为反刍样反流。

（四）诊断与鉴别诊断

反食需与呕吐、反刍鉴别，呕吐多有恶心和迷走神经兴奋现象，钡餐及内镜可辅助诊断。反刍多为功能性，指在食管逆蠕动及LES松弛的作用下将存于近端胃腔的食物推送至口腔内进行再咀嚼并吞咽，多见于反刍动物（如牛、羊等）。在人类中，反刍综合征是指新进入胃的食物反复或持续地经腹壁肌肉的强烈收缩后反至口腔再次进行咀嚼和吞咽，通常无恶心、干呕等表现，亦无器质性疾病及痛苦感觉。

三、嗳气

（一）定义

嗳气是指间歇性出现气体从食管或胃内经口排出的一种现象，并可在咽部发出声音。根据发生机制不同分为两种类型：胃上嗳气和胃嗳气。胃上嗳气指气体从咽部吸入或吞入食管后迅速经口排出，气体不到达胃内；胃嗳气则多指吞咽至胃内的气体或在胃内产生的气体向上经口逸出，这两种类型的嗳气可以通过仪器检测确定。

（二）病因及发病机制

嗳气是中枢神经系统控制的反射活动，其感受器位于胃底。正常生理状态下，进食或饮水时所吞咽的气体随着食管的蠕动和LES的松弛进入胃内，气体聚集使近端胃扩张，达到一定程度会引起反射，LES及UES相继松弛使气体从口腔逸出。少量嗳气是一种生理现象，但当吞咽过多气体或上消化道内食物潴留发酵产生过多气体时即可产生病理情况，如上消化道梗阻、饮用碳酸饮料可导致气体聚集在近端胃引起嗳气；另有研究发现，高脂饮食可通过延缓胃排空、降低LES压力等机制诱发或加重气体反流。仰卧位时由于反射活动的降低可使嗳气较少或不发生。反之，当反射遭到破坏或LES障碍时则可能会导致无法嗳气，如抗反流手术术后及贲门失弛缓症。

高分辨率测压（high resolution manometry，HRM）和食管阻抗监测提示胃上嗳气多由膈肌反向运动使胸腔负压所致,UES松弛多发生在气流顺行前。胃嗳气则多指吞咽至胃内的气体或在胃内产生的气体向上经口逸出,常伴有一过性食管下括约肌松弛,UES松弛发生在逆行性食管气流之后。

嗳气多见于功能性消化不良和胃食管反流病患者,胃食管反流患者为减轻烧心症状常不自觉地进行吞咽活动,因而常伴过多气体吞入,出现嗳气的临床表现,多为胃嗳气,但部分患者也表现为胃上嗳气。由于嗳气时气体反流使食管体部扩张刺激食管壁的机械感受器导致烧心、胸痛等反流症状的产生或加重,症状感知更为明显,因此嗳气成为胃食管反流病患者症状严重程度的决定因素之一。慢性消化不良患者也常有胃嗳气发生,目前尚不明确其发病机制。

(三)临床表现

嗳气是胃食管反流病患者中最常见的症状之一,仅次于烧心、反流,见于4.1%~75.6%的患者,部分患者可仅表现为嗳气。胃上嗳气较胃嗳气次数更多,可高达20次/分,但吸入气体总量并不多,多伴有生活质量明显下降。饮用碳酸饮料可加重症状,缓慢进食、避免吃棒棒糖或咀嚼口香糖可减少发作。频繁嗳气的患者常存在焦虑、抑郁等精神心理因素,分散其注意力(如说话)及睡眠时可终止嗳气。强迫症、暴食症及脑炎患者也可出现过度嗳气的表现。当吞入气体过多时,患者可因气体进入小肠出现腹胀、腹部膨隆及肛门排气增多等症状,腹部立位平片等可见肠道积气。

(四)诊断与鉴别诊断

根据罗马Ⅳ最新诊断标准,当患者出现令人不适的嗳气(源自食管或胃)超过每周3日时即可诊断为嗳气症。频繁、反复的嗳气多考虑胃上嗳气,而胃嗳气目前尚无明确的临床关联,嗳气常同时伴有液体反应,可用HRM-阻抗联合监测进行鉴别。对于胃嗳气,多数患者趋于慢性,但仍需明确为慢性稳定性还是急性严重发作性,急性患者胃或肠道气体潴留严重时可出现肠扭转、肠梗阻和呼吸困难等危及生命的情况。

嗳气需与呃逆进行鉴别,呃逆为不随意的膈肌收缩后声门突然关闭使气体内流受阻,发出的特殊高调声音,短促且规则,每分钟可发生2~60次,常在快速吞咽食物、药物、吸入凉气及精神刺激后出现,多数祛除诱因后可停止。嗳气无膈肌收缩和声门闭合发声的体征。

(董思源,秦灵芝,龚均)

第3节 吞咽困难

一、定 义

因下颌、双唇、舌头、软腭、咽喉、食管等器官结构或功能受损和中枢神经系统疾病等导致食物不能从口腔运输至胃内的过程称为吞咽障碍。吞咽困难则是由于食物吞咽障碍所产生的一组症状,常表现为进食后咽部、胸骨后或剑突处出现梗阻停滞感,吞咽费力、吞咽时间延长,食物不能进入胃或食管而停留在食管或口内,可伴有胸骨后疼痛或吞咽疼痛等症状,严重者甚至无法饮水。根据发生部位的不同,可将其分为口咽型吞咽困难和食管型吞咽困难。

二、发病机制

吞咽是指人体从外界摄入的食物、液体等经由口腔、咽喉、食管最终传输到胃内的过程,其神经中枢位于延髓,调节控制口咽部随意肌群、食管括约肌及食管肌层共同参与完成快速、高度协调的神经肌肉动作。可分为口准备阶段、口自主阶段、咽阶段和食管阶段。

第一阶段:食物在口腔经咀嚼与唾液混合,形成可吞咽的食团。

第二阶段:口腔内的随意运动将食团从口腔前部向后推送至咽部,历时极短。吞咽前舌下降、腭舌肌与腭咽肌松弛,使口腔内有足够空隙以容纳食团,舌肌向后收缩推送食团进入咽部。

第三阶段:食团通过咽部进入食管。咽和咽下部的横纹肌进一步收缩,推动食团至会厌处,声门关闭，呼吸暂停，使得食团进入食管上段，此时软腭松弛，会厌上升。

第四阶段：静息时食管上、下括约肌均具有较高的压力，处于闭合状态。当吞咽动作开始时，食管上括约肌松弛，食团进入食管体部，迷走神经和舌咽神经兴奋，产生食管原发性蠕动收缩，推动食团向食管远端移动，此时食管下括约肌松弛，食管体部和胃腔形成共同腔，使得食团进入胃内。

上述任一环节的异常都可导致吞咽困难，根据发病机制的不同，可分为机械性吞咽困难和运动性吞咽困难。机械性吞咽困难指口咽、食管的梗阻性病变或食团过大导致的吞咽困难；运动性吞咽困难则指吞咽过程的运动障碍，包括始动的发生困难及吞咽反射的障碍、食管运动障碍等。

（一）口咽型吞咽困难

口咽型吞咽困难是指食团从口咽部至食管的过程中发生障碍使食物无法进入食管。

1. 病因（表3-1）

在年轻患者中，口咽型吞咽困难最常由肌肉疾病引起。在老年患者中，其通常是由中枢神经系统疾病引起，包括脑卒中、帕金森病和阿尔茨海默病。正常衰老可能导致轻度食管动力异常。老年患者的吞咽困难不应自动归因于正常的衰老过程。

表3-1 口咽型吞咽困难常见病因

机械性和阻塞性原因	感染（如咽后脓肿）
	甲状腺肿大
	淋巴结病
	咽食管憩室
	肌肉顺应性降低（肌炎、纤维化）
	嗜酸细胞性食管炎
	头颈部恶性肿瘤以及手术和（或）放射治疗干预这些肿瘤的后果（如纤维化狭窄）
	颈椎骨赘
	口咽恶性肿瘤和罕见肿瘤
神经肌肉障碍	中枢神经系统疾病，如脑卒中、帕金森病[*]、颅神经麻痹或延髓麻痹（如多发性硬化、运动神经元病）、肌萎缩侧索硬化
	肌肉收缩障碍，如重症肌无力、眼咽型肌营养不良等

[*] 脑卒中后3 d内，42%～67%的患者会出现口咽型吞咽困难，这使得脑卒中成为吞咽困难的主要原因。在这些患者中，约50%发生误吸，约30%发生需要治疗的肺炎。吞咽困难的严重程度往往与脑卒中的严重程度有关。为了预防与误吸和营养不良相关的不良后果，脑卒中患者的吞咽困难筛查至关重要。高达50%的帕金森病患者表现出一些与口咽型吞咽困难一致的症状，临床上显著的吞咽困难可能发生在帕金森病的早期，但在晚期更为常见

2. 临床表现

患者往往一开始就出现吞咽困难，食团阻塞于咽喉腔，反复进行吞咽动作，可伴有鼻腔反流、咳嗽、鼻腔言语、流涎等症状，部分患者可出现窒息（可能发生喉部穿透和误吸，但不会同时出现窒息或咳嗽）、构音障碍和复视（可能伴随导致口咽型吞咽困难的神经系统疾病）。口腔及咽喉部疾病患者常伴有疼痛。较大的有残留物的咽食管憩室患者、晚期贲门失弛缓症患者，或长期梗阻致腔内聚集分解产物的患者，常伴有反流腐败食物和口臭。

在神经系统疾病患者中，口咽型吞咽困难是一种非常普遍的合并症，与不良健康结果相关，包括脱水、营养不良、肺炎和死亡。吞咽障碍会增加患者的焦虑和恐惧，这可能会导致患者避免口服食物——导致营养不良、抑郁。

（二）食管型吞咽困难

食管型吞咽困难指食物通过食管上括约肌后在食管内停滞无法进入胃内。

1. 病因（表3-2）

表3-2 食管型吞咽困难常见病因

腔内原因	异物（急性吞咽困难）
纵隔疾病（通过直接侵袭、压迫或通过淋巴结增大阻塞食道）	肿瘤（如肺癌、淋巴瘤）
	感染（如结核病、组织胞浆菌病）
	心血管疾病（心耳扩张、血管压迫）
黏膜疾病（炎症、纤维化或赘生物生成）	胃食管反流病继发的消化性狭窄*
	食管腔内隔膜[缺铁性吞咽困难综合征（Plummer-Vinson综合征）]
	食管肿瘤
	食管炎
	化学损伤（如腐蚀性食管炎）
	放射损伤
	感染性食管炎（如疱疹病毒、白色念珠菌）
	嗜酸细胞性食管炎
	食管支架置入术后肿瘤或肉芽过度生长
神经肌肉疾病（影响食管平滑肌及其神经，破坏蠕动或食管下括约肌关系，或两者兼有）	失弛缓症（特发性，并与肿瘤、美洲锥虫病等有关）
	硬皮病
	混合性结缔组织病（肌炎）
	食管痉挛（高压收缩食管）
手术原因	胃底折叠术后使用抗反流装置

*与食管型吞咽困难相关的最常见病症是消化性狭窄，发生在高达10%的胃食管反流病患者中，发生率随质子泵抑制剂的使用而降低

2. 临床表现

食管型吞咽困难的患者可表现为吞咽食物时停顿或哽噎，有食物"粘挂"于胸骨后的感觉。患者症状定位可提示病变部位，如胸骨后的梗阻感病变多位于食管上段或中段；胸骨下部或上腹部的症状多提示病变在食管下段。部分患者的症状可放射至其他部位，如背部、颈部等。

食管癌典型症状为进行性吞咽困难，早期患者仅进固体食物时感吞咽困难，逐渐发展为进软食、半流食吞咽困难，最终进液体食物也困难，严重者滴水不进。反流性食管炎患者由于食管黏膜炎症病变，早期食管痉挛表现为间断吞咽困难，后病变进展为瘢痕狭窄，出现持续性的吞咽困难，并伴有疼痛和烧灼感、嗳气、反酸等，但无体重减轻。

三、诊断与鉴别诊断

对于吞咽困难，首先需鉴别以下三种情况。①生理性吞咽困难：正常人吞咽食物过急过快（尤其是大块食物或固体食物）时，可能会出现胸骨后哽咽感，但实际并无病变。②假性吞咽困难：患者进食后咽喉部、颈部及胸骨后堵塞感或梗阻感明显，但无准确定位，症状与进食的食物性质无关，不影响食欲，无消瘦或营养不良表现，辅助检查往往无明显异常，上述患者多伴有神经官能症表现。但对于因精神心理和认知方面问题导致患者出现异常行为进而影响吞咽和进食的，被称为摄食-吞咽障碍，包含在广义的吞咽障碍概念中。③癔球感：患者常诉咽部异物感、咽部不适

或咽部存在一肿块等感觉，与吞咽无关，进食不受影响，焦虑、忧伤等情绪可加重或诱发上述症状。

对于不同发病机制的吞咽困难进行鉴别：机械性吞咽困难可见于咽部肿瘤、憩室、食管癌、食管良性狭窄等，可突然或逐渐起病，进行性发展，固体食物吞咽困难尤为明显，可将食团反出，水温不影响症状。运动性吞咽困难则见于贲门失弛缓症、弥漫性食管痉挛、系统性硬化等，缓慢起病，非进行性吞咽困难，多为间歇性，进食固体和流质食物均困难，冷水加重症状，热水可减轻症状，嵌塞的食团可通过反复吞咽动作或饮水得到缓解，一般不会反出。

吞咽困难病因繁多，需仔细问诊，包括患者年龄、性别、职业、饮食习惯、病程、伴随症状、精神因素、既往史、有无酗酒史及腐蚀剂损伤史、生活环境等，注意患者的体征，如营养状况、口腔卫生、有无淋巴结肿大等，并进行神经系统查体及咽喉部功能评估，但体格检查通常价值有限。临床病史作为鉴别的基石，需明确引起吞咽困难食物的性质、吞咽困难的持续时间（进行性/间歇性）及其他伴随症状。如年轻男性出现间歇性吞咽困难伴食物嵌塞，应怀疑嗜酸细胞性食管炎；吞咽困难伴单侧喘鸣、消瘦，可能为肺癌或纵隔肿瘤压迫食管和一侧主支气管；吞咽困难伴误吸或夜间呕吐，可能为贲门失弛缓症。此外，亦有部分罕见病例报道，如变异的右锁骨下动脉致食管受压出现间歇性吞咽困难；糖皮质激素治疗皮肌炎时诱发吞咽困难等。

目前，吞咽造影检查（VFSS）和软式喉内窥镜吞咽功能检查（FEES）是确定有无吞咽障碍的金标准。VFSS可对整个吞咽过程进行详细的评估和分析，适用于有可疑吞咽障碍的患者，但无吞咽动作、不能经口进食以及无法被转运到放射科的患者不适合做此检查。FEES可评估鼻、咽部、喉部解剖结构及功能状况，了解食团及分泌物的残留位置及量，判断是否存在渗漏或误吸，适用于脑神经病变、手术后或外伤及解剖结构异常所造成的吞咽功能障碍，但无法对食团的运输全程进行观察。饮水试验快捷易操作，通过让患者短时间内饮用30 mL水记录所用时间和吞咽次数，以此来评估有无吞咽障碍和其相应程度。内镜检查可协助评估吞咽困难的原因，可获取组织样本，并进行治疗干预。食管上括约肌测压法可用于鉴别贲门失弛缓症、硬皮病和食管痉挛。食管pH-阻抗监测用于评估食管运动障碍。此外，高分辨率咽腔测压、咽自动阻抗测压及压力流量分析等亦可协助进行鉴别诊断。

（秦灵芝，董思源，龚均）

第4节　咽部异感症

一、定　义

咽部感觉异常，多为异物感，可表现为咽部有异物感觉或非疼痛性哽咽感，且异物感无法通过吐出或吞咽的方式缓解，有阻塞感、黏附感、压迫感、狭窄感、干燥感、瘙痒感、蚁行感等多种不适，进食饮水无阻挡，也无吞咽困难，咽部异感症是由很多病因引起的一种综合征。

二、病因及发病机制

咽部是吞咽经过的重要器官，当发生吞咽动作时，水或食团刺激咽部，通过吞咽中枢反射性引起软腭上举、咽后壁向前突出，食管上括约肌（UES）舒张使食团进入食管，吞咽动作完成后，食管上括约肌有一高压带可阻止气体、液体或食物反向进入咽部。由于支配咽部的神经极其丰富，咽部感觉异常敏感，不仅仅是咽、喉、鼻局部疾病，食管疾病会牵涉咽部，一些全身疾病也可通过神经反射和传导引起咽喉部感觉异常，例如不典型心绞痛引起的咽部异物感可能是通过刺激交感神经末梢，经脊髓相应节段传至大脑产生的感觉异常，故咽部异物感发生机制较为复杂，病因众多，可以是器质性的，如受周围器官或组织的压迫、炎症反应或机械性刺激；或是全身性疾病引起的不适；也可以是功能性的，功能性咽部异感症又称咽神经官能症、癔球症。目前罗马Ⅳ诊断标准将癔球症纳入功能性胃肠病的一种，归入功能性食管病。随着对疾病认知的加深及诊断技术的进步，咽部异物感的病因越来越明确。一般认为，只有在排除产生咽部异物感的器质性病变后，方可诊断为癔球症。

目前认为临床常见的咽部异感症病因之一是胃食管反流，造成反流的原因与LES和UES压力降低、食管运动功能障碍有关，常可观察到与吞咽无关的UES松弛。据研究，咽喉黏膜上皮内缺乏碳酸酐酶同工酶Ⅲ。碳酸酐酶同工酶是保护黏膜免受胃酸反流破坏的重要屏障之一，能可逆性催化CO_2转变为极易溶于水的碳酸氢根离子，可直接中和反流的胃酸，也可通过调节pH间接降低胃蛋白酶活性，避免胃蛋白酶原激活导致的进一步损害，由于缺乏碳酸酐酶同工酶，因此咽喉部黏膜中和胃酸的能力弱于食管黏膜。十二指肠-胃液反流物中的胃液和十二指肠液对咽喉部黏膜都有直接损伤作用，进而造成咽喉反流性疾病，咽部异感症是其症状之一。

癔球症也是常见的咽部异感症病因，病因不明，可能与精神心理因素有关。

以下疾病（表3-3）UES功能正常，但由于多种因素也可引起咽部异感症，需要排除。

表3-3　引起咽部异感症的疾病（食管上括约肌功能正常）

咽喉部及邻近器官病变	慢性炎症：咽炎、喉炎、扁桃体炎、鼻咽炎、食管炎、鼻窦炎等
	增生肥大性病变：腭扁桃体、舌扁桃体肥大，腺样体肥大、舌根异位甲状腺等
	解剖异常：悬雍垂过长、茎突过长、颈椎骨质增生等
	囊肿：舌根囊肿、会厌囊肿、咽喉部潴留囊肿等
其他疾病	消化系统疾病：食管憩室、食管胃黏膜异位、食管肿瘤等
	血液疾病：缺铁性贫血
	内分泌疾病：甲状腺功能异常、性腺功能异常、绝经期综合征、糖尿病等
	心血管疾病：高血压性心脏病、不典型心绞痛等

三、临床表现

咽部异感症的典型症状是患者常有"嗓子有东西，症状很难消除或总是反复"等表达，也有诉说咽部阻塞感、黏附感、压迫感等症状，但无吞咽困难，体重也无减轻。需注意有无伴随症状，如有无烧心（或咽部灼热感）、反酸等胃食管反流症状，有无持续清嗓、声音嘶哑、慢性咳嗽等咽喉反流症状。对于功能性疾病患者，其症状可能与季节、食物、心情等因素有关，癔球症患者症状常在餐间明显，吞咽时可有症状。部分患者可能伴有焦虑、抑郁、睡眠障碍等症状。

四、诊断与鉴别诊断

当患者诉说咽部异物感时，首要是寻找病因，应详细询问病史，然后进行全面、认真的检查，寻找可疑致病因素。在排除器质性疾病后方可诊断功能性食管病。

排除器质性病变的常用方法有耳鼻喉科的咽喉部检查，包括喉镜检查，这些检查可排除咽喉部肿瘤等器质性病变，仅见咽后壁充血、淋巴滤泡增生、喉部黏膜红斑等可能是反流的表现。胃镜检查可排除肿瘤等疾病，并可观察食管、贲门及胃的其他病变，如存在食管裂孔疝、反流性食管炎等时，应考虑胃食管反流所致可能；食管胃黏膜异位也可引起咽部异感症，有报道异位胃黏膜消融治疗后症状消失。少数不典型心绞痛者可表现为咽部异感或其他咽部不适感，如为突然发病，尤其年长者，需警惕冠状动脉粥样硬化性心脏病。

在排除明显的器质性病变后，可按功能性疾病所致的咽部异物感进行治疗观察。根据罗马Ⅳ诊断标准，癔球症的诊断必须符合以下条件。

①持续或间断性、非疼痛性咽喉部哽咽感或异物感，体格检查、喉镜或内镜检查未发现结构性病变：感觉在餐间出现；无吞咽困难或吞咽疼痛；食管近端无胃黏膜异位。②无胃食管反流或嗜酸细胞性食管炎导致该症状的证据。③无主要的食管动力障碍性疾病。上述症状至少在诊断前存在6个月，近3个月符合以上诊断标准，且症状出现频度为至少每周1d。

门诊患者经仔细问诊和体格检查，如初步排除肿瘤等疾病，疑诊为胃食管反流病时，可用质子泵抑制剂试验性治疗，如有效，有助于诊断。如无效，进一步行食管pH监测、食管运动功能检测、喉镜、胃镜等检查。

（秦灵芝，董思源，龚均）

第5节 吞咽疼痛

一、定义

吞咽疼痛是在吞咽食物或饮水时出现的胸骨后、上腹部或胸部的疼痛症状。正常人偶尔可因吞咽过大、过凉、过热或黏稠的食物后引起食管的剧烈收缩而出现吞咽疼痛，属生理性，无相应病理改变。

二、发病机制

吞咽疼痛通常涉及食管黏膜炎症、溃疡形成，食管肌肉痉挛性收缩或食管运动障碍，其常见原因见表3-4。腐蚀剂的摄入可灼烧食管引起剧烈疼痛；吞服药物时饮水不足或分泌唾液较少不能有效润滑食管均可导致药片滞留食管内引起吞咽疼痛；免疫抑制剂的应用、多种抗生素的联合使用或人类免疫缺陷病毒（HIV）等损害免疫系统，使得机体食管易发生感染，引起疼痛。吞咽疼痛是胃食管反流病（gastroesophageal reflux disease，GERD）患者的罕见主诉，如果出现，通常与严重的食管溃疡有关。食管癌、贲门癌病变本身可引起疼痛，放疗、化疗对组织的刺激也可引起疼痛。此外，食管异物可划伤食管或刺破食管壁，取出异物时操作不当对食管造成的损伤均可引起疼痛，异物取出后立即缓解或减轻，疼痛可持续存在直至黏膜愈合。咽喉部疾病如化脓性扁桃体炎、急性会厌炎等也可引起疼痛，吞咽时加重。

表3-4 吞咽疼痛的常见病因

腐蚀剂的摄入	强酸
	强碱
药物引起的损伤	阿仑膦酸盐和其他双膦酸盐
	阿司匹林和其他非甾体抗炎药
	依美溴铵
	铁制剂
	氯化钾（特别是缓释形式）
	奎尼丁
	四环素及其衍生物
	齐多夫定
感染性食管炎	
病毒性	巨细胞病毒（CMV）
	EB病毒（EBV）

表 3-4（续）

病毒性	人类免疫缺陷病毒（HIV）
	单纯疱疹病毒（HSV）
细菌性	分枝杆菌（结核或鸟分枝杆菌复合体）
真菌性	白假丝酵母菌
	组织胞浆菌病
原虫病	隐孢子虫病
	耶氏肺孢子虫病
严重反流性食管炎	—
贲门失弛缓症	—
食管癌	—

三、临床表现

吞咽疼痛一般在食团传送过程中发生，食团离开食管后症状可减轻或消失，患者疼痛部位定位明确，可表现为烧灼样或刺激性，部分可放射至背部。其疼痛的程度取决于黏膜受刺激的程度，疼痛剧烈时患者拒食任何食物或吞咽唾液。部分吞咽困难患者因持续的梗阻，可最终发展为疼痛感觉。部分食管癌患者早期可表现为食管内疼痛或胸骨后隐痛，呈一过性，至晚期较为明显，感觉部位与病变定位常不一致。贲门癌患者可表现为与胃溃疡相似的上腹痛症状。

四、诊断与鉴别诊断

由于主诉是感觉症状，因此很难辨别患者的主要问题是吞咽时疼痛（吞咽疼痛）还是吞咽困难，但许多引起吞咽疼痛的疾病都有相关的症状和体征，因此仔细询问病史通常可以作出诊断，应详细询问患者疼痛的部位、时间、规律、伴随症状、有无腐蚀剂损伤史、异物吞咽史、药物服用史、上呼吸道感染史、是否正在接受放疗或化疗等。此外，内镜检查可明确食管损伤程度，有无出血、溃疡、狭窄、肿瘤、异物等，并可做活检确定病变性质或取出异物，甚至进行内镜下治疗等。

（董思源，秦灵芝，龚均）

第 6 节 胸 痛

一、定 义

胸痛是常见的临床症状，病因复杂，涉及多个器官和系统，主要为胸前区或颈部至胸廓下端内的疼痛和不适感，可呈闷痛、紧缩感、烧灼感、针刺感、压榨感、撕裂感、刀割样感觉或其他难以描述的症状。由于病变与体表处的传入神经可在脊髓同一节段后角发生联系，因而胸痛有时可放射至颌面部、牙齿和咽喉部、肩背部、双上肢及上腹部。根据其来源可分为心源性胸痛（cardiac chest pain，CCP）和非心源性胸痛（noncardiac chest pain，NCCP），其中食管源性疾病是非心源性胸痛中最常见的病因。

二、发病机制

食管源性胸痛的具体发病机制尚不清楚，常见疾病参见表 3-5，可分为原发性食管运动障碍和胃食管反流疾病，目前认为食管引起的胸痛通常归因于化学感受器（酸、胃蛋白酶或胆汁）或机械感受器（扩张或痉挛）的刺激；也可能涉及

表 3-5 可引起食管源性胸痛的食管疾病

病因	症状特点和伴随症状
胃食管反流病/反流性食管炎	烧灼痛、痉挛性痛、放射痛（肩胛下、颈、下颌等），常伴有反流症状，餐后和卧位加重，立位或半卧位减轻，食管pH监测和测压有助诊断
原发性食管运动障碍	
贲门失弛缓症（强力型）	胀痛、痉挛性痛，放射痛，吞咽困难和反食明显，进餐困难与情绪相关
弥漫性食管痉挛	间断发作痉挛性胸痛，和进餐或吞咽有关或无关，可有吞咽困难，服用硝酸甘油可缓解，X线表现为原发性蠕动中断的特征性改变
胡桃夹食管	间断出现，和进餐或吞咽可能有关，食管远端可见高振幅蠕动收缩
食管下括约肌高压症	间断出现，和进餐或吞咽可能有关，测压仅见食管下括约肌静息压升高，括约肌松弛与食管体部蠕动正常
非特异性食管运动异常	间断出现，和进餐或吞咽有关
非反流性食管炎（如感染性食管炎）	吞咽疼痛，胸骨后烧灼痛，尤其进食刺激性食物时，吞服药物史，周身疾病史
食管穿孔	吞咽困难、吞咽疼痛，可有低血压、发热、心动过速等急症表现，餐后或饮酒（呕吐）后出现，食管造影可明确诊断
食管血肿	剧痛，吞咽疼痛，放射痛（背部），老年或创伤、凝血功能障碍患者，CT和内镜有助诊断
食管异物和外伤	吞咽疼痛，误吞异物史
食管癌	吞咽疼痛，进行性吞咽困难

温度感受器（受冷刺激）。

胃食管反流病患者的胸痛主要是由酸或高渗物质刺激食管化学感受器引起，酸损害食管的神经或肌肉所引起的运动障碍可能是食管疼痛的原因。先前研究表明，将酸灌注到患者的食管中胃食管反流会增加食管收缩的幅度和持续时间，引起自发的收缩，并常伴有疼痛。另外，部分冠状动脉粥样硬化性心脏病患者因服用硝酸酯类药物和钙通道阻滞剂，可导致食管下括约肌压力降低，影响食管远端收缩波幅，从而诱发胃食管反流，表现为不典型胸痛，因而食管因素与心脏因素可同时存在且相互作用。与反流无关的食管炎可能由药物、念珠菌病等潜在感染或辐射损伤引起，过敏性疾病与嗜酸细胞性食管炎有关。

食管运动障碍如贲门失弛缓症、远端食管痉挛和胡桃夹食管不太常见，但可表现为胸骨后挤压痛或痉挛，常伴有吞咽困难。使用24 h动态食管pH和动力监测的研究表明，与正常对照相比，怀疑食管源性胸痛的患者食管高振幅收缩频率增加，收缩引起疼痛的可能机制为，当运动改变导致食管壁内高张力，在关键时期抑制血液流向食管时（肌缺血），即可出现疼痛。然而，大多数患者在确定收缩异常时并无症状。此外，胸痛的改善与食管收缩幅度的降低并没有可预测的相关性，胸痛相关的运动性变化可能是慢性疼痛综合征的附带现象，而不是疼痛的直接原因。

食管胸痛的其他潜在原因包括温度感受器的兴奋和管腔扩张，摄入热或冷的液体会导致严重的胸痛。研究表明，寒冷引起的疼痛会导致食管蠕动和扩张，而非痉挛。食管源性胸痛的原因可能是急性牵张感受器的激活，因而在急性食物嵌塞、饮用碳酸饮料（某些患者）和嗳气反射功能障碍期间会出现食管扩张和疼痛。

三、临床表现

食管源性胸痛好发于男性，60岁以上者常见，由不同程度活动、进食过热或过冷液体食物、剧烈咳嗽或呕吐引起，多表现为胸骨后或剑突下的挤压感或烧灼感，持续4~5 min至数小时，或间断几天不等，可伴有其他消化道症状，如反酸、烧心、腹胀、早饱和吞咽困难等，夜间反流严重患者可伴有咳嗽、咳痰、呼吸困难等。部分胸痛患者可表现为心绞痛样疼痛，呈窒息样、濒死样疼痛，并向背部、颈部、颊部或手臂放射，伴出汗、面色苍白，疼痛通常可自发减轻，坐位、站立位、服用抗酸药、麻醉剂或硝酸甘油等可缓解。对于心源性胸痛的患者，约50%合并有1种以上的食管源性胸痛。此外，由于个体疼痛耐受水平不同，因而胸痛程度与病情轻重程度并不完全一致。

四、诊断与鉴别诊断

胸痛原因繁杂，因此需详细问诊，了解胸痛的特点，包括：①是否为新发的、急性的和持续性的胸痛；②胸痛的部位、性质、诱发因素和缓解因素；③胸痛的伴随症状等。不同食管疾病引起的食管源性胸痛症状特点参考表3-5。食管源性胸痛的特征包括持续数小时的疼痛、无侧向放射的胸骨后疼痛、中断睡眠或与进餐有关，用抗酸药可缓解，多伴随其他食管症状，如吞咽困难、反酸、烧心等。胃食管反流病可行食管pH监测、食管测压、食管酸灌注试验、酸反流试验等明确诊断，食管动力疾病则可行食管肌电图、食管测压、诱发试验（如腾喜龙试验、食管内气囊充气试验等）明确诊断。

此外，对食管源性胸痛，应与心源性胸痛（尤其是心绞痛和心肌梗死）、肺源性胸痛（主要是急性肺栓塞和气胸）、肌肉骨骼异常所致胸痛（如肋软骨炎、肋间神经痛）及其他消化系统疾病（如消化性溃疡、胆绞痛、急腹症）所致胸痛相鉴别。临床病史对鉴别心源性和食管源性胸痛的意义有限，两者均可由活动引起，且应用硝酸甘油均可缓解。虽然部分症状如反流或吞咽困难，以及应用抗酸药有效等可提示食管源性胸痛，但尚不足以作出诊断，可行食管钡餐造影、胃镜、食管pH监测、心电同步监测、食管测压、PPI试验性治疗、食管内气囊充气试验、心电图、无创心脏成像、冠状动脉造影等明确诊断。肺源性胸痛，常以呼吸困难、胸闷气短为主要临床表现，可伴有晕厥、意识丧失，D-二聚体、多排螺旋CT、胸部CT、放射性核素肺通气/血流灌注显像、肺动脉造影等有助于诊断。肋软骨炎多侵犯第一、二肋软骨，对称或非对称性，局部有压痛，咳嗽、深呼吸时疼痛可加重，胸部X线及CT有助于诊断。消化性溃疡患者可能因为酸反流出现胸痛，内镜可明确诊断；胆绞痛有时可表现为胸痛，B超常可明确诊断，部分胆道小结石超声检查不易发现，或胆道运动障碍伴Oddi括约肌压力升高导致胆道痉挛引起胸痛。

（董思源，秦灵芝，龚均）

第7节 呕血与便血

一、定 义

呕血指上消化道疾病（指屈氏韧带以上的消化道，包括食管、胃、十二指肠、肝、胆、胰及胃空肠吻合术后的空肠上段疾病）或全身性疾病导致的上消化道出血，血液经口腔呕出，呕血来自消化道。食管疾病引起的出血约占上消化道出血的25%。

便血指消化道出血，血液由肛门排出。便血可呈鲜红、暗红或黑色。黑便是便血的一种，大便呈黑色或棕黑色，典型的黑便又称柏油便，指粪便黑色而有光泽，具有黏性。黑便为上消化道出血最常见的症状之一。少量出血不造成粪便颜色改变，需要隐血试验才能确定的，称为隐血。

二、病因及发病机制

食管疾病导致的出血由炎症、溃疡、肿瘤、血管病变等引起，常见病因（表3-6）为食管炎（反流性食管炎、食管憩室炎）、食管静脉曲张破裂、食管癌、食管溃疡、食管贲门黏膜撕裂综合征、器械检查或异物引起的损伤、放射性损伤、强酸和强碱引起的化学性损伤。严重的食管炎由于炎症反应造成黏膜糜烂，引起食管出血，大多数是慢性少量出血；化学性损伤、机械性损伤、食管

表 3-6　食管源性呕血常见病因

食管疾病	食管（食管-胃底）静脉曲张破裂
	食管炎、食管溃疡
	食管憩室炎
	食管肿瘤
	食管裂孔疝
	食管贲门黏膜撕裂综合征
物理性损伤	食管异物、食管外伤、放射性损伤
化学性损伤	酸性损伤、碱性损伤

癌以及深在的食管溃疡等，可能累及食管黏膜下层、肌层甚至达到外膜的血管网，在短时间内有大量出血；肝病基础上的门静脉高压症使食管与胃底静脉交通支开放，食管下段与胃底静脉曲张，可因外界机械性刺激或压力升高出现血管破裂，同样会造成短时间内大量出血；食管贲门黏膜撕裂综合征也可引起大出血。

食管出血的部分血液可因吞咽进入消化道，血中的红细胞经肠道分解后，形成的血红蛋白铁可与粪便成分中的硫化物形成硫化铁，使粪便呈黑色；同时由于硫化铁对肠壁有刺激作用，肠黏膜分泌大量黏液，最终排出的粪便呈柏油状。食管炎等疾病引起隐血阳性者也较常见。

三、临床表现

呕血为血液自口中呕出，常伴恶心。食管静脉曲张破裂引起的出血常出血量大，患者多有肝硬化史，查体可见腹壁静脉曲张、脾大等体征。食管贲门黏膜撕裂综合征引起的出血多发生在剧烈呕吐之后，因未和胃液相混，呕出鲜红色血液。食管疾病引起的出血常伴有相应的病史和症状，如反酸、烧心、吞咽困难、胸痛等，多数引起少量出血。引起的少量出血可流入胃内，有可能在胃内停留一定时间后呕出，此时含有胃内容物且呕吐物呈咖啡样；如由胃进入肠道后由肛门排出则呈黑便或隐血阳性。也有无明显呕血、黑便者，仅有贫血表现，胃镜检查可发现由食管病变所致。

四、诊断与鉴别诊断

典型的呕血与便血出现时可根据呕吐物与粪便的性状确诊为上消化道出血。应结合患者病史，如既往有肝病史者出现呕血需考虑食管静脉曲张引起的出血，如在剧烈恶心呕吐后出现呕血应考虑食管贲门黏膜撕裂综合征可能，有误食异物如枣核等应考虑异物损伤所致。在患者情况允许时急诊胃镜是最好的选择，不仅能确定诊断，还能进行内镜下止血治疗。

对于粪便隐血阳性和慢性失血性贫血患者，需结合其他病史和症状考虑诊断，如有反酸、烧心症状者可能为反流性食管炎，伴有吞咽困难者需考虑食管癌、贲门癌可能，进一步诊断需行胃镜检查，可确定食管病变，并排除其他上消化道病变引起的出血。

呕血需与咯血鉴别：咯血时血液来自呼吸道，经气道排出，发生时常有咳嗽、咳痰等症状，发生后可有血痰，同时要注意鉴别鼻、口腔、咽、喉等部位出血吞咽后呕出所致的假性呕血。应注意黑便也可在服用部分食物、药物，如桑葚、动物血制品、铋剂、活性炭等后出现。

（秦灵芝，董思源，龚均）

第8节 食管外症状

一、定 义

食管外症状是一类与食管疾病相关的、症状表现在食管外的一系列综合征，症状可有多种表现，包括慢性咳嗽、哮喘、咽喉炎、酸蚀症等。

二、病因及发病机制

食管外症状被认为与食管疾病相关，常常伴随着食管动力疾病，当食管下括约肌功能下降，压力减低，反流的气体或液体到达咽、口腔及气管等部位时，可出现相关部位受累的症状。反流物引起咳嗽可能累及三个潜在部位：喉部、支气管与食管内。反流可以直接刺激引起咳嗽反射或增加咳嗽反射的敏感性，继而引起咳嗽或导致哮喘发作。喉咽反流被认为是造成咽部及牙齿损伤的发病基础，反流物中的酸性成分、胃蛋白酶及十二指肠内容物可引起损伤和炎症。同时，也有相关学说认为，胃肠道和支气管有共同胚胎起源和自主神经支配，食管与肺的传入神经通路由起源于延髓孤束核的迷走神经支配，而其中间神经元在延髓腹外侧疑核区和运动神经元相联系，当胃食管反流引起食管远端酸化，食管下段的酸敏受体及机械感受器受刺激后，通过迷走神经介导的食管-支气管反射机制引起。还有新兴的假说认为，反流引起食管的炎症刺激大脑皮质，导致自主神经功能失调，引起咳嗽、咽部不适等症状。

三、临床表现

1. 慢性咳嗽与哮喘

慢性咳嗽表现为只有咳嗽或以咳嗽为主要症状，且咳嗽时间超过8周，咳嗽多为干咳或有少量白黏痰，日重夜轻，可能与进食和体位相关，但影像学无明确的肺部异常。胃食管反流相关性哮喘的患者常常有反酸、烧心、嗳气等胃食管反流症状，但是仍有相当一部分患者仅表现为哮喘。这种哮喘常有以下特点：①咳嗽、喘憋无明显季节性；②咳嗽、喘憋夜间发作为主；③咳嗽、喘憋在平卧位易发，坐起后可减轻；④咳嗽、喘憋与进食行为相关；⑤可伴随咽喉炎、鼻炎、鼻窦炎、中耳炎等疾病；⑥胸部X线、胸部CT检查等未发现肺部病变。

2. 咽喉部病变

可表现为咽干、咽痒、咽异物感、声音嘶哑、反复喉痉挛发作、吞咽困难等症状，喉镜下可能观察到的喉部体征有声带后联合区域黏膜红斑、增生，声带弥漫性充血、水肿，黏稠黏液附着，声带突肉芽肿，喉室消失，假声带沟等，咽部体征有咽后壁充血、淋巴滤泡增生、腭扁桃体和舌扁桃体肥大、腺样体增生、咽部黏膜黏液附着、腭舌弓充血、悬雍垂水肿等，部分患者可能无明显咽部病变，上述症状和体征如证实与胃食管反流相关，可总称为咽喉反流性疾病。

3. 酸蚀症

酸蚀症最初仅表现为牙齿感觉过敏，表现为进食过冷或过热食物时牙齿感受异常，以后可逐渐出现实质缺损。胃食管反流引起的酸蚀症表现为后牙咬合面与腭面的凹陷性损害。需注意酸蚀症不仅可由GERD引起，在某些厂矿工作者如有接触酸性物质和气体的可能，以及长期服用碳酸饮料等，也会引起对牙齿的侵蚀，询问病史时应注意。

4. 其 他

食管外症状还可表现为鼻炎、鼻窦炎、中耳炎等，与反流物反流部位息息相关，但尚有争议。

四、诊断与鉴别诊断

当患者表示具有食管外症状时，应首先排除受累器官的原发病变，通常需要结合详细病史来判断。当排除了原发的器质性病变后方可考虑食管因素引起的症状。

明确慢性咳嗽、哮喘诊断通常需要明确疾病持续时间，并完善胸部X线及胸部CT检查。咳嗽持续时间大于8周且影像学结果无明显异常情况下方可诊断为慢性咳嗽。哮喘的诊断，还应完成支气管舒张或激发试验，哮喘患者的过敏原检查结果通常为阴性或与过敏原接触后并无咳嗽发作。在排除了明确肺部病变的情况下，可通过胃镜检查，明确有无反流性食管炎或是否具有食管裂孔疝等可能引起反流的结构改变；也可通过 24 h 食管 pH 监测、食管测压、食管腔内阻抗监测明确有无反流及食管运动功能异常。也有报道通过检测胃蛋白酶确定有无胃食管反流，取材样本有唾液样本、咽喉部组织样本、鼻腔灌洗液等。

对于反流症状不典型、各项检查结果均为阴性的患者，可以通过试验性药物治疗，使用标准剂量的质子泵抑制剂（如奥美拉唑 20 mg、泮托拉唑 40 mg、雷贝拉唑 10 mg）或钾离子竞争性酸阻滞剂（沃诺拉赞 20 mg），每日 2 次，观察效果，若患者症状消失或好转，即有助于胃食管反流相关性疾病的诊断。

（秦灵芝，董思源，龚均）

参考文献

[1] 中华医学会消化病学分会. 2020 年中国胃食管反流病专家共识. 中华消化杂志, 2020, 40(10):649-662.

[2] 龚均. Heartburn 的前世今生：兼谈 Heartburn 的翻译问题. 中华消化杂志, 2018, 38(12):862-864.

[3] 德罗斯曼. 罗马Ⅳ 功能性胃肠病 肠—脑互动异常：第 2 卷. 方秀才，侯晓华，译. 北京：科学出版社, 2016.

[4] 吴继敏，汪忠镐，胡志伟，等. 中国胃食管反流病多学科诊疗共识. 中华胃食管反流病电子杂志, 2020, 7(1):1-28.

[5] 中国医师协会消化医师分会胃食管反流病专业委员会，中华医学会消化内镜学分会食管疾病协作组. 2020 年中国胃食管反流病内镜治疗专家共识. 中华消化内镜杂志, 2021, 38(1): 12.

[6] KATZ P O, DUNBAR K B, SCHNOLL-SUSSMAN F H, et al. ACG Clinical Guideline for the Diagnosis and Management of Gastroesophageal Reflux Disease. Am J Gastroenterol, 2022, 117(1): 27-56.

[7] 张茹，龚均，罗金燕，等. 胆汁反流对胃内 pH 值的影响. 西安医科大学学报, 2001, 22(1):25-27.

[8] 侯雪雪，金玉. pH 监测技术在胃食管反流病中的应用和进展. 中华实用儿科临床杂志, 2022, 37(4):314-318.

[9] 孙晓敏，柯美云. 嗳气症的研究进展. 中华消化杂志, 2012, 32(7):497-499.

[10] 李莉，展玉涛，郭宝娜，等. 气体反流在难治性胃食管反流病中作用. 临床军医杂志, 2018, 46(6): 624-627.

[11] 中国吞咽障碍康复评估与治疗专家共识组. 中国吞咽障碍评估与治疗专家共识: 2017. 中华物理医学与康复杂志, 2017, 39(12): 881-892.

[12] FEBRERO B, RIOS A, RODRIGUEZ J M, et al. Dysphagia lusoria as a differential diagnosis in intermittent dysphagia. Gastroenterol Hepatol, 2017, 40(5): 354-356.

[13] DZIEWAS R, MICHOU E, TRAPLGRUND-SCHOBER M, et al. European Stroke Organisation and European Society for Swallowing Disorders guideline for the diagnosis and treatment of post-stroke dysphagia. European Stroke Journal, 2021, 6(3): LXXXIX-CXV.

[14] VAN MOL P, NOREILLIE M, MICHIELS S, et al. Dysphagia during glucocorticoid treatment of dermatomyositis: a differential diagnostic challenge. Rheumatology Advances in Practice, 2018, 2(1): rkyolo.

[15] MALAGELADA J R, BAZZOLI F, BOECKXSTAENS G, et al. World gastroenterology organisation global guidelines: dysphagia-global guidelines and cascades update September 2014. J Clin Gastroenterol, 2015, 49(5): 370-378.

[16] DZIEWAS R, ALLESCHER H, AROYO I, et al. Diagnosis and treatment of neurogenic dysphagia – S1 guideline of the German Society of Neurology. Neurological Research and Practice, 2021, 3(1): 23.

[17] UMAY E, EYIGOR S, BAHAT G, et al. Best Practice Recommendations for Geriatric Dysphagia Management with 5 Ws and 1H. Annals of Geriatric Medicine and Research, 2022, 26(2): 94-124.

[18] 中华耳鼻咽喉头颈外科杂志编辑委员会咽喉组等. 咽喉反流性疾病诊断与治疗专家共识: 2022. 中华耳鼻咽喉头颈外科杂志, 2022,

57(10):1149-1172.

[19] PITHAWA A K. Sleisenger and Fordtran's Gastrointestinal and Liver Disease: pathophysiology, diagnosis, management. Medical Journal Armed Forces India, 2007, 63(2): 205.

[20] DEVAULT K R. Chapter 12-Symptoms of Esophageal Disease//Feldman M, Friedman L S, Brandt L J. Sleisenger and Fordtran's Gastrointestinal and Liver Disease：Ninth Edition. Philadelphia: W.B. Saunders, 2010:173-181.

[21] PITHAWA, A K Sleisenger and Fordtran's Gastrointestinal and Liver Disease: Pathophysiology, Diagnosis, Management. Medical Journal Armed Forces India. 2007, 63:205.

[22] 中华医学会，中华医学会杂志社，中华医学会全科医学分会，中华医学会中华全科医师杂志编辑委员会 & 心血管系统疾病基层诊疗指南编写专家组．胸痛基层诊疗指南：2019．中华全科医师杂志，2019, 18: 913-919.

[23] 中华医学会，等．胸痛基层合理用药指南．中华全科医师杂志，2021, 20:90-301.

[24] 王世鑫．食管源性胸痛的诊断与治疗．中华全科医师杂志，2003, 2(2): 2.

[25] 王磊，郑崇勋，龚均，等．胃食道 pH 心电同步动态监测信号相关性研究．第四军医大学学报，2000, 21(11):1375-1377.

[26] KONTOS, M C et al. 2022 Acc Expert Consensus Decision Pathway On the Evaluation and Disposition of Acute Chest Pain in the Emergency Department. J. Am. Coll. Cardiol., 2022, 80(20): 1925-1960．

[27] GULATL M, et al. 2021 Aha/Acc/Ase/Chest/Saem/Scct/Scmr Guideline for the Evaluation and Diagnosis of Chest Pain: A Report of the American College of Cardiology/American Heart Association Joint Committee On Clinical Practice Guidelines. Circulation, 2021, 144(22): e368-e454.

[28] 中国医师协会急诊医师分会，中华医学会急诊医学分会，全军急救医学专业委员会，等．急性上消化道出血急诊诊治流程专家共识：2020．中华急诊医学杂志，2021, 30(01):15-24.

[29] 杨连粤，白雪莉．肝硬化门静脉高压症食管、胃底静脉曲张破裂出血诊治专家共识：2019．中国实用外科杂志，2019, 39(12):1241-1247.

[30] 陈强，张利，邱忠民．胃食管反流性咳嗽的诊治：共识与争议．中华结核和呼吸杂志，2022, 45(1):6-9.

[31] 中华耳鼻咽喉头颈外科杂志编辑委员会咽喉组，中华医学会耳鼻咽喉头颈外科学分会咽喉学组，中华医学会耳鼻咽喉头颈外科学分会嗓音学组．咽喉反流性疾病诊断与治疗专家共识：2022．中华耳鼻咽喉头颈外科杂志，2022, 57(10):1149-1172.

[32] KNIGHT RE, WELLS JR, PARRISH RS. Esophageal dysmotility as an important co-factor in extraesophageal manifestations of gastro-esophageal reflux. Laryngoscope, 2000,110(9):1462-1166.

第4章

食管疾病诊断学

第1节 食管影像学检查

一、食管X线检查

（一）检查方法

食管钡剂造影检查是诊断食管病变的重要手段和基本方法，可以显示食管病变的位置、大小、范围及性质，此外还可以评估食管的功能性改变；食管低张气钡双重对比造影可以显示食管黏膜的微小病变，有利于食管病变的早期诊断。但食管钡剂造影检查仅能显示管壁异常，不能评价病变的管壁外延伸情况，具有局限性。

1. 造影剂

常用的造影剂有硫酸钡混悬剂和有机碘水剂。硫酸钡不溶于水，稳定性好，不被胃肠道吸收。钡的原子序数高，不易被X线穿透，当充填食管内腔时与周围组织形成明显对比，若同时用气体扩张内腔，则形成气钡双重对比，能清楚地勾画出食管内腔和内壁结构细节，从而达到检出疾病和诊断的目的。疑有食管穿孔、食管气管瘘和食管纵隔瘘时，禁用硫酸钡，可改用有机碘水溶液对比剂。

2. 检查前准备

食管钡剂造影检查前一般不需要特殊准备，但在食管下端或贲门病变时，如贲门失弛缓症、食管裂孔疝、贲门癌等，应空腹6~12 h后进行检查，以免受食物或潴留液的影响。

3. 食管造影检查方法

（1）常规食管钡剂造影。食管钡剂造影前进行常规胸腹部透视，排除纵隔和心肺疾病。检查时患者取立位，先行右前斜位进行检查，使食管与脊柱及心脏分开。给予浓度200%~220%的硫酸钡混悬液约90 mL，并嘱患者大口吞服，X线球管跟随造影剂自上而下观察食管的充盈情况。转动患者从不同的角度反复观察食管扩张充盈及收缩排空的形态及功能。钡剂通过后食管黏膜表面可均匀涂布上一层钡剂，此时观察黏膜相。在透视过程中发现病变要及时多角度摄片，使病变显示更为清楚。记录病变的范围及位置。右前斜位观察完毕后再行正位及左前斜位检查。如果观察不满意，可以反复吞钡观察。

当站立位病变显示不满意时，可以采用卧位后头低足高位（-10°~-15°）检查，使钡剂通过速度减缓，食管扩张，以便于显示病变，尤其是食管上段的病变。深呼吸能够改变食管下端管腔的管径，有利于观察食管下端的病变。Valsalva动作有利于食管静脉曲张的显示，而且对于食管裂孔疝和正常的食管膈壶腹的鉴别有重要意义。

（2）食管低张气钡双重对比造影。这是一种比较精细的检查方法，利用适当的辅助药物使食管平滑肌松弛，肌壁张力降低，蠕动减少，能更清晰地显示食管黏膜面的细微结构和微小病变。临床常用药物为山莨菪碱（654-2），造影前5~10 min肌内注射山莨菪碱15~20 mg，药效持续大约20 min。此药可引起心动过速、瞳孔散大和排尿困难，因此严重心脏病、青光眼和前列腺肥大患者禁用。检查时仍取站立位，先吞服一大口硫酸钡（浓度200%），移动X线球管跟随钡剂观察食管全程，确定病变部位。然后让患者连续大口吞服钡剂，使食管完全充盈扩张，可得到良好的气钡双重影像，分别在正位、左前斜位和右前斜位观察摄片。

(二)正常食管的 X 线表现

1. 下咽部

下咽部又称喉咽部,与食管相连,从会厌软骨上缘至环状软骨下缘,位于喉室的后方,是咽部最狭窄的部分。咽部吞钡正位观察:上方正中透明区为会厌,两侧充盈钡的小囊状结构是会厌谷(又称会厌溪),其外下方较大的充钡区是梨状窝,近似菱形且两侧对称。于梨状窝中心可见一圆形透光区为喉头,不要误认为充盈缺损(图4-1)。咽部吞钡侧位观察:两侧梨状窝与会厌溪重叠,会厌溪在上方偏前,梨状窝在下方偏后。两侧梨状窝在第6颈椎高度向中线汇合,形成长约1 cm的生理狭窄区,即食管入口。

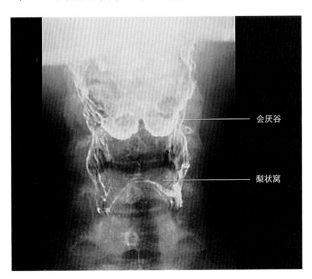

图 4-1 正常下咽部

2. 食管

食管始于环状软骨下缘,止于胃贲门(相当于第10~11胸椎水平),可分为颈、胸、腹三段。颈段位于气管之后,从食管入口到胸骨颈静脉切迹,长4~5 cm。胸段食管自胸骨颈静脉切迹以下至食管裂孔,长18~20 cm,位于气管和脊柱之间,在横膈附近经降主动脉的左前方通过食管裂孔进入腹腔。腹段食管自食管裂孔至贲门,长1~3 cm,在肝左叶之后面向左下斜行入胃。食管长度因人而异,一般为25~30 cm。成人食管宽1.5~3 cm,前后径约2 cm。

观察食管常用右前斜位,辅以正位及左前斜位。当大口吞钡后,食管腔充盈扩张,其管径逐渐增宽,轮廓光滑整齐,管壁柔软,收缩扩张自如。右前斜位食管左缘有三个生理性压迹,依次为主动脉弓、左主支气管及左心房压迹(图4-2)。主动脉弓压迹:最为明显,为半月形的弧形压迹,此压迹在正位和左前斜位上均可显示,右前斜位上显示最为清楚。左主支气管压迹:位于主动脉弓压迹下方,是左主支气管斜行跨过食管左前方所形成。压迹的深浅程度变异较大,压迹的宽度与左主支气管的倾斜程度有关。在主动脉弓压迹和左主支气管压迹之间,食管往往略膨出,勿误诊为憩室。左心房压迹:位于食管中下段,范围长而浅,在正位及左侧位时亦可见。左心房增大时,此压迹深而清楚,食管可向后移位。

食管的黏膜皱襞表现为2~5条纵行、纤细、平行的细条状透亮影,通过贲门与胃小弯黏膜相连续。食管黏膜皱襞在钡剂通过后,充盈钡剂少时左右斜位最为清楚,与食管长轴平行,宽约2 mm(图4-3)。

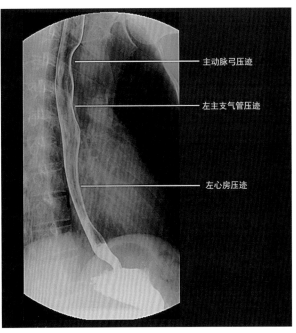

图 4-2 正常食管压迹

食管钡剂造影右前斜位

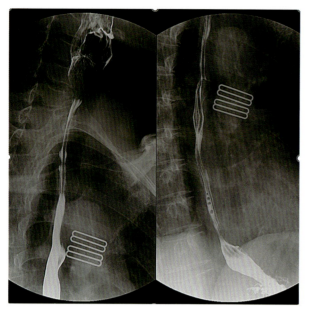

图 4-3　正常食管黏膜皱襞

食管钡剂造影右前斜位 2~5 条纵行、纤细、平行的细条状透亮影

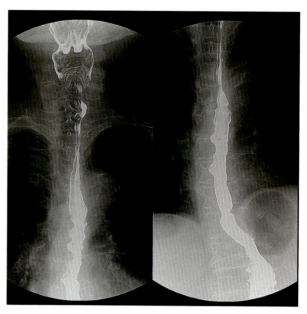

图 4-4　第三收缩波

在食管下段，表现为食管边缘不均匀的波浪状或锯齿状

食管的蠕动将食物自上向下推进，此过程是由食管肌层规律性收缩和舒张来完成的。食管的蠕动可表现为四种形式。原发性蠕动波：系由下咽动作激发，从食管入口开始不断向下推进的环状收缩波。收缩波前方的食管舒张，以接纳收缩波送来的食物，收缩波后方的食管恢复静止状态。食管蠕动的平均速率为 4 cm/s，整个原发蠕动过程需要 10~15 s。个别老年人，原发性蠕动波可以中止在主动脉弓水平，须经几次吞咽动作后才下行至整个食管。继发性蠕动波：又称第二蠕动波，由食物团对食管壁的压力引起，开始于主动脉弓水平，表现为食管局部的痉挛状收缩，将食物推向下。第三收缩波：是食管环状肌的局限性不规则收缩性运动，不起推动作用，多发于食管下段，表现为食管边缘不均匀的波浪状或锯齿状（图 4-4），出现突然，消失迅速，也是食管壁对食团刺激的反应，此收缩波在老年人常见。病理性蠕动：食管在无吞咽活动时，局部产生的有节律收缩，这种收缩呈节段非推进性，是诊断食管动力性疾病的重要影像表现。一般认为是食管外层纵行肌收缩的结果。

食管下段贲门上方 3~4 cm 长的一段食管，是向胃过渡的区域，该段食管大部分位于膈下和食管裂孔内，具有特殊的神经支配和功能，称为胃食管前庭段。此段是一生理性高压区，其功能是防止胃内容物反流。膈上 4~5 cm 食管，在蠕动波到达时往往舒张膨大呈壶腹状，最宽处内径达 4 cm 以上，X 线诊断学上称之为膈壶腹，膈壶腹一般暂时存在。

（三）食管基本病变的 X 线表现

1. 食管管腔的改变

（1）食管管腔狭窄。超过正常范围的持久性管腔缩小是为狭窄。可见于先天性闭锁、炎性纤维增生、肿瘤浸润、局部痉挛、烧灼伤、外来压迫等。X 线表现多种多样，先天性闭锁一般病变范围较短，且边缘光滑。炎性纤维组织增生者，其病变范围较长，边缘欠规则。肿瘤所致的狭窄多较局限，管壁僵硬，狭窄段不规则。贲门失弛缓症引起的食管下段狭窄表现为边缘光滑对称的向心性狭窄。化学性烧灼伤引起的狭窄多累及食管中下段，范围较长（图 4-5，图 4-6，图 4-7）。

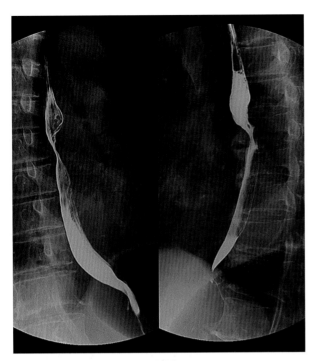

图4-5 **食管管腔狭窄**

食管癌引起的食管中段局限性狭窄，管壁僵硬，狭窄段不规则

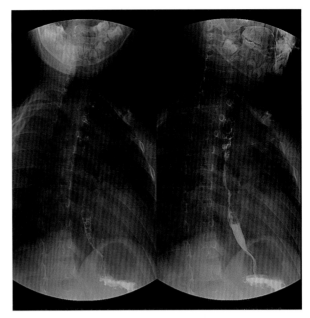

图4-7 **食管管腔狭窄**

误服过氧乙酸后引起的狭窄，累及食管上中下段，范围较长

管远端因各种原因引起的狭窄或通过受阻，近段食管逐渐扩张。常见于肿瘤、炎症、贲门失弛缓症。X线表现视梗阻部位与程度不同，其上扩张程度亦不同，扩张的管腔可积液、积气。

2. 黏膜皱襞的改变

（1）黏膜皱襞平坦。表现为黏膜的透明条纹影变得不明显，严重时可完全消失。造成这种表现有两种原因：一种是黏膜与黏膜下层被恶性肿瘤浸润，其特点是形态较为固定和僵硬，与正常的黏膜皱襞有明显的分界，常出现在肿瘤破坏区的周围；另一种是由黏膜和黏膜下层的炎性水肿引起，与正常黏膜皱襞逐渐移行，常见于溃疡龛影周围。

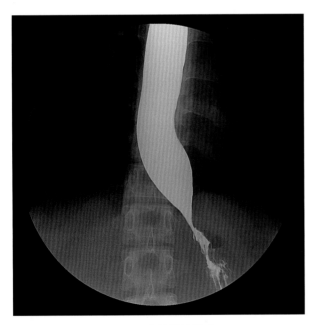

图4-6 **食管管腔狭窄**

贲门失弛缓症引起的食管下段狭窄，表现为边缘光滑对称的向心性狭窄，呈萝卜根样

（2）食管管腔扩张。超过正常限度的持久性增大是为扩张，多为继发性改变。管腔扩张的病理基础为食管的局限性梗阻性病变，常见于食

（2）黏膜皱襞增宽和迂曲。表现为黏膜的透明条纹影增宽，大多由黏膜和黏膜下层的炎性浸润、肿胀和慢性炎症的结缔组织增生，以及早期恶性肿瘤的局部浸润等引起，常见于食管炎和食管静脉曲张（图4-8）。

（3）黏膜皱襞中断破坏。表现为细条状连续的黏膜皱襞中断消失，代之以杂乱不规则的钡斑影。破坏的黏膜皱襞与正常皱襞分界清楚。多系恶性肿瘤侵蚀所致（图4-9）。

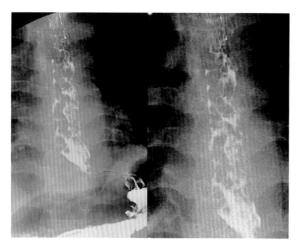

图 4-8　食管静脉曲张

黏膜皱襞影增宽和迂曲，黏膜沟变深，呈串珠状，食管轮廓线不连续

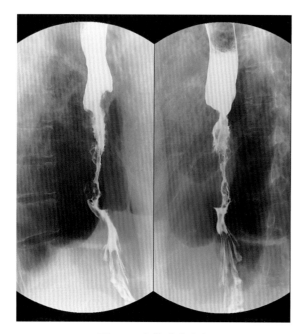

图 4-9　食管黏膜改变

食管黏膜皱襞中断、破坏、消失，代之以不规则杂乱的斑点状钡影

（4）黏膜皱襞纠集。表现为食管黏膜皱襞向病变区集中，呈放射状或呈星状排列，而每条黏膜皱襞的外形仍保持正常。病理基础是慢性溃疡后期产生纤维结缔组织增生，导致瘢痕形成，引起附近皱襞向心性收缩，常见于食管溃疡。

3. 轮廓的改变

（1）充盈缺损。是指食管腔内占位性病变，如癌肿、息肉等，向腔内生长占据一定的空间，病变部位不能被钡剂充填，所形成的局限性轮廓线向内凹陷。由于病变的位置及 X 线投照角度的不同，X 线表现可不同。当 X 线与肿物垂直时，表现为食管腔内的充盈缺损，而不造成轮廓的改变。当 X 线与病变呈切线位时，表现为自管壁向腔内突出的充盈缺损（轮廓线向内凹陷）。在双对比像上，气体的衬托下，钡剂均匀地涂布在肿物表面，可直接勾画出肿物的大小与形态。不同性质的病变，充盈缺损表现亦不同，根据充盈缺损轮廓是否光滑，边缘是否整齐，管壁柔韧度等可判断病变的良恶性（图 4-10，图 4-11）。

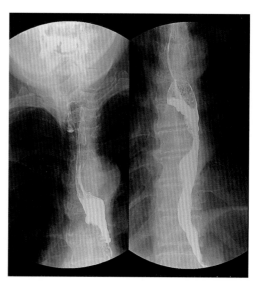

图 4-10　充盈缺损（图示 1）

食管癌，食管中下段自管壁向腔内突出的充盈缺损，轮廓线向内凹陷

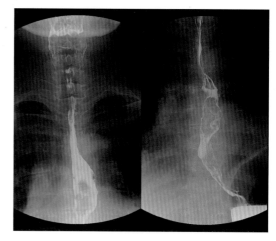

图 4-11　充盈缺损（图示 2）

食管癌，食管中下段不规则菜花状充盈缺损，表面毛糙，管壁僵硬

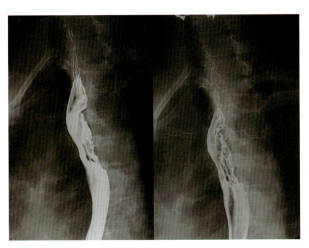

图 4-12　龛　影

食管癌，食管中上段尖刺状、不规则状龛影，周围有不规则的肿瘤结节

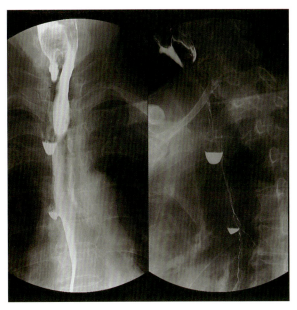

图 4-13　食管憩室

食管上段及中段憩室，呈囊袋状下垂

（2）龛影。食管黏膜面溃烂达到一定的深度，食管钡剂造影时，钡剂充填于溃烂处，形成凸向食管轮廓外的乳头状、尖刺状、不规则状含造影剂影像。根据投照角度不同，龛影形态也不同，如果 X 线从凹陷区的侧面投影（切线位投影），就形成突出于轮廓外的钡影，在正面像上为圆形或椭圆形钡斑影。另外，病变的性质不同，龛影的形态亦不同。良性溃疡，龛影一般较细小，形态规则，突出于食管轮廓外。恶性溃疡，龛影一般较大，形态不规则，长轴与食管平行，周围有不规则的肿瘤结节（图 4-12）。

（3）憩室。食管局部管壁结构薄弱或邻近病变的牵拉，致使该部位食管各层向腔外突出，形成突出于管腔外的囊袋状影，边缘光滑，入口处略狭窄，有正常黏膜通入。憩室与龛影不同，早期管壁各层组织完整，肌层虽薄，但是能够排空，后期肌层可不完整。食管憩室是一种常见病，按发生原理不同，可分为牵引性憩室、内压性憩室和牵引内压性憩室三种（图 4-13）。

4. 食管功能性改变

（1）蠕动的改变。表现为蠕动增强、蠕动减弱或蠕动消失。蠕动增强主要表现为蠕动波增多，波幅加深，常见于迷走神经兴奋、炎症刺激及梗阻早期。多次蠕动不能通过时可出现逆蠕动。蠕动减弱是指蠕动波减少变浅，运行减慢，常见于梗阻性病变后期及胃肠道张力低下者。

（2）张力的改变。食管的肌张力主要受神经调节，维持食管的正常大小和形态。食管局部各种刺激，包括化学性、机械性及病灶刺激，可引起食管张力异常。食管异物的机械性刺激及炎症刺激可使食管局部张力增高，表现为管腔扩张不充分，痉挛性狭窄。梗阻性病变晚期，近段食管扩张，管腔增大，张力降低。张力与蠕动密切相关，张力高，蠕动强；张力低，蠕动弱。

（3）运动力的改变。指钡剂到达或离开某部的时间长短，可反映食管运送食物的能力。运动力增强时钡剂排空的时间比正常时明显加快，常见于炎性病变。运动力减弱时排空减慢。运动力强弱与食管括约肌的功能及蠕动相关。

二、食管 CT 检查

食管是一个空腔脏器，静息状态下处于非扩张状态，食管周围脂肪组织较少，因而图像的对比度下降，病变的显示不如 X 线造影理想。加上呼吸和心脏搏动对 CT 图像的影响，使得 CT 不作为食管疾病的常规检查。但是近年来，随着多层螺旋 CT（multi-slice spiral CT，MSCT）的应用，实现了快速、连续的容积扫描，一次屏气即可完成整段食管的扫描，同时可以根据需要对病变进行薄层重建，还可以进行多平面重组（multiplanar reformation，MPR）和仿真内镜（virtual endoscopy，VE）等后处理，能够很好地显示食管全貌，对病变进行多层面、多角度的观察，使病变图像更清晰，为临床医生提供更多的参考信息。

（一）CT 的检查方法

1. 检查前准备

患者至少于内镜检查 2 d 后再行 MSCT 检查，避免食管壁应激导致的水肿或炎症影响诊断结果。检查前至少禁食 4 h，扫描前 15 min 左右肌内注射盐酸消旋山莨菪碱注射液 10 mg，最大限度地减少食管蠕动，注射完成后饮水 800~1 000 mL，以充盈扩张食管管腔。

2. 扫描方法

MSCT 扫描时患者常规采取仰卧位，但也可以根据需要采取左侧卧位或俯卧位。扫描范围自环咽肌水平向下至胃入口，常规扫描层厚和层间距均采用 5 mm，重建层厚和层间距根据机器类型和诊断需求的不同，最小可达 0.625 mm。

增强扫描能增加食管与纵隔内其他组织的对比度，在实际工作中可以根据诊断需要决定是否采用。造影剂采用非离子型碘对比剂，0.1 mL/kg 体重，一般经肘静脉注射，流速 2~3 mL/s，双期扫描。

（二）正常食管的 CT 表现

CT 图像上正常食管壁由管腔内空气、周围脂肪组织以及气管所勾画。食管按其走行区域可分为：颈段、胸段、腹段三段（图 4-14）。

颈段食管约于第 6 颈椎水平起始，自环咽肌向下延伸至胸廓入口，长 4.5~5.0 cm。解剖上该段食管位于中线，紧贴气管后壁与椎体前缘，气管后壁常轻度前突。颈段食管管壁稍厚，管腔内可含有少量气体，也可不含气体，呈软组织结节影（图 4-15）。CT 上常因食管周围脂肪组织较少而显影欠佳。

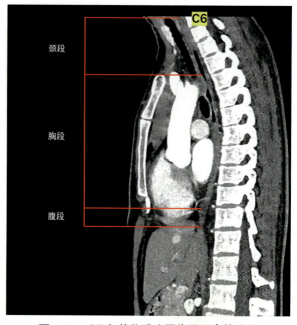

图 4-14 CT 矢状位重建图像显示食管分段

胸段食管自胸廓入口向下延伸至膈肌食管裂孔。CT 上常从四个层面观察该段食管：胸骨颈静脉切迹水平，是颈、胸段食管分界的标志，该层面食管通常位于气管后方或左后方，食管周围脂肪间隙清晰（图 4-16）；主动脉弓层面，食管位于气管的左后方，降主动脉的右侧（图 4-17）；气管隆嵴以下层面，食管位于左主支气管后方，其左后方为降主动脉（图 4-18）；左心房层面，食管位于左心房与椎体之间，降主动脉和奇静脉在其左后方（图 4-19）。

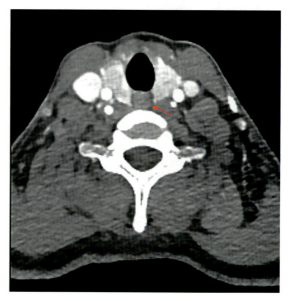

图 4-15 颈段食管 CT 轴位图像

腹段食管自膈肌食管裂孔至胃入口。CT横断面上该段食管后方为腹主动脉，右侧方与肝尾状叶及下腔静脉毗邻（图4-20）。

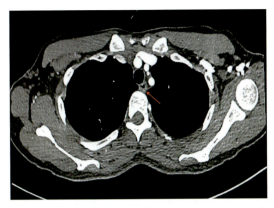

图4-16　胸段食管胸骨颈静脉切迹层面CT轴位图像

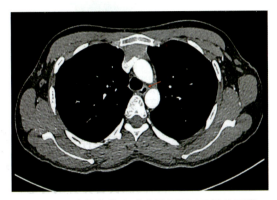

图4-17　胸段食管主动脉弓层面CT轴位图像

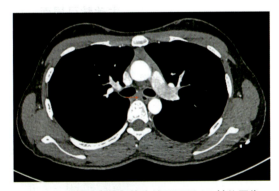

图4-18　胸段食管气管隆嵴下层面CT轴位图像

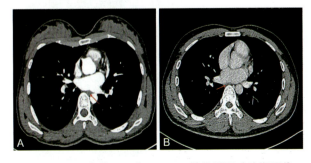

图4-19　胸段食管左心房层面CT轴位增强动脉期图像

A.显示食管位于右心房后部，其左后方为降主动脉，静脉期图像；B.食管左后方奇静脉和降主动脉

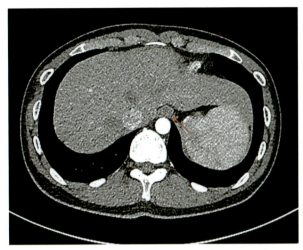

图4-20　腹段食管CT轴位图像

（三）食管基本病变的CT表现

1. 管壁和管腔的改变

食管因舒张程度不同管壁的厚度也有差异，正常食管壁厚度≤5 mm，扩张状态下的食管壁厚度≤3 mm，否则为异常。引起管壁增厚的疾病较多，常需结合临床和其他检查综合分析。一般情况下，食管平滑肌瘤（图4-21）、食管息肉（图4-22）、增生型食管癌等多导致管壁偏心性狭窄；食管癌（图4-23）、食管静脉曲张（图4-24）、食管炎等则引起管壁向心性狭窄。

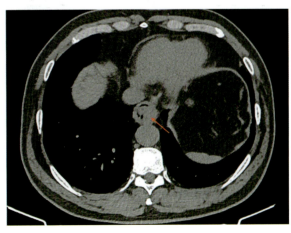

图4-21　食管平滑肌瘤

CT平扫轴位图像显示食管胸段管壁不均匀增厚，局部软组织肿块突向腔内，管腔呈偏心性狭窄

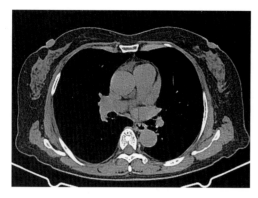

图 4-22　食管息肉

CT 平扫轴位图像显示食管胸段前壁软组织结节突向腔内，管腔呈偏心性狭窄

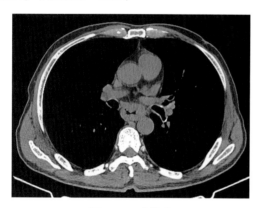

图 4-23　食管癌

CT 平扫轴位图像显示食管胸段肿块，管壁不均匀环形增厚，管腔呈向心性狭窄

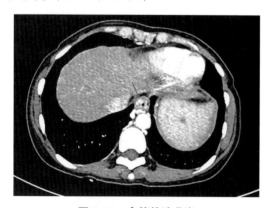

图 4-24　食管静脉曲张

CT 增强轴位图像显示食管胸段管壁增厚，壁内及其周围可见多发迂曲血管团，管腔呈向心性狭窄

管腔大小可表现为狭窄或增宽，引起管腔狭窄的原因可以是食管肿块，也可以是管腔内的异物（图 4-25）。管径增宽是指管腔直径 > 2 cm，常见于狭窄食管的近端、贲门失弛缓症等（图 4-26）。

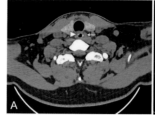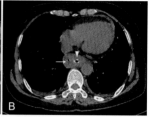

图 4-25　食管异物

A. CT 平扫轴位图像显示颈段食管管腔内一环形异常密度灶（短箭头），周边呈高密度，中心呈明显低密度，相应食管腔狭窄，管壁增厚（长箭头）；B. CT 平扫轴位图像显示胸段食管管腔内一梭形异常密度灶（短箭头），周边呈高密度，中心呈明显低密度，相应食管腔狭窄，管壁增厚，周围脂肪间隙清晰，壁内可见少量气体密度影（长箭头）

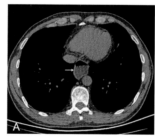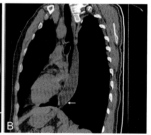

图 4-26　贲门失弛缓症

A. CT 平扫轴位图像；B. CT 平扫斜矢状位重建图像，显示食管下端呈鸟嘴样狭窄，管腔全程扩张，可见气液平

2. 食管周围脂肪层的改变

正常食管周围有脂肪组织，以此与邻近脏器分隔。病变的外侵可使正常脂肪层模糊，乃至消失。要正确判断脂肪层是否受侵应在连续的扫描层面中观察。只有当病变局部脂肪层模糊或消失，而病灶上下层面脂肪层仍存在时，才可判断为病变外侵（图 4-27，图 4-28）。

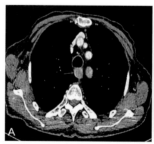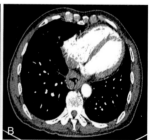

图 4-27　食管癌

A. CT 平扫轴位图像显示食管胸段肿块，邻近脂肪间隙清晰；B. CT 增强轴位图像显示食管胸段肿块，管壁环形增厚，管腔向心性狭窄，邻近脂肪间隙存在

淋巴结短径＞5 mm时考虑淋巴结转移可能。但是，正常大小的转移性淋巴结，CT上无法与非转移性淋巴结区分会导致假阴性，而一些良性或炎性病变引起的反应性淋巴结肿大会导致假阳性。此外，邻近食管癌原发病变的转移淋巴结因为与原发肿瘤无法分割，容易导致假阴性。

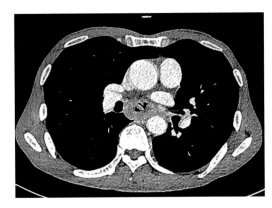

图4-28　食管癌

CT增强轴位图像显示食管胸段肿块，管壁环形不均匀增厚，管腔偏心性狭窄，邻近脂肪间隙消失

3. 邻近器官的改变

食管的恶性病变常导致毗邻器官的浸润，其中气管、支气管受累最常见，CT表现为气管、支气管受压、移位、管腔变形、管壁增厚，有时甚至可见侵入气道内的软组织影（图4-29），有时可有食管气管瘘、食管纵隔瘘（图4-30）形成。少数病例亦可侵犯降主动脉和心包。

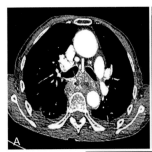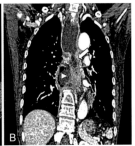
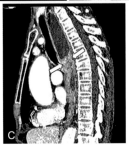

图4-30　食管癌并食管纵隔瘘

CT增强轴位（A）及三维重建图像（B、C）显示，食管胸段肿块，管壁不均匀增厚（长粗箭头）并局部连续性中断（红箭头），相应层面管腔偏心性狭窄并近段管腔扩张，周围脂肪间隙模糊，纵隔内可见含气、液囊腔形成（短箭头）

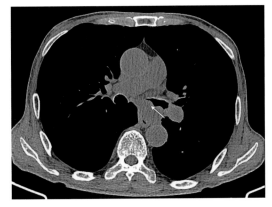

图4-29　食管癌侵犯左主支气管

CT平扫轴位图像显示，胸段食管壁明显不均匀增厚呈肿块，局部突向左主支气管内，左侧可见肿大淋巴结，隆嵴下可见肿大淋巴结与肿块无法区分

4. 淋巴结转移

食管恶性病变可以发生局部淋巴结转移（图4-31）。CT对于发现淋巴结肿大较敏感，但诊断转移特异性差。正常淋巴结一般短径≤1 cm，边缘光滑，边界清晰，密度不均匀，中心淋巴结门可见脂肪密度。CT上判断病理性淋巴结主要依据其大小，胸内及腹腔淋巴结短径＞1 cm，锁骨上

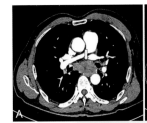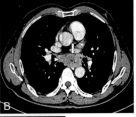
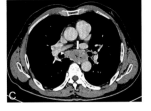

图4-31　食管癌伴局部多发肿大淋巴结CT增强轴位图像

A. 动脉期；B. 门脉期；C. 延迟期，显示食管胸段肿块，呈轻-中度不均匀强化，管壁环形增厚，管腔向心性狭窄，邻近脂肪间隙模糊（长箭头），隆嵴下可见转移淋巴结肿大（短箭头）

5. 脏器转移

CT 是评估食管癌转移的主要手段,其中肝脏、肺和骨骼是食管癌最常见的受累器官(图 4-32)。

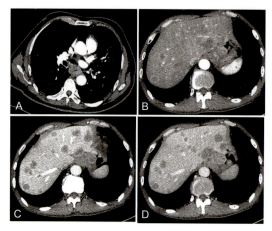

图 4-32 食管癌并肝脏转移

A. 胸部 CT 增强显示食管胸段肿块,呈轻-中度不均匀强化,管壁环形增厚,管腔向心性狭窄,邻近脂肪间隙模糊;上腹部 CT 增强动脉期(B)、门脉期(C)、延迟期(D)轴位图像显示,肝内环形异常强化病灶,呈"牛眼征"

三、食管 MRI 检查

由于一些技术方面的限制,如低信噪比、检查时间长、呼吸运动、胃肠蠕动、心脏搏动等造成的运动伪影难以避免等,一直以来 MRI 不是食管常规检查方法。但是,作为一种无辐射非侵入性技术,MRI 能够提供出色的软组织对比度。随着设备和技术的发展,如场强增大、快速成像、呼吸门控、膈肌导航等技术的出现,3.0T MRI 多模态新序列可以很大程度上克服伪影,提供较以往更为丰富的软组织结构信息,在食管癌术前分期、放化疗前靶区勾画、疗效预测和评估等方面显示出了较高的诊断效能。一些超快速成像序列可以实现实时 MRI 的动态成像,能够显示食管的吞咽过程以及内容物的传输和反流情况,便于直观地了解胃食管反流病(GERD)患者胃食管交界区的解剖结构,并可以对其功能性参数进行分析。

(一)MRI 检查方法

1. 检查前准备

患者至少于内镜检查 2 d 后再进行 MRI 检查,避免食管壁应激导致的水肿或炎症影响诊断结果。患者于检查前至少 6 h 禁饮禁食,检查前 15 min 左右肌内注射 10 mg 盐酸消旋山莨菪碱注射液,以减少食管蠕动。所有患者扫描前均进行呼吸运动训练,消除紧张情绪,在平稳呼吸下进行检查,避免呼吸不稳带来的影响。检查中,应避免吞咽和头颈部活动。

2. 扫描方法

患者取仰卧位,以头足位进入扫描架,扫描范围自食管入口处至右肾门水平。

一般情况下,食管检查多以横轴位作为主成像平面,根据病变的位置选用矢状位或冠状位作为辅助成像平面。

传统横轴位扫描多采用自旋回波(spin echo,SE)或快速自旋回波(fast spin echo,FSE)T_1WI、T_2WI 和脂肪抑制 T_2WI 并加用层面方向血流补偿技术,以减少血液流动导致的时间相位位移伪影。冠状位和矢状位扫描多采用 T_2WI 或脂肪抑制 T_2WI,同时加用相位方向血流补偿技术和上下方射频脉冲预饱和技术。射频脉冲预饱和技术可以减少相位位移和来自开放血管腔的最初采集层面伪影。

3. 3.0T MRI 多模态新序列

包括三维梯度回波序列(three-dimensional gradient echo sequence,3D-GRE)、刀锋伪影校正快速自旋回波 T_2 加权成像(T_2-turbo spin echo-BLADE,T_2-TSE-BLADE)、多次激发快速自旋回波序列(multi-shot turbo spin echo sequence,msTSE)、弥散加权成像(diffusion weighted imaging,DWI)、容积内插屏气检查(volumetric interpolated breath-hold examination,VIBE)及动态增强(dynamic contrast enhanced,DCE)等。

增强扫描采用钆造影剂,高压团注,注射总量 0.1 mmol/kg,流率 1.5~2.5 mL/s。

食管实时 MRI 采用 3.0T MR 设备,多通道体部相控阵线圈和适合的脊柱线圈,受试者体位取仰卧位。主要采用快速 T_1WI 序列,其中应用较广泛的为基于高度欠采样的快速小角度激发(fast low angle shot,FLASH)序列,该序列使用了正则化非线性反演的迭代图像重建技术,时间分辨率为 40 ms 或 50 ms，能够直观地显示胃食管连接处的结构。T_1W 快速场回波（T_1-weighted-fast field echo，T_1W-FFE）序列也可用于检查胃食管反流的频率和水平，该序列使用区域饱和技术，避免了心脏和主动脉的伪影。此外，平衡式快速梯度场回波（balance-fast field echo，B-FFE）序列能够显示 GERD 患者的动态吞咽过程，可在冠状面、矢状面和横断面上追踪对比剂。

（二）正常食管的 MRI 表现

静息状态下食管处于非扩张状态，只有当食管管腔扩张或充盈时 MRI 才能清晰显示食管壁的结构。正常食管壁 T_1WI 及 T_2WI 上表现为低至等信号，食管外脂肪层为高信号，其中高分辨力增强扫描及 T_2WI 可以较好地区分食管壁解剖分层及其与周围正常组织的关系。T_1WI 增强扫描黏膜层明显强化，与低信号的肌层分界较清；T_2WI 食管腔由内向外表现为稍高信号黏膜层，低信号肌层和稍高信号外膜（图 4-33）。

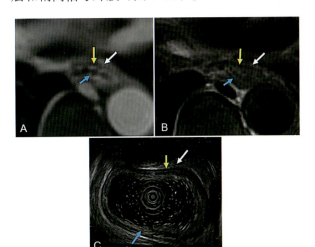

图 4-33　正常食管壁高分辨 MRI 表现

（引自参考文献 16）

A. 3D-GRE 增强扫描；B. T_2WI-msTSE 序列；C. 超声内镜分别显示黏膜层（蓝色箭头），肌层（黄色箭头）和外膜（白色箭头）

（三）食管基本病变的 MRI 表现

1. 管壁增厚

食管管壁 > 5 mm 为增厚。不同疾病引起的管壁增厚在 MRI 上表现可以不同，其中以食管癌和食管平滑肌瘤最多见。食管癌多呈中等 T_1 稍长 T_2 信号（图 4-34）；平滑肌瘤在 T_1WI 和 T_2WI 上信号强度均与肌肉组织相似。

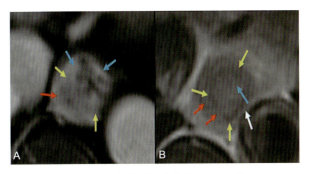

图 4-34　食管鳞癌高分辨 MRI 表现

（引自参考文献 16）

A. 3D-GRE 增强扫描显示食管管壁不均匀增厚，病变不均匀强化（红色箭头）、局部黏膜（蓝色箭头）和低信号肌层（黄色箭头）中断；B. T_2WI-msTSE 序列显示病变（红色箭头）呈稍高信号并侵及外膜（白色箭头）

2. 管腔狭窄

造成管腔狭窄的原因很多，其中食管肿块和食管异物最常见。食管肿块最常见为食管癌和食管平滑肌瘤。如果 T_1WI 为低信号，T_2WI 为高信号，边缘光整，则食管囊肿可能性大。食管异物多位于生理狭窄处，MRI 信号因异物成分不同而异。金属异物 T_1WI 和 T_2WI 上均表现为低信号，周围可伴有条带状高信号。

3. 管腔扩张

管腔扩张多伴有液-气平面和（或）液-液平面。液-气平面，气体在上，呈明显长 T_1 短 T_2 信号，液体在下，为长 T_1 长 T_2 信号；液-液平面，液体在上，为长 T_1 长 T_2 信号，食物残渣在下，表现为长 T_1 不均匀稍长 T_2 信号。食管扩张常见于食管失弛缓症、狭窄的食管癌近端。

4. 食管周围脂肪间隙消失

食管周围正常脂肪层消失多为病变外侵的表现。但脂肪层消失并不表示一定有浸润，也可见于少数正常消瘦者，此时需与疾病鉴别。

四、PET/CT 检查

PET/CT 全称为正电子发射体层成像/计

算机体层成像（positron emission tomography/computerized tomography，PET/CT），是一种将PET（功能代谢显像）和CT（解剖结构显像）两种先进影像技术有机结合在一起的新型影像技术。PET/CT原理是利用正电子核素标记的生理性化合物或代谢底物，例如葡萄糖、脂肪酸、氨基酸及水等物质，作为功能代谢显像剂，观察机体病灶对显像剂的摄取范围、程度、变化，并能清晰地呈现出病灶部位解剖结构与功能状态的融合图像。PET/CT能够动态评价细胞代谢的生理、生化改变，并获取分子水平的疾病变化信息，代表了医学影像技术当前的最高水平。目前，PET/CT已广泛应用于临床诊断和治疗，是当今生命科学、医学影像技术发展的新里程碑（图4-35）。

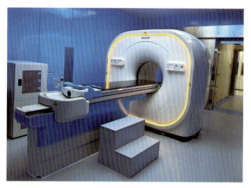

图4-35　数字化PET/CT（飞利浦Vereos）

PET/CT：正电子发射体层成像/计算机体层成像

（一）PET/CT显像的原理与方法

目前被广泛应用的PET/CT显像剂是^{18}F标记的脱氧葡萄糖（^{18}F-FDG），静脉注射^{18}F-FDG 370~555 MBq，30~60 min后可进行全身PET/CT显像。^{18}F-FDG可被细胞摄取，摄取量与细胞的代谢率呈正相关。对^{18}F-FDG显著摄取的组织细胞是脑、心肌、红细胞及生长活跃的肿瘤细胞。当^{18}F-FDG进入细胞后，经磷酸化以2-FDG-6-磷酸形式滞留在细胞内，而不能像普通葡萄糖那样被氧化为二氧化碳和水，即可满足PET/CT的显像要求。^{18}F-FDG是正电子发射体，在衰变过程中与机体组织中的电子发生湮没辐射，产生成对、能量为511 KeV、方向相反的γ光子。PET/CT提供了葡萄糖分子的代谢信息，获得了机体^{18}F-FDG的断层分布图，清晰显示出病灶的位置、形态、大小和分子代谢功能。

（二）新型PET/CT显像剂

除了^{18}F-FDG外，目前已有多种新型食管癌核素显像剂应用于临床诊疗，主要分为5大类：胸腺嘧啶核苷类似物（^{18}F-FLT）、乏氧显像剂（^{18}F-FETNIM、^{18}F-FMISO）、成纤维细胞活化蛋白特异性酶抑制剂（^{68}Ga-FAPI）、趋化因子受体4（^{68}Ga-CXCR4）、免疫活性/受体显像剂。①^{18}F-FLT属于核苷类似物，^{18}F-FLT磷酸化后随着食管癌细胞复制增殖被整合入DNA中，能够在增殖的癌细胞中大量积累，可用于显示食管癌细胞的分裂增殖水平。②^{18}F-FETNIM、^{18}F-FMISO属于硝基咪唑化合物，与乏氧细胞具有很强的亲和力，一般通过主动扩散进入食管癌细胞，形成硝基还原产物，与癌细胞内大分子物质不可逆结合，浓集程度与癌细胞的乏氧程度成正比，能很好地显示食管癌的乏氧部位与程度。③^{68}Ga-FAPI靶向激活肿瘤相关成纤维细胞活化蛋白，能特异性识别肿瘤细胞，其摄取量高低与肿瘤的侵袭、转移密切相关。^{68}Ga-FAPI在食管癌显像中表现出了高吸收和令人满意的图像对比度，并且不受炎症的影响，能清晰显示出转移淋巴结，这不仅提高了食管癌淋巴结分期的准确性，还为食管癌放射治疗靶区勾画提供了帮助。④CXCR4高表达部位主要在食管癌细胞的胞质和胞膜表面，还与食管癌细胞的侵袭、转移和淋巴结转移密切相关，利用^{68}Ga-CXCR4进行食管癌显像能够很好地完成食管癌及转移灶的早期诊断与预防。⑤免疫活性/受体显像剂通常与分子靶向治疗有关，目前很多靶向药物及免疫抑制剂多为单克隆抗体，通过放射性核素标记靶向食管癌细胞或受体的单克隆抗体，可以揭示食管癌分子靶点的表达情况，目前临床研究较多的免疫活性/受体显像剂通常包括^{89}Zr-Df-IAB22M2C、^{18}F-adnection等。

（三）临床应用

1. 食管癌全身转移诊断

^{18}F-FDG PET/CT 在食管癌患者全身转移的诊断中发挥了良好作用，能够准确判断食管癌 TNM 分期，反映机体肿瘤的负荷情况，对临床治疗及手术方案的制订均有重要的指导意义（图 4-36）。虽然 ^{18}F-FDG PET/CT 对诊断食管癌原发灶并没有特别优势，但其对诊断食管癌远处转移灶具有重要价值。PET/CT 诊断食管癌远处转移的灵敏度、特异度及准确度分别高达 93.6%、97.2% 及 95.8%，这说明 PET/CT 在食管癌患者远处转移诊断中具有较好的灵敏度及特异度，尤其可在 CT 检查显示阴性的食管组织内发现新的转移灶。同时，PET/CT 判别食管癌淋巴结转移的能力优于食管超声内镜检查（EUS），食管癌原发灶 ^{18}F-FDG PET/CT 代谢参数——代谢体积（MTV）和糖酵解总量（TLG）均与食管癌淋巴结转移呈正相关。

2. 放疗生物学靶区勾画

PET/CT 对精确勾画食管癌生物学靶区具有重要价值。近年来由于 PET 功能分子影像的迅速发展，放疗技术从三维适形放疗跨入以肿瘤分子生物学特性为基础的生物调强及适形放疗时代。目前，食管癌的生物调强适形放疗依赖于 PET/CT 多模态影像引导的精确放射治疗，其关键技术在于食管癌生物学靶区（BTV）的精确勾画。BTV 是由一系列肿瘤生物学因素决定的食管癌内部放射敏感性不同的区域组成，这些因素包括：乏氧、血供、增殖、凋亡、细胞周期、癌基因与抑癌基因、浸润及转移等。^{18}F-FDG 作为显像剂，在 PET/CT 中应用最为广泛，不仅能够精确勾画出食管癌瘤体 BTV，并且勾画纵隔转移淋巴结的精确度也高达 80%~100%，因此 PET/CT 既能准确判断已转移的正常大小淋巴结，又能排除非肿瘤的肿大淋巴结，大大提高了食管癌诊断的敏感性与准确性，对制订食管癌的生物适形调强放疗计划具有重要价值（图 4-37）。

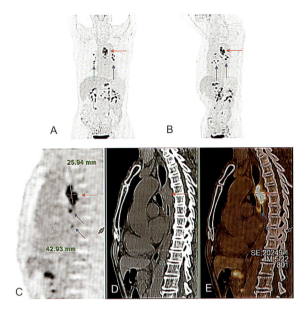

图 4-36 患者男，76 岁，食管癌分期 $T_3N_1M_1$

A. PET 图像正位；B. PET 图像侧位，A、B 为 PET 图像，显示食管中段葡萄糖代谢显著增高，病理证实为食管癌（红色箭头），食管及双肺多发葡萄糖代谢增高灶，为食管及双肺多发转移（蓝色箭头）；C. PET 图像显示食管中段不规则肿块，大小约为 25.94 mm×42.93 mm，葡萄糖代谢显著增高（红色箭头），下方可见多发葡萄糖代谢增高灶，为食管及双肺多发转移（蓝色箭头）；D. CT 图像仅显示食管中段不规则肿块（红色箭头），无法显示食管及肺内转移灶；E. PET/CT 融合图像显示食管中段不规则肿块伴葡萄糖代谢显著增高（红色箭头），为食管癌主病灶，下方可见多发葡萄糖代谢增高灶，为转移部位（蓝色箭头）

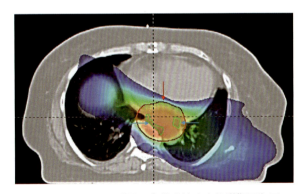

图 4-37 PET/CT 引导下食管癌放疗生物学靶区勾画
（引自参考文献 19）

红圈为生物学靶区（红色箭头），绿圈为下胸段食管旁淋巴结（蓝色箭头），拟放疗红圈所示区域

3. 食管癌患者生存预测

PET/CT 预测食管癌患者的生存期通常依赖于诸多代谢指标，例如：肿瘤最大标准摄取值（SUV_{max}）、原发灶糖酵解总量（TLG_p）、全身病灶糖酵解总量（TLG_{wb}）、全身肿瘤代谢体积（MTV_{tot}）、受试者操作特征曲线及曲线下面积（AUC）等。研究发现，$SUV_{max} < 7.0$ 食管癌患者的总生存期比 $SUV_{max} \geq 7.0$ 食管癌患者的长（图4-38）；学者还证实，TLG_{wb} 是影响食管癌预后的独立危险因素，$TLG_{wb} \leq 176.1$ 患者的3年总生存率明显高于 $TLG_{wb} > 176.1$ 患者的，提示 $TLG_{wb} > 176.1$ 患者预后较差；还有研究显示，以 SUV_{max} 的40%作为阈值计算获得 MTV_{tot}，其临界点为 9.28 cm³，$MTV_{tot} > 9.28$ cm³ 患者的3年总生存率明显高于 $MTV_{tot} \leq 9.28$ cm³ 的患者，因此 MTV_{tot} 也可作为食管癌预后的独立危险因素之一。同时，单一代谢指标预测食管癌患者生存期的 AUC 通常为 0.6~0.8，而将多种代谢指标联合应用于预测模型时，生存期 AUC 可提高至 0.8~0.9。由此可知，PET/CT 能够良好预测食管癌患者的生存效能，能为临床筛选高风险患者和制订个体化治疗方案提供可靠参考。

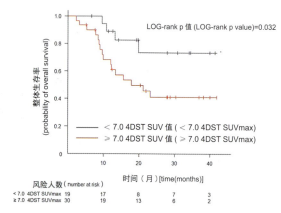

图4-38 PET/CT 指标肿瘤最大标准摄取值（SUV_{max}）预测食管癌患者的总生存期

（引自参考文献29）

黑线：$SUV_{max} < 7.0$，红线：$SUV_{max} \geq 7.0$，说明 $SUV_{max} < 7.0$ 的食管癌患者总生存期长于 $SUV_{max} \geq 7.0$ 食管癌患者的总生存期

五、核素检查

（一）食管通过功能显像

1. 原理

受检者一次性吞咽一定容积和极小放射剂量的放射性显像剂，启动发射计算机断层显像（ECT）进行连续动态采集显像与静态显像，通过计算机图像后处理，即可获得放射性显像剂通过食管的动态影像和某些时相的静态影像，还可获得食管通过时间与残留量等重要的运动功能参数。最后通过影像和定量指标来判断食管运动功能状态。

2. 方法

受检者禁食 4~12 h，禁食期间禁止吸烟、饮酒及刺激性饮料。显像时一般患者取仰卧位，但吞咽困难者可取坐位或者站立位。ECT 探头视野包括口腔、全部食管及部分胃组织，向口腔内注入 18.5~37.0 MBq ^{99m}Tc 标记的硫胶体、^{99m}Tc-DTPA 水溶液、^{99m}Tc 标记纳米级胶体 10 mL，受检者一次吞咽，动态采集 2 min。采集方式每秒 2~10 帧，连续动态采集 2 min，矩阵为 64×64 或 128×128。随后立即静态采集 20 s 观察食管内的放射性残留情况。贲门失弛缓症患者还需额外采集第 5、10、20 分钟静态影像。

通过计算机对食管动态影像进行处理获得以下定量指标：

（1）全食管通过时间（TTT）：放射性核素进入食管至其放射性在食管内被清除 90% 时所经历的时间，正常参考值为 7.50±1.05 s，范围为 5.50~10.00 s。

（2）食管残留放射性：正常参考值为小于食管峰放射性的 10%。

（3）食管曲线类型：正常人时间-放射活性曲线仅有单个峰出现。

（4）杂乱运动：正常人不出现，分为食管反向运动、来回运动或分段运动。

（5）到达胃时间：正常值为 4.30±1.25 s，范围为 1.50~6.00 s。

（6）入胃方式：大量、分批或逐渐进入。

3. 临床应用

食管通过功能显像主要是用来评价原发、继发性食管运动功能障碍，观察药物或其他手段对食管动力功能的影响，同时还可用于人或动物的食管动力学试验研究（图4-39）。

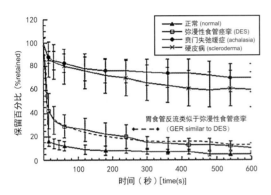

图4-39　原发性食管运动障碍——食管排空异常

（引自参考文献32）

健康受试者与弥漫性食管痉挛（DES）、贲门失弛缓症及硬皮病患者的食管曲线，其中胃食管反流（GER）患者的食管曲线与DES类似

（1）胡桃夹食管：是一种食管下括约肌（LES）局部压力增高、不能充分松弛的运动功能障碍性疾病。可干扰食管下段排空功能，临床表现为与强烈情绪反应密切相关的非心源性胸痛和吞咽困难，食管通过功能显像可表现为运动功能障碍或存在胃食管反流。

（2）弥漫性食管痉挛：以弥漫性食管痉挛造成的不协调收缩为典型特征，导致食管清除功能障碍，表现为吞咽疼痛、障碍、胸部隐痛、焦虑。诊断要点：湿吞咽诱导产生食管自发性收缩，动态影像显示放射性核素在食管内上下不规则运动。食管的时间放射性曲线显示，食管内放射性不协调被清除。动态显像示，食管内放射性核素上下不规则运动，并可排除胃食管反流。

（3）贲门失弛缓症：食管壁内神经元变性，使产生的氮氧化物丧失，导致食管平滑肌松弛障碍，造成LES基础压力升高，影响食管的清除和运动功能。食管通过功能显像显示TTT延长，灵敏度接近100%。为了达到最高诊断灵敏度，核素检查时应采取站立位，在口服放射性液体后应吞咽等量的非标记水。

（4）硬皮病：通常会引起食管肌肉纤维化、血管闭塞和神经支配异常，表现为食管运动效能减退。食管通过功能显像能探测到无症状患者存在典型的食管下段放射性滞留，站立位或饮水后核素滞留会被清除。与食管测压法相比，食管通过功能显像显示食管功能障碍的灵敏度更高。

（5）纵隔放疗引起的食管损伤：纵隔放疗后容易诱发放射性食管炎，导致食管收缩功能障碍，甚至形成食管僵硬、狭窄。食管通过功能显像在评价食管癌放疗相关狭窄、收缩障碍方面具有优势，检查显示TTT延长，食管清除与运动功能下降，还伴有食管内放射性残留。

（二）**胃食管反流显像**

1. 原　理

胃食管反流通常是由LES功能障碍或解剖异常所致的局部压力降低，导致胃内容物逆流进入食管的现象，因此可口服不被食管和胃吸收的显像剂，对食管和胃连续动态显像，观察显像剂进入食管部位是否出现放射性。必要时24 h内进行多次胸部静态显像，观察呼吸道、肺内是否出现放射性。对系列动态影像和胸部静态影像进行肉眼观察或经计算机处理，即可对胃食管反流作出定性或定量诊断。

2. 方　法

受检者空腹（＜2岁幼儿空腹4 h，＞2岁儿童空腹6 h，成人空腹12 h），口服放射性显像剂水溶液300 mL，婴幼儿患者可将显像剂加入奶液或饮料中口服。常用显像剂为 ^{99m}Tc 硫胶体、^{99m}Tc-DTPA 或 ^{99m}Tc-植酸钠，活度为18.5~37.0 MBq。一般采用卧位、也可采用坐位或站立位，显像前饮用50 mL非标记水，动态采集60 min，每20秒采集1帧或使用更密集的帧率采集，以更好地捕捉瞬间反流，提高检查灵敏度。前15 min为静息相，即平静呼吸，后45 min为诱发相，即通过腹带对腹部加压，逐渐增加腹压0~100 mmHg。也可嘱患者憋气、做排便动作、交替直腿慢抬慢放或做Valsava试验以增加腹压。对婴儿，在保持体位不变的情况下，诱发哭闹。怀疑有胃内容物吸入者，口服196 Mbq液体试验餐后24 h内进行多次胸部静态采集成像。对小儿，将适量放射性牛奶于入睡前喂入，次日行"牛奶扫描"，观察肺内的放射性浓度。

动态观察食管部位，若出现高本底的放射性或口腔、咽喉部位放射性范围扩大，即可诊断为胃食管反流阳性。若静息相反流，则为自发反流阳性；若诱发相反流，则为诱发反流阳性；若静态显像见气管和（或）肺部有放射性出现，则诊断为吸入性放射性显像阳性。对食管感兴趣区绘制时间-放射性曲线，通过观察食管曲线上反流峰的出现即可半定量诊断胃食管反流；也可通过食管反流的放射性与胃区放射性的比值对反流进行定量诊断，该比值越大，反流量越大。

3. 临床应用

（1）儿童：胃食管反流病在婴儿和儿童中常见，但易被忽视。其最常见的症状是反胃、呕吐，常常由消化道容积小，发育不成熟所致。生理性反流和病理性反流表现类似，难以鉴别，需要判别其生长发育过程来区分反流性质。一般生理性反流通过精心护理，例如：采用立位体位和喂养较黏稠食物可缓解或消除，1岁后反流可消失。约60%胃食管反流病患儿症状到1.5岁即可消失，30%的患儿反流症状持续到4岁，5%反流病患儿发展为食管狭窄，其余5%严重者可导致死亡。目前，食管反流显像更常用于婴幼儿和儿童的检查中，试验餐为牛奶或果汁，小儿接受度高。同时，标记放射性剂量极小，无异味，安全，性质稳定，不被胃、食管及肠道吸收；检查时小儿仰卧位更易采集到反流图像（图4-40）。

（2）成人：成人不同于儿童，胃食管反流显像主要用于诊断内镜检查阴性的胃食管反流病患者。内镜检查主要观察食管反流的病理改变程度和并发症，例如：食管炎、狭窄、溃疡及Barrett食管，而非反流本身，其阳性率约为50%。内镜检查的不足在于无法准确判别轻中度患者，其结果往往呈阴性，存在漏诊风险。除此之外，胃食管反流显像还可用于怀疑胃排空延迟导致的胃食管反流、反流性咽喉炎及判断有无食物误吸。通常胃排空延迟的表现为非特异性，如间歇性或持续性恶心、呕吐、胃胀或餐后腹痛。当X线、超声及上消化道内镜检查仍不能解释患者的症状时，首先应考虑上消化道动力学障碍，此时非常适合选用胃食管反流显像，其符合生理特征、敏感、简便，可获得定量结果，因此在评价胃排空功能方面至今保持金标准地位（图4-41）。

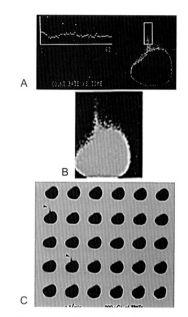

图4-40　^{99m}Tc-硫胶体标记的儿童牛奶扫描（食管曲线显示了3次独立性反流发作）

（引自参考文献33）

A、B. 食管曲线及核素扫描显示第1次反流发作，可见食管核素分布异常（白色方框）；C. 第2、3次食管反流发作的核素分布异常（黑色箭头）

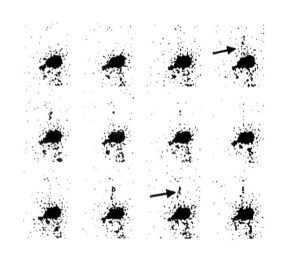

图4-41　^{99m}Tc-硫胶体标记的橙汁进行成人食管扫描

（引自参考文献34）

患者Valsalva试验后，出现核素异常浓集，说明已出现明显的胃食管反流（黑色箭头）

(三)食管癌全身骨扫描

1. 原 理

静脉注射骨显像剂 ^{99m}Tc-MDP 740 MBq 后，经过一段时间，骨骼或骨肿瘤从血液中摄取或吸附大量 ^{99m}Tc-MDP，并沉积在骨组织的羟基磷灰石晶体中。骨摄取显像剂的量与局部骨血流量及代谢水平呈正相关，骨恶性肿瘤或骨转移瘤局部血流量大、代谢高，可摄取更多显像剂。随着血液或组织中未被吸收的 ^{99m}Tc-MDP 经肾脏排泄，骨骼摄取显像剂的相对值更高。几小时后进行全身 ECT 扫描，即可得到全身骨骼的显像剂分布图像，即全身骨扫描图像。通过肉眼或半定量分析，可获得全身骨骼的代谢状态信息。

2. 方 法

受检者检查前无需特殊准备，不需空腹。静脉注射骨显像剂 ^{99m}Tc-MDP 740 MBq，注射后半小时内大量饮水 1000~1500 mL，促进骨骼对显像剂的吸收及药物的排泄。注射显像剂后，在排尿时应注意不要让尿液污染衣裤和皮肤，防止扫描时形成伪影，影响正确诊断；如果有污染，正确的做法是换一件洁净的衣裤或将皮肤上的尿液擦洗干净。静脉注射显像剂后 2~4 h 进行骨扫描，一般需要 20~40 min、平卧体位，如果患者因疼痛无法平卧，显像前可注射止疼药物以便顺利完成检查。

3. 临床应用

用于早期判断食管癌伴发全身骨转移。晚期食管癌患者，可能发生全身骨转移，可表现为疼痛甚至剧痛，但若无疼痛症状，骨转移仍不能排除。X 线检查阴性也不能排除骨转移，这主要与其检查灵敏度不高相关。对于老年食管癌患者，由于常常合并有脊柱良性退行性变，通过 ECT 骨扫描可诊断骨质疏松症或骨转移，这对诊断及鉴别诊断有重要意义。食管癌骨转移最常见的部位是躯干中轴骨，其次为肋骨，最后为四肢近端骨，多表现为不对称的点状或条状骨浓集影，且多与固定疼痛部位相吻合。在食管癌患者随访过程中如果发现骨转移，会对进一步治疗及预后判断起重要作用（图 4-42）。

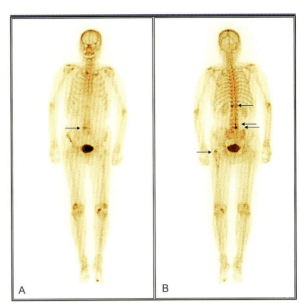

图 4-42　患者女，89 岁，骨扫描示食管癌伴发全身骨转移

A. 前后位示腰 5 椎体转移灶（黑色箭头）；B. 后前位示胸 12，腰 4、5 椎体，右侧股骨头转移灶（黑色箭头）

(四)食管癌的核素治疗

食管癌的治疗目前以外科手术联合放化疗为主，但大部分食管癌患者在早期阶段并没有出现明显的临床症状，一旦发现即处于中晚期，导致丧失手术治疗机会；而对于另一部分治疗后复发的患者，二次手术或多次放化疗效果也不理想。近年来，核素治疗逐渐成为中晚期食管癌患者的新型选择之一。目前，放射性核素 ^{131}碘（^{131}I）与 ^{125}碘（^{125}I）均被应用于食管癌的临床治疗，其中 ^{125}I 治疗又包括 2 类——^{125}I 放射性粒子支架治疗和 ^{125}I 放射性粒子植入治疗。

1. 原 理

(1) ^{131}I 治疗：^{131}I 是碘元素的一种放射性同位素，半衰期约 8 d，衰变后释放出 γ 射线，最终变成稳定元素 ^{131}氙（^{131}Xe）。其中，^{131}I 释放的射线具有较强的穿透能力，在甲状腺组织中穿透半径为 0.6~2 mm，射线产生的电离辐射能够杀死附近的甲状腺细胞；同时，生理条件下甲状腺又是碘元素的富集器官，其碘浓度高达血液的 40 倍，高分化甲状腺癌和部分低分化癌都能大量摄取碘元素。因此，利用放射性核素^{131}I的电离辐射生物效应，可以破坏甲状腺癌细胞及其食管转移灶，达到治疗目的。

（2）^{125}I治疗：除了^{131}I以外，近年来^{125}I已成为临床治疗中晚期食管癌的重要核素。^{125}I放射性粒子能够发射γ射线，其能量穿透力较低、衰减快、能够持续低剂量放射，从而抑制癌细胞生长。目前多项研究证实，^{125}I放射性粒子可明显缩小肿瘤体积，缓解食管癌患者吞咽困难症状，改善健康状况，对延缓食管癌患者的生存时间有积极作用，临床推广前景良好，具有较好的应用价值。

2. 方法

（1）^{131}I治疗：首先行上消化道X线造影确定病变部位及距门齿距离。再检查三腔二囊管的完整性，确认不漏气。受试者取平卧位或半坐卧位。操作者用液状石蜡润滑管壁后，将三腔二囊管缓慢垂直插入患者鼻孔，通过鼻咽，患者头部屈曲，缓慢插至食管的病变部位。应用超声或X线确认食管囊紧贴病变部位后，向食管囊内注入^{131}I碘化钠溶液（Na^{131}I溶液），于鼻端固定至鼻翼，加压悬吊3~6 d。期间患者进流食，耐受性较差的患者可局部使用2%利多卡因鼻咽麻醉或喷雾，注意避免下床活动导致三腔二囊管移位。

（2）^{125}I治疗：^{125}I放射性粒子支架治疗，选取可携带^{125}I放射性粒子的自膨式钛镍合金支架，长度超过病变范围约4 cm（上下各预留2 cm）。每颗^{125}I粒子活度0.6~0.8 mci，半衰期60 d，γ射线能量27~35 KeV，组织穿透半径1.7 cm。根据上消化道X线造影确定粒子排布，术前预安装粒子，每层安装4~5颗，每2层粒子之间相互交错。患者术前8 h禁食禁水，术前30 min行咽喉部局麻后去枕仰卧，以导丝穿过食管癌病变狭窄段，推送入携带^{125}I粒子的支架，确保支架范围包括食管癌病变狭窄段，缓慢释放支架，再次调整上消化道X线造影观察支架的放置部位。术后1月复查，观察支架位置及粒子是否脱落，必要时可再次进行调整。

^{125}I放射性粒子植入治疗：主要分为3个步骤，即制订计划、粒子植入、术后评估。首先，根据CT或超声检查结果对患者食管癌病灶图像进行三维重建，通过植入治疗计划系统（TPS）确定粒子的种植计划，包括种植粒子的数量和范围等。其次，术前常规做好准备工作，确认患者凝血功能后，一般为局部麻醉操作，如若全身麻醉患者，须禁食禁水，患者需练习床上排尿。食管癌患者选择适当体位，介入医师从储藏箱取出放射性粒子，在CT或超声引导下用穿刺针将放射性粒子分批注射入食管癌病灶，术中出血患者可适当延长术后卧床时间，可在术后平卧24~48 h，术后严密观察穿刺部位有无疼痛、渗血，患者大小便情况及下肢感觉功能，并监测生命体征，尤其是血压变化，及时对症处理。最后，术后1月行X线或CT检查，由放疗物理师对植入的^{125}I粒子进行综合评价，以显示剂量不足或过高的部位，以便及时调整剂量，评估预后。

3. 临床应用

（1）^{131}I三腔二囊管悬吊治疗：20世纪80年代，^{131}I三腔二囊管悬吊治疗食管癌较为流行。利用三腔二囊管将^{131}I溶液送至食管转移灶，起到放射性核素局部内照射的作用，达到食管癌局部放疗的目的。该疗法痛苦度大、治疗时间长，患者往往难以耐受，缺点日渐突出。随着食管放疗技术及核素治疗水平的不断提高，该疗法使用率逐渐降低，目前已较少见（图4-43）。

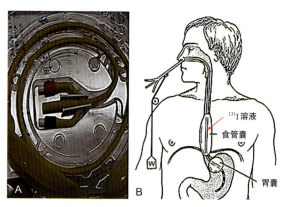

图4-43　^{131}I三腔二囊管悬吊治疗示意图

A. 三腔二囊管；B. 食管囊内注入^{131}I溶液（红色箭头），起到食管癌局部内照射的作用

（2）^{125}I粒子支架治疗：^{125}I放射性粒子支架植入主要适用于中晚期食管癌患者的治疗。普通钛镍合金支架仅能缓解中晚期食管癌患者的吞

咽困难症状，无法控制肿瘤进展，因而食管再狭窄的发生率较高。^{125}I 放射性粒子支架释放入体内后，可以使食管癌的病灶缩小、消失，不仅能极大缓解病变局部狭窄，甚至可达到完全根治的目的（图4-44）。

化疗或免疫靶向等治疗，使癌变得到有效控制（图4-45，图4-46）。

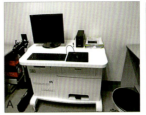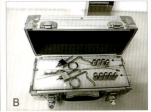

图4-45　^{125}I 粒子植入治疗设备

A.^{125}I 放射性粒子植入治疗计划系统（TPS）；B.植入枪（白色箭头）及多枚^{125}I 放射性粒子储存罐（黑色箭头）

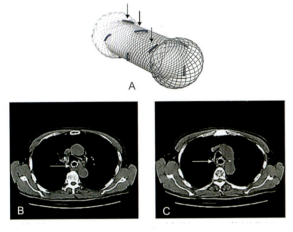

图4-44　^{125}I 放射性粒子支架

（由南微医学科技股份有限公司提供）

A.支架外观，携带多个短条状的^{125}I 放射性粒子（黑色箭头）；B、C.B图示支架植入食管内（白色箭头），C图示支架植入后8个月，食管癌边缘变薄（白色箭头）

（3）^{125}I 粒子植入治疗：^{125}I 粒子具备持续低剂量照射的特性，能够针对癌细胞进行持续放疗，其放射敏感性及生物效应显著增加，严重并发症较少。粒子植入治疗的操作时间较短，当天进行植入治疗后，下午或次日即可出院，住院时间较短，花费也较普通放疗低。在癌变范围（胰头癌、食管癌等）局部缩小的同时，还可配合放疗、

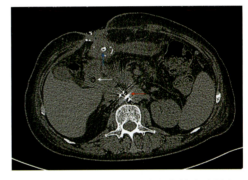

图4-46　患者女，69岁，胰头癌多发转移（胃窦、食管部分切除），行^{125}I 放射性粒子植入治疗

胰头饱满，胰头后方转移灶粒子植入术后，^{125}I 放射性粒子呈簇状致密影（红色箭头）；右侧腹壁与胃窦前壁吻合术后，可见局部多发点状致密影，构成环形，为吻合钉（蓝色箭头）；胆总管内可见引流管（白色箭头）

（刘强，戴社教，郭转转，陈欣，杨全新，狄佳，王社教，郑向红）

第2节　食管内镜检查

食管的内镜检查包括常用检查方法如普通白光内镜检查、化学染色法检查、电子染色法和联合放大内镜检查等，以及超声内镜检查。现将常用内镜检查方法概述如下。

一、白光内镜检查

（一）咽喉部观察

咽喉部检查既往归属于耳鼻喉科范畴，不是消化内镜医生常规检查部位，咽喉表浅癌是消化内镜医生相对生疏的领域，但咽癌与食管癌存在吸烟、饮酒、反流等共同危险因素或病因，因此内镜诊断有很多联系和共通点。随着色素增强及放大内镜技术[如窄带成像技术（narrow band imaging，NBI）]等的进步，消化内镜检查时，发现及诊断食管和咽喉部同时性或异时性癌及其他咽喉部疾病越来越多。因此消化内镜检查时，

规范检查咽喉部,对于早期发现、诊断咽喉部早癌及乳头状瘤、黑色素瘤及囊肿等多种疾病有重要的价值。现在消化内镜检查规范已经把咽喉部作为常规检查部位。

未进行麻醉的患者因为呛咳反射等原因使内镜很难在咽部停留,即使使用了表面麻醉剂如利多卡因凝胶或喷雾剂,患者仍有明显的不适感。因此建议需对观察咽部的患者进行镇静或静脉麻醉。并且在进镜时就开始观察,因为退镜时常由于唾液的沉积或麻醉/镇静的减弱而诱发咳嗽或呛咳反射,很难进行仔细的观察。中下咽部观察顺序为软腭,右腭扁桃体周围,左扁桃体周围。接着转移到下咽的观察顺序为:后壁—右侧梨状隐窝—劈裂—左侧梨状隐窝进入食管入口(图4-47)。

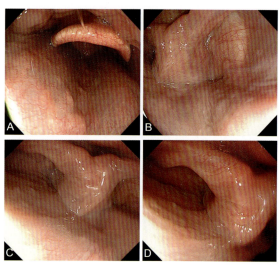

图 4-47　白光内镜观察咽部

A. 下咽;B. 右侧梨状隐窝;C. 劈裂;D. 左侧梨状隐窝

白光内镜下,咽部黏膜光滑,呈淡红色,与食管黏膜接近,若出现异常发红、糜烂、表面凹凸、正常血管网消失、隆起或凹陷时提示有咽部疾病存在,比如咽部表浅癌。白光更容易发现隆起或凹陷,或者色泽改变明显(如黑色素瘤)的病变。

目前的主流内镜检查程序推荐使用电子染色(如NBI)进镜,原因是白光下会漏掉大部分表浅癌。NBI属电子染色内镜技术之一,通过与血红蛋白吸收峰值波长相近的特定窄带光(415 nm 和 540 nm)提高对表浅黏膜及黏膜毛细血管网的显示能力,在NBI下,根据背景(周围)黏膜和病变的对比度可以发现表浅癌存在背景色,血管的有无或形态的差异有助于区别肿瘤和正常黏膜。咽部肿瘤的放大内镜目前标准较多,但基本出自食管的上皮内乳头状毛细血管袢(intraepithelial papillary capillary loop, IPCL)分型,可以观察到扩张和弯曲、口径不同、形状不一的肿瘤血管(见食管检查部分)(图4-48,图4-49)。

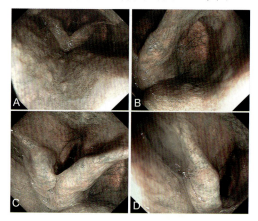

图 4-48　下咽部窄带成像内镜图

A. 下咽;B. 右侧梨状隐窝;C. 劈裂;D. 左侧梨状隐窝

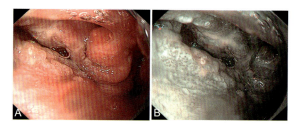

图 4-49　1例咽部鳞癌

A. 左侧咽部鳞癌(白光内镜);B. 左侧咽部鳞癌(窄带成像内镜)

(二)食管的观察

传统的食管内镜观察以白光为基础,随着近年增强内镜和电子染色内镜的发展,很多学者建议进入食管后先使用NBI或其他窄带光[如蓝激光成像技术(BLI)]观察,退镜时再用白光观察,理由之一是这样可以避免内镜与食管黏膜摩擦后引起NBI下的茶色改变。传统顺序下白光的观察从食管入口开始至食管-胃连接处结束,规范系统留图有利于保证仔细全面观察并留取足够内镜图像资料。进退镜过程中均应将食管黏膜冲洗干净,并且气体量的把握很重要,食管扩张不全会遗漏病变,而过度充气同样会使白光或NBI下肿瘤引起的血管颜色改变不明显。白光下需观察和描述食管黏膜有无形态改变(隆起或凹陷),颜色改变(发白或发红),血管纹理消失等。遇到病变需要定位时,常描述与门齿的距离,但方向往往难以判断。笔者经验是患者绝大多数为左侧卧位,观察到食管内液体的聚集部位即为左侧,还有学者以主动脉弓切迹(位于食管右侧)为解剖定位(图4-50)。

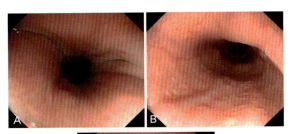

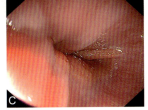

图4-50　食管白光留图

A.食管入口;B.食管中段;C.食管下端

二、化学染色内镜检查

化学染色是内镜检查时在黏膜上喷洒各种染料,以促进良性与癌性黏膜变化的可视化。大致可分为吸收性染色剂(如鲁氏碘液和亚甲蓝)、对比性染色剂(靛胭脂)和反应性染色剂(结晶紫和醋酸)。鲁氏碘液是食管内镜检查时使用最广泛的染液,其与食管黏膜上皮层的糖原结合后被吸收呈深褐色,当出现食管肿瘤或炎症使食管上皮受损,糖原含量减少或消失时,呈现淡染或不染(图4-51)。因为碘染色有一定刺激和其他副作用,高龄、碘过敏、食管入口及甲状腺功能亢进症患者应避免使用,在使用时可以用喷洒管均匀喷洒,浓度一般采用1%~1.5%。为减少碘液引起的食管痉挛不适,有报道在观察结束后可使用硫代硫酸钠、维生素C或乙酰半胱氨酸脱碘。因为碘染色会影响黏膜色泽、血管形态的改变,因此应该在白光、电子染色和放大内镜之后使用,

如果是食管早癌需要内镜治疗的患者,应该在术前4周避免使用碘染色,因为碘染色对食管上皮的损伤会引起食管上皮修复而影响病变范围的判断(会导致判断范围过小)。

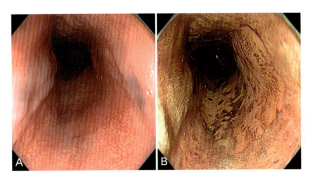

图4-51　食管病变碘染色

A.食管早癌白光观察;B.食管早癌碘染色

碘染色用于鳞状上皮的染色,而柱状上皮不含糖原,因此柱状上皮来源的病变(如Barrett食管)需要选择其他化学染剂,如醋酸(1.5%)和靛胭脂(0.2%)。醋酸为快速反应染液,可以和柱状上皮内角蛋白发生反应而出现白化现象,同时可使腺体开口扩张而有利于观察,当食管出现柱状上皮或相关病变时可以应用(图4-52)。

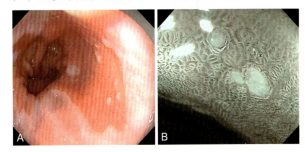

图4-52　Barrett食管醋酸染色

A.Barrett食管白光观察;B.Barrett食管醋酸染色

三、电子染色内镜检查

电子染色通常指用特殊光源成像的图像增强(IEE)技术,如窄带成像技术(NBI)或蓝激光成像技术(BLI)等,可以克服早期肿瘤在白光下与正常组织对比度差的缺陷。本节以NBI为例说明电子染色在表浅食管肿瘤诊断中的作用。

NBI下正常食管表层的血管呈褐色、深层的血管呈蓝绿色。当出现浅表性肿瘤或炎症时,血

红蛋白含量增高，NBI 下呈深褐色改变，和周围正常黏膜具有明确的边界（图 4-53）。

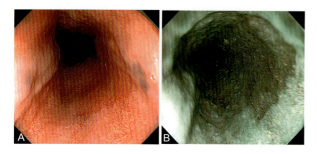

图 4-53　食管癌窄带成像内镜图像

A.食管早癌白光观察；B.食管早癌窄带成像内镜图像

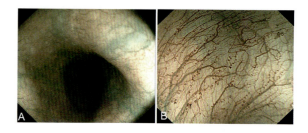

图 4-54　正常乳头内血管形态

A.食管正常黏膜窄带成像内镜图像；B.食管正常上皮内乳头状毛细血管袢（IPCL）

四、放大内镜检查

白光内镜对消化道黏膜的放大作用为 10 倍左右，而放大内镜的作用为 80~100 倍。放大内镜通常用于观察消化道黏膜表面的微血管和微结构。因为食管只有数量有限的固有腺体，所有 NBI 下的放大内镜（M-NBI）在食管通常用于观察血管，在放大模式下可见形态异常的 IPCL，IPCL 的形态是 M-NBI 用于诊断表浅肿瘤最有用的依据。IPCL 正常时呈袢状的发夹样结构，当发生恶性肿瘤时，IPCL 逐渐延长，管径增粗，形态异常或者被破坏（图 4-54）。

可根据 IPCL 的分型预测表浅食管癌的侵犯深度。IPCL 分型最早有井上和有马分型两种，近年来内镜医生更倾向于使用简化的日本食道学会分型。肿瘤性 IPCL 需同时满足 4 个条件：延长，扭曲，单个 IPCL 管径不一，IPCL 之间形态各异。若不能同时满足这 4 个条件，IPCL 被归为 A 型血管，性质可能为正常、炎性或低级别瘤变（图 4-55 A）。满足 4 个条件时为 B 型血管。B 型血管又分为 3 种。B1 型血管：扩张/迂曲/口径不一/形状不规则的形成回路的异常血管，提示位于黏膜浅层（上皮层或固有层）。B2 型血管：不形成回路的异常血管，起点与终点不一致，提示侵犯黏膜肌层或至黏膜下层浅层（SM1），但 B2 型血管的准确率仅为 70% 左右。B3 型血管：明显增粗的异常血管，B2 型血管管径的 3 倍以上，直径超过 60 μm。提示侵犯至黏膜下层深层（图 4-55

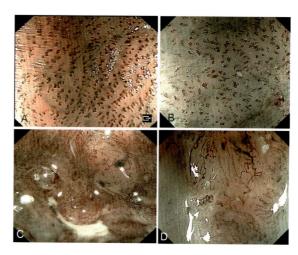

图 4-55　食管早期肿瘤窄带成像内镜图像

A.A 型血管；B.B1 型血管；C.B2 型血管；D.B3 型血管

B、C、D）。放大内镜观察食管 IPCL 不仅能预测表浅食管癌的范围和侵犯深度，还能间接提示淋巴结的转移风险，可为表浅食管癌的治疗决策提供准确的指导。

五、超声内镜检查

超声内镜是通过安装在内镜先端或经由内镜插入的超声探头进行实时扫描，可以在内镜观察腔内形态的同时获得消化管壁层次及周围邻近脏器的声学特征。目前广泛应用于消化道及胆胰疾病、纵隔与腹盆腔疾病的诊断及治疗。超声内镜在上消化道主要应用于食管、胃、十二指肠黏膜下病变的诊断，目前在超声内镜检查中可以应用的附加技术包括：彩色多普勒功能、精细血流显像、三维超声扫查、弹性成像功能、谐波成像技术、造影增强功能等，这些技术有力提高了诊断准确率。

（一）超声内镜诊断的原理

超声波是一种机械波，与电磁波相比同样具有反射、折射、衍射、干涉等波的运动特性，具有能量传播的作用。频率是超声波最常用的参数，通常人耳所能分辨的声音频率为 20 Hz~20 kHz，高于 20 kHz 即属于超声波，人耳无法听到，目前常用的超声频率为 2~20 MHz，一般高频小探头可以达到 20 MHz，而常用的线阵、环扫超声镜频率为 5~12 MHz。

人体内不同器官或组织的阻抗不同，因此存在界面，超声波通过界面时即会发生反射、折射现象，会产生散射、衍射现象，而在组织中会出现衰减现象，这些都与最后的成像有关。在成像过程中负责发射与接收超声波的元件是超声换能器，俗称超声探头，其通过压电原理将电信号与超声振动相互转换完成检查。

（二）超声内镜的种类及不同超声探头的临床应用

根据探头种类的不同，临床常用的超声内镜可分为微型超声探头、环扫型超声内镜、线阵型超声内镜等。

1. 常用微型超声探头（图 4-56，图 4-57，图 4-58）

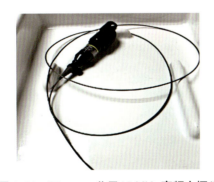

图 4-56　Olympus 公司 12 MHz 高频小探头

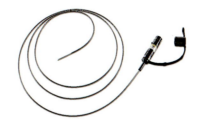

图 4-57　开立公司 20 MHz 高频小探头

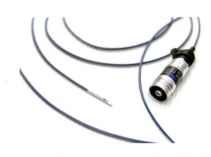

图 4-58　英美达公司 12 MHz/20 MHz 可变频小探头

最早应用于消化道超声检查的探头是微型超声探头。其起初用于心血管、泌尿生殖系统检查，后来扩大范围应用于消化道及胆管、胰管。其操作简便，可经由活检孔道插入，因此胃肠镜所能到达之处均可以进行扫查，在十二指肠镜及导丝辅助下，扫查胆管、胰管也具有重要的临床价值。

2. 常用环扫型超声内镜

环扫型超声内镜（图 4-59，图 4-60）可进行 360° 扫描，即扫查面是完全垂直于镜头镜身的一个很薄的切面，从而获得如同 CT 的消化道管壁及周围器官、结构的横或斜切面的环周影像。

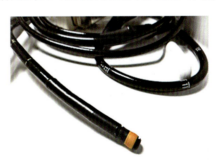

图 4-59　Pentax 公司 3670URK 环扫型超声内镜

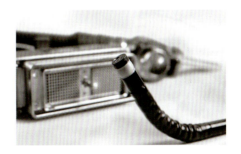

图 4-60　开立公司 EG-UR5 环扫型超声内镜

3. 常用线阵型超声内镜

线阵型超声内镜（图 4-61，图 4-62）可进行与探头平行的扇形扫查，能够提供 100°~180°

的扇形扫描图像。由于可以实时监视穿刺针、导丝、切开刀等器械的操作，并且可以附带彩色血流信号、多普勒技术与弹性成像技术，因此此内镜是进行介入操作的最佳选择。

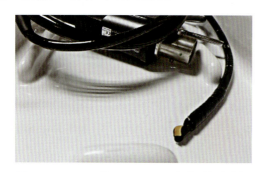

图4-61　Pentax公司3670URK线阵型超声内镜

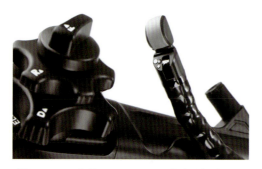

图4-62　开立公司EG-UC5T线阵型超声内镜

（三）临床应用举例

超声微探头与环扫型超声内镜均可以清晰显示管壁结构，对于黏膜病变与黏膜下病变有极好的分辨度（图4-63，图4-64，图4-65）。环扫型超声内镜与线阵型超声内镜还可以进一步观察纵隔，因此熟悉食管各部位的标志性结构、与脏器相对关系、纵隔的解剖等知识非常重要。

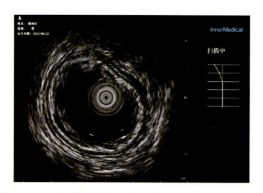

图4-63　正常食管壁在超声小探头扫查时分为清晰的7层结构

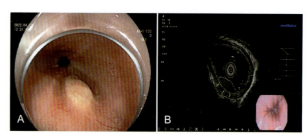

图4-64　超声小探头显示的食管病变

A.白光下显示的黏膜隆起性病变；B.小探头扫查黏膜层均匀低回声占位

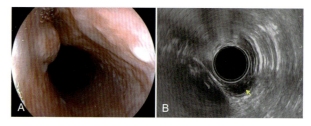

图4-65　环扫探头显示的食管病变

A.白光下显示食管上段左侧壁黏膜隆起性病变；B.环扫超声内镜显示黏膜深层起源均匀低回声占位（箭头所示）

（四）适应证与禁忌证

1. 适应证

判断消化系统肿瘤的侵犯深度及外科手术切除的可能性；判断有无淋巴结转移；确定消化道黏膜下肿瘤的起源与性质；判断食管静脉曲张程度与栓塞治疗的效果；判断食管壁层次是否正常；显示纵隔病变；判断消化性溃疡的愈合与复发；诊断十二指肠壶腹肿瘤；胆囊及胆总管良恶性病变的诊断；胰腺良恶性病变的诊断；结肠及直肠良恶性病变的诊断。

2. 禁忌证

（1）绝对禁忌证：严重心肺疾病不能耐受内镜检查者；处于休克等危重状态者；疑有胃穿孔者；不合作的精神病患者或严重智力障碍者；口腔、咽喉、食管及胃部的急性炎症，特别是腐蚀性炎症；其他如明显的胸主动脉瘤、脑出血等。

（2）相对禁忌证：巨大食管憩室、明显的食管静脉曲张或高位食管癌、高度脊柱弯曲畸形者；有心脏等重要脏器功能不全者；高血压病未获控制者等。

(五)操作方法

1. 患者准备与操作过程

患者需空腹 4~6 h 以上;术前 15~30 min 口服祛泡剂;肌内注射丁溴东莨菪碱(解痉灵)20 mg;精神紧张者可肌内注射或缓慢静脉注射地西泮(安定)5~10 mg;咽喉部局部喷雾麻醉(2% 丁卡因或 1% 达克罗宁);通常患者取左侧卧位,双下肢微屈,解开衣领,放松腰带,头稍后仰;操作者通常须 2~3 人,术者操作 EUS,助手操作超声仪。术者必须熟练掌握一般消化道内镜的操作技术并具有一定的体表超声经验和超声解剖知识。插入内镜时动作宜轻柔注气宜少以减少对超声图像的干扰,必要时可通过注水来改善图像质量,特别是在精细观察管壁时,注水更为重要,理论上通过控制大螺旋可以使探头更接近扫查目标。可以选择进镜观察,也可以边缓慢退镜边细微旋转镜身逐一观察目标结构。

2. 注意事项

在超声内镜检查时,应注意影响观察的干扰因素,如超声伪像、扫描的方向是否垂直于病灶、超声波聚焦的深度等,初学者尤其需要注意。

(秦斌,马师洋)

第 3 节 食管功能学检查

食管功能学检查是诊断食管疾病,特别是食管功能障碍性疾病的重要方法。临床中常用的食管功能学检查包括食管 pH 监测、胆汁检测、食管阻抗检测、食管测压和内镜下腔道功能性成像技术等。食管功能学检查可全面了解食管功能状态,从而实现精准诊疗。

一、食管 pH 监测

食管 pH 监测通过在食管腔内置入 pH 电极,经由体外连接记录仪或数据接收处理系统来监测食管腔内 pH 变化,是临床上食管、胃功能障碍性疾病诊断、监测的重要方法之一。此外,食管 pH 监测亦广泛应用于胃食管反流及其相关疾病的进一步研究,可为深入了解其发病机制及临床选择有效的治疗方法提供可靠的客观依据。

食管 pH 监测用于研究胃食管反流性疾病已有 60 余年,但直到 20 世纪 80 年代才真正实现了完全移动式食管 pH 监测。近 30 年来随着电子技术的飞速发展和计算机分析系统的突飞猛进,逐步出现多导式 pH 监测、食管测压/心电监护/Bilitec+pH 同步监测及 Bravo 胶囊无线便携式食管 pH 监测等新技术,在发现反流的基础上可以进一步了解反流的相关参数,如反流时间、次数,以及反流与体位、进餐、症状的关系,也可用于鉴别心源性、食管源性或其他原因引起的疾病。

(一)食管 pH 监测原理及仪器

食管 pH 监测是将对氢离子敏感的 pH 电极置于食管腔内,使离子变化转变为电流变化,并将信息储存于单片机内,最后由计算机分析软件分析处理的一系列连续过程。根据食管 pH 监测原理,该监测系统由 pH 电极、pH 监测记录系统和数据分析系统三部分组成。

1. pH 电极

(1)根据电极的形状分为导管式 pH 电极、胶囊式 pH 电极、吸附式 pH 电极三类。

导管式 pH 电极:①内参比电极,又称复合电极,分单次使用和多次使用两种类型,为指示电极和参比电极封装在一起组成的电极,检查时指示电极和参比电极同时置于食管内(图 4-66)。②外参比电极,一般为银-氯化银(Ag-AgCl)电极,即指示电极和参比电极分开,可多次使用,检查时指示电极置于食管腔内,而参比电极置于胸前(图 4-67)。外参比电极和皮肤接触不紧、呼吸活动以及随监测时间延长可能引起的电极糊溶液离子成分的变化,均会造成监测结果的偏差。在食管 pH 监测中,内参比电极和外参比电极通常配合使用。

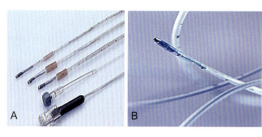

图 4-66　内参比电极

A. 内参比电极和指示电极；B. 内参比电极

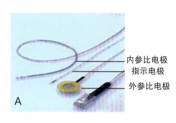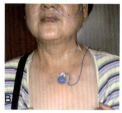

图 4-67　内参比、外参比电极

A. 内参比电极、指示电极和外参比电极；B. 置于胸前的外参比电极

胶囊式 pH 电极：胶囊式 pH 电极是将指示电极和参比电极组合于一形状如胶囊的无线电发生装置内，胶囊附有丝线，使用时患者服用胶囊，将丝线固定于颊部，该方法可避免插管时的痛苦，但定位困难。

吸附式 pH 电极：Bravo 胶囊（又称吸附式电极）是具备无线电遥测发射装置的 pH 监测电极。Bravo 胶囊是一个大小为 6 mm×6 mm×26 mm 的胶囊（图 4-68），经口鼻通过内镜将胶囊放于 LES 上方 5 cm 处，利用生物遥测技术，将记录到的 pH 数据以无线方式传输到受试者腰间的接收器上，可连续 96 h 进行 pH 监测。

（2）根据电极的使用材料分为玻璃电极、金属电极、氢离子敏场效应半导体电极三类。

玻璃电极：玻璃电极使用寿命较长，理想状态下可重复使用 40~50 次，且反应灵敏，线性关系好，pH 监测范围为 1~12，准确性高，记录漂移最小。但与之相连的导管较硬，容易损坏，且由于价格昂贵，目前使用较少。

金属电极：金属电极多为锑电极，直径小，柔韧性好，以单晶锑电极为佳。金属电极使用寿命短，一般使用 5~10 次，且反应较慢，pH 监测范围为 3~8，相对较窄，记录漂移大，但由于价

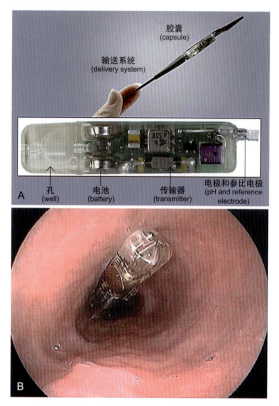

图 4-68　Bravo 胶囊

（A 引自参考文献 46；B 引自参考文献 47）

A. Bravo 胶囊内部构造；B. 固定于食管上的 Bravo 胶囊

格相对便宜，目前临床应用较为广泛。近年来一次性使用金属电极的问世，为人们提供了预防医源性交叉感染的方法。

氢离子敏场效应半导体电极（H^+-ISFET）：H^+-ISFET 电极具有小型、牢固、反应快速、灵敏性高、输出阻抗低的特点，由于技术原因目前临床尚未推出实用型号。

（3）根据通道数分为单通道 pH 电极、多通道 pH 电极两类。

单通道 pH 电极：一根导管上只有一个通道电极，只能测 1 道 pH 数据和图形，玻璃电极的导管均为单通道电极。

多通道 pH 电极：一根导管上有多个（双通道、三通道、五通道）pH 电极，如锑电极导管有单通道、双通道、三通道电极等多种。探头间的距离可根据需要定制，目前标准的通道距离为离导管头端 10 cm、15 cm、20 cm。多通道电极可

同时监测食管的不同点和不同水平部位的pH变化，亦能反映食管内胃食管反流物的不同高度，并能判断食管的运动功能是否健全，尤其对食管近端反流而导致的肺部症状，如吸入性肺炎、支气管炎、哮喘、咳嗽、咽喉部炎症等病症有重要的诊断价值。多导式电极的设计、直径、患者的耐受程度与单通道相似。

（4）pH与其他同步监测电极。压力+pH同步监测电极：此类电极为固态金属电极，可同步监测食管内的压力和pH变化（图4-69）。心电+pH同步监测电极：临床上为区分心源性和非心源性胸痛而进行的心电+pH同步监测（图4-70）。Bilitec+pH同步监测电极：将Bilitec电极与pH电极的顶端用丝线捆绑在一起插入食管内LES上缘上5 cm处进行监测，区分食管内反流物的性质（酸反流或胆汁反流），为临床治疗提供理论依据（图4-71）。电阻抗电极+pH同步监测：多通道腔内阻抗技术（multichannel intraluminal impedance，MII）是近年来德国Aachen、Helmholz首次发明、使用的一种新技术，可动态测定气、液体在食管腔内的运动情况。腔内阻抗结合pH监测评价食管动力、监测胃食管反流情况，不受特定饮食的影响。根据MII测定独特的阻抗变化图形，可以识别出95%的食管反流，更重要的是可以监测初次反流和再次反流的发生，精确测定容量清除率和化学清除率，评价其是否有持续存在的反流和非酸反流情况。MII技术有望成为临床上广泛应用的诊断工具，常与食管pH监测联用，可为进一步确诊或调整治疗方案提供依据。

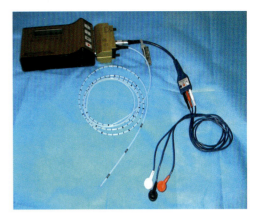

图4-70　心电+pH同步监测电极

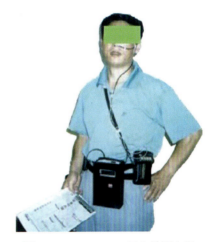

图4-71　Bilitec+pH同步监测电极

2. pH监测记录系统

常用的pH监测记录系统有床边记录、便携式记录系统及无线遥感探测pH监测系统。

（1）床边记录系统：床边记录装置由pH数字显示和笔式记录仪组成。此种装置因有电线连接，使受检者活动空间受限，必须在医院内监测，适用于餐后3 h或6 h进行日间短时监测，因使用不方便，目前已很少使用。

（2）便携式pH记录仪：采用单片机储存数据的便携式记录仪。其体积小，重量轻，可供24~48 h监测，患者携带后可自由活动。因而可取得相对比较生理性的数据。记录仪可根据需要调节为每秒采样1次或数次，记录仪面板上有多个按键，受检者可及时记录出现的不适症状如反流、烧心、胸痛、体位变换或进餐，以供分析时应用（图4-72）。

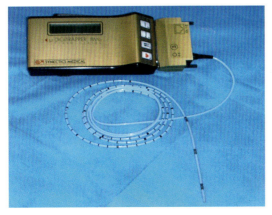

图4-69　压力+pH同步监测电极

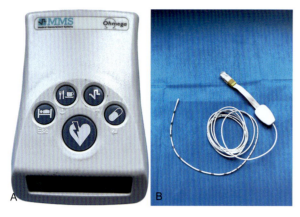

图 4-72　便携式 pH 记录仪

A.Digitrapper pH-阻抗监测；B.pH-阻抗导管

（3）无线电遥感发射接收监测系统：利用生物遥感探测技术，将记录到的 pH 数据以无线电方式传输到受试者腰间佩带的接收器上，可连续 48~96 h 进行 pH 监测，将监测结果传输至计算机，采用 pH 专用软件进行分析。该方法患者耐受度好，数据准确性高，是一种有前途的食管 pH 监测方法。临床上广泛使用的 Bravo 胶囊即为无线电遥测发射装置的 pH 监测系统。测量时，经鼻（测压法）或经口（内镜法）将 Bravo 胶囊固定于食管齿状线上 6 cm 处的食管黏膜上（图 4-73），将采集到的 pH 数据以无线电方式传输到受试者腰间的如传呼机大小的接收器上（图 4-74），再将检测数据传输至计算机，采用 Polygram net pH 专用分析软件进行处理，可连续 48~96 h 进行 pH 监测，也可根据临床需要，延长保留时间为 5~6 日。该方法无电极导管留置，不会给患者带来任何不适，日常活动不受限制，其饮食起居更接近生理状态，所记录的数据亦更可靠。延长监测时间，为长期了解食管内 pH 的日夜间差异提供了可能。传统的动态 pH 监测需经鼻腔 24 h 置管，患者有不适感，日常活动受限制，置管本身也可能影响 pH 监测的准确性。Bravo 胶囊避免了长时插管给患者带来的不适，缺点是需在内镜下放置，且价格昂贵。该方法克服了以往电极定位不准、易移位及带导管等缺点，若能降低制造成本，有较好的应用前景。

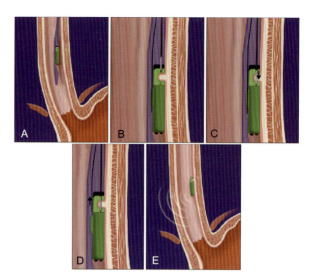

图 4-73　Bravo 胶囊在食管中的放置步骤

（引自参考文献 48）

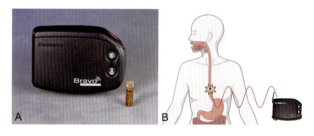

图 4-74　无线胶囊接收装置

A. pH 接收器；B. Bravo 胶囊监测数据以无线方式传输到接收器

3. 数据分析系统

数据分析系统包括分析处理软件、计算机和打印机。检查结束后，将记录仪与计算机连接，启动分析软件，输入数据，按分析软件的提示进行操作，即可显示并打印出监测结果报告和 pH 分析图形。

（二）检查方法

1. 注意事项

• 为提高检测准确率，检查前停用抗酸剂、抑酸剂及影响胃肠道动力药物 1 周及以上。

• 熟悉病史，向受检者说明检查目的、步骤，取得合作，以减轻插管时患者的不适，并签署知情同意书。

• 检查前禁食 12 h，检查当日放置检测装置后正常饮食，当日生活与平时保持一致（禁食酸性食物、水果和碳酸饮料，禁吸烟）。

• 正确的监测位置是决定监测成败最重要的因素，因此pH电极放置的位置需准确，并固定牢靠以防脱位。对于插管困难但必须行此项检查者，可利用内镜或在X线透视指导下置管，但这些方法都远不及食管测压法精确。

• 在检查中，有些患者可因经鼻插管给咽部带来的不适感，不停地做吞咽动作。频繁的吞咽动作可引发原发性食管蠕动增加并减少反流的发生，可能导致检查结果呈假阴性，因此，临床上应参考反流的症状综合全面考虑。

• 术中禁服抑酸剂、轻泻药、抗酸药、阿司匹林及非甾体抗炎药等。

• 对有些严重食管炎患者，反复检查无酸性反流，还应注意有无碱性反流。

• 记录检查当日身体出现的任何不适状况，如胸部不适、疼痛、烧心、反酸、嗳气、呕吐及咳嗽等，并记录症状出现的起止时间。

• 记录仪面板上设有立位、卧位、进餐等记事按键，供检测时使用。但如患者不明白使用方法，最好不要按键，以避免记录数据有误。要求患者记好监测日记，包括进餐、体位变化及服药的起止时间。

• 使用9 V碱性电池，并应在每次检查前更换新电池。

2. 检查方法

主要介绍目前最常用的便携式pH记录仪的操作方法。

（1）安装电池，调试记录仪，连接pH电极。

（2）pH电极校正：将pH电极分别置入pH 7.01和pH 1.07的标准缓冲液中进行校正（图4-75），并确定是否使用和更换pH电极（如果校验不成功，有可能电极已损坏）。

（3）pH电极的放置：受检者空腹6 h，取坐位，经一侧鼻腔将电极插至咽部时，嘱受检者做吞咽动作，在食管上括约肌开放时继续缓慢地将导管插至胃内，再向外牵拉并根据pH的变化将电极置于LES上缘上方5 cm处（图4-76）。

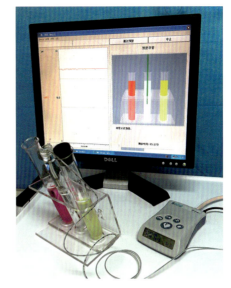

图4-75 pH电极校正

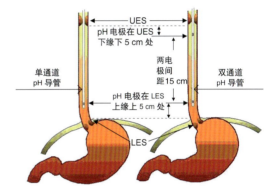

图4-76 单导和双导pH电极导管在食管放置的位置模拟图

UES：食管上括约肌；LES：食管下括约肌

食管pH电极的定位方法如下。

• 测压法：用食管测压的方法先确定LES的位置和长度，依据LES上缘的位置，将pH电极置于LES上缘上方5 cm处，此法是pH定位较准确的方法。

• 梯度法：又称牵拉定位法。将pH电极经鼻插入胃内（生理情况下，胃内pH为2~3），再缓慢向外牵拉导管，根据pH从胃内的2~3上升至4~6时的变化，表示电极离开胃内进入食管下括约肌处，再向外牵拉6~8 cm（LES长度1~3 cm，外拉6~8 cm即可使电极位于LES上缘上方5 cm处）固定导管。此法使用比较方便，是临床常用的方法，但对胃、食管pH梯度不明显者准确性差。

- X线透视法：将pH电极插入食管后如不能确定位置者，需在X线透视下调整电极位于LES上缘上方5 cm处。此法准确性较差。
- 胃镜法：对插管困难者，在胃镜引导下将pH电极放置于食管下段。

（4）pH电极固定：确定电极的位置放置合适后，用胶布在鼻翼及面颊部固定导管，再将导管绕到耳后固定于颈后部。注意导管要固定牢固，否则可因进食和吞咽动作，或异物刺激引起的咳嗽、恶心、呕吐等移动位置，因而影响监测结果。

（5）开始记录监测：按压记录仪上的提示键进入记录状态，长时监测时间一般为18~24 h，或根据病情需要也可监测40~48 h。

（6）应让患者了解监测期内的注意事项，并在监测期内认真记录监测日记，内容包括：进餐的起始和结束时间，以及一日三餐进食的内容；体位（立、卧位）变化的起止时间；身体出现任何不适症状的起始和缓解时间。

（7）嘱患者次日按时返回检查室，结束检查。

（8）拔管消毒：记录仪自动停止并提示记录结束，将记录仪与导管分离。拔出导管并用清水冲洗干净，放入2%戊二醛消毒液中消毒30 min，拿出晾干备用。也可清水冲洗干净、擦干后放入消毒袋中，置环氧乙烷消毒柜内于37℃下消毒备用。

（9）数据处理：将记录仪与计算机连接，启动分析程序，传输记录数据，进行数据分析处理，并打印出报告和图形，检查结束。

（三）食管pH监测指标

动态食管内pH监测，根据监测数据分析有无胃食管反流的存在，了解胃食管反流存在与症状间的关系，区分生理性反流与病理性反流。常用胃食管反流的指标有以下3点。

1. 反流次数

24 h反流次数＞80次为病理性反流，24 h反流次数＜40次为正常生理性反流，24 h反流次数40~80次为临界值。

2. 酸暴露时间

根据里昂共识，在动态反流监测中最相关且可靠的参数为食管远端pH小于4的时间百分比，称为酸暴露时间（acid exposure time，AET）。AET在4%以下为生理性酸反流，在6%以上为病理性酸反流，4%~6%为临界值。里昂共识将AET＞6%作为GERD的确诊标准。由于我国反流性食管炎（RE）患者中存在病理性反流的比例仅为33%左右，2020年中国胃食管反流病专家共识提出应谨慎将里昂共识应用于中国患者。

3. 反流-症状相关性参数

包括症状指数（symptom index，SI）和症状相关可能性（symptom association probability，SAP）。SI反映的是与反流相关症状的比例，大于50%则为阳性，其缺点是未考虑反流发作的次数，存在偶然关联的可能性。SAP为症状和反流之间存在确切关系的概率，≥95%为阳性，这两个指标是互补的。阳性SI和阳性SAP联合应用为临床判断反流事件和症状之间的相关性提供了很好的依据，还可预测药物和手术抗反流治疗的效果。

（四）pH监测的适应证和禁忌证

1. 适应证

（1）有典型的反流症状，如烧心、反酸、反食或胸骨下不适等。

（2）内镜检查正常而临床有反流症状，且服用抑酸药物治疗效果不佳者。

（3）反复发作的咳嗽、哮喘、气管炎、婴幼儿吸入性肺炎及呼吸暂停综合征者。

（4）有无法解释的非心源性胸痛症状。

（5）咽喉部不适，如慢性咽炎、咽喉炎及声音嘶哑等。

（6）判断和观察抑酸药物疗效。

（7）外科抗反流手术前和术后的疗效评价。

2. 禁忌证

（1）鼻咽部疾病影响插管的，如鼻咽部梗阻和急性炎症。

（2）食管疾病影响插管的，如上食管梗阻、食管急性炎症、食管肿瘤和溃疡、重度食管静脉曲张和食管黏膜的大疱性疾病。

（3）严重的颅脑损伤，如上颌部外伤和（或）颅底骨折。

（4）严重而未能控制的出凝血性疾病，或心脏疾病。

（5）其他不能合作的患者。

二、多通道腔内阻抗技术

多通道腔内阻抗（MII）技术最早由 Silny 于 1991 年报告，主要用于监测空腔脏器内的气体及液体流动。该技术一经推出，便引起了许多学者的关注，其应用领域被扩展到许多空腔脏器中。特别是在食管排空试验和胃食管反流监测方面，MII 已成为一种全新的研究手段。MII 监测不受特定饮食的影响，可较好地评价食管动力功能、胃食管反流等。MII 可以动态测定气体、液体在食管腔内的运动情况。根据 MII 测定独特的阻抗变化图形，可以识别出 95% 的食管反流，尤其是无酸性反流的情况。应用 MII 监测食管动力状态，不但可以了解食管传递时间，而且可以检测食团通过食管时的特点，更重要的是可以监测初次反流和再次反流的发生。如果同步进行 24 h MII 和 pH 监测，可以精确测定容量清除率和化学清除率，以观察酸和非酸反流情况。目前 MII 技术有望成为临床上广泛应用的诊断工具。

（一）MII 的原理

MII 的基本原理是记录绝缘导管上由两个环形电极所组成的交流电回路的电流阻力，即电阻抗。当反流食物通过两个电极时，两个电极间阻抗会发生变化，通过不同的物质，阻抗会发生相应改变。阻抗是交流电回路中电流阻力的测量单位，是电导的倒数。使用带金属环的导管，可以利用小电流测量两个金属环之间的阻抗。当周围环绕空气时，两金属环间几乎无电流，因此与两金属环相连的两电极间检测到的阻抗相当高。当被置于食管内时，两金属环间的电流便可通过食管壁黏膜间的电荷产生。任何其他食管内的物质都可产生特有的变化，其取决于：导电性（其直接与离子浓度相关）和横切面部位（横切面越低，阻抗越高）。电阻抗大小在空气、黏膜内层、唾液/吞咽物、胃反流物（阻抗最低）依次递减（图 4-77）。

使用 3.2 kHz 的交流电可减少金属电极氧化。为了处理和记录信号变化，使用很细的电线将导管内电极连接于阻抗-电压转换器及放大器，后者再与体外的记录装置相连接。阻抗即在一对电极间测得，两个电极代表一个测量节段（节段的长度是预先制定好的），构成一个阻抗通道。将一系列的阻抗通道设置于一根单独的导管内便形成了多通道腔内阻抗技术。当金属环之间的距离不超过 2 cm 时，每个环可以用于 2 个通道，医学测量系统（medical measurement systems，MMS）可以测量 13 个环，如果环的距离很近（2 cm），可以得到 12 个阻抗通道。

两金属环间是否有食团通过可由阻抗曲线的变化来判断：①食团电流增加时阻抗降低；②食团被蠕动波在此节段清除，阻抗升高；③在肌肉收缩时阻抗出现一尖峰，相应的管腔横断面缩小；④恢复至基线。两金属环间存有空气时，阻抗迅速升高（典型的高于 5000 Ω）后又迅速回到基线。当为混合性食团（气体-液体，或者液体-气体），则为液体和气体变化的综合。多通道腔内阻抗技术不仅可以检测食管不同水平食团的存在，而且可以检测到食团在食管内的运动方向。从近端至远端阻抗的进行性变化显示了一个顺行前进的食团运动，如在吞咽过程中的监测。相反，从远端至近端阻抗的进行性变化则显示了一个逆行性食团的运动，如对反流的监测。目前认为食团进入点在基线至最低点的 50% 域值点，食团离开为阻抗恢复原值至 50% 域值点。研究证实，阻抗技术与 X 线透视在判断食团头部和尾部通过时间上有良好的相关性。在成人中，通常测量 3 个相

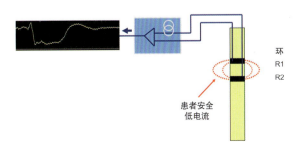

图 4-77　多通道腔内阻抗（MII）的原理示意图

邻通道（彼此间隔 2 cm）的阻抗以充分证明反流的发生。

（二）MII 的适应证及禁忌证

同食管 pH 监测技术（第 4 章第 3 节）。

（三）MII 技术的检测方法

1. 检测方法

（1）使用食管压力测定法定位 LES 的位置。

（2）经鼻插入导管，并将导管头端置于 LES 上。

（3）让患者吞咽空气、液态食团或黏性食团（此为标准食团，阻抗值是固定的）来检测，记录数据，检测食管的功能状态。

（4）动态多通道腔内阻抗 pH 监测（MII-pH），患者可进行正常日常活动。患者要详细记录进餐食物的种类及数量，三餐间不可加餐，不可饮用 pH＜5 的饮料，不可咀嚼口香糖。

2. 注意事项

如果 LES 的定位存在困难，例如存在食管裂孔疝，应优先考虑采用食管测压法来确定 LES 的位置。如果不具备食管测压的设备条件，可以考虑使用经鼻内镜测量 LES 至鼻孔距离的方法，或者借助 X 线透视法进行辅助定位。

（四）MII 监测指标

1. 总反流次数

24 h 反流发作的次数＞80 次为异常反流，24 h 反流事件＜40 次为生理性反流，24 h 反流发作次数 40~80 次为中间值。

2. 反流事件的识别

反流事件需与吞咽事件进行鉴别。发生反流时，可观察到阻抗信号的改变是从远端通道至近端通道的逆行性变化。发生吞咽时，从单个阻抗通道可观察到食团前方小团空气和通道接触导致阻抗值曲线短暂上升，随后食团通过使阻抗值曲线下降，食管蠕动导致阻抗值曲线短暂升高，随后恢复静息状态。纵行分析所有阻抗通道可发现近端通道的阻抗值首先出现变化，顺行性传递至远端通道。

（1）反流物的性状：根据反流物的性状可将反流事件分为液体反流、气体反流和混合反流。液体反流指≥2 个远端阻抗通道的阻抗值较基线阻抗值下降＞50%，且持续时间≥4 s；气体反流指无吞咽动作时，≥2 个远端通道的阻抗值快速上升＞3000 Ω；混合反流指同一个反流内同时混合有液体和气体反流，气体反流发生在液体反流期间或之前（图 4-78）。

（2）反流物的 pH 变化：MII-pH 监测可以根据反流物的 pH 将反流事件分为酸反流（pH＜4）和非酸反流（pH≥4），其中非酸反流又可进一步分为弱酸反流（pH 为 4~7）和碱反流（pH≥7）（图 4-79）。

（3）反流的高度：分析近端反流和远端反流时，LES 上方 15 cm 处的通道为近端食管通道，若该通道出现阻抗值下降，即可认为反流到达近端。当近端通道的阻抗值下降幅度＜50% 时，只要相邻远端通道的阻抗值下降＞50%，就可认为是近端反流。

（4）反流的清除：反流的清除指食管对反流物中包括食团、胃蛋白酶、氢离子甚至是胆汁

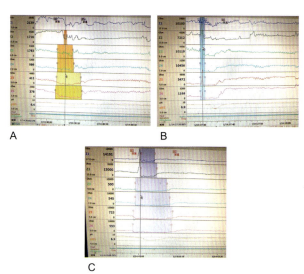

图 4-78　反流物的性状

A. 可见多通道 Z6~Z1 的阻抗值较基线阻抗值下降＞50%，提示液体反流；B. 可见从远端通道（Z5）至最近端通道（Z1）中超过 2 个通道的阻抗值快速上升＞3000 Ω，提示气体反流（方框所示）；C. 可见液体反流期间发生了 1 次气体反流，提示混合反流（方框所示）

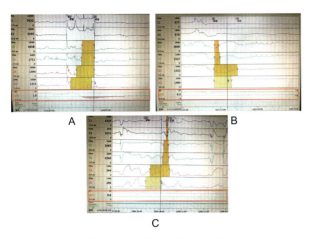

图4-79 反流物的pH变化

A. pH通道显示食管远端pH下降至＜4（方框所示），提示酸反流；B. 食管远端pH下降至4~7，提示弱酸反流（方框所示）；C. 食管远端pH上升至＞7，提示碱反流（方框所示）

酸的清除。可分为化学清除和容量清除两个阶段。化学清除指通过唾液将食管内残余的胃蛋白酶、氢离子或胆汁酸中和、稀释、冲刷返回胃内。酸清除时间是评估化学清除能力的指标，指pH＜4的时间量，测量方法为pH＜4的总时间除以总反流次数。容量清除指食管通过原发和继发蠕动推动反流物返回胃腔。食团清除时间是评估食管容量清除能力的指标，该指标指在所有反流事件中，食团从进入阻抗通道到完全清除的时间中位值，人工分析的方法为所有反流事件最远端通道的阻抗值出现下降到恢复基线水平的时间中位值。反流后吞咽诱发蠕动波（postreflux swallow-induced peristaltic wave，PSPW）指数：定义为反流事件结束后30 s内发生的吞咽事件，是用来评估食管中蠕动波在胃内容物反流后被吞咽所引起的程度的指标。PSPW指数反映了在胃酸反流入食管后，通过吞咽动作将胃内容物重新送回胃部的效果。该指数通常通过测量食管中的蠕动波次数或振幅来表示。较高的指数值意味着更多的蠕动波被触发并参与将胃内容物排回胃部，而较低的指数值则表示蠕动波的回送效果较差。PSPW指数需要人工分析，推荐使用2 min窗口，3000 Ω的阻抗标尺进行分析。PSPW指数在MII-pH监测上的表现是，当反流事件发生后，最远端阻抗通道恢复至基线水平（食团完全清除）后30 s内发生1次吞咽事件（从最近端至最远端，每个通道的阻抗值顺行性下降50%）。健康人的PSPW指数＞61%；低PSPW指数可作为存在病理性反流的辅助证据，并可预测患者对抑酸治疗的反应。需注意以下情况：①如果吞咽事件的阻抗值变化不能传递至最远端通道，或是在最远端阻抗通道食团完全清除后30 s后发生，都不能算作PSPW；②无需每个通道都存在PSPW，但最近端和最远端通道都需存在；③PSPW不一定能完全中和或清除反流引起的远端食管酸化，但如果吞咽的同时伴有pH下降，也不能算作PSPW。

3. 症状-反流相关性评价参数

与单纯食管pH监测相同，MII-pH监测也采用SI与SAP评价症状-反流相关性，但MII-pH监测需报告症状分别与总反流、酸反流、弱酸反流和弱碱反流的关联性，从而指导下一步治疗。

4. 其他指标

（1）平均夜间基线阻抗（mean nocturnal baseline impedance，MNBI）：是指在夜间睡眠期间，通过电阻抗测量方法获得的食管内基线阻抗的平均值。基线阻抗是没有发生刺激或运动时的静态电阻值。具体做法是在夜间卧位期间，分别选取凌晨1:00、2:00、3:00时3个10 min窗口，测量最远端阻抗通道的基线阻抗值，以上3个时间点的平均阻抗值即为MNBI。MNBI需人工分析，且在测量时需避开吞咽、反流和pH下降的时间窗。食管基线阻抗值可以反映食管黏膜的完整性和通透性，MNBI是近年来被新引入用于GERD诊断的参数。健康人的MNBI＞2291 Ω，低MNBI可作为诊断病理性反流的辅助证据，且可预测患者对抑酸治疗的反应。

（2）胃上嗳气与胃内嗳气：嗳气指间断地出现气体从食管或胃内逸出，并在咽部发生声音的现象。这种现象一般为生理性，若出现过多嗳气令人产生不适时，则应考虑是否存在病理性原因。胃上嗳气和胃内嗳气反流气体发生的起始部位存在本质上的差异，因此罗马Ⅳ标准将嗳气严格区分为过度胃上嗳气和过度胃内嗳气。

胃上嗳气和胃内嗳气在 MII-pH 监测下的表现截然不同，鉴别时应尽量采用时长较短的时间窗，明确各通道阻抗值变化的时间差。胃上嗳气指从咽部吸入或吞咽空气后，再马上经口排出的一种行为。胃上嗳气的气体既不进入胃内，也不来自胃内。胃上嗳气的表现为各通道的阻抗值首先顺行性快速上升 > 1 000 Ω（吸入气体），而后又出现逆行性下降（排出气体）。胃上嗳气需与吞气鉴别：当各通道的阻抗值仅发生顺行性快速上升时，可判定该事件为吞气，吞气时最近端通道的阻抗值最快恢复至基线水平；胃上嗳气最近端通道的阻抗值最迟恢复至基线水平。胃内嗳气的气体则源于胃内，嗳气时常伴随 LES 一过性松弛，在无吞咽动作时，胃内嗳气表现为至少 2 个远端通道的阻抗值快速上升 > 3 000 Ω。

嗳气患者进行 MII-pH 监测的目的在于识别其病因和区分类型。嗳气是 GERD 患者常见的症状之一，MII-pH 监测可以识别嗳气是否由 GERD 引起，另外 MII-pH 监测区分嗳气类型也有助于指导治疗。

（五）MII 的局限性

- 食管黏膜病变，如 Barrett 食管或食管炎，虽不影响 MII 对反流出现的识别，但 MII 的基值异常低。
- MII 尚不能评测反流物的容积大小。
- MII 对紧随吞咽动作发生后的反流识别可出现假阴性。

三、食管测压

食管测压是一项重要的上消化道动力检测技术，能够了解静息和吞咽时食管各部分腔内压力的变化，从而判定 UES、食管体部、EGJ 结构与功能的改变，被广泛应用于食管动力和相关临床诊断、治疗和科研工作。高分辨率食管测压（high resolution esophageal manometry，HREM）实现了导管从咽部到胃的全程通道分布，加之采用了"地形图"显像模式，使食管动力的检测更加简洁、直观、细致、高效，是目前了解这些部位结构与功能变化较全面的检查方法，也是诊断食管动力障碍的金标准。

（一）食管测压的原理

食管测压借助压力传感器测量食管腔内压力，从食管不同平面记录压力变化，将机械性信号变为电信号，通过放大和记录装置记录下来，为临床医生明确诊断食管动力障碍性疾病提供有力依据。

（二）食管测压方法及仪器

1. 液体灌注法

液体灌注法是食管测压的常用方法，亦称液体灌注式导管体外传感法，由测压导管、灌注系统、压力传感器、多导生理记录仪等组成（图 4-80）。测压导管一般由 4 根单腔薄壁聚乙烯化合物导管黏合而成测压集合管，每一根导管前端分别开有侧孔，各侧孔之间呈错列式（相距 5 cm，空间方位为 90°）。毛细管气液压灌注系统，由空气压缩泵、容量器（500~1 000 mL）组成。该系统顺应性小，其灌注速度低，测定准确，使用方便，但由于在导管的测压孔和传感器的测压面之间存在液位差（静水柱误差），并随着测压过程导管的移动而变化，因此要求严格地将传感器的感压面与人体中轴线保持在同一水平上。随着计算机的广泛应用，目前大多数的测压技术已与计算机联机，这使得整个测压系统的体积缩小，对食管测压信息的收集、显示、储存以及分析更加迅速、简便而准确。

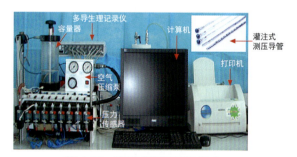

图 4-80　灌注式测压系统组成

2. 腔内微型压力传感器法

该法属于远侧型传感压力记录系统，由传感器直接测量腔内压力。常用的电磁压力传感器呈牙形感应膜，位于导管两侧，感受食管同一平面四周的压力变化，灵敏性较强，不受检查者体位限制。另一类型腔内传感器为半导体压力传感器，压力感应范围较大，但对温度变化敏感，导致系统零位漂移，使测量数据不真实。腔内微型传感器制作工艺复杂，成本高，易于损害，限制了其临床应用。

3. 无线电遥测法

无线电遥测法是将压力传感器、发射机及电源集成在一个直径小于 10 mm 的无线电胶囊内，经口吞入消化道，连续发送各点压力信号（图 4-81），由体外接收机接收信号。该法虽然可进行消化道任何部位一点的压力测量，但难以实现定点和多点测压，且制作费用昂贵，目前尚难普及。

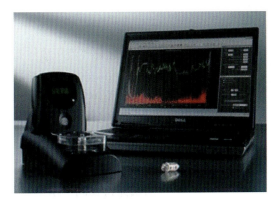

图 4-81　无线电遥测装置

（引自参考文献 65）

4. 气体灌注法

通过一个密闭的气体导压系统，将压力传递到传感器中，由感压囊、多腔导管、压力传感器组成，传感器输出信号经放大电路放大后送入记录系统。气体灌注法既克服了液体灌注法的液位差缺点，又无腔内微型传感器法的漏电危险，且成本低，操作简单。

5. 高分辨率食管测压法

HREM 分为液态 HREM 和固态 HREM，由压力感受与转换、数据采集分析及图像记录打印 3 个部分组成。液态 HREM 其测压导管由一系列微型毛细管组成，每根毛细管管壁均有一个小孔并开口于食管腔不同部位，其与食管黏膜壁相互作用，并由灌注泵上的外部传感器监测食管不同部位压力变化（图 4-82）；固态 HREM 通过密集分布的固态压力传感器测压导管（由 36 个环形固态压力感受器组成，感受器间隔 1 cm，每个环形压力感受器上平均分布 12 个感应元件）来监测食管及胃内压力变化。两种测压系统均可将压力信号转变成电信号，经过信号放大、过滤后采集患者 UES 的动态运动过程、食管蠕动的分段特点和 EGJ 的食管全段波形，并通过计算机软件进行分析，得到时空图，颜色冷暖反映食管压力，颜色越暖表示压力越高。具有操作方便、显示直观、数据量大、可重复性高等优点。HREM 常与 24 h 食管 pH-阻抗监测联合使用。2020 年中国胃食管反流病专家共识将 HREM 作为检测胃食管反流病患者的食管动力状态、抗反流内镜下治疗及外科手术前的常规评估手段。

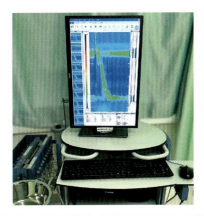

图 4-82　高分辨率食管测压（HREM）仪装置

6. 3D 高分辨率食管测压法（3D-HREM）

本章以 ManoScan 3D-HREM 为例说明。3D-HREM 测压（ManoScan 3D，Given Imaging，Los Angeles，CA）是在 HREM 基础上进一步发展出的一项新型的 128 通道固态测压技术，其测压导管是在 HREM 测压管上加入了一个 9 cm 的 3D-HREM 组件，外径为 4.2 mm（图 4-83）。3D-HREM 节段则由 12 个环形传感器组成，每个环形传感器有 8 个径向分散的独立压力传感器，可实现 360° 动态测压。从密集环周分布的测压点采集的压力值通过计算机软件 3D 重建与处理，可以得到食管动力三维图像。与传统高分辨率测压相比，3D-HREM 导管测压点更密集，且可实现径向压力测定，从而可以更精确地评估食管各部位,如 UES、LES、膈肌脚（crural diaphragm,CD）及 EGJ 不同方位的生理和病理压力形态特征,在贲门失弛缓症、食管裂孔疝、胃食管反流病等疾病中有较大的应用价值与前景。

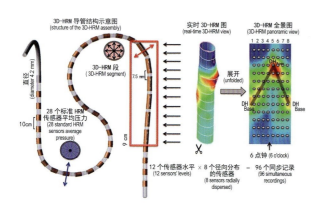

图 4-83　3D 高分辨率食管测压（3D-HREM）导管
（引自参考文献 66）

（三）食管测压的检查方法

1. 食管测压的术前准备

（1）患者术前准备。

1）术前 48 h 停服下列药物：促动力剂,硝酸盐类,钙通道阻滞剂,β 受体阻滞剂,镇静剂,抗抑郁药物和抗胆碱能药。若受检者因治疗无法停用,在数据分析时需考虑到药物对食管动力的可能影响。

2）术前禁食至少 4 h（允许饮用少量清水）。对于怀疑有贲门失弛缓症的患者,禁食时间需要更长,可考虑给予流质饮食 1~3 d。贲门失弛缓症患者若已行钡剂造影检查,需确保钡剂已排空。

3）医师需要详细了解患者病史、症状、用药史,向患者说明检查目的和检查过程,以解除恐惧心理,增进患者合作度和舒适水平,使患者配合检查,减轻插管时的不适。嘱患者在检查过程不可说话,不能随意吞咽,按要求做吞咽动作。

4）了解内镜下表现等信息：对于需要通过测压解释症状原因的受检者,在测压前应完成内镜检查,了解上消化道特别是食管的情况,不仅有助于诊断,也有助于了解是否存在插管风险增加的情况,如食管憩室、食管静脉曲张、食管气管瘘等。进行上消化道内镜检查后需要休息至少 1 d 后再进行操作。

5）签署知情同意书：知情同意书应包括食管测压的临床意义、患者的受益、操作过程和可能的风险等内容。

（2）物品准备。

1）一般物品：无论采用固态还是水灌注测压系统,均需准备润滑剂、杯子、饮用水、10 mL 注射器（用于定量抽吸饮用水）、吸管、胶布、纸巾、无菌手套、污物桶。

2）特殊物品：①固态测压系统需准备一次性导管套膜、消毒棉片、滑石粉棉片、气吹（用于导管套膜）、校准盆、水温计（用于体温校准）。②水灌注测压系统需准备托盘（用于放置导管）、灌注用水（建议使用灭菌注射用水）。

3）测压食团：常规测压只进行水吞咽,若测压时拟行激发试验,则应准备相应的食团,固体吞咽可选用面包、馒头或米饭,黏胶吞咽可选用果酱、果冻或酸奶。

4）注意事项：激发试验食团的选择。目前对固体和黏胶食团的选择尚无国际与国内标准,不同单位根据检测目的和食团准备便利度可以有所区别,但需要建立各自的正常参考值。

（3）导管及测压系统准备。

1）导管连接前准备：固态测压导管于测压前可酌情使用一次性保护套膜,对于采用套膜的固态测压导管,套膜前需要吹气检查套膜是否漏气,套膜完成后应注意充分排气,并将套膜开口与导管缠紧。

2）测压导管连接：将准备好的测压导管连接至 HREM 体系,水灌注系统导管各个通道连接至相应的灌注孔,固态测压导管直接将导管连接线连接至数据采集器。

3）运行数据采集系统：确定导管正确连接至测压系统后,开始运行数据采集系统,录入受检者信息。

4）导管压力校准：不管是采用水灌注还是固态测压系统,每次检查前必须进行压力校准。若采用固态测压导管,根据导管要求每周至少进行 1 次体温校准。

5）导管压力置零：导管在正式置入受检者

体内前，应先进行压力置零以保证准确的压力测量。由于水灌注导管的压力感受会受到水势能的影响，水灌注的导管所在高度不同会带来压力测量的不同。水灌注测压导管应在患者平卧位时腋中线水平（导管置入体内的高度）进行压力置零。固态测压导管的压力测量不受导管高度影响，可在任意水平进行压力置零。

6）注意事项：①水灌注导管上各个灌注通道与灌注系统的灌注孔应一一对应，连接后应核对顺序。②测压检查前必须通过压力校准，若采用固态测压导管，温度对压力检测有影响，需根据导管要求进行体温校准，注意电极浸入时的水温应在36℃~38℃，温度校准结束后，电极在室温下静置至少10 min，以保证其恢复至室内温度。③手持导管进行压力置零时，手指不应碰触压力感受通道。④电极通道不得接触任何锐利物品或受压。

2.食管测压的检查程序

（1）置管。

1）导管置入体位：受检者取坐位，平静呼吸，保持上半身端直，头部前倾，使下颌靠近胸部。

2）置管过程：操作者站立在受检者前方或右前方，手持测压导管，选择受检者通气较好的鼻孔将导管轻柔地插入鼻腔，导管前端进入咽喉部后，嘱受检者做吞咽动作，可见咽肌收缩波，在吞咽力量的作用下，导管顺利通过UES，继续插入导管，可见食管体部推进性收缩波，确认导管通过EGJ后，对导管位置进行微调，应保证胃内有足够的压力通道，完成置管。当患者食管过长，无法同时显示咽部、UES、食管体部、EGJ和胃内压力时，优先保证胃内、EGJ和食管体部的压力显示。

3）导管固定和位置录入：拭去面部分泌物，保证鼻翼处干燥，使用胶布在鼻翼处固定导管。读取导管在鼻孔处的刻度，将此刻度数值录入采集软件。注意导管固定需牢固，以免后期测压时导管移位。

4）导管适应：导管置入后，让受检者适应3~5 min后再开始采集数据。

5）检测体位：采用水灌注系统导管检测时，被检查者应处于平卧位。采用固态导管检测时，体位不影响压力测量，可根据具体需要选择相应体位，如平卧位、半卧位、坐位。

6）注意事项：①置管时可以酌情使用局部麻醉药物。②插管容易引起鼻咽部黏膜擦伤，应注意润滑充分。③插管应在受检者吞咽力量带领下完成，避免快速暴力插管。④插管过程中应时刻注意受检者反应，若受检者呛咳明显，出现气促、呼吸困难等症状，考虑导管可能进入气管，应立即拔出，安抚受检者情绪，密切观察。⑤插管过程中应注意导管状态，特别是在怀疑患有贲门失弛缓症的患者中，若导管已置入较深仍未见LES条带，考虑导管未通过贲门；若吞咽后出现蝶形对称图像考虑导管发生折叠，可将导管后退拉直调整角度再尝试插入；对于采用套膜的固态导管，若吞咽后出现自食管体部收缩波延伸至胃内所有通道的均匀压力条带，考虑套膜进气，应注意复查。⑥某些导管有明确的EGJ测量通道（其压力测量通道比食管体部压力测量通道排布更紧密），应调整导管插入深度使EGJ处于其测量通道范围内。⑦固态导管虽可在不同体位进行压力测定，但不同体位下食管压力有差异，应建立和参照相应体位的正常参考值。

（2）数据采集。

1）静息压力：嘱受检者平静呼吸，停止吞咽30 s，记录静息压力。在采集静息压时，对于部分难以控制吞咽而无法做到30 s持续不吞咽的患者，不应过于苛求；若受检者可坚持10余秒不吞咽，可行后续吞咽检测。

2）10次5 mL水单口吞咽：检查者用注射器量取5 mL水后注入受检者口腔，确认受检者并未处于自主吞咽过程中后，检查者发出"吞咽"指令，受检者按指令将水团一次性吞入，并保证吞咽后约10 s内不再进行自主吞咽。

3）附加激发试验：除常规检查内容外，可选择进行一些激发试验以更好地检测食管在不同状态时的功能，常见激发试验方法如下。

多次快速吞咽（multiple rapid swallow，MRS）试验：5次间隔2~3 s的2 mL液体吞咽，注意

当受检者根据操作者指令进行 5 次连续吞咽时，检查者应注意观察受检者吞咽动作，确保受检者完成上一个吞咽动作后再及时发出下一次吞咽指令。每位受检者至少采集 2~3 次 MRS。正常反应是 MRS 期间食管体部收缩完全消失［远端收缩积分（distal contractile integral，DCI）< 100 mmHg·s·cm］伴 LES 的完全吞咽抑制，MRS 后食管收缩增强（MRS 后 DCI > 单次吞咽的平均 DCI），反映了食管体部收缩储备功能。

快速饮水挑战（rapid drink challenge，RDC）试验：快速饮用 200 mL 液体，正常反应是 RDC 期间食管体部收缩完全消失伴括约肌的完全吞咽抑制，RDC 后无重度动力障碍的证据。评估 RDC 时，RDC 期间前 30 s 的整合松弛压（integrated relaxation pressure，IRP）> 12 mmHg（Medtronic 系统）和全食管增压（panesophageal pressurization，PEP）> 20 mmHg 是诊断流出道梗阻的标准。

固体吞咽试验（solid test swallow，STS）：吞咽 10 次 1~2 cm³ 软性固体（如面包、软米饭），正常反应是存在 > 20% 的咽部吞咽后伴有 DCI > 1000 mmHg·s·cm 的有效食管收缩，收缩前段无大缺损（> 5 cm）。固体吞咽的 IRP 正常上限（Medtronic 系统）是 25 mmHg。如果固体吞咽后无效收缩与患者症状（如吞咽困难）存在相关性，则支持临床相关的蠕动功能异常的诊断。

固体试验餐（solid test meal，STM）：患者以正常速度进食 200 g 软性固体餐，若无法在 8 min 内完成，停止检测。正常反应是存在 > 20% 的咽部吞咽后伴有 DCI > 1000 mmHg·s·cm 的有效食管收缩，收缩前段无大缺损（> 5 cm）；8 min 内缓慢进食 < 200 g 也被视为异常。

餐后测压（高分辨率阻抗测压）：固体试验餐或进食可导致症状的食物，餐后延长监测时间（至少 10 min，并出现食管动力异常）。正常反应是餐后无症状或异常的动力状态。餐后期间最初 10 min 内，不超过 4 次一过性括约肌松弛伴嗳气，无反流、无反刍、无胃上嗳气发作。

亚硝酸戊酯：卧位经口吸入 4~5 次亚硝酸戊酯。正常反应是远端食管和括约肌平滑肌明显抑制，伴吞咽 IRP 降低。在健康人中亚硝酸戊酯诱导的 EGJ-IRP 与吞咽 IRP 相近。在 EGJ 梗阻患者中，亚硝酸戊酯诱导的 EGJ 压力下降（≥ 10 mmHg）明显低于受损的吞咽 IRP。相反，在继发于其他因素而非括约肌平滑肌功能的食管胃连接部流出道梗阻患者中，亚硝酸戊酯诱导的 EGJ 压力变化不大（< 10 mmHg）。

胆囊收缩素：采取平卧位静脉滴注胆囊收缩素 40 ng/kg。正常反应是胆囊收缩素可诱发双相性食管动力反应。第 1 相始终存在，并在注射后不久开始。在健康对照中，胆囊收缩素诱导轻度的食管缩短（2 cm 或更短），伴有不完全的 EGJ 放松（吸气时膈肌收缩保留）。相反，在抑制性功能障碍如贲门失弛缓症患者中，胆囊收缩素会诱发 EGJ 矛盾性收缩（> 50 mmHg）。

4）注意事项：①单次吞咽检测时，让受检者尽量一次性吞完水团或食团，避免二次吞咽或连续吞咽；两次吞咽间隙应 ≥ 30 s；如出现二次吞咽、连续吞咽或其他激烈反应如咳嗽、呕吐等，可能影响数据分析的情况，应重新采集。②若采用带阻抗的测压导管，应使用 0.9% 氯化钠溶液，保证水团中有离子，以更好地显示水团的运行情况。③在 10 次单口水吞咽的过程中，应保证至少有 7 次质量好的吞咽可供分析。④并非所有受检者均需接受所有类型的激发试验，激发试验的选择应根据受检者临床特征和诊断目标而定。

（3）数据采集后处理。

1）拔管与数据保存：嘱受检者深吸气，屏住呼吸，拔出导管，再保存数据。

2）设备消毒：测压操作完成后将导管从测压系统中断开，根据生产厂家的消毒指导进行常规消毒。

3）注意事项：若采用固态导管，操作者拔管时手不应碰触导管测压通道，以免引入压力干扰，影响后续数据分析。

（四）食管测压的适应证和禁忌证

1. 适应证

（1）疑似食管动力障碍性疾病的诊断：不明原因的吞咽困难、非心源性胸痛症状，疑有贲门失弛缓症、远端食管痉挛、食管体部高压如 Jackhammer 食管，疑有非特异性食管动力障碍，疑有系统性疾病伴食管症状（如系统性硬化、糖尿病、慢性特发性假性小肠梗阻等）。

（2）难治性 GERD 的病因探查。

（3）GERD、贲门失弛缓症等疾病的手术前评估。

（4）动力障碍性疾病的疗效评估。

（5）其他任何需要评估食管或贲门动力的情况。

（6）pH 监测或 pH-阻抗监测前 LES 的定位。

2. 禁忌证

（1）绝对禁忌证。

- 鼻咽部或食管疾病影响导管插入，如梗阻、肿瘤。
- 严重心肺疾病，如急性心肌梗死、严重心律失常、重度心力衰竭、哮喘发作、呼吸衰竭不能平卧等。
- 不耐受迷走神经刺激。
- 主动脉瘤。
- 严重凝血功能障碍。
- 上消化道出血特别是食管出血或有出血风险，如食管静脉曲张等。
- 腐蚀性食管炎急性期、未经修补的食管气管瘘、已知或可疑的内脏穿孔。
- 精神或意识障碍不能合作。

（2）相对禁忌证。

- 明显脊柱畸形。
- 体质过度虚弱。
- 急性肝炎、消化道传染病。

（五）高分辨率食管测压指标

1. 吞咽参数

（1）整合松弛压（IRP）：IRP 是指 UES 开放后 4 s 内压力最低的连续或不连续 4 s 的平均压（相对于胃内压），用于评估吞咽后胃食管交界处松弛压，其诊断阈值根据体位和设备不同而变化。IRP 松弛异常为仰卧位 IRP 中位值 ≥ 15 mmHg（Medtronic 系统）或 ≥ 22 mmHg（Laborie/Diversatek 系统），立位 IRP 中位值 ≥ 12 mmHg（Medtronic 系统）或 ≥ 15 mmHg（Laborie/Diversatek 系统）。RDC 中 IRP ＞ 12 mmHg（Medtronic 系统）或固体试验餐 IRP ＞ 25 mmHg（Medtronic 系统）支持流出道梗阻（图 4-84）。

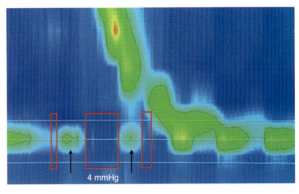

图 4-84　整合松弛压（IRP）

红色方框表示 4 s IRP 的计算范围，黑色箭头显示胃食管连接部松弛过程中膈肌的压力

（2）远端收缩积分（DCI）：是指以等压线 20 mmHg 为基准，自移行区到 LES 上沿的远端食管收缩力度，压力 × 持续时间 × 长度（100 mmHg·s·cm），是用来评估食管蠕动的重要指标之一。芝加哥分类 4.0 按 DCI 值将食管蠕动分为四类：DCI 为 450~8000 mmHg·s·cm 代表食管收缩正常，100~450 mmHg·s·cm 则表示食管弱蠕动，DCI ＜ 100 mmHg·s·cm 代表食管蠕动失败，DCI ＞ 8000 mmHg·s·cm 代表食管高压收缩。通常弱蠕动和蠕动失败被认为是无效吞咽（图 4-85）。

（3）收缩波完整性：是指使用 20 mmHg 等压线，收缩波的完整性，是评估食管蠕动的另一个重要指标。通常认为蠕动中断 ＞ 5 cm 且 DCI ≥ 450 mmHg·s·cm 为无效吞咽。

（4）远端潜伏期（distal latency, DL）：是指 UES 松弛至收缩减速点（contractile deceleration point, CDP）的时间，用来评估吞咽抑制的潜伏期（图 4-86）。CDP 是指 30 mmHg 等压线上收缩波速度减缓处，即收缩近端快速期和远端慢速期之间的拐点，位于吞咽前 EGJ 高压区近端 3 cm 范围内，意味着该处食管动力由速度较快的食团推进转变为速度较慢的食团排空。对于难以确定

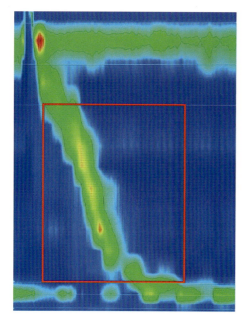

图 4-85 远端收缩积分（DCI）

红色方框表示 DCI，用于描述中远段食管平滑肌部分收缩波的力度，DCI 的计算综合了 20 mmHg 等压线上食管平滑肌收缩波的压力、传送时间及对应传送的食管段长度，单位为 mmHg·s·cm，如本例吞咽的 DCI 为 1380 mmHg·s·cm

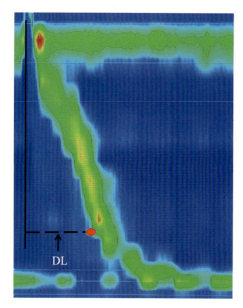

图 4-86 远端潜伏期（DL）

的 CDP，推荐可在吞咽前 EGJ 高压区的近端上方 2~3 cm 处绘制 1 条水平线，然后根据 UES 松弛开始到收缩波前交叉点的持续时间确定 DL，该水平线应延伸至完整收缩波。早熟/痉挛收缩是指 DL＜4.5 s 且 DCI≥450 mmHg·s·cm。

CDP 处与吞咽起始点间的时间间隔称为 DL，根据芝加哥 4.0 版标准，正常 DL 应超过 4.5 s（图 4-87）。

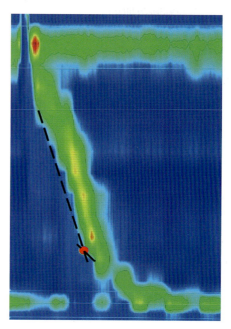

图 4-87 收缩减速点（CDP）

黑色虚线的斜率表示蠕动波的推进速度，可见 30 mmHg 等压线下食管收缩前沿速度存在减缓，红点处则表示 CDP，该点以前食管收缩速度较快，该点以后速度减慢

（5）等压线：是用来评估增压的指标。等压线≥30 mmHg 代表全食管增压，仰卧位等压线≥20 mmHg 代表食团内增压（Medtronic 系统）。

2. 静息参数

（1）UES 静息压：由于其解剖学和组织结构的不对称性，静息时形成一高压带。UES 长度与压力由于检测方法和个体差异，正常范围变化较大，并与体位、呼吸、睡眠状态有关。

（2）食管体部静息压：静息时食管体部压力变化与胸膜腔内压一致，随呼吸而变化，吸气时压力降低（-5~-10 mmHg），呼气末上升到 +5 mmHg 左右。

（3）食管胃连接部（EGJ）：EGJ 是重要的抗反流屏障，主要包括 LES 和膈肌脚两个部分。静息状态下其相关参数如下。

1）胃内压：在三个完整的呼吸周期内测量膈肌脚（CD）下方胃内压，最佳测量位置为测量

EGJ收缩积分（esophagogastric junction-integral，EGJ-CI）的同一区段。

2）呼吸反转点（respiratory inversion point，RIP）：能帮助判断膈肌的位置。食管内压力与胸腔内压力变化一致，吸气时压力降低，呼气时压力升高，而腹腔内压力变化与胸腔内压力变化相反，即吸气时压力升高，呼气时压力降低，呼吸时膈肌移动产生了压力转折点，即RIP（图4-88）。

3）EGJ-CI：应参考胃内压，并以mmHg·cm为单位表示。尽管未达成一致意见，但有学者建议将EGJ-CI（或LES-收缩积分）值＜25 mmHg·cm视为EGJ压力降低。

4）LES-CD分离：按吸气时CD和LES信号中心之间的距离评分，在有干扰时，则应在呼气时评分。

5）EGJ复合体：基线记录平静呼吸时，在相对没有吞咽和（或）记录伪影的区段进行测量。应根据LES-CD分离情况和RIP的位置来确定EGJ复合体。

6）EGJ形态：A型，正常，LES与CD重叠，RIP位于其近端；B型，LES-CD分离，RIP靠近CD；C型，LES-CD分离，RIP靠近LES（图4-89）。

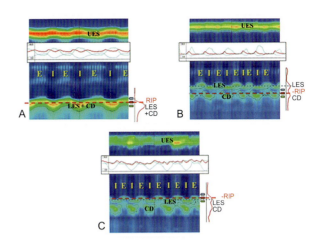

图4-89　胃食管连接部（EGJ）形态的高分辨率食管测压（HREM）下表现

（引自参考文献67）

UES：食管上括约肌；LES：食管下括约肌；CD：膈肌；RIP：呼吸反转点

（六）影响食管测压的因素

1. 生理因素

由于食管括约肌轴向解剖学的不对称性，在不同象限产生压力不同，例如UES前后方面高于两侧，为准确反映各方真实的压力，导管应采用尽可能多的不同角度侧孔。

2. 呼吸的影响

食管腔内压和括约肌压力明显受呼吸影响，随吸气下降，随呼气上升。通常取呼气终末压为LESP或取其呼气、吸气所测压力的均值。

3. 牵拉导管速度对压力的影响

使用快速牵拉法所测的食管括约肌压力大于定点牵拉所测的压力值。

4. 干咽与湿咽

湿咽时其食管蠕动振幅及波幅持续时间大于干咽时的，LES松弛时间亦长。

5. 伪差

受检查者咳嗽、恶心、张口、呵欠等影响，均可出现伪差，应进行辨认。

6. 灌注法

灌注法测压的导管直径、导管系统长度，灌注速率都有影响。

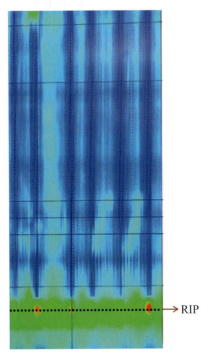

图4-88　呼吸反转点（RIP）

（七）食管测压过程中可能出现的问题

- 基线不稳：在测压过程中仪器本身的零位漂移所导致。
- 反相描记错误：由于测压导管顺序连接错误，使测压描记图发生错误。
- 减幅：用灌注法测压，如出现减幅，应仔细检查灌注泵是否失灵，灌注系统有无气泡，导管有无黏液堵塞等，及时排除故障。
- 括约肌高压带测不出：初学者往往因找不到LES而测不出高压带，常见原因是LES定位错误，要求术者掌握识别LES定位的几种标志。还有贲门失弛缓症患者，特别是食管扩张较重，食管下段狭窄，食管测压往往很难测出括约肌高压带，这是由于测压管位于食管内未能插入胃内。这时应拔出导管，重新插管（一边嘱患者做吞咽动作一边缓慢插入），严重者可在内镜引导下插入测压导管。

四、24 h 胆汁监测

24 h 胆汁监测即胆红素监测，是一种监测食管胆汁反流的技术。该技术利用分光光度计原理，实时监测食管内胆红素浓度的变化，以判断是否存在十二指肠-胃-食管胆汁反流。

（一）24 h 胆汁监测的原理

24 h 胆汁监测通过测定食管内的胆红素在特定波长光照下的吸光度，以计算胆红素的浓度，从而反映是否有胆汁反流，以及反流的程度。胆红素是胆汁中的重要成分，也是含量最多的色素，其在波长 453 nm 左右的光照下存在特异性的吸收高峰，此时的吸光度与胆红素的浓度成正比，可据此推算出样品的胆汁含量。

（二）24 h 胆汁监测的仪器

Bilitec 2000 光纤分光光度仪是一种常用的 24 h 胆汁监测仪器，由光纤探头、便携式 24 h 胆红素监测仪（动态分光光度计）、信号处理单元和计算机及相应的分析软件共同组成。

1. 光纤探头

光纤探头是一帽状聚氯乙烯（PVC）组成的较为圆滑的探头，由一根细金属与光导纤维束终点相连，再经光导纤维与光源和信号处理单元连接，总长度为 175 mm，直径为 5 mm。检测时探头能反射 453 nm 波长的光，记录仪发出输出光信号，经光导纤维传至探头，探头穿过样品进行检测后，再经光导纤维回输至信号处理单元进行光电转换并储存。

2. 便携式胆红素监测仪

便携式胆红素监测仪，即动态分光光度计，由光源和信号处理单元共同组成。检测时，光源同时输出波长为 453 nm 和 565 nm 的 2 种光信号，经光导纤维到达探头，分别作为检测光源和参照光源，信号处理单元可计算样品对 453 nm 和 565 nm 光源吸收率的差别，得到样品胆红素浓度的定量分析。光源每隔 8 s 输出一次信号，24 h 可得到 10 800 个样品信息，为减少误差，计算机取相邻两个采样的均值储存，实际获得 5400 个数据用作分析数据（图 4-90）。

3. 计算机和专用分析软件

使用计算机和 Synectics 食管反流分析软件处理分析数据。

（三）24 h 胆汁监测的检查方法

1. 术前准备

（1）禁食 6~8 h。

（2）停服影响胃肠动力的药物 3 d。

（3）术前 24 h 停服抗酸药，停服质子泵抑制剂 7 d。

（4）了解病情。

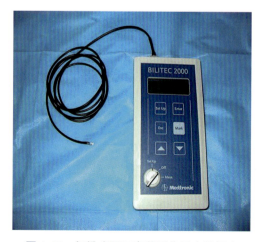

图 4-90　便携式胆红素监测仪及光纤探头

（5）向患者说明检查过程，取得合作，以减轻插管时患者的不适。

（6）签署检查知情同意书。

2. 术中注意事项

（1）检查时，患者可保持正常日常活动，以使检查更符合生理情况。

（2）进餐时应避免摄入深色的食物及饮料，推荐使用胆汁监测标准餐。

（3）详细记录监测日记（包括进餐、体位变化及症状发生的起止时间）。

（4）注意小心保护仪器，防止电极与记录仪脱落。

（5）检查次日按时返回检查室。

3. 检查步骤

（1）更换电池，将光纤探头导管与便携式胆红素监测仪连接。

（2）检查探头，将探头放入装有清水的避光小瓶中定标。

（3）鼻腔局部用2%利多卡因喷雾麻醉。

（4）探头前端擦少许润滑剂。

（5）患者取坐位，经鼻插入导管。

（6）检测探头置于LES上界上方5 cm处。如与便携式pH监测仪联合检测，则将光纤探头导管的前端和pH电极的前端在二者相距1~1.5 cm处用丝线将探头捆绑在一起，置于LES上端上方5 cm处（图4-91）。

（7）探头位置确定后，在鼻翼部和面颊用胶布固定，导管绕至耳后再固定于颈后。

（8）启动记录键，开始记录。

（9）患者次日早晨返回医院，检测结束，拔出导管。

4. 分析结果

（1）将便携式胆红素监测仪与计算机相连。

（2）将记录的数据输入计算机，使用Synectics食管反流分析软件进行分析，打印出结果和图形报告。

（四）24 h胆汁监测指标

临床上一般以453 nm处吸光度≥0.14作为

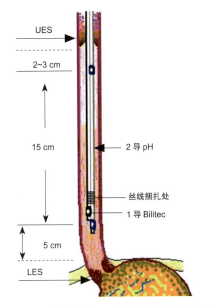

图4-91 食管、胃pH和胆红素同步监测导管位置示意图

UES：食管上括约肌；LES：食管下括约肌

诊断胆汁反流的指标。

胆汁反流次数（胆红素暴露频率）：即24 h内吸光度≥0.14的总次数，正常值≤8次。

胆汁反流总时间（%）（胆红素暴露的时间百分率）：即24 h吸光度≥0.14总时间的百分率，正常值≤1.9%。

立位反流时间（%）：即立位吸光度≥0.14总时间的百分率，正常值≤3.1%。

卧位反流时间（%）：即卧位吸光度≥0.14总时间的百分率，正常值≤1.2%。

反流<5 min的次数：即吸光度≥0.14超过5 min的次数，正常值≤2。

最长反流时间（胆红素暴露的最长持续时间）：即24 h内最长一次反流时间，正常值≤9 min。

（五）24 h胆汁监测适应证和禁忌证

1. 适应证

（1）有胃食管反流症状者。

（2）经治疗胃食管反流症状无改善者。

（3）反流性食管炎患者经抑酸治疗效果不佳者。

（4）反复发作的慢性咽炎，咳嗽、支气管

哮喘以及不明原因胸痛的患者。

（5）胃切除后有反流症状者。

（6）抗反流手术前、后的疗效评价。

2. 禁忌证

（1）鼻咽部或食管有梗阻、炎症、溃疡等导致光纤探头无法插入。

（2）严重的颅脑损伤，如上颌部外伤和（或）颅底骨折。

（3）严重而未能控制的出凝血性疾病或心脏疾病。

（4）其他不能合作的患者。

（六）24 h 胆汁监测的注意事项

1. 饮 食

Bilitec 2000 是根据胆红素的光谱吸收值特点，测定胆红素的吸光度，吸光度与胆红素浓度有很好的相关性，但有很多食物如西红柿、胡萝卜、咖啡、橘子汁等与胆红素有相似的吸收光谱，可能会影响检测结果，导致假阳性结果。

（1）吸光度偏高的饮食（吸光度＞0.14）。

副食：生蛋黄、巧克力、番茄酱、西红柿、红萝卜、红辣椒、洋白菜、青菜、菠菜、莴苣、青椒、豆角、红薯、黄瓜。

水果：苹果、香蕉、橘子、橙子、猕猴桃、草莓。

饮料：可口可乐、咖啡、茶。

调味品：酱油、食用醋。

（2）不影响检查结果的饮食（吸光度＜0.14）。

主食：面包、面条、馒头、米饭、大米粥。

副食：生蛋清、土豆泥、大白菜、白萝卜、莲菜、豆腐、鱼汤、鸡汤。

水果：梨。

饮料：纯净水、鲜牛奶、奶粉、豆浆。

调味品：食盐、食糖、味精。

（3）食管内胆汁监测标准餐。因为自然界很多食物中都含有较高的与胆红素类似的吸光度，所以临床上为了检测数据的准确性，在检测时应避免进食含色素的食物，同时制定了标准餐，在进食标准餐的情况下，以吸光度＞0.14 为检测指标，临床上有诊断价值。

1）我院研究者根据北方人的生活饮食习惯，制定的标准餐（试验餐）供参考。

早餐：牛奶或豆浆、面包或馒头。

午餐、晚餐：面条或米饭、大米粥、馒头，副食为豆腐、莲菜、大白菜、土豆、白萝卜、鱼汤或鸡汤。

2）如自由饮食，需避免食用对吸光度影响特别大的食物，如西红柿、红萝卜、红辣椒、橘子、橙子、可口可乐、咖啡等。如对饮食不严格限制时，诊断胆汁反流的标准为吸光度＞0.25。

2. 其他因素

（1）酸性环境下（pH＜3.5），胆红素由单体变为异构二聚体，其吸收光谱波长亦由 453 nm 变为 400 nm，会使测出胆红素值偏低约 30%。

（2）光纤探头易被固体食物覆盖，出现异常吸收峰值，故食物颗粒须细小。

（七）检测结果举例

1. 混合反流

24 h 食管胆红素、pH 监测示酸性反流和胆汁反流同时存在（图 4-92，图 4-93），图 4-92 中可见在卧位（夜间）同时发生了长时间的酸反流和胆红素反流，而且与症状出现不相关；图 4-93 所示为夜间同时出现长时间酸、胆汁反流，且与症状有关。

2. 无胆汁反流

24 h 食管胆红素、pH 监测示无胆汁反流，仅有生理性酸性反流，酸性反流与发生症状的时间一致（图 4-94）。

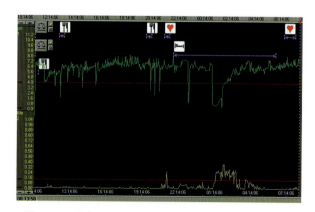

图 4-92 混合反流（与患者出现症状的时间不一致）

值，计算食管腔不同部位的可扩张性。电脑通过对采集到的数据进行整合和分析，模拟出管腔的彩色图像，并显示在显示屏上。

（二）EndoFLIP 的仪器

EndoFLIP 由具有阻抗电极和压力感受器的电极袋、记录单元/触摸显示屏、含有导电溶液的注射器和注射体积控制按钮组成（图 4-95）。

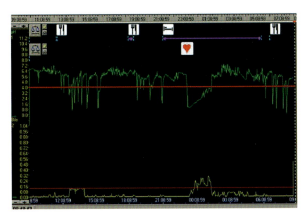

图 4-93　混合反流（与患者出现症状的时间一致）

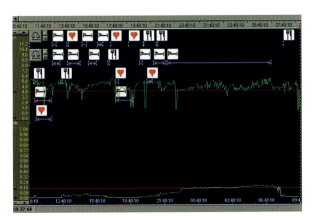

图 4-94　酸性反流与症状相关监测图

五、内镜下腔道功能性成像技术（EndoFLIP®）

内镜下腔道功能性成像技术（endolumenal functional lumen imaging probe，EndoFLIP）是一种可测量人体内各种空腔脏器、腔道括约肌及组织扩张性的新技术。该技术利用阻抗平面测量法测量管腔平面的横截面积及压力，最初用于研究食管-胃连接处的特征，在过去的十年中，已用于其他空腔脏器括约肌和非括约肌系统。目前，该技术常用于贲门失弛缓症、嗜酸细胞性食管炎和食管胃连接部流出道梗阻等疾病的诊断和评估。本章节着重探讨 EndoFLIP 在食管疾病诊疗中的应用。

（一）EndoFLIP 的原理

EndoFLIP 通过内镜将一个可以充入导电液体的电极袋放在食管腔内，利用袋内的 16 个阻抗测量电极测量所在不同位置的横截面积，并利用压力感受器测量压力。通过压力与横截面积的比

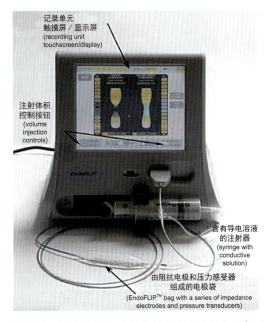

图 4-95　腔道功能性成像技术（EndoFLIP）设备图

（引自参考文献 77）

1. 电极袋

由导管和导管远端覆盖的球囊组成。电极袋的导管有 8 cm（EF-325 导管）和 16 cm（EF-322 导管）两种，其中 16 cm（EF-322 导管）的更常用于评估食管体部的运动性。电极袋的球囊包含 16 对阻抗测量电极和一个位于远端的固态压力传感器，16 对阻抗测量电极用于测量其所在位置的横截面积，压力传感器用于测量扩张袋内压力。

2. 记录单元/触摸显示屏

电脑通过对采集到的数据进行整合和分析，生成食管腔的三维图像。传统方法显示三维彩色轮廓图像，图像的每个圆柱从上到下由 16 个圆环组成，每个圆环的横截面积代表管腔不同位置的扩张性；图中颜色代表压力，压力越大，颜色越红，压力越小，颜色越蓝（图 4-96）。

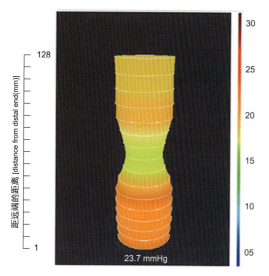

图4-96　FLIP的传统三维彩色轮廓图像

（引自参考文献76）

FLIP：功能性成像技术

最新开发的FLIP 2.0显示屏能显示实时全景图。FLIP的实时全景图结合了食管胃连接部扩张性指数（esophagogastric junction-distensibility index，EGJ-DI）和食管收缩模式，对食管动力进行分类。FLIP 2.0显示屏还能够提供EGJ-DI的实时测量值（图4-97）。

3. 注射器和控制按钮

注射器和控制按钮用来扩张电极袋内的球囊。

（三）EndoFLIP技术的检查方法

1. 检查前注意事项

（1）检查前禁食6~8 h，禁水4 h。

（2）熟悉病史，向受检者说明检查目的、步骤，取得合作，以减轻插管时患者的不适。

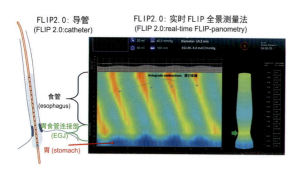

图4-97　FLIP 2.0的导管和实时显示器

（引自参考文献75）

（3）签署检查知情同意书。

（4）记录术前和术中用药，考虑其对FLIP检查的影响。

2. 检查方法

（1）定位。在内镜检查时，经口腔将电极袋放置于患者食管腔内，向电极袋的球囊中注入20~30 mL生理盐水，通过显示屏上的标识定位。检查过程中，FLIP导管会随着食管的收缩而移动，此时可以通过显示屏上的标识重新调整球囊位置。

（2）检测。确定电极袋处于合适的位置后，原地放置30 s，待袋内压力达到峰值时按"暂停"并记录检测值。后以10 mL的增量注入球囊，逐步扩张至50 mL，分别记录30 mL、40 mL、50 mL的检测值。检测完毕后放松球囊并移除导管。

（3）分析数据。利用电脑对采集到的数据进行整合和分析。

（四）EndoFLIP检测指标

1. EGJ-DI

是食管胃连接部扩张性的量度，通过将中位最窄横截面积除以设定时间范围内的球囊中位压力值得出。健康人的EGJ-DI正常下限值为2~2.8 mm^2/mmHg。EGJ-DI正常上限值目前尚无统一标准。

96%贲门失弛缓症患者的EGJ-DI低于正常值下限，且EGJ-DI降低与Eckardt评分症状严重程度相关。嗜酸细胞性食管炎和食管胃连接部流出道梗阻患者的EGJ-DI也通常低于正常值下限。胃食管反流病患者的EGJ-DI可升高、降低或正常。

EGJ-DI还可用于术中和术后评估。在经口内镜下肌切开术（peroral endoscopic myotomy，POEM）后，患者的EGJ-DI显著增加，术后Eckardt评分＞3的患者EGJ-DI较低。胃食管反流病患者术中实时监测EGJ-DI，对评价手术效果及调整术式有益。

2. 食管收缩模式

球囊注水后，食管产生收缩反应（即二次蠕动），收缩模式分为三种：重复顺行性收缩

（repetitive antegrade contractions，RACs）、重复逆行性收缩（repetitive retrograde contractions，RRCs）和最后减少-无序收缩反应（diminished-disordered contractile response，DDCR）。健康人的食管收缩模式为 RACs，95% 的健康人在 40 mL 和 50 mL 充气时，每 6~10 s 出现一次 RAC 模式（图 4-98）。

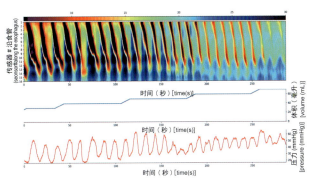

图 4-98　健康人重复顺行性收缩（RAC）模式
（引自参考文献 76）

蓝色曲线表示不同充气体积随时间的变化，红色曲线表示袋内压力（mmHg）随时间的变化

贲门失弛缓症Ⅰ型和Ⅱ型患者表现为收缩力缺失或非 RAC 收缩模式，Ⅲ型患者表现为 RRC 模式。食管胃连接部流出道梗阻患者表现为收缩力缺失或 RRC 模式。

3. 扩张平台（distensibility plateau，DP）

通过测量扩张期间最窄的食管体部横截面积和相应的球囊内压力来确定，用于反映食管壁硬度。67% 的健康人远端食道体部 DP > 400 m^2，73% 的嗜酸细胞性食管炎患者远端食管体部 DP < 300 m^2。

（五）EndoFLIP 的适应证和禁忌证

1. 适应证

（1）评估食管括约肌功能、管壁硬度和食管运动性。

（2）评估和指导食管疾病的治疗，包括胃食管反流病，贲门失弛缓症和嗜酸细胞性食管炎等。

2. 禁忌证

（1）疾病处于危重期的患者。

（2）严重的心、脑、肺疾病，不能耐受检查者。

（3）胃肠穿孔的急性期。

（4）活动性食管静脉曲张出血。

（5）食管有严重狭窄者。

（6）精神失常不能配合者。

（六）EndoFLIP 的注意事项

经口插入导管，推进导管时注意不要用力过大以免致导管或压力传感器损坏，损坏的压力传感器在袋内压力明显减低。

EndoFLIP 使用过程中需记录电极袋内压力，确保袋内压力 > 15 mmHg。只有当电极袋末端被扩张到最大容量时，袋内压力才会随着体积的增加而增加，才能够对括约肌扩张进行准确评估。

药物会影响食管动力及 FLIP 测量值。如服用莫沙必利会导致 EGJ-DI 降低。在实际操作中，需考虑药物对食管功能的影响。

（戴菲，梅琳，李来福，孙雅亭，叶芳忱）

第 4 节　食管的其他检查方法

一、酸灌注试验

（一）概　述

此试验由 Bernstein 于 1958 年提出，因此被称为 Bernstein 试验，主要目的是测定食管对酸的敏感性。

（二）原　理

某些活动性食管炎患者，特别是反流性食管炎和一些不明原因胸痛的患者，很可能其胸痛源于食管病变，当咽下刺激性食物如辣、热、酸性食物或咖啡时，常诱发胸骨后灼热感或疼痛发作，其机制被解释为这类患者食管对酸的敏感性增加所致。因此用滴酸的办法诱发疼痛试验有助于反流性食管炎的诊断或查明某些不明原因的胸痛。

（三）方　法

受试者取坐位，经鼻将普通胃管置入胃内，抽空胃内容物后将胃管撤至食管下段（距鼻孔30~35 cm，如已行食管压力测定可将胃管头置于食管下括约肌上 5 cm）并连接输液装置，首先以 1 mL/min 的速度滴入生理盐水，15 min 后在不为患者所知的情况下改滴 0.1 mol/L 的盐酸维持 30 min。如注酸 30 min 仍不产生症状，为阴性结果；如注酸过程中出现胸骨后疼痛或烧灼感，改注盐水症状能缓解，再重复上述操作，两次注酸均能引起疼痛，改注盐水能缓解疼痛，则为阳性反应，说明食管对酸敏感。如滴酸后不引起症状为阴性；滴酸后诉胸骨后烧灼感及疼痛，提示食管炎；如盐水和盐酸滴入均阳性，则可能是高度敏感者。本试验方法简单易行，无需特殊设备，效果较好，适合在基层医院开展。临床用于鉴别食管源性胸痛和心绞痛，但对有典型胃食管反流症状的患者不需常规行此检查。应注意，在某些症状性反流的患者中，有 15% 的假阴性；正常人中有 15% 的假阳性。当有典型症状而 Bernstein 试验阴性，不能除外食管炎的存在时，应进一步行其他方面的检查。本试验对反流并发症有高度特异性，但灵敏度低，不如 pH 监测有价值。Smith 等对 25 例 GERD 患者行酸灌注试验，仅一半出现烧心症状，而 Waston 等对 244 例有烧心症状患者进行 pH 监测，结果有 44 例（18%）无病理性反流，说明酸与烧心症状密切相关，但两者不一定并存。因此，酸灌注试验并不能直接证明 GERD 的存在，而其对易激食管其中一型——酸敏感性食管，可能有一定的诊断价值。我科曾对 15 例患者做本试验，阳性率仅为 1/3。

（四）适应证

不明原因的胸痛患者。

（五）禁忌证

有活动性出血者；消化性溃疡活动期患者；合并严重心肺疾病的患者；意识障碍或无法配合的患者。

二、酸清除试验

（一）概　述

食管清除其内容物的能力对防止胃食管反流引起的食管炎起重要作用，酸清除试验（acid clearance test）可测试食管的这种能力，时间延长标志食管的清除能力异常，它是 Booth 于 1968 年设计的，临床也有人将其称为酸廓清试验。

（二）方　法

将 pH 电极置于食管下括约肌上方 5 cm，同时将胃管置于食管下括约肌上方 10 cm，注入 0.1 mol/L 的盐酸 15 mL，使食管 pH 降至 1.4 以下，而后停止灌注。患者取仰卧位并嘱患者每隔 30 s 做 1 次有效吞咽（干咽），记录食管 pH 升高至 5 所需用的吞咽次数。

评价指标：正常人吞咽 1~3 次可全部消除食管内酸性物质，一般少于 10 次。如超过 10 次仍未清除，提示食管运动功能异常；酸清除时间延迟，提示食管运动功能异常；酸清除时间延迟，酸暴露时间增加，提示食管炎与酸清除异常相关。严重者常需 15~40 次才能清除酸负荷。本试验特异度较差，阳性结果并不表示一定存在胃食管反流，但与预后有关，酸清除延迟者药物治疗效果差。

（三）适应证

无法明确诊断的胃食管反流病患者。

（四）禁忌证

有活动性出血者；消化性溃疡活动期患者；合并严重心肺疾病的患者；意识障碍或无法配合的患者。

三、食管跨黏膜电位差

（一）概　述

食管跨黏膜电位是由于 Na^+ 从食管腔经过复层鳞状上皮向血液主动转运而产生的。黏膜的损害伴有电位差的变化，利用此原理设计的食管黏膜电位差测试仪能准确地确定黏膜的微小损害和异位。食管跨黏膜电位是评价食管黏膜功能、黏膜完整性的一种检查方法，Rovcelstad 于 1952 年首次报道。例如能显示内镜下观察不到的食管黏膜损害，也能观察到食管内的异位胃黏膜上皮或Barrett食管。Orlando对一组129例患有烧心、下咽困难和胸痛的患者测试食管跨黏膜电位，发现其中有103例结果与测压、内镜及活检结果相关，对反流性疾病，特异度为96%，但灵敏度仅为50%，且由于技术设备复杂，此项检查方法尚难推广。

（二）方　法

随着内镜技术的发展，目前多采用内镜下测食管跨黏膜电位，主要检测方法包括：琼脂盐桥电极直接测定法、Ag-AgCl电极直接测定法和液体介导的间接测定法。

（三）适应证

有不明原因胸痛、吞咽困难、烧心等症状的患者；食管胃连接部黏膜病变、黏膜异位或食管裂孔疝患者。

（四）禁忌证

有活动性出血者；合并严重心肺疾病的患者；意识障碍或无法配合的患者。

四、食管肌电图

（一）概　述

食管肌电图是使用食管腔内电极的方法，记录食管横纹肌和平滑肌的肌电活动。1964年由Stoichita和Brosteano首先报道，但过去主要局限在动物实验方面，迄今为止，有关人类食管运动障碍性疾病时的食管肌电图异常报道不多，实验证明食管肌电图能比测压更直接地记录肌肉的运动过程。通常临床以测压来评估食管运动功能，但此法不能显示和分辨每一种肌肉的活动状态，因此限制了其在以横纹肌受累为主的疾病，如重症肌无力、皮肌炎等中的临床应用，而记录肌电活动则截然不同，其对正常和异常食管的吞咽运动均可提供有意义的资料。通过近几年对人类食管的肌电研究，目前可采用腔内电极描记食管肌电活动，同时可进行测压。但由于电极种类较多，缺乏不同类型电极之间的比较，所以结果缺乏一致性，相信通过不断研究改进，此法将来也有希望应用于临床检查。

（二）适应证

揭示食管运动障碍原因。

（三）禁忌证

有活动性出血者；合并严重心肺疾病的患者；意识障碍或无法配合的患者。

五、食管激发试验

（一）概　述

食管激发试验（esophageal provocative tests）是指通过吞咽、饮水、摄入食物或药物等方式来诱发异常运动，反映食管动力，进而揭露病因的一种检测手段。

（二）方　法

多次快速吞咽（MRS）：卧位每隔2~3 s分5次吞咽2 mL的液体。

快速饮水挑战（RDC）：直立位快速摄入200 mL液体。

固体吞咽试验（STS）：直立位分10次摄入大小约1 cm³的软性固态食物，如面包、米饭、棉花糖等。

固体试验餐（STM）：直立位以正常速度摄入200 g软性固体食物，如面包、米饭等，或患者明确的可诱发症状的餐食，如果未在8 min内完成，则试验停止。

药物激发：卧位使用亚硝酸异戊酯吸入剂（4~5吸）；卧位静脉注射胆囊收缩素，40 ng/kg。

（三）适应证

有不明原因胸痛、吞咽困难、烧心等症状的患者；评估食管运动功能。

（四）禁忌证

有活动性出血者；合并严重心肺疾病的患者；意识障碍或无法配合的患者。

（王燕，刘晨毓）

参考文献

[1] 庄奇新, 孟令平. 食管疾病影像学. 上海: 上海科学技术出版社, 2017:1-10

[2] 金征宇, 龚启勇. 医学影像学. 北京: 人民卫生出版社, 2015:288-303.

[3] 徐克, 龚启勇, 韩萍. 医学影像学. 北京: 人民卫生出版社, 2018:174-180.

[4] 韩萍, 杨光耀. 医学影像学. 北京: 人民卫生出版社, 2006:238-242.

[5] Desai RK, Tagliabue JR, Wegryn SA, et al. CT evaluation of wall thickening in the alimentary tract. Radiographics, 1991, 11(5): 771-783.

[6] Noh HM, Fishman EK, Forastiere AA, et al. CT of the esophagus: spectrum of disease with emphasis on esophageal carcinoma. Radiographics, 1995, 15(5):1113-1134.

[7] Schmidlin EJ, Gill RR. New frontiers in esophageal radiology. Ann Transl Med, 2021, 9(10): 904.

[8] Su Jin Hong, Tae Jung Kim, Kyung Bum Nam, et al. New TNM Staging System for Esophageal Cancer: What Chest Radiologists Need to Know. RadioGraphics, 2014, 34:1722-1740.

[9] 李文华, 杨仁杰, 赵廷常. 食管影像学. 北京: 人民卫生出版社, 2002:25-44.

[10] 吴超, 孙浩然. 食管实时 MRI 在胃食管反流病中的应用进展. 国际医学放射学杂志, 2022, 45(01):80-83.

[11] 杨婷, 张清波, 李丹明, 等. MRI 多序列在食管癌鉴别诊断中的价值. 中华放射学杂, 2019, 53(10):892-894.

[12] 郭佳, 王昭琦, 张风光, 等. 高场强 MRI 与超声内镜对可切除性食管癌术前 T 分期应用价值的比较. 中华放射学杂志, 2018, 52(3):199-203.

[13] Lee SL, Bassetti M, Meijer GJ, et al. Review of MR-guided radiotherapy for esophageal cancer. Front Oncol, 2021, 11(3): 628009.

[14] Hayano K, Ohira G, Hirata A, et al. Imaging biomarkers for the treatment of esophageal cancer. World J Gastroenterol, 2019, 25(24):3021-3029.

[15] Wang Z, Guo J, Qin J, et al. Accuracy of 3-T MRI for preoperative T staging of esophageal cancer after neoadjuvant chemotherapy, with histopathologic correlation. AJR Am J Roentgenol, 2019, 212:788-795.

[16] Guo J, Wang Z, Qin J, et al. A prospective analysis of the diagnostic accuracy of 3 T MRI, CT and endoscopic ultrasound for preoperative T staging of potentially resectable esophageal cancer. Cancer Imaging, 2020 10, 20(1): 64.

[17] Schmidlin EJ, Gill RR. New frontiers in esophageal radiology. Ann Transl Med, 2021, 9(10):904.

[18] Pellat A, Dohan A, Soyer P, et al. The role of magnetic resonance imaging in the management of esophageal cancer. Cancers (Basel), 2022, 14(5): 1141.

[19] Peschel DP, Düsberg M, Peeken JC, et al. Incidental nodal irradiation in patients with esophageal cancer undergoing (chemo)radiation with 3D-CRT or VMAT. Sci Rep, 2022, 12(1): 22333.

[20] 丘文明, 肖国有. PET/CT 在食管癌诊疗中的应用现状及潜在价值. 微创医学, 2022, 17(06): 669-675.

[21] Hu M, Zhu Y, Mu D, et al. Correlation of hypoxia as measured by fluorine-18 fluoroerythronitroimidazole (18F-FETNIM) PET/CT and overall survival in glioma patients. Eur J Nucl Med Mol Imaging, 2020, 47: 1427-1434.

[22] Liu Q, Shi S, Xu X, et al. The superiority of [68Ga]-FAPI-04 over [18F]-FDG PET/CT in imaging metastatic esophageal squamous cell carcinoma. Eur J Nucl Med Mol Imaging, 2021, 48(4): 1248-1249.

[23] Zhao L, Pang Y, Luo Z, et al. Role of [68Ga] Ga-DOTA-FAPI-04 PET/CT in the evaluation of peritoneal carcinomatosis and comparison with [18F]-FDG PET/CT, Eur J Nucl Med Mol Imaging, 2021, 48: 1944-1955.

[24] Bailly C, Bodet-Milin C, Bourgeois M, et al. Exploring tumor heterogeneity using PET imaging: the big picture. Cancers, 2019, 11(9): 1282.

[25] 文振宇, 蓝秋. 18F-FDG PET/CT 检查在食管癌患者分期中的诊断效果观察. 中文科技期刊数据库(文摘版)医药卫生, 2023(4): 0013-0015.

[26] 朱蕲潮, 陶维静, 黄婧, 等. 18F-FDG PET/CT 对治疗前食管癌患者远处转移的诊断价值. 现代消化及介入诊疗, 2021(9): 1162-1166.

[27] 张威, 任静, 周鹏, 等. 食管癌 18F-FDG PET/CT 代谢参数与淋巴结转移的相关性. 中国老年

学杂志, 2022(6): 1364-1367.
[28] Oderinde O, Shirvani S, Olcott P, et al. The technical design and concept of a PET/CT linac for biology-guided radiotherapy. Clin Transl Radiat Oncol, 2021, 29:106-112.
[29] Hotta M, Minamimoto R, Toyohara J, et al. Efficacy of cell proliferation imaging with 4DST PET/CT for predicting the prognosis of patients with esophageal cancer: a comparison study with FDG PET/CT. Eur J Nucl Med Mol Imaging, 2021, 48(8): 2615-2623.
[30] 汤泊, 周东亚, 刘敏, 等. 18F-FDG PET/CT 测算病灶糖酵解总量预测食管癌患者经放射及化学治疗预后. 中国医学影像技术, 2021, 37(11): 1680-1684.
[31] 邱云亮, 郭喆, 孙晋, 等. ^{18}F-FDG PET/CT 代谢参数预测老年食管鳞癌预后的价值. 中国医学影像学杂志, 2021, 29(10): 998-1002.
[32] Maurer AH. Gastrointestinal Motility, Part 1: Esophageal Transit and Gastric Emptying. J Nucl Med, 2015, 56(8): 1229-1238.
[33] Heyman S. Esophageal scintigraphy (milk scans) in infants and children with gastroesophageal reflux. Radiology, 1982, 144(4): 891-893.
[34] Sadeghi R, Kakhki VR, Zakavi R, et al. Gastroesophageal reflux detected on the myocardial perfusion scan with 99mTc-MIBI. Hell J Nucl Med, 2008, 11(3): 191-192.
[35] 李培永, 申东峰, 王宝山. 放射性粒子支架在中晚期食管癌治疗中的应用价值. 中国药物与临床, 2021, 21(17): 2962-2964.
[36] 刘一铭, 焦德超, 许凯豪, 等. 携125I粒子三链营养管近距离放射治疗晚期食管癌的近期疗效评价. 介入放射学杂志, 2022, 31(07): 693-697.
[37] 宋玉昕, 吕洪章, 张玲玲, 等. 携带碘125粒子食管支架治疗食管癌的临床研究. 现代肿瘤医学, 2020, 28(10): 1663-1667.
[38] Philip W Y Chiu, Yasushi Sano, Noriya Uedo, et al.Endoscopy in Early GastrointestinalCancers. Singapore: Springer, 2021.
[39] 古江康明, 堅田親利. 通常内視鏡（経口）的咽喉頭診断, 胃と腸, 2021(増刊号), 56(5)532-533.
[40] 李兆申, 令狐恩强, 王洛伟. 中国早期食管癌及癌前病变筛查专家共识意见. 中华健康管理学杂志, 2019, 12(6): 465-473.
[41] Breumelhof R, Smout AJPM. The Symptom Sensitivity Index: avaluable additional parameter in 24-hour eophageal pH recording. Am J Gastroenterol, 1991,86:160-164.
[42] DeMeester TR, Wemly JA, Little AG. Technique, indications and clinical use of 24hour esophageal pH monitoring. J Thorac cardiovasc Surg, 1980, 79:656-661.
[43] Jamieson JR, Stein HJ, DeMeester TR, et al. Ambulatory 24-H eophageal pH monioring: Nomel Values, optional thresholds, specficity, Sensitivity, and reproducibility. AM J Gastroenterol, 1992, 87:1102-1107.
[44] Vaezi MF, Richter RE. Role of acid and duodenogastroesophgeal reflux in gastroe-sophageal reflux disease. Gastroenterology, 1996,111:1192-1199.
[45] Gyawali CP, Kahrilas PJ, Savarino E, et al. Modern diagnosis of GERD: the Lyon Consensus. Gut, 2018, 67(7):1351-1362.
[46] Roman S, Mion F, Zerbib F, et al. Wireless pH capsule-yield in clinical practice. Endoscopy, 2012 ,44(3):270-276.
[47] Schneider JH, Kramer KM, Königsrainer A, et al. Ambulatory pH: monitoring with a wireless system. Surg Endosc, 2007,21(11):2076-2080.
[48] Lawenko RM, Lee YY. Evaluation of Gastroeso-phageal Reflux Disease Using the Bravo Capsule pH System. J Neurogastroenterol Motil, 2016, 22(1):25-30.
[49] Ghisa M, Barberio B, Savarino V, et al. The Lyon Consensus: Does It Differ From the Previous Ones? J Neurogastroenterol Motil, 2020, 26(3):311-321.
[50] El-Serag HB, Sweet S, Winchester CC, et al. Update on the epidemiology of gastro-oesophageal reflux disease: a systematic review. Gut, 2014, 63(6):871-880.
[51] Maerten P, Ortner M, Michetti P, et al. Wireless capsule pH monitoring: does it fulfil all expectations? Digestion, 2007, 76(3-4):235-240.
[52] 中华医学会消化病学分会. 2020年中国胃食管反流病专家共识. 中华消化杂志, 2020,40(10):649-663.
[53] 中华医学会消化病学分会胃肠动力学组, 大中华区消化动力联盟. 食管动态反流监测临

床操作指南（成人）. 中华消化杂志, 2021, 41(03):149-158.

[54] 中华医学会消化病学分会. 2020 年中国胃食管反流病专家共识. 中华消化杂志, 2020, 40(10):649-663.

[55] 中华医学会消化病学分会胃肠动力学组，大中华区消化动力联盟. 食管动态反流监测临床操作指南（成人）. 中华消化杂志, 2021, 41(03):149-158.

[56] Tobias G, Wenzl. Investigating Esophageal Reflux With the Intraluminal Impedance Technique. Journal of Pediatric Gastroenterology and Nutrition, 2002, 34:261–268.

[57] Radu Tutuian, Donald O Castell. Clinical Application of Impedance-Manometry for Motility Testing and Impedance-pH for Reflux Monitoring. Technology & Services, 2005, 1:1-5.

[58] A J Bredenoord, Blam Weusten, R Timmer, et al. Minimum sample frequency for multichannel intraluminal impedance measurement of the oesophagus. Neurogastroenterol Motil, 2004, 16:713–719.

[59] Gyawali CP, Kahrilas PJ, Savarino E, et al. Modern diagnosis of GERD: the Lyon Consensus. Gut, 2018, 67(7):1351-1362.

[60] Radu Tutuian, Donald O Castell. Use of Multichannel Intraluminal Impedance to Document Proximal Esophageal and haryngeal Nonacidic Reflux Episodes. American Journal of Medicine, 2003, 115:119-123.

[61] Radu Tutuian, Marcelo F Vela, Nagammapudur S Balaji, et al. Esophageal Function Testing With Combined Multichannel Intraluminal Impedance and Manometry: Multicenter Study in Healthy Volunteers. Clinical Gastroenterology and Hepatology, 2003, 1:174-182.

[62] Steven Shay, Radu Tutuian, Danies Sifrim, et al. Twenty-Four Hour Ambulatory Simultaneous Impedance and pH Monitoring: A Multicenter Report of Normal Values From 60 Healthy Volunteers. American Journal of Gastroenterology, 2004, 4172:1037-1043.

[63] Frazzoni M, Savarino E, de Bortoli N, et al. Analyses of the Post-reflux Swallow-induced Peristaltic Wave Index and Nocturnal Baseline Impedance Parameters Increase the Diagnostic Yield of Impedance-pH Monitoring of Patients With Reflux Disease. Clin Gastroenterol Hepatol, 2016, 14(1):40-46.

[64] Jiang Y, Jiang L, Ye B, et al. Value of adjunctive evidence from MII-pH monitoring and high-resolution manometry in inconclusive GERD patients with AET 4-6. Therap Adv Gastroenterol. 2021, 14:17562848211013484.

[65] Saad RJ. The Wireless Motility Capsule: a One-Stop Shop for the Evaluation of GI Motility Disorders. Curr Gastroenterol Rep, 2016, 18(3):14.

[66] Lin Z, Xiao Y, Li Y, et al. Novel 3D high-resolution manometry metrics for quantifying esophagogastric junction contractility. Neurogastroenterol Motil. 2017, 29(8):10.1111/nmo.13054.

[67] 侯晓华. 中国高分辨率食管测压临床操作指南（成人）. 中华消化杂志, 2020, 40(1):3-8.

[68] Yadlapati R, Kahrilas PJ, Fox MR, et al. Esophageal motility disorders on high-resolution manometry: Chicago classification version 4.0©. Neurogastroenterol Motil, 2021, 33(1):e14058.

[69] 侯晓华. 消化道高分辨率测压图谱. 北京：科学出版社, 2014.

[70] Vaezi MF, Richter RE. Role of acid and duodenogastroesophgeal reflux in gastroesophageal reflux disease. Gastroenterology, 1996, 111:1192-1199.

[71] 莫剑忠，袁耀宗，邹多武. 消化系功能性和动力障碍性疾病. 上海：上海科学技术出版社, 2005.

[72] 罗金燕，龚均. 胃肠运动与疾病. 西安：陕西科学技术出版社, 1996, 52-62.

[73] 林志坤，胡品津，李初俊，等. 食管 pH 和胆汁监测用于十二指肠胃反流的诊断及对治疗的评价. 中华消化杂志, 2001, 21:601-604.

[74] 戴菲，龚均，钱芳，等. 饮食对 Bilitec 检查的影响. 西安医科大学学报, 2002, 23(2):215.

[75] Donnan EN, Pandolfino JE. EndoFLIP in the Esophagus: Assessing Sphincter Function, Wall Stiffness, and Motility to Guide Treatment. Gastroenterol Clin North Am, 2020, 49(3):427-435.

[76] Desprez C, Roman S, Leroi AM, et al. The use of impedance planimetry (Endoscopic Functional Lumen Imaging Probe, EndoFLIP®) in the gastrointestinal tract: A systematic review.

Neurogastroenterol Motil, 2020, 32(9):e13980.

[77] 郭洁, 时昭红, 陈建德. EndoFLIP 技术在胃食管反流病中的应用进展. 中华胃食管反流病电子杂志, 2016, 3(01):31-33.

[78] Su B, Dunst C, Gould J,et al. Experience-based expert consensus on the intra-operative usage of the Endoflip impedance planimetry system. Surg Endosc, 2021, 35(6):2731-2742.

[79] Hirano I, Pandolfino JE, Boeckxstaens GE. Functional Lumen Imaging Probe for the Management of Esophageal Disorders: Expert Review From the Clinical Practice Updates Committee of the AGA Institute. Clin Gastroenterol Hepatol, 2017, 15(3):325-334.

[80] Smith JL,Opekun AR,Larkal E,et al. Sensitivity of the esophageal mucosa to pH in gastroesophageal reflux disease.Gastroenterology, 1989, 96(3):683-689.

[81] Waston PCP,Tham TCK,Johnston BJ,et al. Double blind cross-over placebo contrllled study of omeprazole in the treatment of patients with reflux symptoms and physiological levels of acid reflux the "sensitive oesophagus". Gut, 1997, 40(5):587.

[82] 刘锟. 开展食管功能检查势在必行. 中华外科杂志, 1992, 30(7), 390-391.

[83] 龚均, 黄慎全, 朱有铃, 等. 酸灌注试验对食管炎的诊断价值. 陕西医药杂志, 1987, 11:34.

[84] Holloway RH,Blank EL,Takahashi I,et al. Electrical control acticity of the lower esophageal sphincter in unanesthetized opossum esophagus.Am J Phyaiol, 1987, 252:G511-G515.

[85] Kannan MS,Jager LP,Daniel EE.Electrical properties of smooth muscle cell membrane of opossum esophagus.Am J Phyaiol, 1985, 248:G342-G346.

[86] 王元杰, 刘锟. 食管肌电图的研究进展. 中华外科杂志, 1992, 30(7):399.

[87] 陈荔香, 朱云瑞, 苏应衡, 等. 用吞水音图法普查食管癌贲门癌. 中国肿瘤, 1994, 3(3):13-14.

[88] Hirsch W, Kedar R, Preiss U. Color Doppler in the diagnosis of the gastroesophageal reflux in children: comparison with pH measurements and B- mode ultrasound. Pediatr Radiol, 1996, 26(3):232-235.

[89] Wynchank S, Mann MD, Fisher R, et al. Ultrasound as a screening study for gastroesophageal reflux in children.Ann Trop Paediatr, 1997, 17(4):343-348.

[90] Koek GH, Vos R, Flamen P, et al. Oesophageal clearance of acid and bile: a combined radionuclide, pH, and Bilitec study.Gut, 2004, 53(1):21-26. DOI:10.1136/gut.53.1.21.

[91] Orlando RC, Powell DW, Bryson JC, et al. Esophageal potential difference measurements in esophageal disease.Gastroenterology, 1982, 83(5):1026-1032.

[92] Yadlapati R, Kahrilas PJ, Fox MR, et al. Esophageal motility disorders on high-resolution manometry: Chicago classification version 4.0©[published correction appears in Neurogastroenterol Motil. 2022 Dec 5;:e14179].Neurogastroenterol Motil, 2021, 33(1):e14058. DOI:10.1111/nmo.14058.

第5章 食管疾病治疗学

第1节 内镜下治疗方法

一、食管狭窄的内镜治疗术

常用器械扩张法和狭窄切开法。

（一）食管狭窄内镜扩张治疗术

由多种病因引起的食管狭窄可导致食物通过障碍，患者常有不同程度的吞咽困难，进食时间延长，可同时伴有反食、呛咳，甚至不能进水，可引起严重营养不良、脱水等，有时需要紧急处理。食管狭窄扩张治疗是指在内镜直视下放置扩张球囊，或在X线透视下通过引导钢丝放置扩张器，达到扩张狭窄部以缓解症状的一种治疗手段。随着新的仪器设备的出现和改进，食管狭窄的扩张治疗已日益广泛地应用于临床，使不少患者避免了手术治疗。

1. 食管狭窄的病因和内镜扩张治疗原理

食管狭窄可以是先天性狭窄，由先天性食管环和食管蹼导致，也可以是继发性狭窄，由食管癌、反流性食管炎、贲门失弛缓症或吞咽腐蚀性物质后造成的瘢痕组织收缩等原因导致。临床主要表现为吞咽困难、吞咽时有疼痛感、体重减轻以及进餐后食物反流等（图5-1）。

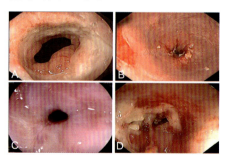

图5-1　各种原因导致食管狭窄

A. 贲门癌术后狭窄；B. 食管癌术后狭窄；C. 食管病变内镜黏膜下剥离术（ESD）术后狭窄；D. 食管癌伴狭窄

各种食管狭窄的扩张方法其基本原理主要包括：①应用机械扩张的原理强力扩张狭窄环周的纤维组织，使狭窄局部扩张；②引起狭窄部一处或多处组织撕裂，使食管腔扩大；③强力扩张，使局部压力大幅增加，从而引起局部肌层（如食管下括约肌）撕裂，缓解肌层痉挛或松弛障碍。

由于食管狭窄的病因不同，其狭窄形成的机制也会存在差异，因此在进行扩张时，应针对形成狭窄的可能机制选择有效的扩张方法。如贲门失弛缓症的扩张要求达到食管下括约肌肌层撕裂，而反流性食管炎并发炎性狭窄的扩张主要是伸张或断裂增生的纤维组织，但扩张本身会造成食管局部的创伤，其在修复过程中，伴随着纤维组织的再生会再度形成狭窄。另外，扩张治疗后狭窄解除，反流可能增加，也是再狭窄的机制。因此，部分患者可能需要反复扩张，或置临时支架以防瘢痕狭窄；食管肿瘤引起的"恶性"狭窄，扩张后需置覆膜支架。

2. 食管狭窄内镜扩张治疗的适应证和禁忌证

适应证主要包括：①食管炎性狭窄，如反流性食管炎、感染或腐蚀性食管炎等；②食管术后吻合口狭窄；③先天性食管狭窄，如食管环、食管蹼；④功能性或动力性食管狭窄，如贲门失弛缓症、弥漫性食管痉挛；⑤瘢痕性食管狭窄；⑥晚期食管癌或贲门癌性梗阻，为缓解吞咽困难，也可行姑息性扩张，常常结合其他治疗，如局部化疗、放疗或放置支架治疗等。

食管狭窄扩张的禁忌证有：①患者不能合作；②合并严重心、肺疾患或其他严重疾病而不能耐受胃镜检查者；③食管化学性灼伤后2周内或伴有重度急性食管炎症、深溃疡者；④食管病变疑为穿孔者。

3. 扩张治疗的器械

食管狭窄扩张治疗的仪器主要有两类。一类是探条扩张器，常用 Savary-Gilliard 扩张探条，一般由金属、聚乙烯或聚乙烯化合物制成的扩张器。目前常用的是中空的扩张器，导丝可通过，导丝的前端钝具有弹性，可增加扩张中的安全性，扩张器的前端呈圆锥形，便于进入狭窄部。国产探条由 6 根组成，由小号到大号直径分别为 5 mm、7 mm、9 mm、11 mm、13 mm 和 15 mm。另一类是球囊扩张器，根据需要有多种长度和直径的型号，球囊中可充气、水或造影剂，以使球囊膨胀。球囊与塑料导管相连，塑料导管的另一头为注射器接头，带有阀门装置，用于连接注射器和带有测压装置的加压器，根据不同的球囊直径推荐不同的压力。球囊扩张器根据用法不同有两种类型，一种是可经胃镜活检孔道直接插入（through the channel，TTC）球囊（图 5-2），另一种是先经内镜通过导丝，退出内镜后再沿导丝插入（over the wire，OTW）球囊。扩张球囊在治疗过程中可以在内镜直视下完成，也可以在 X 线引导下完成。

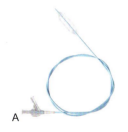 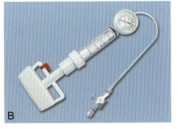

图 5-2 活检孔道直接插入球囊和加压器

A. 扩张球囊；B. 压力表

4. 扩张前的准备工作

（1）医生的准备：扩张前，医生应充分了解患者病情，进行 X 线摄片（钡餐或含碘造影剂）和胃镜检查，明确狭窄的部位、程度、长度、性质及发生的病因，对有手术史者，应详细了解手术方式和病理，尤其是应清楚狭窄远侧段腔道的长度和走行方向，选择合适的扩张方法和器械。对患者及家属做好解释工作，并交代扩张治疗的必要性和可能的并发症，以取得患者的配合。术前停服影响凝血功能的药物，常规检查患者的血常规、凝血酶原时间等。

（2）患者准备：患者在扩张前至少禁食 6 h。如狭窄近段有大量潴留物时，宜适当延长禁食时间，必要时可插管灌注清洗。如有严重的炎症或溃疡时，应先用药物治疗。

（3）扩张前给药：扩张前局部应充分麻醉以减少患者的不适。对较紧张的患者术前可肌内注射安定 5~10 mg。杜冷丁（哌替啶）等强镇痛剂容易掩盖扩张时穿孔等并发症，因此应慎用。近年来对于疼痛敏感患者可采取无痛（麻醉）胃镜。

5. 操作方法

（1）探条扩张器法：主要用于非动力性狭窄。先行胃镜检查找到狭窄口，将前端带有保险弹簧的金属导丝经活检孔道插入，并缓慢通过狭窄部位使之前端到达胃内，固定导丝，将胃镜缓慢退出，选择合适型号的探条串在导丝上，从小号开始选择扩张器。将扩张探条缓慢通过咽部及狭窄部，遇到阻力时要小心持续加压，直至其体部（即圆柱形部分）通过狭窄口，并留置扩张探条约 5 min，注意导丝的位置必须固定不变。梯次更换扩张探条，逐渐扩开狭窄部分，当扩张到适当的型号探条时，将探条及导丝一同取出。扩张后再插入内镜复查，以观察扩张后局部情况。

（2）球囊扩张法：球囊中可充气、水或造影剂。根据球囊的大小、不同的疾病情况及操作条件，常有 2 种操作方法。①经导丝球囊扩张术：插入内镜至狭窄部近端，经内镜活检管道插入导丝至狭窄的远端（最好在 X 线监护下），退出内镜保留导丝；将中空的球囊导管沿导丝插入，在 X 线透视下定位后注气或水，也可再次插入内镜，在内镜直视下定位、扩张，球囊内压力达到预定的标准（一般 6~8 psi）后持续 1~2 min 可放气（水），放气间歇 2~3 min，可反复 2~3 次，直至注气时阻力明显减小或 X 线透视下狭窄的"凹腰征"逐渐消失为止，扩张后抽尽囊内的空气，退出导丝和气囊导管。扩张完成后，内镜复查狭窄口损伤情况和远端上消化道有无病变。如发生渗血，可喷洒凝血酶或去甲肾上腺素液等，观察无活动性出血后再退镜。如发生小动脉出血，可使用微波、热活检钳电凝止血或金属夹止血等治疗。该扩张方法主要适用于需要较大的球囊进行较大程度扩张的情况，如动力性狭窄等。②经内镜球囊技术：球囊可经内镜活检孔道直接插入，其前端起导丝作用，直视下见球囊插至狭窄处后球囊注水（或气），方法同上，扩张中及扩张后，直接观察被扩张局部的情况。主要用于较轻的炎性狭窄或需要小范围扩张的情况（图5-3，图5-4，图5-5）。

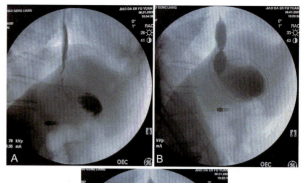

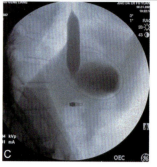

图5-5　X线下球囊扩张术

A. 插入导丝；B. 扩张中；C. 扩张后

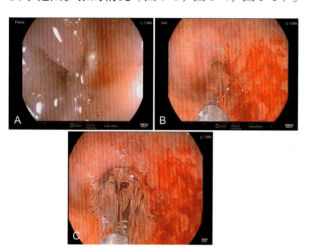

图5-3　活检孔道插入球囊扩张术

A. 食管狭窄；B. 插入球囊；C. 扩张中

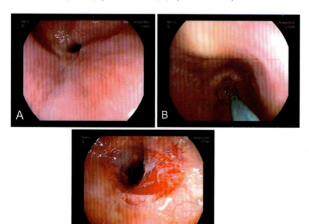

图5-4　食管内镜黏膜下剥离术（ESD）术后狭窄球囊扩张术

A. 食管ESD术后狭窄；B. 插入球囊扩张；C. 扩张后

6. 扩张时的注意事项及术后处理

扩张治疗食管狭窄应注意以下问题。①扩张前应做好患者食管的清洁工作，以减少发生误吸的风险。在操作中正确放置导丝是成功的关键，要做到耐心细致，将导丝顶端插到胃腔，一般置入超过狭窄下端15 cm左右。②扩张时应根据狭窄程度，依次增加扩张探条或球囊直径，使狭窄部分逐渐被扩开，狭窄口一般扩张至胃镜能顺利通过即可，对情况较差者不必强行扩张至15 mm。③加压时应密切注意患者的胸痛情况，胸痛剧烈时需高度警惕穿孔、严重的黏膜撕裂和大出血。④扩张时间不宜过短，如时间短，可能扩张不完全，易导致近期复发。⑤扩张时注意保持球囊中央位于狭窄处或扩张探条体部已过狭窄段，以保证疗效，球囊扩张时不要前后拖拉，防止球囊破损或金属吻合器导致局部黏膜撕裂。⑥对于多处狭窄、狭窄范围较长者应分次扩张。⑦复杂的狭窄除严重狭窄外，狭窄腔往往扭曲不直，要小心扩张，有时内镜难以一次将导丝通过狭窄段，甚至完全不能插入，此时可以采用多次扩张，直接用较小的球囊扩张器在内镜直视下，或用探条扩张器的锥形顶端对狭窄近端行局部扩张，直至导丝顺利通过狭窄段。⑧扩张结束后，应再次插入胃镜检查，观察扩张效果的同时注意有无出血、穿孔等并发症，如有，应及时做相应处理。

扩张后应禁食6~12 h，密切观察病情，注意有无胸痛、发热、咳嗽等。给予抗反流治疗：进易消化软食、抬高床头、抑酸药物等，以减少再狭窄的发生。

7. 并发症的预防和处理

食管狭窄的扩张治疗目前已广泛应用于临床，技术已趋成熟，但仍会有并发症发生，其中大多数是可预防的。一旦并发症发生，则尽量控制其发展，减轻严重程度，极少情况下需要手术治疗。预防及治疗并发症的要点在于：①术前充分准备，包括患者的准备和医生对患者病情的充分了解；②扩张时应动作轻柔，导丝放置一定要准确，必要时X线透视下确定部位，根据狭窄程度，选择合适的扩张器和方法，依次增加扩张探条或球囊直径，使狭窄部分逐渐被扩开，狭窄口一般扩张至胃镜能顺利通过即可，切忌一次过分扩张；③扩张后应用胃镜仔细了解开口情况，及时发现可能的并发症并及时处理，术后应密切观察病情，不宜马上进食。食管狭窄扩张时和扩张后近期的主要并发症有穿孔、出血及吸入性肺炎等。远期并发症主要是胃食管反流和狭窄再形成。

（1）穿孔：穿孔是严重的并发症，与疾病的性质、操作者的技术及选用的扩张器有关。据报道其发生率一般低于0.5%。常发生于偏心性狭窄，较为复杂的狭窄，如狭窄部位较长、不规则，或伴有憩室等。另外，操作时病变显示不清、操作粗暴、选用扩张器型号过大、导丝插入过多或插入位置错误，也是导致穿孔的原因。在进行食管扩张时应密切注意患者的胸痛情况，胸痛剧烈时需高度警惕严重的黏膜撕裂或穿孔。若在扩张后胸痛仍持续不减，应考虑发生穿孔，胃镜下不能确定时，可应用少量60%泛影葡胺进行食管造影，如在食管狭窄段及其附近显示壁外造影剂，则可确定食管穿孔。此时，临床上则可能出现颈部或上胸部皮下气肿，胸部平片显示纵隔有气体影。发生穿孔的部位常在食管颈段或在食管狭窄近侧的胸腹交界处，多半是由扩张器插入引起，少数是因狭窄部的劈裂，而贲门失弛缓症的穿孔以狭窄部的劈裂多见。对于发生小穿孔的病例，宜立即禁食，并给予胃肠减压，经输液、应用广谱抗生素及对症支持等治疗3~5 d，绝大部分可以治愈。近年来，对于扩张时立即发现的穿孔经内镜下钛夹治疗显示出较好的效果。对于穿孔较大的病例，有时需要手术修补。

（2）出血：对于狭窄局部有缝合针存留或较严重的狭窄，尤其是狭窄段较长的病例，扩张治疗有可能合并出血，有时严重的黏膜撕裂或局部有血管损伤时，出血可能会较多。另外，探条扩张器也可能损伤狭窄远侧黏膜导致出血，该部位出血易被漏诊，应引起重视。扩张治疗后应立即在内镜下观察出血情况，必要时可用盐水冲洗局部观察有无活动性出血。对有活动性出血的病例，可应用1∶10 000肾上腺素行局部注射，也可用凝血酶局部喷洒止血。氩离子电凝器和止血夹近年来应用较多，效果显著，特别是对于较大的或血管性出血的治疗。

（3）吸入性肺炎：术前充分准备是防止吸入的关键。如狭窄近段有大量潴留物时，宜适当延长禁食时间，必要时可插管灌注清洗。有些病例，特别是贲门失弛缓症患者，虽已经过准备，但仍有严重食管潴留，可在内镜下反复用清水灌注，稀释内容物并抽吸。扩张时应注意食管、胃内潴留物和分泌物的体位引流并及时吸引，以减少肺内吸入的发生。一旦吸入出现肺部感染，患者常有发冷、发热，伴有咳嗽、咳痰，甚至胸痛、憋气等。胸片可显示炎症的部位和范围。经抗感染治疗大部分患者可治愈。

（4）胃食管反流：扩张治疗后，大部分患者可有不同程度的胃食管反流，尤其是原有胃食管反流病或做过贲门切除的患者。常有反酸、烧心、胸痛或呛咳等症状。胃食管反流也是引起食管扩张后再狭窄的主要因素之一。目前主张扩张后应进行抗反流治疗，宜少进油腻食物、浓茶、咖啡及碳酸饮料，睡眠时适当抬高床头，服用抑酸剂及黏膜保护剂。

（5）狭窄再形成：食管狭窄时应用机械扩张的原理，强力扩张狭窄环周的纤维组织或平滑肌组织，引起狭窄部一处或多处组织撕裂，缓解肌层痉挛或松弛障碍，使食管腔扩大。但同时扩张本身又导致狭窄部局部组织损伤，进而发生组织修复，纤维组织增生，疤痕形成，局部有可能再形成狭窄。因此，对于狭窄的扩张，特别是对于炎性狭窄的扩张，宜逐渐增加探条扩张器的直径，在一次扩张中，增加的总幅度不宜过大，可分次扩张。而对于贲门失弛缓症等动力性狭窄，由于要引起平滑肌组织的断裂，扩张力应足够大。术后防止和治疗胃食管反流，减少局部的炎症刺激，也是减少狭窄再形成的重要因素。

（二）食管狭窄切开术

食管内镜下狭窄切开术是指在内镜下使用针状刀、IT刀、内镜剪刀切开瘢痕、纤维组织，以达到扩张狭窄作用的术式，主要用于难治性食管良性狭窄（refractory benign esophageal stricture，RBES）的镜下治疗。

1. 适应证

内镜下切开术适用于各种食管良性狭窄，如由食管病变切除术 [内镜黏膜下剥离术（endoscopic submucosal dissection，ESD）、内镜黏膜切除术（endoscopic mucosal resection，EMR）] 引起的食管狭窄（图5-6）、食管外科吻合术等导致的食管狭窄（图5-7）、食管良性疾病（食管蹼、先天性食管狭窄、闭锁等）的狭窄、放射损伤引起的食管狭窄等疾病的内镜下治疗。尤其是RBES，反复多次球囊扩张仍效果不佳，内镜下切开术往往可以取得较明显的缓解狭窄的效果。

2. 禁忌证

主要禁忌证包括：①严重凝血功能障碍，或合并其他严重器质性病变等不能耐受麻醉手术的患者；②由恶性肿瘤导致的食管恶性狭窄，推荐镜下支架置入；③简单良性食管狭窄首选球囊扩张治疗。

3. 操作方法

①患者准备：术前1周尽量流质、半流质饮食，禁食48h，禁水6h。②器械准备：基本同ESD。③操作方法：内镜下使用IT刀、针形刀，或者内镜剪刀辐射状或环形切开食管狭窄段黏膜及瘢痕，以达到解除或缓解狭窄，扩大管腔的目的。切开方式有单纯放射状切开、单纯放射状切开＋瘢痕切除、单纯放射状切开＋选择性瘢痕切开三种切开方式（图5-6，图5-7）。

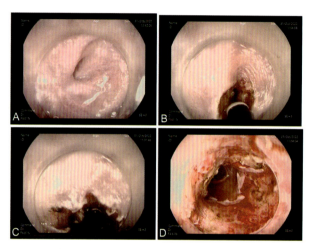

图5-6 食管内镜黏膜下剥离术（ESD）术后狭窄内镜下切开术

A. 食管ESD术后狭窄；B、C. 放射状切开；D. 选择性切开瘢痕

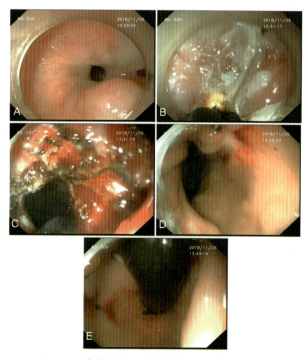

图5-7 食管胃吻合口术后狭窄内镜下切开术

A. 吻合口狭窄；B、C. 放射状切开；D. 狭窄处内镜通过；E. 翻转观察吻合口见切痕

4.并发症及处理

常见并发症包括出血、穿孔、疼痛、术后感染等。

食管穿孔是食管扩张最常见、最严重的并发症之一。主要原因是切开治疗时无法精准测量狭窄食管段的长度和厚度，切开深度以达到固有肌层表面，或切开底部位于狭窄两端黏膜连线构成的平面上为宜。另外，在超声内镜引导下行内镜下切开有助于辨别深度，减少术中穿孔风险。术中发现食管穿孔，可行镜下支架置入，快速覆盖穿孔创面，同时还可以起到扩张食管的作用。

术后可予以抗生素、止血药等预防创面感染、出血。

Simmons 等于 2006 年首次报道了内镜切开术治疗难治性食管良性狭窄（RBES），随后国内外陆续开展临床研究证实了该方法的疗效和安全性。目前该技术广泛应用于食管狭窄的内镜下治疗，尤其是难治性短节段（＜1 cm）吻合口狭窄。大量临床研究显示，内镜下切开术与球囊扩张的短期疗效相近，但长期疗效优于球囊扩张。虽然术后可明显缓解患者吞咽困难，但疗效仍随时间延长而降低。对于 RBES 患者，尤其是狭窄长度 ≥2 cm 的患者，采用内镜下切开术与球囊扩张、局部糖皮质激素注射、支架置入等其他方法相结合的方案，可明显提高疗效。

二、食管支架置入术

（一）概　述

食管支架置入术是指在各种原因（包括良性疾病和恶性疾病）导致的食管、贲门或吻合口狭窄影响进食时利用食管支架置入器将食管支架放置于狭窄段，从而起到重新建立进食通道作用的内镜下操作治疗。食管支架置入术是一种微创的治疗手术，治疗对象可以是良性疾病或恶性疾病。如晚期食管癌患者，癌肿增大堵塞食管，出现进食哽咽，甚至进水都哽咽的情况时，食管支架置入术既能解决食管狭窄所致的严重摄入障碍，又能大大改善患者的营养状况，提高生存质量。

（二）适应证与禁忌证

1.适应证

适应证包括良性疾病与恶性疾病：①无法手术切除的食管、贲门疾病等所致的恶性狭窄；②上述部位及吻合口癌肿复发所致的狭窄；③食管气管瘘（或食管支气管瘘）和食管纵隔瘘；④食管癌术后恶性吻合口瘘；⑤外伤性食管瘘；⑥食管穿孔；⑦纵隔恶性肿瘤导致食管外压性狭窄。⑧化学损伤导致的食管狭窄；⑨食管癌或贲门癌术后吻合口狭窄；⑩放疗后食管瘢痕狭窄（图 5-8）。

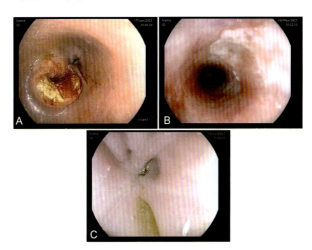

图 5-8　食管支架置入术适应证

A. 食管癌；B. 食管癌放疗后狭窄；C. 贲门癌术后吻合口狭窄

2.禁忌证

禁忌证包括：①无法纠正的凝血功能障碍；②心肺功能障碍无法耐受手术；③败血症；④严重气管受压的风险，为相对禁忌，可同时置入气管支架；⑤颈段食管癌，为相对禁忌，因支架置入后有较高的移位率及难以忍受的异物感；⑥狭窄段过长且狭窄程度严重，导丝无法通过狭窄段者。

（三）常用的食管支架类型

食管支架包括以下类型。①普通金属支架，支架由镍钛合金材料、不锈钢丝等制成。②覆膜支架，在支架外披一层塑料薄膜，其设计想法是可防止肿瘤向支架内生长、浸润。包括全覆膜自膨胀金属支架、近端及远端缺乏覆膜覆盖的部分覆膜自膨胀金属支架。③防反流支架，贲门肿瘤或切除术后狭窄的患者安放支架，往往引起胃食管反流，该类支架末端装有硅胶防反流膜瓣（长2~3 cm），在腹内压增高的情况下，防反流瓣被推向支架腔内，以阻挡胃内容物的反流，减轻反流性食管炎的发生（图5-9）。

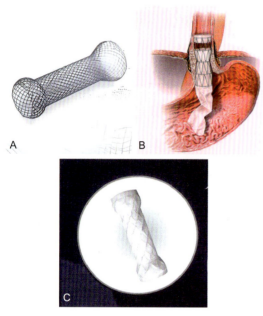

图5-9　不同类型的食管支架及置入器
A. 金属支架；B. 覆膜支架；C. 防反流支架

2016年欧洲胃肠内镜学会（ESGE）对食管良性或恶性狭窄后食管支架置入术有如下建议：建议放置部分或全覆膜自膨胀金属支架（SEMSs）用于因激光治疗、光动力治疗或食管旁路手术引起的恶性吞咽困难的姑息性治疗（强烈推荐，高级别证据）；首选SEMSs放置用于恶性食管气管瘘或食管支气管瘘的封堵治疗（强烈推荐，低级别证据）。多项研究显示采用SEMSs封堵食管气管瘘可改善患者症状，75%~100%的患者可达到瘘口的愈合；可考虑放置临时SEMSs用于顽固性良性狭窄的治疗（弱推荐，中级别证据）。支架放置最长时间为3个月（强烈推荐，低级别证据）。ESGE反对将SEMS作为一线方案用于食管良性狭窄的治疗（强烈推荐，低级别证据）。

支架内径与长度：食管用支架的内径通常为18 mm，长度有40 mm、60 mm、70 mm、80 mm、90 mm、100 mm、120 mm等规格，如有特需，可定制。支架长度选择：根据狭窄位置、长度选择合适的食管支架，通常支架至少比病变长度长3~4 cm，使支架置入食管后支架远端超过狭窄段15~20 mm，近端高出病变20 mm左右，确保支架覆盖整个病变范围。对于肿瘤邻近主动脉弓者，食管支架近端应超出主动脉弓上缘，以避免随着主动脉搏动，支架上极机械摩擦导致食管穿孔，甚至主动脉穿孔大出血。

（四）操作过程

1. 患者准备

（1）禁食。患者术前禁食6 h，禁水2 h，确保食管和胃排空。告知患者术中可能出现不适，为患者准备苯二氮䓬类静脉镇静剂或阿片类镇痛药。

（2）知情同意。告知患者（及其家属）支架置入术的必要性、优缺点，手术方式，术中及术后可能发生的并发症和风险（如疼痛、出血、食管穿孔等，部分患者可能无法耐受疼痛等不适需要移除支架，少数可能因食管穿孔、大出血等需进行紧急抢救，严重者可能危及生命），可替代的其他治疗方案（如空肠营养管、胃造瘘、肠外营养等），向患者提供书面信息，征得患者（及家属）的知情同意并签名。

2. 术前检查

（1）内镜检查。包括上消化道内镜检查和超声内镜检查，内镜检查并活检可以明确病理诊断，了解食管肿瘤的部位、大小、形态、梗阻情况及浸润深度，提供初步临床分期信息。上消化道内镜检查可观察食管肿瘤有无溃疡及出血，评估食管支架置入术可能出现的食管穿孔、出血等相关风险。

（2）影像学检查。钡餐造影或气钡双重对比造影：钡餐造影或气钡双重对比造影可以了解肿瘤部位、长度、梗阻程度，有无肿瘤溃疡及食管气管穿孔等信息。有食管气管瘘的患者，因钡剂吸入会引起急性肺部炎症，可口服含碘造影剂替代钡剂。

CT或MRI检查：薄层CT扫描成像，包括多平面重建,可显示患者的食管解剖结构,狭窄或阻塞情况,MRI 软组织分辨率高,可多方位、多序列、多参数成像,因此 CT 及 MRI 可显示病灶的侵犯范围、深度、毗邻脏器的关系和淋巴结转移情况等,可用于评估肿瘤分期,对于食管支架置入,CT 重建图像可以显示病变长度及肿瘤上缘与主动脉弓的距离,可以协助确定最佳的支架长度。同时 CT/MRI 可明确食管肿瘤是否侵犯主动脉,如果食管肿瘤侵犯主动脉,置入食管支架可能出现主动脉破裂大出血,需谨慎操作,或选择空肠营养管置入、胃造瘘等替代治疗方案。

(3)实验室检查及功能检查。血常规、肝肾功能、凝血功能、肿瘤标志物、肝炎病毒、梅毒螺旋体、HIV 等抗原抗体检查,心电图、肺功能检查等。

3. 操作过程

食管支架置入可在内镜直视下、X 线透视引导下或内镜联合 X 线透视引导下操作。使用 X 线引导放置的优点是可以实时显示导丝的位置,准确判断导丝是否通过病变段进入胃内,动态监控支架释放过程及支架膨胀情况,以及时调整支架位置,定位更准确,操作既简单又快捷。X 线引导不能直接显示食管肿瘤病变和瘘管,不能在支架放置过程中检测出血、穿孔等并发症并及时处理,对于狭窄明显且肿瘤偏心性生长的患者,肿瘤定位较困难,导丝通过狭窄段技术要求高,对医生和患者有一定的辐射。内镜直视下放置食管支架的优点是直观、操作简便、没有 X 线辐射损伤,可以直视下及时调整支架位置,及时处理术中出血等并发症,但定位精度稍差,对于重度狭窄、胃镜无法通过的患者,不能准确判断导丝是否进入胃内,需要 X 线透视进一步明确,有条件的可在内镜直视联合 X 线透视引导下放置支架。

(1)内镜直视下及内镜联合 X 线透视引导下食管支架置入术。患者口服二甲硅油散及含服盐酸利多卡因胶浆行咽部麻醉,也可由麻醉科医生实施无痛胃镜麻醉。患者取左侧卧位,咬住口垫,对于内镜可以通过食管狭窄段的患者,常规置入内镜通过狭窄段进入胃内,观察并记录食管狭窄段近端及远端距门齿的距离。直视下将 260 cm 超硬导丝软头经内镜工作钳道插入胃内,保留导丝,退出内镜,选择合适规格的支架并在支架输送装置外套管做好标记,沿导丝送入支架输送装置使支架到达预定位置,或置入内镜监视支架上端,在内镜直视下将支架输送装置送入支架头端距狭窄远侧缘 20 mm 处,缓慢退出输送装置外套管释放支架。内镜观察支架位置及张开程度,必要时使用活检钳调整支架位置,检查支架定位准确、无活动性出血,退出内镜、输送装置及导丝。对于内镜无法通过食管狭窄段的患者,常规内镜下测量狭窄段近端与门齿距离,观察狭窄段近端,直视下经内镜工作钳道送入 260 cm 超硬导丝至狭窄段入口,在 X 线透视下缓慢推送导丝,使导丝头端顺利通过狭窄段进入胃内,固定导丝,退出内镜。重度狭窄支架输送装置无法通过者,需先扩张狭窄段,随后再沿导丝置入支架,操作方法同前,待支架释放完毕后退出支架输送装置。在 X 线透视和内镜直视下,观察支架位置及张开程度,若支架定位欠佳,应及时调整(图 5-10)。

(2)X 线透视下食管支架置入术。操作过程通常在患者清醒下进行,可联用阿片类药物和

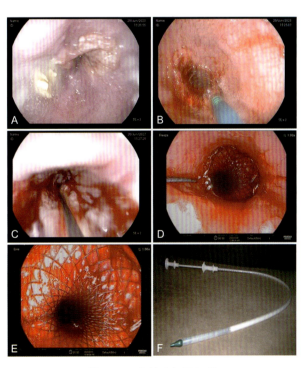

图 5-10 食管支架置入术

A. 食管癌伴狭窄;B. 球囊扩张;C. 置入导丝;D. 支架上端;E. 支架内部;F. 支架释放系统

镇静剂使患者更舒适。患者通常取左前斜位，左前斜位投照可以更好地显示食管胃连接部，将头部置于抬高姿势可减少手术过程中误吸的风险。行咽部麻醉并予镇静剂镇静，肌内注射15~20 mg山莨菪碱松弛食管平滑肌，减少消化道内分泌物。嘱患者咬住开口器，在X线透视下，置入4 F单弯导管或Cobra导管，在亲水涂层导丝的引导下，嘱患者配合吞咽动作引入导丝，在导丝引导下将导管经口腔置入食管狭窄近端。注入含碘造影剂（如碘克沙醇）以显示狭窄梗阻的程度和范围，随后导丝选择通过狭窄处，并将导管沿导丝跟进。将亲水涂层导丝退出，经导管引入0.035 in 260 cm Amplatz导丝，用作食管支架释放的导引导丝。在硬导丝引导下将支架输送系统缓慢引入食管，通过狭窄部位，一般情况下，输送系统内的支架远端要超过狭窄部位20 mm左右，然后释放支架，钛镍合金支架，在体温下迅速膨胀，待支架张开后，退出输送装置和导丝。在严重狭窄支架输送装置可能无法通过的情况下，可以用8~10 mm球囊进行轻度扩张以便顺利输送支架。支架置入后，如果狭窄不严重，通常不需要后扩张，支架在24~48 h可以逐渐膨胀至其标准直径。支架置入后，嘱患者吞咽碘造影剂（要稍加温）或通过导管注入碘造影剂，确认支架位置，观察支架扩张情况及造影剂通过情况，瘘口是否完全封堵等，并排除穿孔。如果支架位置偏低，可用球囊导管稍做调整，如位置偏高则需取出支架并重置，注意取出时需局部冷却（可让患者饮冰水）。

（五）并发症

食管支架置入术治疗不可根治食管癌，是恶性食管狭窄梗阻的主要姑息治疗方式，目的在于维持经口进食和提高生活质量。食管支架置入术主要的并发症有支架移位、支架阻塞、食管出血、穿孔、食管支气管瘘、气管受压、吸入性肺炎等；次要的并发症包括胸骨后疼痛、异物感、胃食管反流等。按发生时间（以支架置入后1周为界）分为早期和晚期并发症。

1. 支架移位

这是支架置入较常见的并发症，与裸支架相比，覆膜支架移位更常见。支架置入后移位原因包括支架直径偏小、长度偏短、附壁作用力小、支架置入位置不当，也与支架置入后患者剧烈呕吐、进食后食管蠕动、吞咽固体食物后支架被推动等原因有关。患者术后避免进食过冷、过热、多纤维或硬的食物。轻者局部支架移位，重者支架会脱入胃内或经口吐出。内镜或X线下食管造影可诊断。如果出现支架移位的情况，轻度移位，可内镜下使用异物钳调整位置，如果支架已完全移位，需要及时前往医院将支架取出，并重新放置支架。若支架移位导致消化道梗阻症状或肠穿孔，则必须手术移除支架。为了防止支架移位，最好根据病变部位及狭窄程度选择合适长度和直径的支架，直径过小往往更易发生移位或脱出。放置支架时支架中心尽量位于狭窄段中央，同时选择两端为喇叭形的支架也可减少术后移位风险。

2. 支架置入术后梗阻

食管癌支架置入，只是一种解除局部梗阻情况的治疗手段，并不能根治癌症，当放入支架后肿瘤组织向内生长或向支架两端过度生长，有可能会超出食管支架的上下端，而逐步出现上下端的梗阻，再次出现吞咽困难的症状。术前选择支架覆膜区上下两端应超过肿瘤20 mm左右以减少肿瘤进展嵌入支架的发生。如发生复发梗阻，可通过内镜下激光、微波或氩气刀，或者放疗、局部注射化疗药物等处理，或采用"支架内支架技术"，置入第二个更长的支架覆盖狭窄段以恢复管腔通畅性。此外，支架置入后由于支架的局部压迫和长期刺激，食管蠕动与支架两端的剪切力导致肉芽组织增生或瘢痕挛缩形成再狭窄。良性食管狭窄置入支架后需及时取出支架，以减少肉芽组织过度生长。可通过球囊扩张缓解，也可采取"支架内支架技术"。另外，也会因狭窄部扩张不全或支架移位、过短、留置在胃内端过长等原因引起再次梗阻。支架置入后无正常食管的节律性蠕动，若患者进食大块粗糙、黏性强、纤维条索状的食物，则食物可能停滞于支架管腔造成再梗阻，可通过反复行食管冲洗或内镜下异物取出术处理。

3. 胃食管反流

胃食管反流容易发生于食管下段、食管胃连接部、贲门处肿瘤置入支架时，由于支架置入食管丧失蠕动功能，导致食管下括约肌功能受损，食管廓清功能下降，以及支架引起的食管持久扩张，胃内容物易反流至食管，其临床表现为不同程度的反酸、烧心、胸骨后疼痛等症状。严重者甚至引起吸入性肺炎，使患者生存时间缩短。患者饮食要定时定量，少食多餐，饭后不宜立即平卧，休息时取半卧位。严重时应用奥美拉唑、兰索拉唑等药物进行治疗，也可选用抗反流支架减少胃食管反流的发生。

4. 胸痛及异物感

食管支架术后出现不同程度的胸骨后疼痛不适。如果疼痛比较轻微，一般无需特殊处理，该症状在术后1周就会消失。疼痛较剧烈者，可应用止痛药物。发生该并发症的原因多为食管内置入支架后，支架膨胀压迫食管壁，局部组织水肿、邻近组织受压，以及对癌肿的压迫、摩擦等；也与病变的位置、患者自身体质及所选择支架的硬度和直径有关。术前使用食管平滑肌松弛剂（如山莨菪碱）有助于缓解疼痛，如疼痛评分高，需使用阿片类镇痛药缓解症状。若持续疼痛无法缓解，患者不能耐受时需移除支架。通常支架直径越大，术后吞咽困难缓解越明显，但胸骨后不适感也就越强。另外，患者有食管异物感，一般会随着进食的改善而逐渐消失。

5. 食管出血

支架置入术后少量出血，通常是自限性的，支架置入过程中支架输送器机械损伤食管黏膜，扩张局部组织撕裂，肿瘤局部破裂出血、食管黏膜撕裂出血等。支架置入后迟发性大出血的原因包括：支架置入后大血管搏动和呼吸运动致使支架和食管壁及大动脉摩擦导致出血，肿瘤侵犯血管，肿瘤组织表面坏死等。患者呕吐物中带血或咖啡样液体。置入术后常规应用抑酸剂，必要时应用止血剂。发生出血时，需监测生命体征，可以给予抑酸、止血等治疗；如大出血，需尽快建立静脉通道，补充血容量、输血，必要时行内镜止血或介入止血，或外科手术治疗。

6. 食管穿孔

食管穿孔是食管支架置入术后严重的并发症，与肿瘤浸润程度密切相关，可由术中操作导丝穿透或食管扩张造成。急性穿孔主要表现为剧烈的胸痛、气促、呛咳、皮下气肿和液气胸等，如术中发生穿孔，必须置入覆膜支架。慢性食管穿孔多与肿瘤组织坏死或胃食管反流食管溃疡有关。若发生穿孔，应立即禁食水，行全胃肠外静脉营养，予抗感染治疗，必要时可考虑再次放置食管覆膜支架、放置胃肠营养管或经皮胃（空肠）造瘘。

7. 其他并发症

包括食管气管瘘、气管支气管受压性呼吸困难、感染、纵隔器官受压等，一般发生率较低。

三、食管静脉曲张的内镜下治疗

食管胃底静脉曲张破裂出血（esophagogastric variceal bleeding，EVB）发病急、病情凶险，是导致肝硬化患者死亡的急危重症之一。食管静脉曲张（esophageal varix，EV）患者首次出血的发生率为30%~40%，如果未经治疗，1~2年再出血率达60%，病死率达33%。

食管静脉曲张的内镜下治疗包括内镜下食管曲张静脉硬化剂注射、食管静脉曲张套扎术，操作相对简单、疗效可靠，也是食管静脉曲张破裂出血治疗的主要方法。

（一）硬化剂注射法（EIS）

1. 概　念

EIS是通过向曲张静脉内注射硬化剂破坏其内皮细胞，造成无菌性炎症，刺激成纤维细胞增生，形成肉芽组织再纤维化，从而闭塞曲张静脉管腔，同时静脉周围黏膜凝固性坏死、组织纤维化，可有效防止静脉旁曲张静脉再次形成。EIS包括曲张静脉内注射（血管内法）和曲张静脉周围黏膜下注射（血管旁法）。

2. 适应证

急性食管静脉曲张破裂出血；手术治疗后食管静脉曲张复发；中、重度食管静脉曲张虽无出血但有明显的出血倾向；既往有食管静脉曲张破裂出血史。

3. 禁忌证

有上消化道内镜检查禁忌证；出血性休克未纠正；肝性脑病≥Ⅱ期；过于粗大或细小的静脉曲张。

4. 术前准备

（1）急诊EIS。快速建立静脉通道，保证有效血容量。完善输血前全套检查，如输血前全套、卡式血型等，根据患者出血情况、休克体征及血红蛋白、凝血功能等检查，给予止血、输液、输血治疗，维持生命体征平稳，并适当配制红细胞悬液、血浆备用。紧急情况可一边输血、输液、止血一边治疗。备齐急救药品及设备。准备三腔二囊管，以便在内镜止血失败时使用。准备注射针、硬化剂（主要为聚桂醇）、亚甲蓝、胃镜用透明帽及奥布卡因凝胶、二甲硅油液、间苯三酚、去甲肾上腺素生理盐水、凝血酶或血凝酶生理盐水等。术前向患者及家属充分告知病情及急诊治疗相关的目的、治疗效果、可能出现的副作用及治疗、治疗费用等，并签署知情同意书。监护及麻醉，危重患者应在心电监护下进行内镜检查及治疗，部分难以忍受胃镜、术中配合度差或强烈要求麻醉时，应采用气管插管后全身麻醉，防止消化道异物或出血吸入气管而引起窒息。

（2）择期EIS。除与急诊EIS相同的术前准备外，择期EIS还应进行以下2项：详细询问病史，进行全面体格检查及实验室检查，明确诊断，需鉴别的有左侧门静脉高压等疾病；行上腹部增强CT/MRI，尤其是门静脉血管成像（门静脉CTA），明确肝脏实质及血管，尤其是门静脉相关情况，如门静脉血栓、侧支循环形成情况，特别是胃肾分流、脾肾分流等异常分流通道的情况，防止硬化剂异位栓塞等情况出现。

5. 器械、设备

（1）内镜选择。应选择前端直视的内镜，内镜工作通道以2.8 mm、3.2 mm为宜。内镜前端应配置透明帽，以扩大注射时的视野，增强注射效果，同时注射后局部出血可以用透明帽暂时压迫止血。内镜应带辅助送水装置，便于术中输送生理盐水、二甲硅油盐水、去甲肾上腺素盐水、凝血酶盐水、血凝酶盐水及其他止血制剂，以增加内镜下视野及术中止血效果。

（2）注射针选择。常用硬化剂注射针型号有23G和25G。25G注射针针头较细，注射后针眼较小，术后注射点出血概率较23G的低，因此较常用。

（3）常用硬化剂种类。聚桂醇化学名为聚氧乙烯月桂醇醚，是我国国产硬化剂，为目前应用最普遍的硬化剂。实践中应加入少量亚甲蓝注射液，使其注射后局部曲张静脉呈现蓝色，从而协助判断聚桂醇注射及流动情况。

6. 手术步骤

（1）急诊EIS。此类患者病情危重，术中极易发生出血而导致生命体征不稳、窒息及出血影响内镜视野。因此，静脉麻醉患者必须气管插管，内镜过程应轻柔，避免患者剧烈呕吐而引起再次出血或出血加重，且内镜应配备辅助送水装置。

发现出血点后，在其肛侧血管或环绕出血点处快速注射硬化剂，直至出血停止。一个注射点硬化剂常用剂量为8~10 mL，一般不超过10 mL。术后观察出血点，若未完全止血，可以透明帽局部压迫出血点2~3 min进行止血。少数情况下局部出血严重，尤其是柱状出血，可酌情于初次注射点附近再次注射硬化剂，但单支曲张静脉内最大注射剂量不宜超过15 mL。或局部追加0.5~1.0 mL组织黏合剂以封闭局部出血点。食管静脉曲张注射组织黏合剂后局部易形成溃疡，可导致食管瘢痕狭窄、局部蠕动功能障碍，从而出现吞咽困难等并发症，因此临床上一般不建议应用此法。

以上方法均失效者，可行三腔二囊管压迫止血，避免消化道大出血危及生命。

（2）择期EIS。常规选择食管胃连接部（EGJ）近端2~3 cm处进行静脉内注射。注射针应与曲张静脉呈30°~45°角，以避免角度过小引起滑针导致曲张静脉撕裂出血，同时也应避免角度过大，穿透曲张静脉而导致静脉外注射。在透明帽辅助下注射针刺入曲张静脉内，此时应回抽观察有无回血，以判断针头是否进入静脉内。其后快速推注硬化剂，以10~15 s内完成较好，以使曲张静脉内局部达到较高的药物浓度。通过观察曲张静脉局部变蓝情况，判断聚桂醇在血管内的流动及充填情况。注射完成后助手收回注射针头，仍以针鞘适度压迫注射点约10 s，协助局部止血，防止过快收回针鞘引起注射针眼出血。若注射针眼局部仍有渗血或少量出血，可考虑局部追加少量硬化剂。

采用曲张静脉内注射为主，每次注射1~4个点，初次注射每点以10 mL左右为宜，总量一般不超过每次40 mL，依照曲张静脉的严重程度，减少或增加剂量。2~4 mL序贯治疗，直至曲张静脉消失或基本消失（图5-11，图5-12）。

联合胃镜及X线进行精准食管曲张静脉硬化术，注射针进入曲张静脉后，注入硬化剂与造影剂1:1混合液，同时于食管中段行充气气囊压迫食管曲张静脉，促使硬化剂充满目标曲张静脉，并防止硬化剂通过曲张静脉流入上腔静脉，预防异位栓塞发生。此种方法可于X线下全影显示食管曲张静脉及胃部静脉情况，根据静脉内混合液充盈情况调整用药剂量。可促使硬化剂适当反流入其供血静脉，如胃左静脉，从而更加充分地硬化栓塞曲张静脉。

于食管中段进行充气球囊压迫，或先于食管距门齿30 cm以下进行密集套扎，然后再进行硬

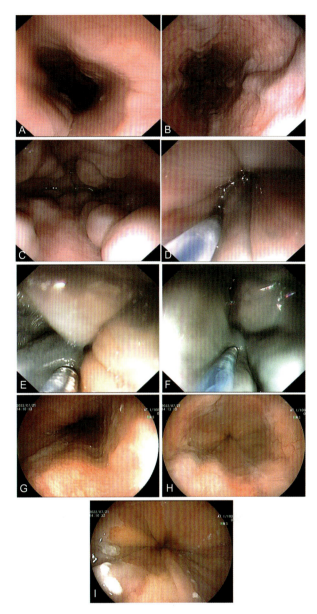

图5-12 1例重度食管静脉曲张，红色征阳性，行内镜下食管曲张静脉硬化剂注射（EIS）治疗

A、B、C. 重度食管静脉曲张，红色征阳性；D、E、F. 多点穿刺、注射聚桂醇与亚甲蓝混合液硬化目标曲张静脉，术后曲张静脉呈蓝色；G、H、I. 2次EIS治疗后复查，食管静脉曲张基本消失

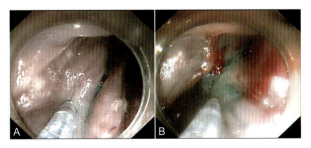

图5-11 食管静脉曲张的血管内注射法

A. 透明帽辅助下穿刺后注射聚桂醇与少量亚甲蓝混合液硬化目标曲张静脉；B. 注射后目标曲张静脉呈现蓝色，表明聚桂醇进入曲张静脉内，硬化治疗有效

化剂注射治疗。这两种方法可以减少硬化剂流失，增加曲张静脉内局部硬化剂浓度，加强硬化效果。

多次治疗后粗大食管静脉曲张消失，代之以较小的曲张静脉，此时可在曲张静脉旁的黏膜下进行注射，每点0.5~1.0 mL，可多点注射。此种注射方法可使静脉旁黏膜组织凝固性坏死，逐渐纤维化，使黏膜层增厚并覆盖局部曲张静脉，从而达到预防出血的目的。

（3）疗程。单纯静脉内注射，首次治疗后建议间隔1~2周再次行EIS。如上次治疗后患者形成食管溃疡或术后局部疼痛较剧烈者，可适当延长间隔时间，但不应超过4周。

第1次EIS术后，应多次治疗，直至静脉曲张消失或基本消失。并建议疗程结束后第1、4、7个月复查胃镜，以及以后每6~12个月复查胃镜。如发现曲张静脉再生，应追加治疗。

7. 疗效评估

显效：食管静脉曲张由重度转化为轻度，或曲张静脉完全消失；有效：食管静脉曲张由重度转化为中度，或由中度转化为轻度；无效：食管静脉曲张较治疗前无明显改善或加重。

8. 并发症及处理

（1）发热。为局部无菌性炎症所致，患者体温一般不超过38.5℃，且2~3 d大多恢复正常。如体温过高，时间过长，伴随感染征象者应排除感染可能。术中应注意无菌操作，术后可适当给予抗生素治疗。

（2）疼痛。胸骨后疼痛与术后局部黏膜肿胀、糜烂、溃疡等形成有关，一般较轻微，2~3 d可缓解，不超过1周，症状较重者可给予抑酸、黏膜保护剂治疗，以及间苯三酚等解痉剂治疗。咽喉部疼痛者与内镜进出损伤有关，操作者应加强内镜操作训练，术中应轻柔，禁忌暴力、盲目进镜。

（3）术后出血：内镜治疗后72 h~6周出现活动性出血。

（4）远期再出血：内镜治疗6周后出现活动性出血。

早期再出血与术中硬化剂治疗不充分，或术后食管溃疡出血，或患者合并凝血功能障碍、糖尿病有关。少量出血可给予药物治疗，严重者可再次行内镜下检查及治疗、三腔二囊管压迫止血及行经颈静脉肝内门体静脉分流术（TIPS）治疗。

（5）食管溃疡、穿孔、纵隔炎、脓胸。术后食管溃疡形成与术中硬化剂非曲张静脉注射、黏膜下注射，或注射过深、剂量过大有关。溃疡过深、过大者，可能发生食管穿孔、纵隔炎、脓胸等。

出现食管穿孔、纵隔炎、脓胸，可禁饮食，或行胃肠减压、抑酸、抗感染及胸腔引流等治疗。

（6）食管狭窄、食管运动功能障碍。多为反复多次EIS治疗术后、局部食管溃疡愈合后局部纤维结缔组织增生所致。轻者食管蠕动功能障碍，出现吞咽不利感，重者可出现器质性狭窄，从而出现吞咽困难、呕吐等表现。EIS术后尽早给予PPI、黏膜保护剂可在一定程度上起到预防作用，出现上述症状，轻者可给予动力制剂对症治疗，食管狭窄严重者可给予内镜下球囊扩张治疗。

（二）食管曲张静脉套扎法（EVL）

1. 概　念

EVL是在内镜下以皮圈套扎食管曲张静脉，使曲张静脉血流中断、血栓形成，同时局部缺血坏死、溃疡形成，溃疡修复后使局部食管黏膜增厚，增加曲张静脉对升高的门静脉压力的抵抗力，从而达到治疗、预防曲张静脉破裂出血的目的。

2. 适应证

急性食管静脉曲张破裂出血；手术治疗后食管静脉曲张复发；中、重度食管静脉曲张虽无出血但有明显的出血倾向；既往有食管静脉曲张破裂出血史。

3. 禁忌证

有上消化道内镜检查禁忌证；出血性休克未纠正；肝性脑病≥Ⅱ期；直径＞2 cm的曲张静脉。

4. 术前准备

术前准备同EIS。

5. 器械、设备

（1）内镜选择。应选择前端直视的内镜，内镜工作通道以3.2 mm为宜。内镜应带辅助送水装置，便于术中输送生理盐水、二甲硅油盐水、去甲肾上腺素盐水、凝血酶盐水、血凝酶盐水及其他的止血制剂，以增强内镜下视野及术中止血效果。

（2）套扎器。目前我们临床应用最多的为美国Wilson cook套扎器，其为一次性使用非无菌的线动式套扎器，有6环、9环、12环等多种型号。目前多种国产套扎器亦开始研发成功，开始广泛应用于国内各级医院，同样具有很好的操作性和安全性（图5-13）。

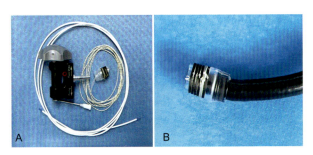

图5-13　套扎器和安装图
A.套扎器组件；B.套扎器安装后

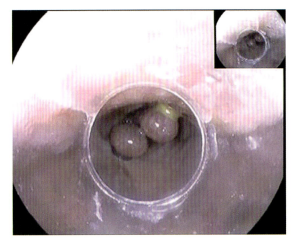

图5-14　套扎后使套扎球呈"山田Ⅲ型"

6.操作过程及要点

（1）套扎前应进行一般内镜检查，明确食管胃底静脉曲张情况、出血点及红色征等，以便制订具体治疗方案。

（2）安装套扎器，目前最常用6环套扎器，可根据曲张静脉情况行6~12点治疗，一般不建议12点以上治疗。转动释放手柄，使牵引绳存在适度张力，张力过紧或过松可导致初环释放过早或过晚。

（3）内镜前端安装套扎器后，直径增粗，约11cm，其透明端明显长于一般透明帽，以及由于皮圈的遮挡作用，视野明显低于一般内镜及安装透明帽的内镜。因此，进镜时对医生的操作要求比较高，动作轻柔、顺滑，避免因患者剧烈呕吐、前端机械划伤而引起再次出血、消化道机械损伤，尤其需注意食管入口处。

（4）套扎时应充分吸引，曲张静脉吸入套扎环透明帽后视野一片红（红屏征）时，顺时针旋转释放手柄释放套扎皮圈，右手可感受释放手柄、牵引绳落空感。波科牌套扎器可闻及"咔"的声响，且释放柄指示标对齐。然后观察套扎曲张静脉呈"山田Ⅲ型"隆起，此种形态套扎效果较好，并且可有效避免套扎环过早脱落及出血（图5-14）。

开始吸引时，套扎帽与目标曲张静脉应保持适度距离。距离过远或过近时均可引起吸入不足，从而难以形成套扎后"山田Ⅲ型"套扎球。此外，距离过近可引起吸引过力、帽口切割或损伤曲张静脉，从而出现出血。

在正式吸引前可预先吸引，观察目标曲张静脉对吸引的反应，从而调整套扎帽与其的距离。此时应避免套扎帽与其接触，防止接触性出血。

（5）EV合并胃静脉曲张者，如胃食管静脉曲张1型（GOV1）和2型（GOV2），应治疗胃静脉曲张，以截断胃向上血流，其后再行EVL，可明显增强临床EVL手术效果。GOV2型胃底静脉曲张一般直径＞1cm，可达2~5cm，而套扎器内径约0.9cm，不适用套扎或硬化剂治疗，以避免套扎后出血。此时，应进行聚桂醇+组织胶+聚桂醇的新"三明治"内镜下组织胶注射（ECI）治疗。

GOV1型患者，如曲张静脉直径＜1cm，可进行套扎治疗，直径＞1cm者应进行ECI治疗。一般来说，ECI治疗阻断血流效果优于EVL治疗，建议首选。

（6）食管曲张静脉血流由下向上，且一般食管环周为4条曲张静脉，套扎时应于贲门、齿状线水平开始。对于GOV1型患者，如未行ECI治疗，应从胃体小弯侧曲张静脉开始处进行套扎。

同一或相近平面1环、2环套扎后局部管腔狭窄、视野不良，其后3环套扎难度较大，且易于吸入此前套扎环,从而造成出血,因此对于3环不必过于强求。之后,沿食管壁开始螺旋形上升进行多点套扎,于曲张静脉明显、红色征阳性处套扎。临床上根据曲张静脉的具体情况决定套扎环数,但一般不超过12点。一般初始治疗静脉曲张严重,环数较多,其后随着曲张静脉的缓解、消失,环数逐渐减少。

(7)初次套扎时曲张静脉及食管黏膜顺应性良好,易于吸入套扎器内,从而形成"山田Ⅲ型"套扎球。此后由于瘢痕的形成,曲张静脉及食管黏膜张力变大,顺应性变差,吸入套扎器内难度加大,难以形成"山田Ⅲ型"套扎球,从而导致套扎环过早脱落。此时应避免于瘢痕区域进行套扎,同时可稍微扩大吸引距离,从而充分吸引。

(8)如曲张静脉存在活动性出血点,或存在红色血栓、白色血栓,应于其下曲张静脉套扎,阻断血流后可自行止血,然后于白色血栓及出血点套扎。这些情况下,禁忌直接于出血点、血栓点进行套扎,否则会促使其直接出血,影响视野,导致套扎失败。

(9)门静脉血栓、癌栓,尤其是栓子阻塞>50%时,其门静脉压力较高,套扎治疗效果欠佳,且套扎环脱落时容易发生消化道出血。建议行TIPS,以降低门静脉压力、疏通门静脉血流及阻断食管胃底侧支循环,其较内镜下治疗安全、有效。

食管旁静脉的存在及代偿功能良好与否可影响套扎效果。如存在食管旁静脉,且代偿功能充足时,套扎食管内曲张静脉后,其血流可通过食管旁静脉回流,此时套扎效果良好,再次形成曲张静脉机会较小。否则曲张静脉会反复形成,影响套扎效果。因此,套扎前及套扎后通过胸部或上腹部增强CT评估食管旁静脉的情况,可一定程度预测或评估套扎效果。

患者的"瘢痕"体质有益于套扎后局部瘢痕的形成,增强套扎效果。患者门静脉压力的高低亦影响套扎效果及需要套扎的次数。

(10)可通过辅助送水装置冲洗套扎器、食管腔内黏液、唾液及血液,形成良好的视野。内镜头端应进入胃内,并充分吸引管腔、透明帽内黏液、血液,防止吸引时其干扰视野,导致吸引不足。

(11)初始EVL治疗后建议间隔4周再次治疗,其后根据曲张静脉缓解、消失具体情况,可延长至2~3月,直至静脉曲张消失或基本消失。其后每6~12月复查胃镜。如发现曲张静脉再生,应追加治疗(图5-15,图5-16,图5-17)。

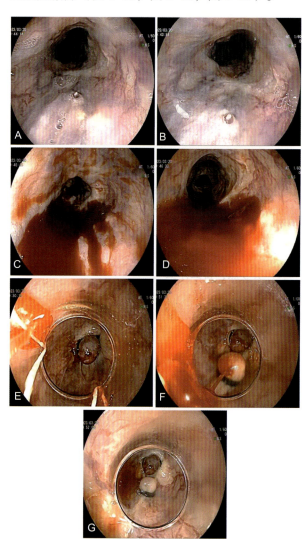

图5-15 1例重度食管静脉曲张,白色血栓伴出血,行内镜曲张静脉套扎术(EVL)治疗

A、B. 距门齿30 cm左侧壁白色血栓;C、D. 患者剧烈呕吐后出血;E、F、G. 于出血点下方曲张静脉套扎3环,局部出血停止,最后于白色血栓出血点套扎1环

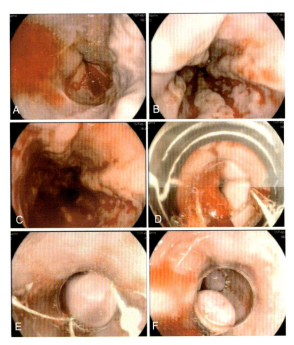

图 5-16 1例重度食管静脉曲张伴出血，行内镜曲张静脉套扎术（EVL）治疗

A、B、C. 进镜时发现食管齿状线上5点钟方向出血；D、E、F. 视野较差，冲洗后于齿状线开始螺旋形套扎，共5点，出血停止

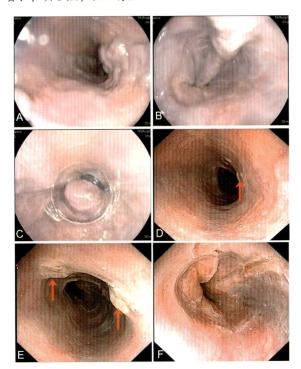

图 5-17 1例重度食管静脉曲张，红色征阳性，行内镜曲张静脉套扎术（EVL）治疗及随访

A、B、C. 重度食管静脉曲张，红色征阳性，行EVL治疗；D、E、F. 半月后复查胃镜显示食管静脉曲张基本消失，局部可见套扎环脱落后修复之溃疡面

7. 疗效评估

显效：食管静脉曲张由重度转化为轻度，或曲张静脉完全消失；有效：食管静脉曲张由重度转化为中度，或由中度转化为轻度；无效：食管静脉曲张较治疗前无明显改善或加重。

8. 并发症及处理

（1）发热。同EIS，为局部无菌性炎症所致，患者体温一般不超过38.5℃，且2~3 d大多恢复正常。如体温过高、时间过长、伴随感染征象者应排除感染可能。术中应注意无菌操作，术后可适当给予抗生素治疗。

（2）疼痛。为局部套扎处黏膜缺血坏死所致，一般较轻微，2~3 d可自行缓解，不超过1周。严重者可引起剧烈恶心、呕吐，甚至造成套扎环脱落出血，可给予抑酸、黏膜保护剂及间苯三酚解痉治疗，甚至需给予哌替啶临时止痛治疗。随着套扎疗程的进行，套扎处黏膜瘢痕形成，局部张力升高，套扎后疼痛会愈加明显，且距门齿25 cm以上食管黏膜痛觉明显。因此，临床一般建议不超过12环、避免距门齿25 cm以上以及瘢痕处套扎。

咽喉部疼痛与内镜进出损伤有关，操作者应加强内镜操作训练，术中应轻柔，禁忌暴力、盲目进镜。

（3）术后出血。EVL术后一般5~7 d套扎橡胶圈脱落，此时局部溃疡形成，经2~3周溃疡愈合。如套扎圈过早脱落，或患者由于低蛋白血症、凝血功能障碍等原因导致脱落后局部溃疡修复能力下降，均可导致术后出血。

为避免EVL术后出血，术前、术后应输注白蛋白、血浆以纠正低蛋白血症、凝血功能障碍等危险因素。向患者及家属详细说明病情，嘱术后严格禁饮食24~48 h，且术后应严格避免干硬粗糙、刺激性饮食，避免蹲便、便秘、扛重物等增加腹压动作，以及避免情绪激动等。术后患者应使用轮椅或平车返回病房，术后24 h避免走路，术后7 d可下床，适当运动，但应避免长时间走动、上楼梯及蹦跳等活动，以避免增加腹压导致过早脱环从而引起出血。

咳嗽患者，尤其是剧烈咳嗽、咳痰患者可适

当延后手术，以及术后给予止咳、化痰治疗，避免剧烈咳嗽导致过早脱环从而引起出血。

术后可根据情况给予降低门静脉压力、PPI、黏膜保护剂等治疗，促进溃疡愈合，预防溃疡出血。

EVL套扎较为简单易行，目前已在各级医院广泛实施，但部分患者EVL时曲张静脉吸入不足，术后曲张静脉呈山田"Ⅰ、Ⅱ"型，这种情况容易造成套扎环过早脱落，尤其是合并患者恶心、呕吐严重的情况。操作医生应提高操作能力，充分吸引后释放套扎环。

（4）食管狭窄。EVL仅限于食管黏膜层，未累及肌层，因此很少造成食管狭窄。过分吸引，吸入对侧或全周食管黏膜，局部多点套扎及瘢痕体质等均可导致食管狭窄，EVL时应避免这些情况出现。

四、食管内镜黏膜切除术（EMR）

EMR是利用注射和吸引或套扎等方法，把扁平隆起性病变和广基无蒂息肉等与其固有肌层分离，使其成为假蒂息肉，然后利用圈套器进行电切除的技术。适合于<20 mm的平坦型或息肉样的黏膜病变的诊断和治疗。1973年德国Deyhle医生首次在文献中报道，1984年由日本多田医生以"剥脱活检"的方式，针对胃的病变正式应用于临床。由于其方法简单、创伤小，疗效可靠且并发症少，目前已成为早期食管癌内镜下治疗的重要方法之一。

（一）EMR的适应证与禁忌证

1. 适应证

（1）直径<2 cm，经病理证实的食管原位癌、黏膜内癌或高级别上皮内瘤变等癌前病变。如病灶直径>2 cm，需结合放大、色素内镜及化学染色对病灶性质及浸润深度进行充分评估，局限于黏膜层的非癌性病变可选择分片EMR切除。患者因自身原因不具备接受其他内镜下切除方式时，也可选择EMR分片切除作为姑息性内镜切除手段。

（2）直径<2 cm来源于黏膜肌层或黏膜下层的良性肿瘤。

（3）获取大块组织标本，用于常规活检未能明确病理诊断的食管病变。

2. 禁忌证

（1）绝对禁忌证：①影像学证实已存在淋巴结转移的病变；②一般状况差，心、肺、肾脏储备功能不足，无法耐受全身麻醉或手术者。

（2）相对禁忌证：①非抬举征阳性；②伴有凝血功能障碍或服用抗凝剂患者，在凝血功能纠正前，不宜手术；③术前判断病变浸润至黏膜下深层，患者拒绝或不适合外科手术者。

（二）器　械

电子胃、肠镜，注射针、透明帽、活检钳、金属夹等。

（三）操作方法

随着内镜器械的创新及内镜技术的不断进步，在传统的EMR治疗方法即黏膜下注射—抬举—切除法的基础上逐渐演变出更加简便、快捷的EMR方法，透明帽辅助内镜黏膜切除术（cap-assisted endoscopic mucosal resection，EMR-C）、套扎辅助内镜黏膜切除术（ligation-assisted endoscopic mucosal resection，EMRL）及内镜分片黏膜切除术（endoscopic piecemeal mucosal resection，EPMR）等。各种EMR方法的技术原理基本相同，多是先通过黏膜下注射将黏膜下层与固有肌层分离，随后利用不同方法切除抬举的局部黏膜病变。

1. 传统EMR切除法

于病变部位下方的黏膜下层注射生理盐水或肾上腺素-美兰盐水，使病变隆起，用圈套器高频电下切除，创面视情况处理，创面小无出血，可不处理，会自行愈合，创面大也可用金属夹夹闭（图5-18）。

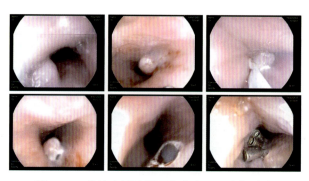

图5-18 传统内镜黏膜切除术（EMR）切除法

2. EMR-C

注射针于目标病变周围黏膜下注射适量肾上腺素-美兰盐水至病灶抬举满意，内镜前端安装透明帽，圈套器嵌入圈套器内槽，利用负压吸引将注射隆起的病灶吸引至透明帽内，收紧圈套器行高频电切除，切除范围应控制在病灶边缘外0.5 cm处以确保病灶完整切除（图5-19）。

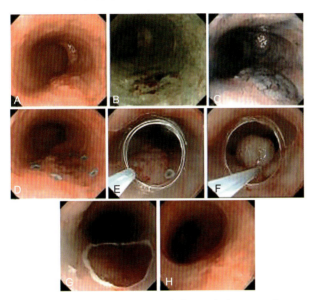

图5-19　透明帽辅助内镜黏膜切除术（EMR-C）

3. EMRL

在目标病灶边缘0.5 cm处行均匀间隔一致的多点标记，在内镜前端安装套扎器，进镜目标病变处，将套扎器对准病变，利用负压吸引将病灶吸引至套扎器前端的透明帽内，释放套扎皮圈至病灶基底部使其形成息肉样隆起，观察病灶是否位于皮圈之上，将圈套器置于套扎皮圈根部（1~2 mm）处缓慢收紧圈套器行高频电切除。多环套扎黏膜切除（multiband mucosectomy，MBM）是在内镜前端安装多环套扎器，按上述方法可连续切除6次，简单高效，能进行大范围的黏膜切除（图5-20）。

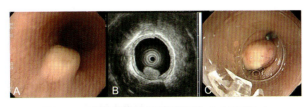

图5-20　套扎辅助内镜黏膜切除术（EMRL）

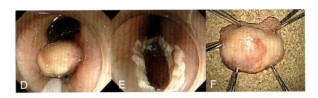

图5-20　（续）

4. EPMR

在目标病灶边缘0.5 cm处行均匀间隔一致的多点标记，黏膜下注射适量肾上腺素-美兰盐水至病灶抬举满意，切开刀环形预切开标记点外黏膜层。随后运用高频电圈套器收紧部分病变并切除，或采用EMR-C或EMRL法切除部分病变，并重复此步骤，直到切除标记范围内的所有病灶。中间可追加黏膜下注射，病灶完全切除后以热活检钳灼烧处理创面，切除后对切除创面行热凝钳或氩离子凝固止血。必要时使用金属夹封闭创面，预防迟发性出血或穿孔（图5-21）。

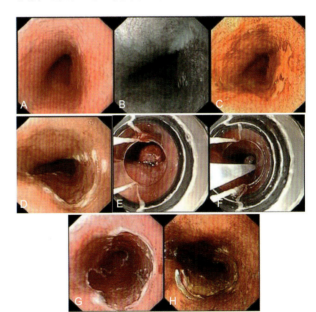

图5-21　内镜分片黏膜切除术（EPMR）

（四）疗效及评价

EMR具有并发症少，操作简便，患者痛苦少，住院时间短，花费少等优点。Oliver等研究发现EMR对深度为m1~m2的食管早癌完全切除率为90%~100%，5年生存率为89%~90%，深度为sm1的完全切除率为80%，5年生存率为80%，且＜2 cm病变的完整切除率明显高于＞2 cm的病变。EMR对于浸润深度为黏膜层且直径＜2 cm的食管早癌具有较高的安全性及有效性。

（五）并发症及处理

食管EMR的并发症主要为出血、穿孔和食管狭窄。出血是最常见的并发症，发生率为1%~2%，大多发生在术中或术后24 h内，多可采用内镜方法处理。

1. 出血

最为常见的并发症。食管EMR出血量一般不多，经保守治疗大多可成功止血，可采用热凝钳钳夹止血，氩等离子体凝固术（APC）或金属夹夹闭等，应注意食管管壁较薄，热凝止血时不宜反复电凝或钳夹过多的肌纤维，以免造成热凝损伤致管壁穿孔。

2. 穿孔

EMR术中发生穿孔概率一般较小，但其为最严重的并发症，预防关键在于切除前黏膜下注射应使病灶充分隆起，并严格把握切除适应证。注射后抬举欠佳提示病变浸润较深或存在瘢痕纤维化，不宜进行黏膜切除，应果断放弃EMR治疗，应借助超声内镜或其他检查手段重新进行病变浸润深度评估，继而选择合适的手术方式。如怀疑穿孔，应观察颈部及前胸部是否出现皮下气肿，这是早期发现穿孔最主要的方法。多数穿孔可通过金属夹进行缺损处封闭，严格禁食观察并辅以营养支持，一般均可治愈，少数患者因基础疾病较多，或缺损处范围较广难以愈合，需外科手术治疗。

3. 狭窄

EMR术后狭窄的发生率为9.4%，也有报道为23%，是EMR术后的远期并发症之一，多由病变范围较广，术后瘢痕增生所致。当EPMR切除范围超过3/4食管周径，长度＞3 cm时，术后狭窄的发生率明显升高。因此，术中合理设计切除范围，避免切除过多正常食管黏膜尤为重要。

4. 复发和转移

有研究表明，EPMR可能会导致病变残留而使局部复发率增高。但也有研究认为，只要术中规范操作，确保足够的治疗范围，术后再次碘染确定切缘阴性，即使采用EPMR的方式也能获得较低的局部复发率。对于明确复发或残留病变局限于黏膜层，可再次采用EMR或APC治疗，也可达到良好的治疗效果。

五、食管内镜黏膜下剥离术（ESD）

ESD是在EMR基础上发展起来的一种内镜治疗技术，利用高频电刀与专用器械，在内镜下将病变黏膜从黏膜下层完整剥离以达到病灶完整切除的目的。不论表浅病灶大小、位置及是否存在纤维化，ESD均可对其进行切除。与传统EMR相比，ESD可将直径＞2 cm的病灶进行一次性整块切除，避免分片切除造成的病变残留或局部复发，且切除病变可对其进行完整的组织学病理评估，从而确定是否为治愈性切除，但其出血、穿孔及狭窄的并发症高于EMR的。

（一）ESD的适应证和禁忌证

1. 适应证

（1）绝对适应证：病变局限于上皮层和固有层T_{1a}期食管癌，淋巴结转移风险低。

（2）相对适应证：病变延伸至黏膜肌层或黏膜下浅层（SM1，黏膜下浸润深度＜200 μm），范围大于3/4环周、切除后狭窄风险较大，应向患者充分告知术后狭窄等风险。

2. 禁忌证

禁忌证同EMR。

（二）器械

1. 黏膜切开刀

针状刀（Needle knife）、IT刀（Insulated-tip diathermic knife）、钩形刀（Hook-triangle tip knife）、三角刀（Triangle tip knife）。

2. 其他

止血钳、止血夹、注射针、透明帽等（图5-22）。

（三）操作方法

1. 标记

使用色素内镜结合鲁氏碘液染色确定病变边界

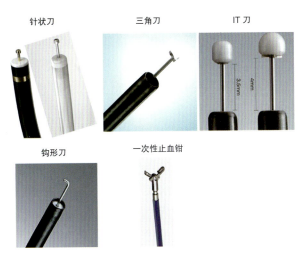

图 5-22　内镜黏膜下剥离术所用器械

及范围，针状刀或氩离子电凝器于病变边缘 0.5 cm 处行电凝标记。食管黏膜层较薄，电凝功率宜小，以免损伤肌层。标记时按逆时针或顺时针顺序逐一标记。

2. 黏膜下注射

配制黏膜下注射液（生理盐水 250 mL+ 肾上腺素 3 mg + 0.4% 靛胭脂 2 mL），食管和结肠也可采用透明质酸钠溶液，可保持较长的黏膜下抬举时间，减少反复注射的次数。采用黏膜下注射针于病灶边缘外侧多点注射，每点 1~2 mL 至获得良好的黏膜下抬举程度。

3. 预切开周围黏膜

使用切开刀于病变标记点外缘切开黏膜层，注意充分切开黏膜层，暴露黏膜下层，切开前应判断病灶与重力最低位的关系。先行切开重力低位，行"C"形切开，对于环周病变，可先行环周切开口侧及肛侧黏膜层，为建立多隧道剥离做好准备。

4. 剥离病变

根据病变位置及操作者个人习惯选择应用针状刀、IT 刀或钩形刀，自黏膜下层剥离病变。剥离时可进行反复注射，对于与病变方向垂直的小血管可采用刀头直接电凝，如直径 > 2 mm 的穿支动静脉，直接电凝可能会增加术中出血风险，可采用热止血钳预止血，避免大量出血后影响操作视野。

5. 创面处理

观察创面是否完整，固有肌层是否存在损伤或缺损，创面裸露血管或渗血可采用热凝钳止血及预处理；固有肌层损伤或缺损处应予以金属夹夹闭，避免术后穿孔发生。创面可局部喷洒铝镁加混悬液及血凝酶，也可使用生物胶及止血粉预防术后迟发性出血（图 5-23）。

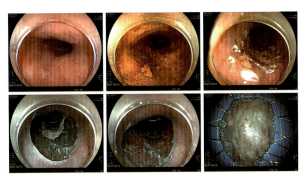

图 5-23　内镜黏膜下剥离术（ESD）操作步骤

（四）ESD 术后处理

术后常规禁饮食 2~3 d，静脉补液，酌情使用止血、抗感染药物，注意观察患者有无发热、腹痛、胸痛、呕血、颈部及前胸有无皮下气肿等。必要时复查胸片及腹部平片了解有无纵隔及膈下游离气体，禁食后尽快口服 PPI 及黏膜保护剂促进创面愈合。

（五）疗效及评价

对于早期食管癌，ESD 是首选的治疗方式，具有操作便捷，并发症少，疗效可靠等优点，目前广泛应用于食管黏膜病变的内镜治疗。食管 ESD 的整块切除率和完整切除率分别为 90%~100% 和 87.9%~97.4%，病变局限于上皮或黏膜固有层，以及病变浸润深度超过黏膜固有层者，在接受 ESD 治疗后的 5 年生存率分别为 100% 和 85%。

（六）并发症及处理

食管 ESD 最常见的并发症包括出血、穿孔、术后狭窄等，几乎所有病例都有术中出血，术后出血在食管相对少见，较常发生的是穿孔和狭窄。

1. 出 血

出血是最常见的并发症，术中出血尤为常见，如何有效控制术中出血是决定ESD完成质量和预防并发症的重要环节。关键点在于环周切开黏膜层应保持切开刀缓慢移动，充分暴露黏膜下层，分离裸露血管进行预电凝。如一旦出血，刀头对准出血点直接电凝止血，电凝效果不佳或损伤小动脉至出血量较大影响操作视野时，应及时换用热止血钳钳夹止血。

2. 穿 孔

穿孔是最为严重的并发症，处理不及时容易并发食管瘘甚至纵隔感染。由于食管腔为管状，ESD剥离时刀头比较容易与剥离面平行，充分黏膜下注射可以保证剥离视野清晰，一般发生术中穿孔概率较小。当黏膜下层出现纤维粘连或注射不充分，又或者止血时电凝过度，需警惕穿孔的发生。单纯的肌层损伤不需要夹闭，如发生深肌层损伤或穿孔，可采用金属夹夹闭。一般而言，术后持续发热和剧烈胸痛常常是术后发生穿孔的指征。单纯的皮下气肿或纵隔气肿并不能说明一定存在穿孔，可行CT及消化道泛影葡胺造影明确诊断。一旦发现术后穿孔，推荐采用内镜下夹闭的方式处理，如夹闭时间较晚，创面明显水肿，附苔增加夹闭的难度，无法夹闭的穿孔也可考虑放置覆膜支架。

3. 狭 窄

食管ESD术后狭窄发生的主要影响因素有病变范围>1/4食管环周，病变长度>3 cm，以及术中肌层损伤。黏膜缺损范围是狭窄发生的独立危险因素，因此术前应根据胸腹部CT、超声胃镜、精查胃镜及术前病理活检等充分评估病变浸润深度及范围，严格把控ESD适应证，对于病变范围大于1/2尤其是3/4环周的患者，应积极采取预防狭窄的措施，包括创面局部注射曲安奈德、术后口服类固醇激素及术后预防性扩张、支架置入等。

4. 复发和转移

病灶长径>3 cm、多个鲁氏碘液不染区、分片切除病灶及红细胞体积>106 fl 是早期食管鳞癌及癌前病变内镜下治疗后，局部复发或发生异时性食管癌的危险因素，并且认为鲁氏碘液染色模式可提供食管鳞癌ESD术后异时复发的风险分层。

六、食管隧道技术

隧道内镜技术是指通过内镜下建立一条位于黏膜层与固有肌层之间的通道，通过该通道进行黏膜层、固有肌层病变等治疗的方法。与传统ESD技术相比，其具有缩小创面、减少穿孔和胃肠道管壁瘘发生风险的优势。食管常用隧道技术有：①经口内镜下肌切开术（POEM）；②经内镜黏膜下隧道肿瘤切除术（STER）；③内镜隧道ESD技术。

（一）经口内镜下肌切开术

经口内镜下肌切开术（peroral endoscopic myotomy，POEM）是一种通过隧道进行肌切开的内镜治疗技术。自2008年被首次应用于贲门失弛缓症取得显著疗效以来，目前已成为贲门失弛缓症的首要治疗方法。该治疗主要通过肌切开食管下端及贲门括约肌，降低食管下括约肌（LES）压力，使贲门口松弛，从而让食物顺利通过进入胃腔。

1. 适应证

适应证主要有：①贲门失弛缓症；②其他食管动力性疾病，如弥漫性食管痉挛、胡桃夹食管等；③既往行Heller肌切开术、球囊扩张术或POEM失败者；④咽食管憩室。

2. 禁忌证

禁忌证主要有：①合并严重凝血功能障碍、严重器质性病变等无法耐受手术者；②食管黏膜下层严重纤维化而无法建立黏膜下隧道者；③食管下段或食管胃连接部（EGJ）有明显炎症或巨大溃疡者。

3. 操作方法

（1）术前准备。①患者准备：手术前尽量进流质饮食，禁食48 h，禁水6 h，术前半小时静脉使用抗生素，气管插管全麻，一般使用左侧卧位或仰卧右肩抬高位进行手术操作。手术操作前于胃镜下明确食管无内容物潴留，并用生理盐水冲洗食管。②器械准备（基本同ESD）：带有附送水通道内镜，附送水泵，CO_2灌注装置，高频电发生器，注射针，透明帽，热凝钳，切开刀，金属夹等（图5-24）。③黏膜下注射液：250 mL生理盐水或果糖注射液+亚甲蓝注射液0.2 mL+肾上腺素注射液1 mg。

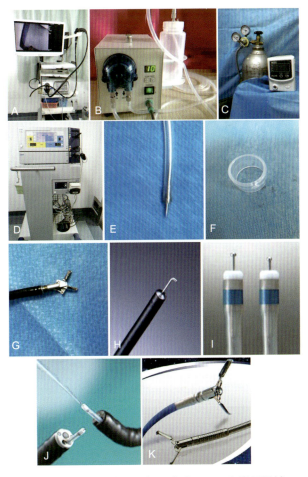

图5-24 经口内镜下肌切开术（POEM）常用器械

A. 附送水内镜；B. 附送水泵；C. CO_2气瓶及泵；D. 爱尔博高频电治疗仪；E. 黏膜下注射针；F. 透明帽；G. 热凝钳；H. Hook 刀；I. Daul 刀；J. 注水刀；K. 组织夹（和谐夹）

（2）POEM手术流程及步骤。①切开食管黏膜层建立黏膜下隧道（有标准隧道和短隧道两种方法）：选择食管后壁5~6点钟或食管前壁2~3点钟方向建立隧道较为安全。标准隧道于EGJ上部8~10 cm进行食管黏膜下注射，倒"T"形切开黏膜层（横宽约0.5 cm，纵长约1 cm，也

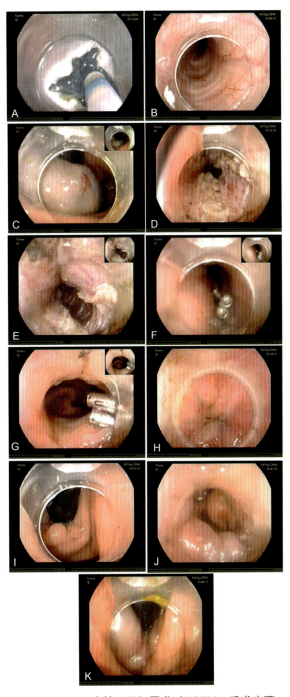

图5-25 经口内镜下肌切开术（POEM）手术步骤

A. 隧道切口；B. 剥离隧道；C. 隧道底部；D. 环行肌层切开；E. 贲门全层肌切开；F. 隧道口夹闭；G. 夹闭贲门破损黏膜；H. 术前贲门（正镜）；I. 术前贲门（倒镜）；J. 术后贲门（正镜）；K. 术后贲门（倒镜）

可行横切口或纵切口）（图5-25 A）。自上而下分离黏膜下组织，建立黏膜下隧道，直至EGJ下方2~3 cm处。标准隧道长度为10~12 cm，隧道宽度应保持在1.5~1.8 cm，分离过程中避免损伤

黏膜层。术者可根据内镜距门齿距离、血管形态走形及胃内反转观察等方法确定隧道终点的位置（图5-25 B、C）。短隧道是指从EGJ上部5 cm左右建立隧道直至EGJ下方2 cm处，隧道长度约7 cm。主要根据食管形态Ling分型选择隧道长度：LingⅠ、Ⅱa、Ⅱb型食管管腔直，选择标准隧道；LingⅡc、Ⅲ型食管管腔扭曲，选择短隧道。②切开固有肌层（渐进式全层肌切开）：从切口下方2~3 cm处开始，自上而下、由浅入深切开部分环行肌—切开全部环行肌—切开环行肌及纵行肌全层直至EGJ下方2 cm以上，标准隧道切开长度为8~10 cm（图5-25 D、E）。切开后内镜退出隧道观察贲门松弛情况，保证胃镜通过贲门无阻力（图5-25 H、I、J、K）。③闭合隧道入口：吸净隧道内气液体并妥善止血，检查隧道黏膜是否有损伤，用多枚金属夹闭合黏膜切口（图5-25 F、G、H、I、J、K）。

（3）术后处理。术后禁饮食72 h后逐渐恢复流质、半流质、软质饮食，为期2周。术后常规给予抑酸、消炎、补液等营养支持治疗，开放饮食时抑酸药改用口服。术后1月、6月、12月复诊，行胃镜、食管测压、钡餐检查、24 h pH监测，并完善Eckardt评分进行疗效评估，Eckardt评分≤3分认为手术有效，术后6月内Eckardt评分≥4分考虑手术失败，术后LES静息压≤10~15 mmHg及吞钡1 min后残留钡剂高度低于术前基础值50%以上，是治疗长期有效的良好预测指标。之后每1~2年随访1次，复发者可接受进一步治疗，包括再次POEM、内镜下球囊扩张术等。

4. 并发症及处理

主要包括6方面。①气体相关并发症：是POEM手术最常见的并发症，包括皮下气肿、纵隔气肿、气胸、气腹等，术中使用CO_2代替空气注气可显著减少气体相关并发症的发生。绝大多数无需特殊处理，可自行吸收，气胸合并肺萎陷（>30%）时需行胸腔闭式引流，一般2~3 d后，大部分患者肺部可重新扩张。若在术中出现气胸，可在引流后恢复操作。当术中出现气腹影响手术时，可腹腔穿刺排气。②胸腔积液：胸腔积液通常与气胸伴随发生，多见于手术困难且时间长的病例。少量胸腔积液可自行吸收，当合并严重肺不张时需要穿刺引流，并适当应用抗生素预防感染。当引流量减少至<50 mL/d时，可拔除引流管。③黏膜损伤：术中出现黏膜损伤可及时用金属夹夹闭并喷洒生物蛋白胶封闭，较大黏膜损伤与肌切开处不直接相通者，可通过留置胃管、延长禁食时间、使用抗生素等方法等待愈合。若发生迟发性黏膜坏死，可能引起严重的食管纵隔瘘或食管胸膜瘘，此时需使用食管覆膜支架堵塞瘘口，同时引流等待愈合。④术后感染：建议在手术前经验性使用抗生素，一般为第二代及第三代头孢类抗生素，如果患者对青霉素过敏，可使用氨曲南联合克林霉素、三代喹诺酮类抗菌药等，若发生纵隔脓肿，需内镜下清理食管隧道及纵隔并充分引流，同时肠内营养。⑤出血：轻微出血可用电凝、热活检钳或氩离子凝固术止血。术后应注意观察患者有无剧烈胸痛及大量呕鲜血的临床表现，必要时胃镜探查，去除隧道开口金属夹，冲洗清理隧道腔，彻底止血后关闭隧道入口。⑥胃食管反流：为主要的远期并发症，可给予PPI及促进胃动力的药进行经验性治疗，严重者加大PPI剂量、内镜下或外科胃底折叠术治疗。术后需定期行胃镜检查或24 h食管pH监测，检查有无Barrett食管及贲门癌的发生。

与治疗贲门失弛缓症的外科Heller手术相比，POEM有以下显著优点。

（1）POEM通过自然腔道进行，手术操作时间短，疼痛更少，恢复更快。

（2）术后并发症发生率低，一般不会发生死亡、感染性休克等严重不良事件。

（3）POEM对芝加哥分型Ⅲ型的贲门失弛缓症疗效优于Heller术，因为其可以延长肌切开长度，减少食管痉挛。

（4）POEM术后胃食管反流病的发病率逐年降低，而Heller术后胃食管反流病的发病率逐年上升。与球囊扩张术相比，POEM成功率更高、复发率更低，但胃食管反流的发生率也更高。

POEM自应用以来，已得到国内外的广泛认可。相关研究显示，其1年、2年的治疗成功率可分别达到93.4%和84.0%，且术后5年96%的患者不需要额外干预，长期治疗效果持久。对于少数术后复发患者，症状不明显的无需干预，也可再次行POEM或球囊扩张治疗等。

（二）经内镜黏膜下隧道肿瘤切除术

经内镜黏膜下隧道肿瘤切除术（submucosal tunnel endoscopic resection，STER）是在POEM基础上发展而来的一种治疗消化道黏膜下肿瘤（submucosal tumors，SMTs）的新技术。食管管壁较薄，血管供应相对较少，愈合能力较胃差。使用传统内镜治疗方法切除食管SMTs时，可能需要全层切除，难以缝合，增加了穿孔、胸腔感染等并发症，以及追加外科手术的风险。STER通过建立黏膜下隧道切除病变，使肿瘤部位的黏膜保存完整，减少穿孔等术后严重并发症的发生，保留了消化道的完整结构。

1. 适应证

适应证主要有：①CT等影像学检查或超声内镜提示病变为SMTs，且病变周围无大血管包绕；②由于隧道相对较小，食管肿瘤直径需≤3.5 cm。

2. 禁忌证

禁忌证主要有：①凝血功能障碍、严重心脑血管疾病等内镜治疗禁忌证；②肿瘤横径过大无法通过隧道；③肿瘤与周围组织粘连不易分离或食管黏膜下层严重纤维化，导致肿瘤部位无法建立隧道；④肿瘤血供丰富，术中可能出现难以控制的大出血；⑤食管上段固有肌层肿瘤；⑥食管存在吻合口；⑦食管SMTs表面黏膜破溃高度怀疑恶性者。

3. 操作方法

（1）术前准备。①患者准备：患者在术前禁食48~72 h，禁水6 h，于手术前30 min给予预防性静脉注射抗生素，如手术时间超过抗生素的1~2个半衰期，则应补充1次剂量。在全麻和气管插管的情况下进行STER。根据病变部位可以选择左侧卧位、仰卧位、仰卧右肩抬高位等体位进行手术操作。②器械准备：基本同POEM，切除瘤体有时需要用IT刀，标本取出需要用圈套器（图5-26）等。③黏膜下注射液（同POEM）。

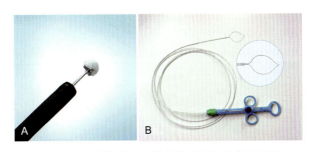

图5-26 经内镜黏膜下隧道肿瘤切除术（STER）

A. IT刀；B. 圈套器

（2）STER手术流程及步骤。①切开食管黏膜层建立黏膜下隧道：在距肿瘤近端边缘3~5 cm处进行黏膜下注射形成液体垫，在液垫顶部用针状刀或注水刀，切开1.8~2.0 cm的纵向黏膜切口（也可行横开口及倒"T"形开口），为建立黏膜下隧道提供入口。将内镜推进到黏膜下间隙，在黏膜下层和固有肌层之间建立黏膜下隧道，在瘤体远端1~2 cm处终止，以确保内镜下对SMTs的满意视野和足够切除空间。注意建立隧道时避免损伤黏膜面（图5-27 A、B、C）。②隧道直视下完整切除肿瘤：使用针状刀或IT刀剥离肿瘤周围黏膜下层组织，充分暴露瘤体，于瘤体底部切除分离瘤体。进行肿瘤清扫时应注意避免损伤肿瘤包膜和食管外膜。如果肿瘤较大，可应用圈套器整块或进行分段切除。若切除的肿瘤大小超过黏膜切口的大小，扩大隧道入口后取出（图5-27 D、E、F）。③闭合隧道入口：肿瘤切除后，用电凝或热活检钳处理出血灶，用金属夹由远及近封闭隧道入口（图5-27 G）。

4. 术后处理

术后根据肿瘤大小、手术顺利与否，禁食1~3 d，给予营养支持，并进行心电监测。当患者有发热、明显胸腹痛、呼吸困难、缺氧或呕血等症状时，进行胸腹部X线或CT、超声，以及实验室检查等，排除相关并发症。常规补液、使用PPI、抗生素和止血药物。所有切除病灶送病理检查，确定病变性质，观察病灶边缘和基底有无病变累及。术后3、6和12个月进行电子胃镜和超声内镜随访，之后每年随访，观察伤口愈合情况，检查是否有肿瘤残留或复发。对于胃肠道间质瘤患者，建议每隔6~12个月进行一次CT/MRI增强扫描。

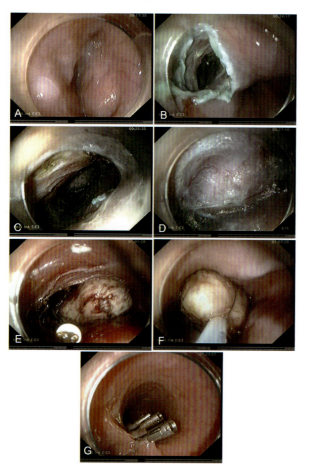

图5-27　经内镜黏膜下隧道切除术手术步骤

A. 食管下端黏膜下肿瘤；B. 隧道切口；C. 剥离隧道；D. 剥离瘤体；E. 切除瘤体；F. 瘤体取出；G. 封闭隧道口

5. 并发症及处理

（1）气体相关并发症：包括皮下气肿、纵隔气肿、气胸、气腹等。轻度一般不需要特殊处理，严重者根据气体相关并发症部位选择胸腔闭式引流、腹壁水封空针排气等。

（2）胸腔积液：可与气体相关并发症同时存在。少量胸腔积液可自行吸收，大量胸腔积液可于超声引导下行胸腔穿刺引流，并适当应用抗生素预防感染。

（3）黏膜损伤：术中可用金属夹夹闭，较大黏膜损伤可通过留置胃管、延长禁食时间、使用抗生素等方法等待愈合。

（4）术后感染：经验性使用抗生素，若发生纵隔脓肿，需内镜下清理食管隧道及纵隔，并充分引流，同时给予肠内营养。

（5）出血：术中轻微出血可直接电凝或用热活检钳、氩离子凝固术止血。术后严密监测患者症状体征，发现迟发性出血后可行急诊胃镜止血、补液、输血等治疗。

（6）食管胸膜瘘：可能是由金属夹移位或黏膜坏死导致，需要在内镜下用金属夹封闭黏膜入口或食管覆膜支架堵塞瘘口，并放置空肠营养管，同时行胸腔闭式引流。

（7）远期并发症如食管憩室，一般不需要特殊处理。

与外科手术和其他内镜技术相比，STER的优点：①可以保持黏膜完整性，减少黏膜穿孔和继发感染的发生率；②使用金属夹关闭黏膜下隧道入口比较容易；③恢复快，手术时间及住院时间短，减轻了患者的经济负担。

自2011年STER技术首次应用于临床治疗以来，已在国内外得到广泛认可，目前已广泛应用于包括食管SMTs在内的治疗，其整体切除率可达86.3%，完全切除率为97.7%。总之，STER技术的远期疗效及安全性较好，可以广泛应用于临床。

七、内镜射频消融术

内镜射频消融术（endoscopic radiofrequency ablation，ERFA）是指在消化内镜直视下，将不同类型射频消融电极贴敷于消化道扁平黏膜病变处，通过射频电流产生凝固坏死，从而消除病变的一种内镜微创治疗技术。目前广泛应用于食管平坦型病变，如Barrett食管、食管癌前病变及0~Ⅱb型食管早期肿瘤等，是一种安全、有效、可靠的新方法。相比于外科手术及其他类型的内镜手术，ERFA具有方便快捷、操作简便且并发症可控等优势。

（一）适应证及禁忌证

1. 适应证

适应证主要有：Barrett食管伴或不伴异型增生；食管平坦型病变伴异型增生；食管0~Ⅱb型黏膜内癌、食管鳞状上皮乳头样增生。

2. 禁忌证

禁忌证主要有：食管急性炎症，尤其是腐蚀性食管炎患者；怀疑食管穿孔或食管瘘者。

（二）器械及设备

目前ERFA主机主要使用BARRX射频消融发生器（Covidien llc，美国），附件包括环周消融导管（BARRX360和BARRX360 Express）和局灶性消融导管。环周消融导管用于独立治疗或主要治疗，局灶性消融导管一般用于补充局部治疗（图5-28）。

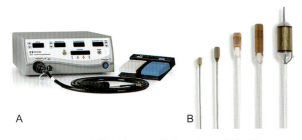

图5-28　内镜射频消融术（ERFA）所用器械

（三）操作方法

1. 环周消融

主要包括：①内镜下确定病变所在位置，置入导丝，通过导丝置入测量球囊导管以测量食管内径；②根据测得的食管内径选取最小内径的气囊消融导管，通过导丝置入气囊辅助消融导管后插入胃镜，气囊充气后，通过射频消融发生器传输预设数量的射频消融能量至消融导管电极，进行消融治疗；③在首次消融术后，退出导丝、消融导管和内镜，清洗食管、球囊电极上的黏液；④重复上述步骤再次进行消融。

2. 局灶性消融

主要包括：①将局灶消融导管置于内镜头端，与内镜一起插入食管，一般将消融导管置于内镜视野的12点钟方向；②将消融导管紧贴病灶黏膜，启动消融治疗；③内镜下冲洗消融表面坏死黏膜；④重复上述步骤再次进行消融（图5-29）。

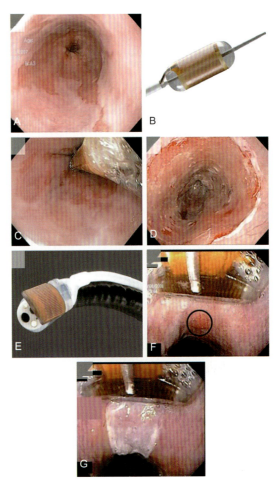

图5-29　消融操作实例

（四）疗　效

ERFA治疗Barrett食管、早期食管癌及癌前病变的短期疗效值得肯定，完全消除率为86%~100%，但长期疗效尚无共识。Orman等通过观察119例Barrett食管伴异型增生或早期食管腺癌患者术后疗效发现，重度异型增生或早期腺癌患者每年仍有4.2%的肠化或异型增生复发率，低度异型增生患者无复发。因此，ERFA在食管重度上皮异型增生及早期鳞癌治疗上仍然存在争议，且ERFA治疗深度有限，不能获得整块切除样本以对病灶进行准确病理评估。目前，术前证实为早期鳞癌及重度异型增生的患者，仍推荐使用ESD或EMR进行整块切除，Barrett食管或轻度异型增生可使用 ERFA 治疗，疗效值得肯定。

（五）并发症及其处理

ERFA 术后可出现不同程度的胸痛、咽喉疼痛、吞咽困难等，多为治疗后炎症反应，一般可自行缓解。病变范围超过 1/2 食管环周时，ERFA 术后狭窄的发生率为 6.9%~28.0%，长轴超过 9 cm 术后狭窄的发生风险更高。对于 ERFA 术后狭窄可否尝试预防性使用激素目前尚无定论，有待进一步研究。

八、内镜黏膜下隧道憩室间脊切开术

内镜黏膜下隧道憩室间脊切开术（submucosal tunneling endoscopic septum division，STESD）由经口内镜下肌切开术（POEM）发展而来，是治疗食管憩室的一种新内镜微创治疗方法，故又称为"D-POEM"或"Z-POEM"。STESD 运用内镜黏膜下隧道技术，于隧道中切开憩室间脊，使憩室变浅或消失，缓解或消除症状达到治疗目的。STESD 能够保持食管黏膜和解剖结构的完整，可降低严重不良事件的风险。

（一）适应证

适应证主要包括：症状性咽食管憩室（即 Zenker 憩室）、中段食管憩室或膈上憩室；不宜外科手术的患者；外科憩室切除术、憩室固定术、内镜下吻合术或内镜憩室间脊切开术等治疗后复发的患者；合并高并发症的患者 [如有介入治疗史或较大憩室者（≥ 7 cm），或治疗前存在憩室出血、溃疡、穿孔等]。

（二）禁忌证

禁忌证主要包括：合并严重凝血功能障碍、出血风险相关疾病及严重器质性病变等无法耐受手术者；食管黏膜下层严重纤维化而无法建立黏膜下隧道者；无症状的食管憩室。

（三）操作方法

1. 术前准备

（1）患者准备。同 POEM，术前常规行血常规及凝血功能等检查，禁食禁饮 8 h，术前签署知情同意书。由于 STESD 手术时间长，患者需静脉麻醉和气管插管。

（2）器械准备（同 POEM、STER 器械）。

（3）黏膜下注射（同 ESD）。

2. STESD 手术步骤

（1）术前清洗：胃镜观察食管憩室具体位置，憩室内大量食物残留，冲洗清洁食管和憩室，并吸尽残留液体（图 5-30 A、B、C）。

（2）黏膜切开：于憩室间脊上方 3 cm 处行黏膜下注射亚甲蓝及肾上腺素生理盐水，切开黏膜层建立隧道入口，显露黏膜下层（图 5-30 D）。

（3）建立隧道：沿食管黏膜下层边注射边分离，建立黏膜下"隧道"直至食管憩室间脊（图 5-30 E）。

（4）横断间脊：完整暴露憩室间脊，直视下用切开刀（Daul 刀、注水刀等）在间嵴中间横断肌层至憩室底部（图 5-30 F、G）。

（5）金属夹夹闭黏膜层切口（图 5-30 H）。

（四）STESD 术后处理

术后第 1 天给予禁食、吸氧、抗炎、抑酸等对症处理。观察患者是否出现术后穿孔、出血、皮下气肿等情况。术后第 2 天视情况让患者饮水及进流质饮食。如无特殊，术后第 3 天停用抗生素即可出院。一般情况下流质饮食 1 周，半流质饮食 1 周后即可恢复正常饮食。

（五）并发症及其处理

1. 出 血

术中任何活动性出血都应该及时处理，因为即使是紧密的黏膜下隧道内极少量的血液也会迅速模糊视野，不仅使止血变得更加困难，而且还会使手术的其余操作更加困难。小出血点可用切开刀凝血止血，小血管破裂出血用热凝钳止血。

2. 穿 孔

闭合前应仔细检查整个治疗区域，特别是检查憩室侧和食管侧的黏膜是否有意外损伤。术中发现食管壁损伤，小穿孔可不予处理，关闭好隧道口可自行愈合，较大穿孔可通过内镜夹闭或缝合成功闭合，关键在于安全闭合黏膜切口。

3. 黏膜损伤

黏膜可被机械或电热能破坏，术中发现黏膜

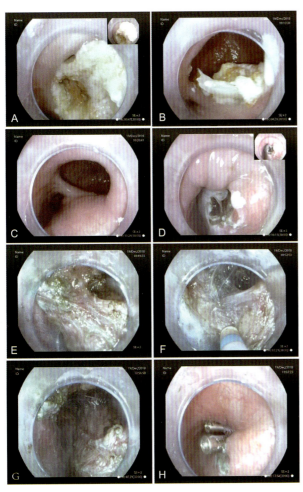

图5-30 食管中段憩室内镜黏膜下隧道憩室间脊切开术（STESD）

A. 食管中段憩室充满食物残渣；B. 清理食物残渣；C. 食管腔（左侧）及憩室；D. 切开隧道口；E. 剥离暴露憩室脊；F. 切开憩室脊；G. 切开憩室脊至底部（食管壁）；H. 夹闭隧道口

损伤时应立即使用止血夹闭合，可以避免发生穿孔和瘘管等严重不良事件。

4. 气体综合征、气胸

处理同POEM、STER。

与传统手术相比，STESD有3个显著优点。①在剥离憩室脊的隧道中，选择性分离脊隔两侧黏膜下层，保持黏膜完整性，从而减轻术后渗漏和继发感染的风险，憩室脊的肌肉层完全切断至食管壁，可降低复发率。②创伤小，保证了食管解剖结构完整。③住院时间短，医疗成本低。STESD技术是一种新的POEM技术，主要应用于有症状食管憩室的治疗，目前临床报道，

Zenker憩室的STESD（D-POEM），手术成功率高，初治患者的短期临床成功率为95%，不良事件发生率很低（图5-31）。多项研究表明STESD技术对原发憩室和继发于动力性疾病的憩室均有疗效，而且适用于不同部位的憩室，是一种安全、有效的内镜微创治疗方法。目前临床数据有限，还需要更多远期随访研究。

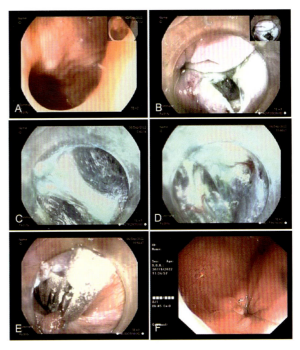

图5-31 Zenker憩室内镜黏膜下隧道憩室间脊切开术（STESD，Z-POEM）手术及效果

A. 食管入口憩室腔；B. 憩室脊旁隧道口；C. 暴露憩室脊；D. 切开憩室脊；E. 关闭隧道口；F. 术后1月憩室腔

九、抗反流治疗术

（一）经口内镜贲门缩窄术

经口内镜贲门缩窄术（peroral endoscopic cardial constriction，PECC），是近年来出现的内镜下微创治疗胃食管反流病的新方法，通常使用内镜下套扎技术，或者以套扎技术为基础来完成。套扎的主要目标为食管胃连接部（EGJ）的黏膜及黏膜下层，当黏膜逐渐坏死脱落，局部形成瘢痕收缩，抗反流屏障逐渐形成，最终达到阻挡胃内容物的作用。对于减少食管酸暴露有较好的效果，同时最大的优点是操作简便快捷，安全性高，较

少出现严重不良反应及并发症，非常适合基层医院开展。

1. 适应证与禁忌证

（1）适应证：①具有明显的胃食管反流病症状；②胃食管反流病健康相关生活质量评价（Gastro-Esophageal Reflux Disease –Health Related Quality of Life，GERD-HRQL）评分≥11分；③胃食管反流病问卷量表（Gastro-Esophageal Reflux Disease – Questionnaires，GERD-Q）评分≥9分；④24 h食管pH监测根据DeMeester诊断标准诊断为胃食管反流病，且评分＞30.0；⑤内镜检查诊断为反流性食管炎；⑥规律、足量PPI治疗2个月后症状未见明显缓解，或用药后症状缓解，停药后短期内复发。

（2）禁忌证：①接受过腹腔镜下胃底折叠术等手术治疗，食管胃连接部正常的生理结构发生改变；②内镜检查出现Barrett食管、食管癌、食管狭窄等胃食管反流病严重并发症；③嗜酸细胞性食管炎；④合并食管胃底静脉曲张、贲门撕裂或局部活动性溃疡；⑤活动性消化道出血；⑥有巨大食管裂孔疝，疝囊直径＞3 cm；⑦有显著的胃食管反流病症状但内镜检查未见异常，考虑为非糜烂性反流病的患者；⑧有严重的吞咽困难症状，或食管动力检查证实有严重的食管动力障碍者；⑨有凝血功能障碍、严重的心肺功能异常等疾患无法耐受手术者；⑩孕妇及哺乳期妇女；⑪有其他胃镜检查禁忌证者。

2. 操作方法

理想状态下，患者术前应行内镜检查，以明确食管胃连接部情况及食管炎症分级，行食管动力检查，了解食管下括约肌压力情况及食管裂孔疝是否存在及其大小，行24 h食管pH监测明确食管酸暴露程度，并进行GERD-Q及GERD-HRQL评分，但临床实际操作中，可酌情选择必要检查。术前1周内禁止使用抗血小板、抗凝等活血药物，完善凝血功能、血常规、心电图等检查，了解患者一般情况及有无手术禁忌证，并告知患者手术风险，签署知情同意书。

术前禁食水6 h，手术可在全身静脉麻醉或

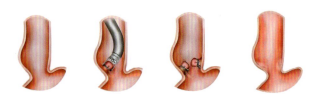

图5-32 贲门缩窄术示意图，套扎联合金属夹方法
（由中国人民解放军总医院消化内科提供）

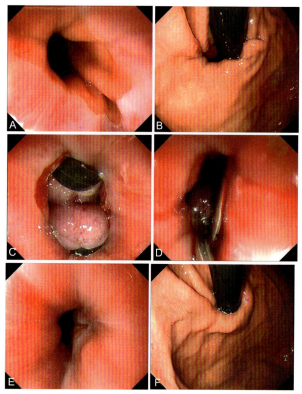

图5-33 贲门缩窄术过程
（由中国人民解放军总医院消化内科提供）

A、B. 顺镜与倒镜观察贲门轻度松弛；C、D. 套扎联合金属夹缩紧贲门；E、F. 1个月随访贲门明显收紧

清醒状态下完成，患者取左侧卧位，使用电子胃镜进镜观察胃食管反流病相关情况，包括食管炎程度、齿状线距门齿的距离、贲门口松弛情况、是否存在食管裂孔疝及其大小。退出胃镜后于胃镜前端安装套扎器，再次进镜，在胃底倒镜，于疝囊内或松弛的贲门侧壁充分吸引黏膜及部分肌层后释放套扎环套扎，随后顺镜，于齿状线处再次充分吸引黏膜及部分肌层后释放套扎环套扎。一般选择2~5点套扎，最后可选择（或不选择）金属夹分别在套扎环根部进行固定。观察套扎部位确保无出血等并发症发生后退镜（图5-32，图5-33）。

3. 主要观察指标

疗效评价指标包括：症状评价（GERD-HRQL、GERD-Q）、内镜检查、24 h 食管 pH 监测、食管动力检查、患者对于手术的满意程度。安全性评价指标包括：术中及术后疼痛、出血、感染、吞咽困难等并发症情况。

4. 并发症及其处理

术后烧心可给予口服黏膜保护剂或抑酸药；出血、食管狭窄引起吞咽困难时应及时进行胃镜下止血或扩张；胸骨后疼痛可短期给予非甾体抗炎药止痛治疗。

（二）抗反流黏膜切除术

抗反流黏膜切除术（anti-reflux mucosectomy, ARMS）是近年新开展的一项针对难治性 GERD 的微创内镜治疗技术。其原理是内镜下切除部分贲门处黏膜，黏膜在愈合过程中瘢痕挛缩，贲门缩小，达到抗反流效果。日本学者 Inoue 等人于 2003 年首次报道 ARMS，并于 2014 年发表了临床研究，表明 ARMS 可以有效改善 GERD 患者症状及 DeMeester 评分。随后，ARMS 被越来越多的消化科医生认识，并被逐步应用于临床。

1. 适应证

适应证主要包括：① PPI 治疗有效，但经反流监测确定存在 PPI 控制力度不够的病理性酸反流的 GERD；② PPI 治疗有效，但存在药物依赖的 GERD；③ GERD 患者服药依从性差、不愿服药及不接受外科手术。

2. 禁忌证

禁忌证主要包括：①食管测压提示由其他动力障碍疾病导致的食管动力异常，如贲门失弛缓症、胃食管连接部出口梗阻、远端食管痉挛等；②合并食管裂孔疝（> 2 cm）；③长期口服抗凝药物者；④孕期或哺乳期妇女。

相对禁忌证主要包括：①合并其他器官系统疾病；②反流高敏感患者（生理性反流，但症状与反流相关）内镜治疗效果尚不明确；③洛杉矶分级 C 级、D 级的重度 RE 内镜疗效需进一步评估。

3. 操作方法

（1）术前准备。①患者准备。基本同 ESD，术前禁食禁水 6~8 h；手术一般在静脉麻醉下进行。②器械准备。主要设备同 ESD。透明帽辅助内镜黏膜切除术（EMR-C），需要斜口透明帽及半月形圈套器（图 5-34）。③黏膜下注射液，同 ESD。

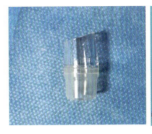 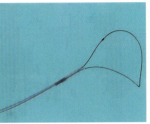

图 5-34　透明帽辅助内镜黏膜切除术（EMR-C）设备

A. 透明帽；B. 圈套器

（2）ARMS 手术方法。①标记预定切除黏膜的区域，半周向 ARMS 中，切除贲门 2/3~3/4 环周黏膜，保留一侧（小弯侧）的黏膜瓣；为避免术后短暂性食管狭窄，也可改为蝴蝶状切除（即蝶形 ARMS），半弧形切除贲门前后壁黏膜，保留小弯侧及大弯侧少量黏膜瓣。使用电刀沿预期的黏膜切除边缘进行标记（图 5-35），图 5-36 为我科所做病例。②黏膜切除。EMR-C 方法：使用带有卡槽的斜形开口透明帽和新月形圈套器，用注射针于黏膜下层注射后，抬举黏膜，将

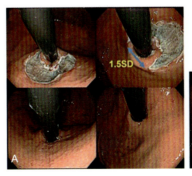

图 5-35　不同术式黏膜切除范围

（引自参考文献 36）

A. 半周向抗反流黏膜切除术（ARMS，以贲门小弯黏膜为中心进行 2/3~4/5 圈的黏膜切除术）及创面愈合后情况（术后 2~3 月）；B. 蝶形 ARMS（保留小弯侧及大弯侧少量黏膜）

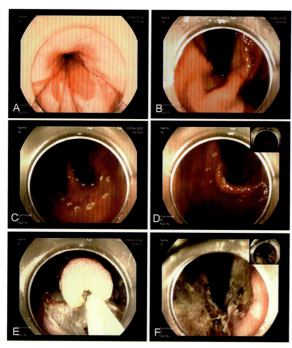

图 5-36 蝶形抗反流黏膜切除术（ARMS）手术图

A. 贲门正镜（见 Barrett 食管）；B. 贲门倒镜（GEFV）；C. 黏膜标记；D. 双侧黏膜标记；E. 黏膜切除；F. 创面及剩余黏膜瓣

欲切除区域黏膜吸入透明帽，收紧圈套器切除黏膜，重复进行 EMR-C，直到标记的黏膜区域被完全切除。ESD 方法：沿标记进行黏膜下注射，使用电刀（Daul 刀、注射针状刀、海博刀等）沿标记进行边缘切开，在内镜透明帽辅助下完成黏膜下剥离及黏膜切除。③创面处理。切除病灶后，对于创面可见的小血管，应用热凝钳止血或氩等离子凝固止血，必要时应用金属止血夹夹闭粗大血管。

（3）术后处理及随访。术后禁食 2~3 d，常规补液、抑酸、应用抗生素；观察出血、穿孔等并发症情况，必要时使用止血药物。恢复进食后口服标准剂量 PPI 6~8 周。术后定期复查内镜、24 h 食管 pH 监测、食管测压等，并进行 GERD 问卷量表评分和 PPI 使用情况评估。

4. 并发症及其处理

术后狭窄是 ARMS 最常见的并发症。食管环周黏膜切除超过 3/4 时，发生食管狭窄风险极大增加。术后规范、足量、足疗程使用 PPI 可以减少炎症反应，降低瘢痕强度，从而减少术后食管狭窄及吞咽困难的发生。术后定期复查内镜，出现食管狭窄时，可行内镜下扩张治疗。

其他并发症如术中及术后出血、穿孔等发生率较低，一旦发生可及时镜下止血、缝合处理。

抗反流黏膜消融术（anti-reflux mucosal ablation，ARMA）：是一种同样来自昭和大学的日本医生介绍的内镜治疗胃食管反流病的新方法。以黏膜消融代替黏膜切除，具体方法如下：胃内注入 CO_2，反转观察贲门，使用三角刀，连接 ERBE（VIO300D），喷射凝固模式，50W，效果 2，贲门黏膜下注射含靛蓝胭脂染料的盐水，进行黏膜消融。充分的消融深度被定义为到达黏膜下层，这可以通过在消融过程中观察靛蓝胭脂红染料来证实。消融范围同 ARMS，呈蝴蝶形，宽约 1.5 SD（镜直径），留下两个正常贲门黏膜对侧区域，约有一个 SD 范围，以避免狭窄。ARMA 的优势：不需要特定的昂贵设备；无论既往治疗方法中是否存在纤维化，其都可以重复使用。与 EMR 相比，消融的范围和深度可以得到控制，而且穿孔的风险似乎很低，因为 ARMA 不需要切除。ARMA 的理想候选者是伴有轻度至中度食管胃连接部形态损害（裂孔疝，< 3 cm 者；最大 Hill 阀瓣，≤Ⅲ级者）的 GERD 患者。此法疗效尚需进一步观察（图 5-37）。

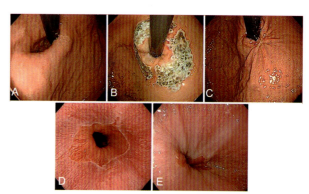

图 5-37 抗反流黏膜消融术（ARMA）及内镜随访
（引自参考文献 38）

A. ARMA 前，反转内镜检查显示明显的疝（阀瓣Ⅲ级），但没有滑动；B. ARMA，反转内镜检查显示蝶状人工溃疡；C. 在 ARMA 后 1 个月出现黏膜阀瓣重新成形（阀瓣Ⅰ级）；D. ARMA 之前可见洛杉矶 A 级食管炎；E. 在 ARMA 之后反流性食管炎消失

(三) 经口无切口胃底折叠术

胃食管反流病（GERD）目前主要的治疗方法为口服质子泵抑制剂（PPI）。对于 PPI 效果不佳、症状持续的难治性 GERD，腹腔镜下 Nissen 胃底折叠术（laparoscopic nissen fundoplication，LNF）是一种安全有效的外科手术方式，但术后腹胀、吞咽困难、胃排空延迟等远期并发症使得该术式在近些年的病例数有所下降。随着内镜技术的不断发展，经口无切口胃底折叠术（transoral incisionless fundoplication，TIF）被认为是治疗难治性 GERD 的一种内镜微创手术方式，对于难以耐受长期口服 PPI 及难治性 GERD 患者安全有效，且长期疗效肯定。

1. TIF 的适应证及禁忌证

（1）适应证：长期大剂量 PPI 治疗效果不佳，仅有轻中度食管胃连接部退化，内镜下 Hill 分级 Ⅰ级、Ⅱ级，没有或食管裂孔疝直径≤ 2 cm 者。

（2）禁忌证：体重指数（BMI）> 35 kg/m^2、Barrett 食管、之前已行食管肌切开术、食管静脉曲张、严重的结缔组织病、> 2 cm 的食管裂孔疝者。

2. 器械

电子胃镜、Esophy X 装置（图 5-38）。

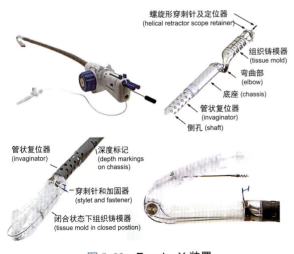

图 5-38 Esophy X 装置

（引自参考文献 40）

3. 操作方法

患者经术前评估后进行全身静脉麻醉，内镜下明确膈角解剖特征，将 Esophy X 装置和胃镜一起经口插入胃内，反转镜身，在内镜直视下将 Esophy X 装置前端的铸模器反转。螺旋形牵引针固定于食管胃连接部，回拉将组织拉进铸模器与管状复位器之间，收紧铸模器，使食管下段与胃底紧贴。将穿刺针及加固器从管状复位器侧孔穿出，穿过肌层穿透紧贴在一起的食管及胃壁，释放 H 型加固器，形成 EGJ 上方 2~3 cm 的折叠。旋转镜身及 Esophy X 装置从不同角度重复上述步骤，形成 200°~270°的胃底折叠（图 5-39）。

4. 疗效及评价

Bell 等的一项多中心前瞻性研究对 85 例 TIF 术后的 GERD 患者进行了 6 个月的随访，研究发现，73% 患者 GERD-HRQL 量表评分恢复至正常范围，72% 患者烧心症状消失，89% 患者反酸症状消失。TIF 术后 80% 患者可停用 PPI，这说明

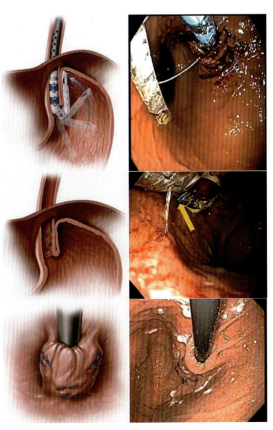

图 5-39 经口无切口胃底折叠术（TIF）演示示意图

（引自参考文献 41）

TIF 术后患者症状可明显得到改善，但其远期疗效还需大量的临床研究证实。

5. 术后并发症及处理

TIF 手术相关并发症为胃黏膜撕裂、出血、穿孔、气胸等，但均极少发生。术后并发症主要有上腹痛、咽部刺激、左肩部疼痛，其中上腹痛最为常见，一般比较轻微且具有自限性，术后1~2 周可消失。

（四）磁环括约肌增强术

磁环括约肌增强术（magnetic sphincter augmentation，MSA）是指经腹腔镜将适合患者食管周径的可伸缩磁环放置在食管胃连接部（EGJ），加强食管下括约肌（LES）天然抗反流屏障的外科手术治疗方法。其用于 GERD 治疗的可行性试验及临床安全性、有效性得到了肯定，且手术简单，抗反流效果持久，症状改善满意。

1. 适应证及禁忌证

（1）适应证：MSA 适用于有典型反流症状，包括烧心和反流的难治性 GERD，患者术前需行食管 pH 监测和食管测压，证实存在异常酸暴露与食管动力正常（食管吞咽收缩波幅 > 30~35 mmHg，有效收缩比例 > 70%）。

（2）禁忌证：BMI > 35 kg/m²；食管测压发现主要食管动力障碍（如贲门失弛缓）或食管低动力；上消化道手术史；内镜下发现 Barrett 食管或 LA-C/D 级食管炎；术后需要行 MRI 检查；对钛金属过敏。大多数研究将超过 3 cm 的食管裂孔疝作为排除标准，但有研究指出，食管裂孔疝患者同样可从 MSA 中获益，且疗效不低于解剖正常患者的。

2. 器　械

MSA 使用的磁环是由数颗（12~17 颗）互相连接的磁珠组成，外包完全封闭磁珠的钛合金。静息状态下，磁珠间的吸引力可关闭食管下括约肌起到抗反流作用，当患者吞咽时，食物向下的运动力可克服磁珠间的吸引力，使磁珠分离保证正常的吞咽功能。目前用于治疗 GERD 的磁环有 2012 年由美国食品药品监督管理局（FDA）批准的 LINX 系统（Torax Medical，美国）。2014 年上海市胸科医院与宁波胜杰康生物科技有限公司联合开发了国产抗反流 MSA 系统（SS-MSA）（图 5-40）。

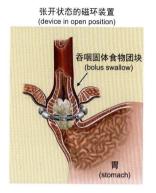

图 5-40　磁环括约肌增强术（MSA）装置

（引自参考文献 46）

3. 操作方法

腹腔镜下于食管胃连接部暴露食管，于食管与迷走神经干之间建立隧道，利用食管测量工具测量食管周径。选择合适大小的 MSA 磁环，通过已建立的食管后隧道将磁环送入，磁环首尾两端搭扣靠近，借助磁力相互扣合。减除辅助线，完成手术（图 5-41）。

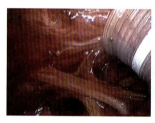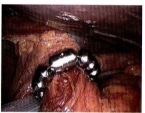

图 5-41　磁环括约肌增强术（MSA）手术示意图

（引自参考文献 47）

4. 疗效及评价

MSA 对难治性 GERD 患者烧心症状改善率可达 83%~100%，75.3% 的患者术后完全停用 PPI，9.4% 按需服用，76.5% 的患者食管炎消失。MSA 可减少总反流次数，术后 LES 压力可明显上升，MSA 能恢复与逆转部分患者 LES 的损伤。在 MSA 与胃底折叠术治疗难治性 GERD 的对比研究中发现，二者的疗效相当，但 MSA 的术后并发症要远少于胃底折叠术的。

5. 并发症及其处理

MSA 术后最主要的不良反应是吞咽困难，MSA 置入后患者早期可能发生轻-中度吞咽困难，但多在 1~3 个月后自行缓解，无需特殊干预。磁环腐蚀是 MSA 最严重的不良事件，其发生率较低，Alicuben 等回顾了 2007 年 2 月至 2017 年 7 月 9453 例 MSA 置入患者的临床资料发现，MSA 术后食管腐蚀穿孔发生率为 0.3%，这主要是磁环型号过小，食管嵌顿压迫所致，一经发现可通过腹腔镜移除磁环，过程简易安全，且取环后患者不会发生严重的并发症。

（五）Stretta 射频治疗

低温射频技术（Stretta）治疗是一种针对 GERD 的内镜下微创治疗方法，最早在 2001 年报道。在胃镜引导下，将一根射频治疗导管插入食管，应用射频治疗仪电极刺入食管下括约肌和贲门肌层，多层面多点对胃-食管连接部位进行烧灼，通过热能引起组织破坏、再生，诱导胶原组织收缩、重构，并阻断神经通路，从而增加食管下括约肌厚度和压力，减少一过性食管下括约肌松弛，以达到改善反流症状的目的。

1. 适应证及禁忌证

（1）适应证：有典型的胃食管反流症状，每日需药物控制；有食管下括约肌松弛现象。

（2）禁忌证：食管裂孔疝＞2 cm；睡眠呼吸暂停综合征四级；血管内胶原蛋白形成有影响的疾病；孕妇。

2. 器械及设备

Stretta 射频治疗仪，电子胃镜等（图 5-42）。

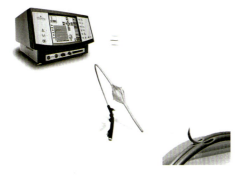

图 5-42　低温射频技术（Stretta）射频治疗仪

（引自参考文献 50）

3. 操作方法

（1）置入射频导管：患者经术前评估后进行全身静脉麻醉，电子胃镜检查了解食管和胃内情况。通过胃镜活检孔道放入 Stretta 导丝，将导丝留置于十二指肠后退出胃镜。沿导丝将 Stretta 射频导管引入食管，确定治疗平面和次数：食管治疗平面分别选择齿状线上 1.0 cm、0.5 cm，齿状线、齿状线下 0.5 cm 四个平面，每个平面均于 0°、旋转 45°治疗 2 次；再将射频导管球囊推至胃内，分别于气囊内注气 25 mL 和 22 mL 后外拉导管，于 0°、右旋 30°、左旋 30°治疗 3 次完成胃底 2 个平面的治疗。全过程共治疗 14 次、56 个点，每次治疗持续 60 s，手术时间 30~40 min。

（2）启动射频治疗仪：将球囊放置于上述治疗平面后，注气扩张导管球囊至适当压力，推动射频导管手柄上的开关，将电极针插入食管壁内，Stretta 微量射频治疗仪显示屏显示电极电阻值，确认电阻及温度正常即启动射频治疗仪，完成每个平面的治疗程序。治疗过程中设定射频能量温度为 85℃，黏膜表面温度不超过 45℃。术后 2 h 即可进流质饮食，活动无限制，术后 2 d 可出院（图 5-43）。

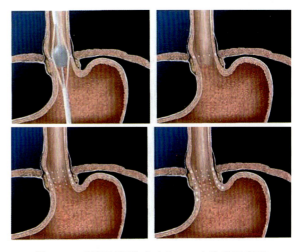

图 5-43　低温射频技术（Stretta）治疗示意图

（引自参考文献 49）

4. 疗　效

研究表明，Stretta 射频治疗可显著改善 GERD 患者相关症状。Meier 等通过分析多中心的研究资料发现,GERD-HRQL积分由治疗前的12.9(服药组)、19.2(不服药组),降至术后12个月的6.6($p < 0.01$);烧心积分由治疗前的2.2(服药组)、3.4(不服药组),降至术后12个月的1.3($p < 0.05$)。Noar等通过4年的随访发现,治疗前100%的患者需服用2次PPI,术后4年75%患者停用PPI,提示微量射频技术治疗GERD可以显著减少PPI用量。同时Stretta射频治疗可使食管下括约肌神经末梢失活,降低食管对损伤因子的敏感性,从而获得短期及长期疗效。

5. 并发症及其处理

Stretta射频治疗的短期并发症包括迟发性出血、发热、胸痛及咽痛等,多在术后2周内明显改善;长期并发症包括腹胀、腹泻,偶有持续胸痛者,多可通过口服药物逐步改善。

(六)**超声外科内钉系统**

超声外科内钉系统(medigus ultrasonic surgical endostapler,MUSE)又称MUSE内镜胃底折叠术,是治疗GERD的一项新方法。其使用视频和超声波引导的外科缝合器,经口腔进入而无需切口,通过三个或三个以上的钉合点将胃底与食管钉合,通过将胃底部分包扎在食管下段周围来增加胃开口部位的压力,恢复His角,重建胃食管阀瓣,建立阻止胃食管反流的有效屏障,以达到治疗GERD的目的。

MUSE内镜下胃底折叠术系统由两部分组成,分别是胃底折叠用内镜钉合器配套主机和一次性胃底折叠用内镜钉合器(图5-44)。胃底折叠用内镜钉合器配套主机主要由电源线、视频线、MUSE系统软件、主机体组成;一次性胃底折叠用内镜钉合器由器身、组件和附件组成,组件由钉仓、吻合钉组成,附件由套管、水瓶、硅胶管组件、镊子、显示器组成。

1. 适应证与禁忌证

(1)适应证:①具有明显的胃食管反流病症状者;②胃食管反流病健康相关生活质量评价(GERD-HRQL)评分≥11分者;③胃食管反流病问卷量表(GERD-Q)评分≥9分者;④24 h食管pH监测根据DeMeester诊断标准诊断为胃

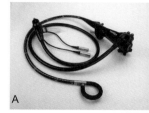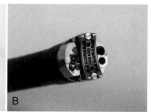

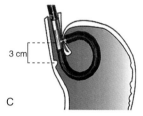

图5-44 超声外科内钉系统(MUSE)组成及原理

(引自参考文献52)

A. 胃底折叠用内镜外观(外径15.5 mm);B. 内镜前端钉仓构造;C. 将钉仓定位在胃食管交界近端约3 cm处释放钉合胃底

食管反流病,且评分>30.0者;⑤内镜检查诊断为反流性食管炎患者;⑥规律、足量PPI治疗2个月后症状未见明显缓解,或用药后症状缓解,停药后短期内又复发者。

(2)禁忌证:①接受过腹腔镜下胃底折叠术等手术治疗使得食管-胃连接处正常的生理结构发生改变者;②内镜检查出现Barrett食管、食管癌、食管狭窄等胃食管反流病严重并发症者;③嗜酸细胞性食管炎者;④合并食管胃底静脉曲张、贲门撕裂或局部活动性溃疡者;⑤活动性消化道出血患者;⑥有巨大食管裂孔疝,疝囊直径>3 cm者;⑦有显著的胃食管反流病症状但内镜检查为未见异常,考虑为非糜烂性反流病的患者;⑧有严重吞咽困难症状,或食管动力检查证实有严重食管动力障碍者;⑨有凝血功能障碍、严重心肺功能异常等疾患无法耐受手术者;⑩孕妇及哺乳期妇女;⑪有其他胃镜检查禁忌证者。

2. 方 法

理想状态下,患者术前应行内镜检查明确食管胃连接部情况及食管炎症分级,行食管动力检查了解食管下括约肌压力情况及食管裂孔疝是否存在及其大小,行24 h食管pH监测明确食管酸暴露程度,并进行GERD-Q及GERD-HRQL评分,但在临床实际操作中,可酌情选择必要检查。术前1周内禁止使用抗血小板、抗凝等活血药物，完善凝血功能、血常规、心电图等检查，了解患者一般情况及有无手术禁忌证，告知患者手术风险并签署知情同意书。

患者取仰卧位，头部与台面成15°角上抬，然后进行全身麻醉下的气管插管，保持呼气末正压至少为 5 cmH$_2$O。至少要准备两种药物用于预防高风险手术后恶心和呕吐。整个过程保持肌肉松弛。胃镜检查观察胃食管反流病相关情况，包括食管炎程度、齿状线距门齿的距离、贲门口松弛情况、是否存在食管裂孔疝及其大小。如果存在滑动性的食管裂孔疝，将呼气末正压增加至 15 cmH$_2$O，直到疝的程度减轻（如果疝不能减轻则中止手术）。插入内镜钉合器，推进至胃食管交界处，翻转内镜顶端至180°以上，选择钉合位置。旋转弯角手轮，固定组织，调整定位销，推进砧板螺丝，完成组织钉合。选择3次及3次以上的钉合位点进行钉合，将胃底部分折叠在食管下段形成150°~180°折叠，重建胃食管阀瓣，完成手术（图5-45）。

3. 主要观察指标

疗效评价指标包括：症状评价（GERD-HRQL、GERD-Q）、内镜检查、24 h食管pH监测、食管动力检查、患者对于手术的满意程度。安全性评价指标包括：术中及术后疼痛、出血、感染、吞咽困难等并发症情况。

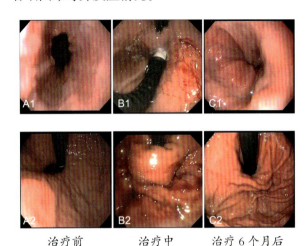

图 5-45 内镜胃底折叠术

（引自参考文献53）

A1、A2. 术前观察；B1、B2. 术中观察；C1、C2. 术后6个月的内镜检查结果

注：B1展示同步经鼻胃镜观察超声外科内钉系统（MUSE）内镜吻合

4. 并发症及其处理

术后观察2~3 d，如胸骨后疼痛可短期给予非甾体抗炎药止痛治疗；恶心呕吐可给予止吐治疗；烧心可给予口服黏膜保护剂或抑酸药；出血、食管狭窄引起吞咽困难时应及时胃镜复查，必要时内镜下止血或扩张。

（马师洋，杨津，邹百仓，姜炅，朱洪怡，张园苗）

第2节 食管癌的药物治疗

食管癌是全球范围内常见的恶性肿瘤之一，严重威胁人类健康。中国是食管癌高发地区。早期食管癌的临床症状不明显，大多数食管癌患者确诊时已为局部晚期或发生远处转移，治疗难度较大。在临床实践过程中，应通过规范化诊疗及多学科综合诊疗模式，提升早期确诊患者的治愈率，改善晚期患者的生活质量，最终达到延长患者生存期的目标。

一、食管癌系统治疗

食管癌系统治疗包括外科治疗、放射治疗、内科治疗等治疗手段。外科治疗是食管癌的主要根治方法；对于局限期有手术禁忌或不接受手术治疗的食管癌患者，可以选择根治性放疗为基础的综合治疗；内科治疗包括新辅助治疗、辅助治疗及针对晚期患者的治疗，涉及化疗、靶向治疗及免疫治疗等药物。推荐依据患者肿瘤情况、体力状况、合并疾病等多方面因素进行综合评估，以权威临床指南及诊疗规范为基础，拟定适合患者个体的标准治疗方案。

（一）非转移食管癌的治疗

1. 新辅助治疗

新辅助化疗有助于肿瘤降期、控制全身微小转移灶，并通过观察肿瘤对化疗方案的反应程度，以指导术后治疗。对于可手术切除的局部晚期食管癌患者可考虑行新辅助同步放化疗或新辅助化疗，包括 $cT_{1b-2}N_{1-3}M_0$ 或 $cT_{3-4a}N_{any}M_0$ 期颈、胸段食管癌。可手术切除的局部晚期食管下段及食管胃交界部肿瘤，推荐围手术期化疗或新辅助同步化疗，包括 $cT_{1b-2}N_{1-3}M_0$、$cT_{3-4a}N_{any}M_0$ 期或可疑 cT_{4b} 期食管胃交界部腺癌（表5-1，表5-2）。

表5-1 新辅助治疗指南规范

分层	临床分期（M_0）	Ⅰ级推荐	Ⅱ级推荐	Ⅲ级推荐
食管癌	$cT_{is}\sim cT_{1a}N_0$	内镜下切除（2A类）	食管切除术（2B类）	—
	$cT_{1b}\sim cT_2N_0$（胸段食管癌）	食管切除术（2A类）	—	—
	$cT_{1b}\sim cT_2N_0$（颈段或胸段食管癌距环咽肌＜5 cm）	—	根治性同步放化疗+化疗（2B类）	食管切除术（必要时切喉）（2B类）
	$cT_{1b}\sim cT_2N_+$ 或 $cT_3\sim cT_{4a}N_{any}$（胸段食管癌）	新辅助同步放化疗或新辅助化疗+食管切除术（1A类）	—	优先推荐参加临床研究放化疗后达临床肿瘤完全缓解（影像学完全缓解，且胃镜下观察及深咬活检的病理结果均未提示肿瘤残存），后续密切随访观察+挽救性手术（2B类）
	$cT_{1b}\sim cT_2N_+$ 或 $cT_3\sim cT_{4a}N_{any}$（颈段或胸段食管癌距环咽肌＜5 cm）	—	根治性同步放化疗+化疗（2B类）	新辅助治疗+食管切除术（必要时切喉）（2B）
	可疑累及周围器官但未明确 cT_{4b}（胸段食管癌）	新辅助同步放化疗（1A类）多学科团队讨论评价新辅助治疗后的手术可能性，如能做到根治性切除，可考虑手术治疗	新辅助化疗（1B类）多学科团队讨论，评价新辅助治疗后的手术可能性，如能做到根治性切除，可考虑手术治疗	—
食管胃交界部癌	$cT_{is}\sim cT_{1a}N_0$	内镜下切除（2A类）	食管胃部分切除术（2B类）	—
	$cT_{1b}\sim cT_2N_0$	食管胃部分切除术（2A类）	—	—
	$cT_{1b}\sim cT_2N_+$ 或 $cT_3\sim cT_{4a}N_{any}$	围术期化疗+食管胃部分切除术（1A类）新辅助同步放化疗+食管胃部分切除术（1A类）新辅助化疗（1A）新辅助同步放化疗（1A）	—	—
	可疑累及周围器官但未明确 cT_{4b}	多学科团队讨论评价新辅助治疗后的手术可能性，如能做到根治性切除，可考虑手术治疗	—	—

表 5-2　常用新辅助治疗方案

术前化疗方案
顺铂＋氟尿嘧啶 　　顺铂 80 mg/m² 静脉滴注 d1 　　5-氟尿嘧啶 1000 mg/m² 每日持续静脉输注 d1~4 　　每 3 周重复，术前 2 个周期 顺铂＋氟尿嘧啶＋多西他赛（鳞癌） 　　顺铂 70 mg/m² 静脉滴注 d1 　　5-氟尿嘧啶 750 mg/m² 每日持续静脉输注 d1~5 　　多西他赛 70 mg/m² 静脉滴注 d1 　　每 3 周重复，术前 3 个周期 顺铂＋紫杉醇（鳞癌） 　　顺铂 50 mg/m² 静脉滴注 d1 　　紫杉醇 150 mg/m² 静脉滴注 d1 　　每 2 周重复
围术期化疗方案
奥沙利铂＋氟尿嘧啶类（腺癌） 　　奥沙利铂 85 mg/m² 静脉滴注 d1 　　亚叶酸钙 400 mg/m² 静脉滴注 d1 　　5-氟尿嘧啶 400 mg/m² 静脉推注 d1，然后 1200 mg/m²×2 d，持续静脉输注（总量 2400 mg/m²，46~48 h） 　　每 2 周重复 或 　　奥沙利铂 85 mg/m² 静脉滴注 d1 　　亚叶酸钙 200 mg/m² 静脉滴注 d1 　　5-氟尿嘧啶 2600 mg/m² 持续静脉输注 24 h d1 　　每 2 周重复 或 　　奥沙利铂 130 mg/m² 静脉滴注 d1 　　卡培他滨 1000 mg/m² 口服 每日 2 次 d1~14 　　每 3 周重复 奥沙利铂＋氟尿嘧啶＋亚叶酸钙＋多西他赛（FLOT）方案（腺癌） 　　奥沙利铂 85 mg/m² 静脉滴注 d1 　　亚叶酸钙 200 mg/m² 静脉滴注 d1 　　5-氟尿嘧啶 2600 mg/m² 持续静脉输注 24 小时 d1 　　多西他赛 50 mg/m² 静脉滴注 d1 　　每 2 周重复，术前 4 个周期＋术后 4 个周期，共 8 个周期 顺铂＋氟尿嘧啶 　　顺铂 100 mg/m² 静脉滴注 d1 　　5-氟尿嘧啶 800 mg/m² 每日持续静脉输注 d1~5 　　每 28 天重复，术前 2~3 个周期＋术后 3~4 个周期

2. 辅助治疗

最新指南推荐，患者接受食管癌根治性切除术后，应根据其术后病理结果决定是否进行术后辅助治疗。接受过术前新辅助同步放化疗治疗的食管癌患者，若为 R0 切除且分期为 $ypT_{0\sim4a}N_0M_0$ 或 $ypT_{0\sim4a}N_+M_0$，可选择纳武利尤单抗治疗；接受过术前新辅助化疗的食管腺癌患者，若为 R0 切除且分期为 $ypT_{0\sim4a}N_0M_0$ 或 $ypT_{0\sim4a}N_+M_0$，建议行辅助化疗。未接受术前新辅助治疗的食管鳞癌患者，若为 R0 切除术后，建议随访观察或参加临床研究；若为食管腺癌且分期为 $pT_{1\sim2}N_0M_0$，建议随访观察，$pT_{3\sim4a}N_0M_0$ 或 $pT_{1\sim4a}N_+M_0$ 则行辅助化疗。若为 R1/R2 切除，接受过新辅助放化疗，可观察直至肿瘤进展或行营养支持治疗/对症治疗；未接受新辅助放化疗者，可行同步放化疗（表 5-3，表 5-4，表 5-5）。

表 5-3 术后辅助治疗指南规范

手术情况	分层	Ⅰ级推荐	Ⅱ级推荐	Ⅲ级推荐
R0切除（新辅助治疗后）	$ypT_{0\sim4a}N_0M_0$	接受过新辅助同步放化疗	纳武利尤单抗辅助治疗（1A类）	
		接受过新辅助化疗	观察 辅助化疗（腺癌，1A类）	辅助放疗（3类） 辅助化疗+放疗（3类）
	$ypT_{0\sim4a}N_+M_0$	接受过新辅助同步放化疗	纳武利尤单抗辅助治疗（1A类）	辅助化疗（3类）
		接受过新辅助化疗	辅助化疗（腺癌，1A类）	辅助化疗（鳞癌，3类） 辅助放疗（3类） 辅助化疗+放疗（3类）
R0切除（未接受新辅助治疗）	$pT_{1\sim3}N_0M_0$		观察（鳞癌、pT_{1-2}腺癌） 辅助化疗（pT_3腺癌，1A类）	—	—
	$pT_{4a}N_0M_0$		参加临床研究（鳞癌） 辅助化疗（腺癌，1A类）	—	辅助放疗（鳞癌，2B类） 辅助化疗（鳞癌，3类） 辅助化疗+放疗（鳞癌，2B类）
	$pT_{1\sim4a}N_+M_0$		参加临床研究（鳞癌） 辅助化疗（腺癌，1A类）	辅助放疗（鳞癌，2B类） 辅助化疗（鳞癌，2B类） 辅助化疗+放疗（鳞癌，2B类）	—
R1/R2切除（包括环周切缘阳性，任何T/N分期，M_0）	接受过新辅助放化疗	—	观察，直至肿瘤进展（2B类） 最佳支持治疗/对症处理（2A类）	化疗（3类）
	未接受过新辅助放化疗	同步放化疗（1A类）	化疗+放疗（不能耐受同步放化疗，2B类）	化疗（不适宜放疗）（3类）

表 5-4 常用术后辅助治疗方案

术后治疗
纳武利尤单抗治疗（仅对术前接受过新辅助同步放化疗后达R0切除，并有病理证实的残存病灶，即术后分期≥ypT_1或≥ypN_1） 　　纳武利尤单抗 240 mg 静脉滴注 d1 　　每2周重复，治疗16周 　　然后，纳武利尤单抗 480 mg 静脉滴注 d1 　　每4周重复，总治疗时长不超过1年

表 5-4（续）

术后治疗
奥沙利铂+卡培他滨（腺癌） 　　奥沙利铂 130 mg/m² 静脉滴注 d1 　　卡培他滨 1000 mg/m² 口服 每日 2 次 d1~14 　　每 3 周重复 顺铂+紫杉醇（鳞癌） 　　顺铂 50 mg/m² 静脉滴注 d1 　　紫杉醇 150 mg/m² 静脉滴注 d1 　　每 2 周重复

表 5-5 不可切除局部晚期食管癌的治疗

临床分期	分层	Ⅰ级推荐	Ⅱ级推荐
$cT_{1b-4b}N_0M_0$，$cT_{1-4b}N_+M_0$（包括不可切除或有手术禁忌或拒绝手术）	PS=0~1	根治性同步放化疗（1A 类） 系统性药物治疗+放疗（2A 类） 系统性药物治疗	根治性放疗（不能耐受同步放化疗，2A 类）
	PS=2	最佳支持治疗/对症处理（2A 类） 可通过营养支持、内置支架等方法改善营养状况，缓解出血、梗阻或疼痛等症状，待一般状况好转后考虑综合治疗	系统性药物治疗（2B 类） 姑息性放疗（2B 类）

（二）晚期（转移/复发）食管癌的治疗

系统药物治疗的主要对象为早期但不能耐受外科治疗的食管癌患者，以及可以耐受系统性药物治疗但初诊处于晚期的转移性食管癌患者。对初诊晚期食管癌患者，或者根治术后出现局部复发或远处转移的患者，若体力状况允许，行晚期一线方案治疗。晚期食管癌经一线全身治疗后再次出现疾病进展，则需要根据患者情况更换为晚期二线及后续方案治疗。

系统治疗前应考察患者基本情况。评估肿瘤情况：通过组织学及细胞学检查明确病理类型，通过病史、体格检查、影像学检查考察肿瘤分期，进一步确定治疗方案。治疗前行影像学基线评估，以便进行疗效评价及长期随访。评估患者身体条件：患者需一般状况良好，ECOG PS 评分 0~1 分。

治疗开始前行血常规、肝肾功能、心电图等检查，评估心、肝、肾等重要脏器和造血功能是否存在治疗禁忌。评估合并症情况：患者应无活动性消化道穿孔出血、胃肠梗阻、未控制的急性炎症、肺栓塞、休克等严重并发症（表 5-6）。

1. 一线治疗

对于人表皮生长因子受体-2（HER2）过表达的食管腺癌，推荐曲妥珠单抗联合化疗或曲妥珠单抗联合免疫检查点抑制剂治疗及化疗；对于食管鳞癌和 HER2 阴性的食管腺癌，推荐免疫检查点抑制剂治疗联合化疗，若存在免疫检查抑制剂治疗相关禁忌或拒绝该治疗，可行单纯化疗。免疫检查点抑制剂已成为晚期食管癌患者的重要治疗选择，常用免疫检查点抑制剂有：帕博利珠单抗、纳武利尤单抗、卡瑞利珠单抗等（表 5-7，表 5-8）。

表 5-6 Zubrod-ECOG-WHO 评分

0	正常活动
1	症轻状，生活自理，能从事轻体力活动
2	能耐受肿瘤的症状，生活自理，但白天卧床时间不超过 50%

表 5-6（续）

3	肿瘤症状严重，白天卧床时间超过 50%，但还能起床站立，部分生活自理
4	病重卧床不起
5	死亡

表 5-7　系统性药物治疗常用一线治疗指南规范

分　层		Ⅰ级推荐	Ⅱ级推荐	Ⅲ级推荐
HER2 阳性腺癌		曲妥珠单抗联合顺铂＋5-氟尿嘧啶/卡培他滨（1A 类）	曲妥珠单抗＋帕博利珠单抗＋顺铂/奥沙利铂＋氟尿嘧啶类（1A 类）	曲妥珠单抗联合其他一线化疗方案（2B 类）
HER2 阴性腺癌	PS=0~2	帕博利珠单抗＋顺铂＋氟尿嘧啶类（5-氟尿嘧啶或卡培他滨）（1A 类） 纳武利尤单抗＋奥沙利铂＋氟尿嘧啶类（5-氟尿嘧啶或卡培他滨）（PD-L1 表达 CPS≥5，1A 类） 信迪利单抗＋奥沙利铂＋卡培他滨（PD-L1 CPS≥5，1A 类） 替雷利珠单抗＋奥沙利铂＋卡培他滨，或替雷利珠单抗＋顺铂＋5-氟尿嘧啶（PD-L1 表达阳性，1A 类） 顺铂＋氟尿嘧啶（1A 类） 奥沙利铂＋氟尿嘧啶（1A 类） 顺铂或奥沙利铂＋氟尿嘧啶类＋多西他赛（适用于 PS 评分良好，可配合定期行不良反应评估的患者，1A 类）	纳武利尤单抗＋奥沙利铂＋氟尿嘧啶类（5-氟尿嘧啶或卡培他滨）（PD-L1 表达 CPS＜5 或未进行 PD-L1 表达检测，1A 类） 信迪利单抗＋奥沙利铂＋卡培他滨（CPS＜5 或未进行 PD-L1 表达检测，1A 类） 伊立替康＋氟尿嘧啶类（2A 类） 氟尿嘧啶类或紫杉类单药（2A 类）	－
鳞癌		帕博利珠单抗＋顺铂＋氟尿嘧啶类（5-氟尿嘧啶或卡培他滨）（1A 类） 卡瑞利珠单抗＋顺铂＋紫杉醇（1A 类） 顺铂＋氟尿嘧啶（2A 类） 纳武利尤单抗＋顺铂＋氟尿嘧啶（1A 类） 特瑞普利单抗＋顺铂＋紫杉醇（1A 类） 信迪利单抗＋顺铂＋紫杉醇/5-氟尿嘧啶（1A 类） 斯鲁利单抗＋顺铂＋5-氟尿嘧啶（PD-L1 CPS≥1，1A 类） 替雷利珠单抗＋顺铂＋紫杉醇，或替雷利珠单抗＋顺铂＋5-氟尿嘧啶/卡培他滨（1A 类）	纳武利尤单抗＋伊匹木单抗（适用于存在化疗禁忌或拒绝化疗，且 PD-L1 CPS≥1 的患者，1A 类） 铂类＋紫杉类（3 类） 顺铂＋长春瑞滨（3 类）	顺铂＋白蛋白结合型紫杉醇（3 类） 卡瑞利珠单抗＋阿帕替尼＋奈达铂＋紫杉醇酯质体（3 类） 安罗替尼＋顺铂＋紫杉醇（3 类）
腺癌及鳞癌	PS≥3	最佳支持治疗/对症处理（2A 类） 参加临床研究	－	－

表 5-8 转移性/复发食管及食管胃交界部癌一线药物治疗方案

曲妥珠单抗＋化疗（HER2 阳性腺癌，化疗可选择顺铂或奥沙利铂＋氟尿嘧啶类）：
　　三周方案：曲妥珠单抗第 1 周期负荷剂量 8 mg/kg 静脉滴注 d1；后续周期维持剂量 6 mg/kg 静脉滴注 d1
　　双周方案：曲妥珠单抗第 1 周期负荷剂量 6 mg/kg 静脉滴注 d1，后续周期维持剂量 4 mg/kg 静脉滴注 d1
曲妥珠单抗＋帕博利珠单抗＋化疗（HER2 阳性腺癌）
　　曲妥珠单抗 第 1 周期负荷剂量 8 mg/kg 静脉滴注 d1；后续周期维持剂量 6 mg/kg 静脉滴注 d1
　　帕博利珠单抗 200 mg 静脉滴注 d1
　　顺铂 80 mg/m² 静脉滴注 d1
　　5-氟尿嘧啶 800 mg/m² 每日持续静脉输注 d1~5
　　每 21 天重复
　或
　　曲妥珠单抗 第 1 周期负荷剂量 8 mg/kg 静脉滴注 d1，后续周期维持剂量 6 mg/kg 静脉滴注 d1
　　帕博利珠单抗 200 mg 静脉滴注 d1
　　奥沙利铂 130 mg/m² 静脉滴注 d1
　　卡培他滨 1000 mg/m² 口服 每日 2 次 d1~14
　　每 21 天重复
帕博利珠单抗＋顺铂＋氟尿嘧啶
　　帕博利珠单抗 200 mg 静脉滴注 d1
　　顺铂 80 mg/m² 静脉滴注 d1
　　5-氟尿嘧啶 800 mg/m² 每日持续静脉输注 d1~5
　　每 21 天重复
纳武利尤单抗＋奥沙利铂＋氟尿嘧啶类（腺癌）
　　纳武利尤单抗 240 mg 静脉滴注 d1
　　奥沙利铂 85 mg/m² 静脉滴注 d1
　　亚叶酸钙 400 mg/m² 静脉滴注 d1
　　5-氟尿嘧啶 400 mg/m² 静脉推注 d1
　　5-氟尿嘧啶 1200 mg/m² 每日持续静脉输注 d1~2
　　每 14 天重复
　或
　　纳武利尤单抗 360 mg 静脉滴注 d1
　　奥沙利铂 130 mg/m² 静脉滴注 d1
　　卡培他滨 1000 mg/m² 口服 每日两次 d1~14
　　每 21 天重复
信迪利单抗＋奥沙利铂＋卡培他滨（腺癌）
　　信迪利单抗 3 mg/kg（体重＜60 kg），200 mg（体重≥60 kg）静脉滴注 d1
　　奥沙利铂 130 mg/m² 静脉滴注 d1
　　卡培他滨 1000 mg/m² 口服 每日两次 d1~14
　　每 21 天重复
替雷利珠单抗＋奥沙利铂＋卡培他滨，或替雷利珠单抗＋顺铂＋5-氟尿嘧啶（PD-L1 表达阳性腺癌）
　　替雷利珠单抗 200 mg 静脉滴注 d1
　　奥沙利铂 130 mg/m² 静脉滴注 d1
　　卡培他滨 1000 mg/m² 口服 每日两次 d1~14
　　每 21 天重复
　或
　　替雷利珠单抗 200 mg 静脉滴注 d1
　　顺铂 80 mg/m² 静脉滴注 d1
　　5-氟尿嘧啶 800 mg/m² 每日持续静脉输注 d1~5
　　每 21 天重复
卡瑞利珠单抗＋顺铂＋紫杉醇（鳞癌）
　　卡瑞利珠单抗 200 mg 静脉滴注 d1
　　顺铂 75 mg/m² 静脉滴注 d1

表 5-8（续）

　　紫杉醇 175 mg/m² 静脉滴注 d1
　　每 21 天重复
纳武利尤单抗＋顺铂＋氟尿嘧啶类（鳞癌）
　　纳武利尤单抗 240 mg 静脉滴注 d1
　　每 14 天重复，联合
　　顺铂 80 mg/m² 静脉滴注 d1
　　5-氟尿嘧啶 800 mg/m² 每日持续静脉输注 d1~5
　　每 28 天重复
纳武利尤单抗＋伊匹木单抗（鳞癌）
　　纳武利尤单抗 3 mg/kg 静脉滴注 d1
　　每 14 天重复，联合
　　伊匹木单抗 1 mg/kg 静脉滴注 d1
　　每 42 天重复
特瑞普利单抗＋顺铂＋紫杉醇（鳞癌）
　　特瑞普利单抗 240 mg 静脉滴注 d1
　　顺铂 75 mg/m² 静脉滴注 d1
　　紫杉醇 175 mg/m² 静脉滴注 d1
　　每 21 天重复
信迪利单抗＋顺铂＋紫杉醇/5-氟尿嘧啶（鳞癌）
　　信迪利单抗 3 mg/kg（体重＜60 kg），200 mg（体重≥60 kg）静脉滴注 d1
　　顺铂 75 mg/m² 静脉滴注 d1
　　紫杉醇 175 mg/m² 静脉滴注 d1 或 5-氟尿嘧啶 800 mg/m² 每日持续静脉输注 d1~5
　　每 21 天重复
斯鲁利单抗＋顺铂＋5-氟尿嘧啶（PD-L1 表达阳性鳞癌）
　　斯鲁利单抗 3 mg/kg 静脉滴注 d1
　　顺铂 50 mg/m² 静脉滴注 d1
　　5-氟尿嘧啶 1200 mg/m² 每日持续静脉输注 d1~2
　　每 14 天重复
替雷利珠单抗＋顺铂＋紫杉醇，或替雷利珠单抗＋顺铂＋卡培他滨/5-氟尿嘧啶（鳞癌）
　　替雷利珠单抗 200 mg 静脉滴注 d1
　　顺铂 60~80 mg/m² 静脉滴注 d1
　　紫杉醇 175 mg/m² 静脉滴注 d1
　　每 21 天重复
　或
　　替雷利珠单抗 200 mg 静脉滴注 d1
　　顺铂 60~80 mg/m² 静脉滴注 d1
　　卡培他滨 1000 mg/m² 口服 每日两次 d1~14
　　每 21 天重复
　或
　　替雷利珠单抗 200 mg 静脉滴注 d1
　　顺铂 60~80 mg/m² 静脉滴注 d1
　　5-氟尿嘧啶 750~800 mg/m² 每日持续静脉输注 d1~5
　　每 21 天重复
顺铂＋氟尿嘧啶类
　　顺铂 75~100 mg/m² 静脉滴注 d1
　　5-氟尿嘧啶 750~1000 mg/m² 每日持续静脉输注 d1~4
　　每 28 天重复
　或
　　顺铂 50 mg/m² 静脉滴注 d1
　　亚叶酸钙 200 mg/m² 静脉滴注 d1

表 5-8（续）

　　5-氟尿嘧啶 2000 mg/m² 24 小时持续静脉输注 d1
　　每 14 天重复
  或
　　顺铂 80 mg/m² 静脉滴注 d1
　　卡培他滨 1000 mg/m² 口服 每日两次 d1~14
　　每 21 天重复
奥沙利铂＋氟尿嘧啶类
　　奥沙利铂＋5-氟尿嘧啶/CF：
　　奥沙利铂 85 mg/m² 静脉滴注 d1
　　亚叶酸钙 400 mg/m² 静脉滴注 d1
　　5-氟尿嘧啶 400 mg/m² 静脉推注 d1
　　5-氟尿嘧啶 1200 mg/m² 24 小时持续静脉输注 d1~2
　　每 14 天重复
  或
　　奥沙利铂 85 mg/m² 静脉滴注 d1
　　亚叶酸钙 200 mg/m² 静脉滴注 d1
　　5-氟尿嘧啶 2600 mg/m² 24 小时持续静脉输注 d1
　　每 14 天重复
  或
　　奥沙利铂 130 mg/m² 静脉滴注 d1
　　卡培他滨 1000 mg/m² 口服 每日两次 d1~14
　　每 21 天重复
铂类＋5-氟尿嘧啶/CF＋多西他赛
　　顺铂 40mg/m² 静脉滴注 d3
　　亚叶酸钙 400 mg/m² 静脉滴注 d1
　　5-氟尿嘧啶 400 mg/m² 静脉推注 d1
　　5-氟尿嘧啶 1000 mg/m² 每日持续静脉注入 d1~2
　　多西他赛 40mg/m² 静脉滴注 d1
　　每 14 天重复
  或
　　奥沙利铂 85mg/m² 静脉滴注 d1
　　5-氟尿嘧啶 1200 mg/m² 每日持续静脉注入 d1~2
　　多西他赛 50mg/m² 静脉滴注 d1
　　每 14 天重复
  或
　　卡铂 AUC＝6 静脉滴注 d2
　　5-氟尿嘧啶 1200 mg/m² 每日持续静脉输注 d1~3
　　多西他赛 75mg/m² 静脉滴注 d1
　　每 21 天重复
铂类＋紫杉类
　　顺铂 75 mg/m² 静脉滴注 d1
　　紫杉醇 175 mg/m² 静脉滴注 d1
　　每 21 天重复
  或
　　顺铂 70~75 mg/m² 静脉滴注 d1
　　多西他赛 70~85 mg/m² 静脉滴注 d1
　　每 21 天重复
  或
　　卡铂 AUC＝5 静脉滴注 d1
　　紫杉醇 200 mg/m² 静脉滴注 d1

表 5-8（续）

　　每 21 天重复
伊立替康＋5-氟尿嘧啶
　　伊立替康 180 mg/m² 静脉滴注 d1
　　亚叶酸钙 400 mg 静脉滴注 d1
　　5-氟尿嘧啶 400 mg/m² 静脉推注 d1
　　5-氟尿嘧啶 2000 mg/m² 每日持续静脉输注 d1~2
　　每 14 天重复
　或
　　伊立替康 80 mg/m² 静脉滴注 d1
　　亚叶酸钙 500 mg 静脉滴注 d1
　　5-氟尿嘧啶 2000 mg/m² 每日持续静脉输注 d1
　　每周重复，连续 6 周后停止 2 周
顺铂＋长春瑞滨
　　顺铂 80 mg/m² 静脉滴注 d1
　　长春瑞滨 25 mg/m² 静脉滴注 d1、d8
　　每 21 天重复
氟尿嘧啶单药
　　亚叶酸钙 400 mg/m² 静脉滴注 d1
　　5-氟尿嘧啶 400 mg/m² 静脉推注 d1
　　5-氟尿嘧啶 1200 mg/m² 每日持续静脉输注 d1~2
　　每 14 天重复
　或
　　5-氟尿嘧啶 800 mg/m² 每日持续静脉输注 d1~5
　　每 28 天重复
　或
　　卡培他滨 1000~1250 mg/m² 口服 每日两次 d1~14
　　每 21 天重复
紫杉类单药
　　多西他赛 75~100 mg/m² 静脉滴注 d1
　　每 21 天重复
　或
　　紫杉醇 135~175 mg/m² 静脉滴注 d1
　　每 21 天重复
　或
　　紫杉醇 80 mg/m² 静脉滴注 d1、d8、d15、d22
　　每 28 天重复
顺铂＋白蛋白结合型紫杉醇
　　顺铂 75 mg/m² 静脉滴注 d1
　　白蛋白结合型紫杉醇 125 mg/m² 静脉滴注 d1、d8
　　每 21 天重复
卡瑞利珠单抗＋阿帕替尼＋奈达铂＋紫杉醇酯质体
　　卡瑞利珠单抗 200 mg 静脉滴注 d1
　　阿帕替尼 250 mg 口服 d1~3
　　奈达铂 50 mg/m² 静脉滴注 d1
　　紫杉醇酯质体 150 mg/m² 静脉滴注 d1
　　每 14 天重复
安罗替尼＋顺铂＋紫杉醇
　　安罗替尼 10 mg 口服 d1~14
　　顺铂 60~75 mg/m² 静脉滴注 d1~3
　　紫杉醇 135 mg/m² 静脉滴注 d1
　　每 21 天重复

2. 二线及以上治疗

推荐根据患者体力状况、合并症以及既往治疗情况等个体化因素，酌情使用免疫检查点抑制剂、化疗或靶向治疗单药或者组合疗法。晚期食管腺癌或食管胃交界部腺癌患者二线治疗的选择包括紫杉醇单药，或伊立替康单药，或多西他赛单药化疗。晚期食管腺癌或食管胃交界部腺癌三线及后线治疗可选择抗血管生成靶向药物（表5-9，表5-10）。

表5-9　系统性药物治疗常用二线及以上治疗指南规范

分层	Ⅰ级推荐	Ⅱ级推荐	Ⅲ级推荐
PS=0~2	卡瑞利珠单抗（鳞癌，既往未接受免疫检查点抑制剂治疗，1A类） 帕博利珠单抗（鳞癌，既往未接受免疫检查点抑制剂治疗，PD-L1 CPS≥10，1A类） 纳武利尤单抗（鳞癌，既往未接受免疫检查点抑制剂治疗，1A类） 替雷利珠单抗（鳞癌，既往未接受免疫检查点抑制剂治疗，1A类） 伊立替康+替吉奥（鳞癌，2A类） 多西他赛单药（腺癌，1A类） 紫杉醇单药（腺癌，1A类） 伊立替康单药（腺癌，1A类） 紫杉醇+雷莫西尤单抗（腺癌，1A类） 伊立替康+氟尿嘧啶（腺癌，2A类） 曲妥珠单抗+紫杉醇（HER2阳性腺癌，铂类治疗失败且既往未接受过曲妥珠单抗，2A类） 纳武利尤单抗（腺癌，三线及以上且既往未接受免疫检查点抑制剂治疗，1A类）	安罗替尼（鳞癌，2A类） 多西他赛单药（鳞癌，3类） 紫杉醇单药（鳞癌，3类） 伊立替康单药（鳞癌，3类） 阿帕替尼（腺癌，三线及以上，1A类；鳞癌，3类） 维迪西妥单抗（HER2阳性腺癌，三线及以上，3类）	白蛋白结合型紫杉醇单药（鳞癌，3类） 卡瑞利珠单抗+阿帕替尼（鳞癌，3类）
PS≥3	最佳支持治疗/对症处理（2A类） 参加临床研究	—	—

表5-10　二线及以上药物治疗方案（结合既往治疗和PS评分）

卡瑞利珠单抗（鳞癌）
　　卡瑞利珠单抗200 mg 静脉滴注 d1
　　每14天重复
帕博利珠单抗（鳞癌，CPS≥10）
　　帕博利珠单抗200 mg 静脉滴注 d1
　　每21天重复
　　或
　　帕博利珠单抗400 mg 静脉滴注 d1
　　每42天重复
纳武利尤单抗（腺癌，三线或以上；鳞癌，二线或以上）
　　纳武利尤单抗240 mg 或 3 mg/kg 静脉滴注 d1
　　每14天重复
　　或
　　纳武利尤单抗480 mg 静脉滴注 d1
　　每28天重复
替雷利珠单抗（鳞癌）
　　替雷利珠单抗200 mg 静脉滴注 d1
　　每21天重复
紫杉醇+雷莫西尤单抗（腺癌）
　　紫杉醇80 mg/m² 静脉滴注 d1、d8、d15、d22
　　雷莫西尤单抗8 mg/kg 静脉滴注 d1、d15
　　每28天重复

表 5-10（续）

紫杉类
    多西他赛 75~100 mg/m² 静脉滴注 d1
    每 21 天重复
 或
    紫杉醇 175 mg/m² 静脉滴注 d1
    每 21 天重复
 或
    紫杉醇 80 mg/m² 静脉滴注 d1、d8、d15、d22
    每 28 天重复
 或
    紫杉醇 80 mg/m² 静脉滴注 d1、d8、d15
    每 28 天重复

伊立替康
    伊立替康 150~180 mg/m² 静脉滴注 d1
    每 14 天重复
 或
    伊立替康 125 mg/m² 静脉滴注 d1、d8
    每 21 天重复

伊立替康＋氟尿嘧啶
    伊立替康 180 mg/m² 静脉滴注 d1
    亚叶酸钙 400 mg/m² 静脉滴注 d1
    5-氟尿嘧啶 400 mg/m² 静脉推注 d1
    5-氟尿嘧啶 1200 mg/m² 每日持续静脉输注 d1~2
    每 14 天重复

伊立替康＋替吉奥
    伊立替康 160 mg/m² 静脉滴注 d1
    替吉奥 40~60 mg 口服 每日两次 d1~10
    每 14 天重复

维迪西妥单抗（HER2 阳性腺癌，三线或以上）
    维迪西妥单抗 2.5 mg/kg 静脉滴注 d1
    每 14 天重复

安罗替尼
    安罗替尼 12 mg/d 口服 d1~14
    每 21 天重复

阿帕替尼
    阿帕替尼 250~500 mg/d 口服 连续服用

白蛋白结合型紫杉醇
    白蛋白结合型紫杉醇 100~150 mg/m² 静脉滴注 d1、d8
    每 21 天重复

卡瑞利珠单抗＋阿帕替尼
    卡瑞利珠单抗 200 mg 静脉滴注 d1
    阿帕替尼 250 mg 口服 每天 1 次
    每 14 天重复

3. 局部复发食管癌的治疗

（1）可手术切除：局部复发部位未接受过放疗的患者，首选根治性手术治疗；局部复发部位接受过放疗的患者，可选择挽救手术或系统药物治疗。

（2）不可手术切除：局部复发未接受过放疗的患者，可行同步放化疗或系统药物治疗联合/不联合放疗。局部复发部位接受过放疗的患者，可选择系统性药物治疗。

二、中医药治疗食管癌

食管癌属中医的"噎膈"病范畴。《内经》记载："三阳结胃之膈""膈咽不通，饮食不下，食则呕"。中医临床实践总结出扶正固本、清热解毒、活血化瘀、软坚散结等基本治法。临床对于食管癌的治疗多以此为基础，在西医综合治疗体系的基础上，结合患者的实际情况辨病、辨证论治。

（一）病因病机

中医认为其病因主要与饮食不节、七情内伤、脏腑失调有关。饮食不节，嗜酒无度，过食肥甘，恣食辛辣之品，可助湿生热，酿成痰浊，日久痰热互结；或津伤血燥，食道干涩，失于濡润。忧思伤脾，脾失健运，津液失布，湿聚酿痰，痰气相搏，阻于食道，见吞咽困难；恼怒伤肝，肝伤则气郁，久可致血瘀，瘀血阻滞食道致使气滞、血瘀、痰阻三者互结，阻于食道，饮食噎塞难下而发为本病。脏腑阴阳失调，正气虚损是患病的主要内在原因。基本病机为气滞、血瘀、痰阻互结，阻于食道。病位在食管，病变脏腑归属于胃，又与肝、脾、肾三脏密切相关。初期多以标实为主，中期虚实夹杂，晚期以本虚为主。

（二）分证论治

1. 痰气交阻

临床表现为吞咽梗阻，胸膈痞满；或疼痛，情志抑郁时加重，嗳气呃逆，呕吐痰涎，口干咽燥，大便秘结；伴舌质红，苔薄腻，脉弦滑。治法：开郁化痰，润燥降气。代表方：启膈散。本方由丹参、郁金、沙参、茯苓、川贝母、杵头糠、荷叶蒂、砂仁壳组成。嗳气呕吐明显者，加代赭石、旋覆花；泛吐痰涎甚多者，加半夏、陈皮，或含化玉枢丹；大便不通者，加生大黄、莱菔子；若心烦口渴，气郁化火者，加山豆根、栀子。

2. 津亏热结

临床表现为吞咽梗涩而痛，食入即复出，甚则水饮难进，心烦口干，胃脘灼热，五心烦热，形体消瘦，皮肤干燥，小便短赤，大便干结如羊粪；舌质光红，干燥少津，脉细数。治法：滋阴清热，润燥生津。代表方：沙参麦冬汤。本方由沙参、麦冬、玉竹、天花粉、生扁豆、冬桑叶、生甘草组成。胃火偏盛者，加栀子、黄连；肠腑失润，大便干结，坚如羊矢者，宜加火麻仁、全瓜蒌；热盛阴伤者，症见烦渴咽燥，噎食难下，或食入即吐，吐物酸热，苔黄燥，舌质红而少津，脉大有力等，可改用竹叶石膏汤加大黄。

3. 瘀血内结

临床表现为饮食梗阻，食不能下，甚或呕出物如赤豆汁，或便血，胸膈疼痛，固定不移，面色黧黑，肌肤甲错，形体羸瘦；舌质紫暗，脉细涩。治法：破结行瘀，滋阴养血。代表方：通幽汤。本方由熟地、生地、升麻、红花、桃仁、当归、炙甘草组成。瘀阻显著者，酌加莪术、三棱、炙穿山甲；呕吐较甚，痰涎较多者，加海蛤粉、法半夏、瓜蒌；呕吐物赤如豆汁者，可另服云南白药。

4. 气虚阳微

临床表现为吞咽受阻，饮食不下，泛吐涎沫，面浮足肿，精神疲惫，面色㿠白，形寒气短，腹胀便溏；舌质淡，苔白，脉细弱。治法：温补脾肾。代表方：补气运脾汤。本方由人参、黄芪、半夏曲、砂仁、白术、茯苓、甘草、陈皮、大枣、生姜组成。若中阳不足，痰凝瘀阻，可用理中汤加姜汁、竹沥；胃虚气逆，呕吐不止者，可加旋覆花、代赭石；阳伤及阴，口干咽燥，形体消瘦，大便干燥者，可加石斛、麦冬、沙参；泛吐白沫，加吴茱萸、丁香、白蔻仁；肾阳虚明显者，可用右归丸或加附子、肉桂、鹿角胶、肉苁蓉。

三、药物治疗食管癌的作用机制及进展

系统药物治疗在食管癌综合治疗中占据重要地位，包括传统的细胞毒类化学药物治疗、近年来新兴的免疫治疗、靶向治疗等。细胞毒类化学药物治疗是通过全身或局部使用化学药物杀灭肿瘤细胞的传统治疗方法，至今依然是抗肿瘤治疗不可或缺的治疗手段之一。分子靶向治疗是针对参与肿瘤发生发展过程的细胞信号传导通路中重要靶点的新型疗法，对特定肿瘤细胞的选择性更强、疗效更优、不良反应也更轻。免疫治疗是指

通过激活肿瘤患者的免疫系统杀灭肿瘤细胞的药物疗法，相比传统细胞毒类化学药物治疗，免疫治疗具有疗效更优、有效持续时间更长、毒副作用更低的优点。近年来，分子靶向治疗、免疫治疗领域诸多新药不断涌现，有效提升了药物治疗在食管癌综合治疗中的应用地位。

（一）细胞毒类药物治疗

1. 氟尿嘧啶

5-氟尿嘧啶（5-FU）是尿嘧啶的衍生物，通过体内乳清酸磷酸核糖转移酶的作用生成氟尿嘧啶核苷酸与氟尿嘧啶脱氧核苷酸（FdUMP），通过影响 RNA 的功能、阻碍肿瘤细胞 DNA 合成，扰乱肿瘤细胞功能。5-FU 抗食管癌疗效显著，是国内外食管癌指南一线治疗方案推荐用药。常见不良反应有恶心、呕吐、食欲不振、口腔溃疡等。卡培他滨，也称为 5'-脱氧-5-氟尿苷，是口服前药 5-FU。Meta 分析表明，与 5-FU 为主的联合治疗相比，卡培他滨联合治疗晚期胃食管肿瘤患者的总生存期（OS）更优。因此，国外最新指南推荐使用卡培他滨代替 5-FU。此外，Hall PS 等研究发现，对于高龄和（或）身体虚弱的晚期胃食管肿瘤患者，低剂量卡培他滨联合奥沙利铂方案（标准剂量的 60%）的毒性显著降低，并且总体治疗效果不亚于标准剂量，由此可以作为高龄体弱患者的个体化替代选择。

2. 顺铂

顺铂（DDP）是经典的铂类化合物，分子结构中的亲核基团极易脱离，脱离后的铂与 DNA 碱基发生配位，会影响肿瘤细胞的增殖。DDP 的活性与所处液态环境中的氯离子浓度呈负相关。细胞外的氯离子浓度较高，因此 DDP 的活性较低；而细胞内的氯离子浓度较低，从而使亲核基团更容易取代 DDP 中的氯，以提升药物活性。DDP 具有抗肿瘤疗效出色及抗肿瘤谱系广泛的优点，因此一直是国内外首选一线治疗食管癌的化疗药物。DDP 的常见不良反应有恶心、呕吐、白细胞减少、肾脏毒性等。Soularue E 等开展的 II 期临床研究显示，紫杉醇（PTX）联合 DDP 放化疗耐受性良好，中位 OS 为 5.95 个月，1、2 和 3 年生存率分别为 75%、54% 和 41%。基于此，DDP 联合多西他赛或 PTX 被列入食管癌根治性放化疗的推荐方案。

3. 奥沙利铂

奥沙利铂（L-OHP）属于第三代铂类抗肿瘤药物，与 DDP 的差别在于 1,2-二氨环己烷基团取代了 DDP 上的氨基。L-OHP 的作用机制与 DDP 类似，通过对 DNA 碱基侧链的破坏杀伤肿瘤细胞。L-OHP 具有广谱的抗肿瘤活性，并且对于 DDP 耐药肿瘤具有一定疗效。L-OHP 与 5-FU 的联合应用具有协同作用。German Study Group 开展的一项 III 期临床研究显示，一线治疗晚期胃腺癌或食管胃交界处肿瘤的患者，L-OHP 联合 5-FU 与 DDP 联合 5-FU 相比较，前者毒性较小，且对于大于 65 岁的老年人具有更高的有效率、更短的治疗失败时间、更长的无进展生存期（PFS），以及更优的 OS。

4. 紫杉醇

紫杉醇（PTX）是一种从红豆杉树皮中提取出的天然抗肿瘤药物，通过抑制分裂中肿瘤细胞微管蛋白解聚，阻止肿瘤细胞有丝分裂抗肿瘤。与局部食管癌单独手术或术前化疗的治疗方式相比，术前放化疗能够进一步改善 OS、无病生存期（DFS）。van Hagen P 等开展的一项多中心 III 期临床研究结果显示，术前用 PTX 联合卡铂放化疗与单独手术切除相比，可以显著改善可切除（$T_{2-3}N_{0-1}M_0$）食管癌或食管胃连接处肿瘤患者的 OS 和 DFS（75% 为腺癌、23% 为鳞状细胞癌）。因此，指南推荐 PTX 联合卡铂作为术前放化疗的 1 类首选方案。

5. 伊立替康

伊立替康（CPT-11）是喜树碱的半合成衍生物，其活性代谢物 SN-38 可与拓扑异构酶 I-DNA 复合物结合，从而阻止断裂单链的再连接。Dank M 等开展的一项 III 期临床研究显示，一线治疗晚期胃癌或食管胃连接处腺癌患者，FOLFIRI 方案（5-FU 联合 CPT-11）与 CF 方案（DDP 联合 5-FU）相比较，其 OS 及 PFS、疾病进展时间（TTP）均优于对照组，且安全性良好。French Intergroup 开展了一项Ⅲ期临床研究，使用含 CPT-11 的方案一线治疗进展期、转移性胃腺癌或食管胃连接处腺癌患者，结果证实 CPT-11 组治疗失败的中位时间显著长于 ECF（表阿霉素、顺铂联合 5-FU）方案组，而中位 PFS、中位 OS 和客观缓解率（ORR）无明显差异，并且毒性更小。因此，CPT-11 被推荐用于一线治疗晚期食管腺癌或食管胃连接处腺癌。

（二）靶向治疗

多种靶向治疗药物如雷莫芦单抗、曲妥珠单抗、培布罗利单抗、恩曲替尼/拉罗替尼、赛普卡替尼、达拉非尼/曲美替尼等已被 FDA 批准用于晚期食管癌和食管-胃连接处肿瘤。曲妥珠单抗用于 HER2 阳性表达肿瘤患者，而基于泛瘤种研究，部分原肌球蛋白受体激酶（TRK）抑制剂用于 *NTRK* 基因融合、塞普替尼用于 *RET* 基因融合、达拉非尼和曲美替尼用于 *BRAF V600E* 突变肿瘤患者。

1. 抗血管生成靶向治疗

血管内皮生长因子（VEGF）是近年来肿瘤靶向治疗研究热点。VEGF 包括 VEGF-A、VEGF-B、VEGF-C、VEGF-D 和胎盘生长因子（PlGF），而血管内皮生长因子受体（VEGFR）家族包括 VEGFR-1、VEGFR-2 和 VEGFR-3 三种亚型受体。VEGFR-1 主要分布于造血干细胞、巨噬细胞、内皮细胞及单核细胞，通过与 VEGF-A、VEGF-B 和 PlGF 的结合调节细胞生理活动；VEGFR-2 主要分布于各种内皮细胞，可以通过与 VEGF-A、VEGF-C、VEGF-D、VEGF-E 结合促进新血管生成。雷莫芦单抗是 VEGFR-2 抗体，对晚期胃食管肿瘤具有一定疗效。一项多中心Ⅲ期临床研究（REGARD）显示，雷莫芦单抗二线治疗晚期胃腺癌或胃-食管连接处肿瘤，治疗组中位 OS 为 5.2 个月，较安慰剂组延长 1.4 个月。另一项多中心Ⅲ期研究（RAINBOW）显示，二线治疗晚期胃腺癌或胃食管连接处腺癌，雷莫芦单抗联合紫杉醇治疗患者的中位 OS 显著长于单独应用紫杉醇的患者。基于以上研究，FDA 批准将雷莫芦单抗用于胃食管腺癌患者二线及后线治疗。

2. 抗 HER2 靶向治疗

HER2 基因是一种癌基因。正常情况下 *HER2* 处于抑制状态，致癌因素作用后，其结构变异或表达失控被激活，从而促使细胞发生癌变。因此，*HER2* 过表达程度越高，患者预后越差。曲妥珠单抗是抗 *HER2* 的单克隆抗体，通过与人表皮生长因子竞争性结合 HER2 蛋白结合，阻断肿瘤细胞的增殖。曲妥珠单抗在 HER2 阳性食管癌的治疗中具有一定价值。Tang HR 等开展的Ⅱ期临床研究发现，曲妥珠单抗联合化疗能够显著提升 HER2 蛋白高表达患者的 OS 率，与标准化疗联合使用对患者治疗安全无明显影响。因此，对于 HER2 高表达的晚期食管腺癌患者，推荐在一线化疗中加入曲妥珠单抗（建议联合使用氟尿嘧啶和铂类药物）。曲妥珠单抗重组冻干粉是由曲妥珠单抗和依沙替康（拓扑异构酶Ⅰ抑制剂）通过可切割的四肽连接物连接而成的抗体-药物结合体。一项Ⅱ期临床研究（DESTINY-Gastric 01）显示，对于经过包括曲妥珠单抗在内的至少两种治疗的晚期或转移性胃腺癌，或者胃食管连接处腺癌，相较常规化疗组，曲妥珠单抗重组冻干粉治疗组患者的疗效持续时间、中位 PFS 以及中位 OS 均更优，而其毒性也更严重，尤其需要关注间质性肺疾病的毒副作用。基于此，FDA 批准将曲妥珠单抗重组冻干粉用于曲妥珠单抗方案失败后 HER2 过表达阳性腺癌患者的二线及后线治疗。

3. 基于泛瘤种批准的靶向治疗

达拉非尼和曲美替尼可以联合用于治疗 *BRAF V600E* 突变的不可切除或转移性肿瘤，且既往化疗方案无效、也无合适替代方案的患者。一项Ⅱ期临床研究（NCI-MATCH）结果显示，*BRAF V600E* 突变的胃食管肿瘤患者接受达拉非尼和曲美替尼联合治疗，治疗组患者的 OS 和 PFS 均有提升。基于此，推荐达拉非尼联合曲美替尼用于 *BRAF V600E* 突变胃食管肿瘤患者的二线及后线治疗。

赛普替尼为针对 *RET* 基因融合的酪氨酸激酶抑制剂。一项Ⅰ/Ⅱ期临床研究（LIBRETTO-001）

中期分析结果显示，使用赛普替尼治疗 RET 融合阳性的肿瘤患者（非小细胞肺癌和甲状腺癌除外），ORR 为 44%，疗效持续时间为 25 个月。最常见的治疗相关不良事件包括水肿、腹泻、疲劳、口干、高血压和腹痛。基于此，赛普替尼被 FDA 批准用于 RET 基因融合的胃食管肿瘤患者的二线及后线治疗。

TRK 融合蛋白具有增强的激酶功能，涉及 NTRK1、NTRK2 或 NTRK3 的基因融合编码 TRK 融合蛋白（TRKA，TRKB，TRKC）。NTRK 基因融合在胃食管肿瘤中极罕见，而对于 NTRK 基因融合阳性的胃食管恶性肿瘤患者，基于泛瘤种领域获批的推荐，可以将恩曲替尼/拉罗替尼作为二线及后线治疗的方案。

4. 多靶点药物

多靶点靶向药针对多种肿瘤蛋白靶点起效，目前已证实对食管癌有效的多靶点靶向药包括索拉非尼、达沙替尼、舒尼替尼及阿帕替尼等。

舒尼替尼是一种多靶向性抗肿瘤药物，其作用靶点为多个酪氨酸激酶受体，其中包括血小板源性生长因子 R 链（PDGF-R）、血管内皮生长因子受体（VEGFR）以及 RET 等。Ding, YQ 等发现，舒尼替尼在发挥抗肿瘤作用的同时，会显著增强食管鳞状细胞癌对放射治疗的敏感性。

达沙替尼通过抑制蛋白激酶活性从而达到抗肿瘤的治疗效果。其主要抑制的是 BCR-ABL 激酶和 SRC 家族激酶。Inge, LJ 等考察了达沙替尼对携带异型增生相关遗传标记的 Barrett 食管细胞系的作用，该实验表明达沙替尼对该细胞系具有相当强的抗肿瘤作用。达沙替尼可以通过靶向 Src，增强 OAC 细胞中化疗的疗效，从而降低肿瘤的耐药性。

阿帕替尼主要通过抑制酪氨酸激酶与 VEGFR-2 来达到抗肿瘤的治疗效果。Wang, YM 等考察了阿帕替尼对食管鳞状细胞癌的作用机制，该实验组发现阿帕替尼抑制了 ESCC 细胞的增殖并诱导了细胞的凋亡，而且还激活了 ER 应激并触发了保护性自噬。该实验组认为紫杉醇联合阿帕替尼和氯喹通过 IRE-1α-AKT-mTOR 途径，在体内和体外对食管鳞癌表现出了更好的抗肿瘤作用。

5. 未来发展方向

食管癌是一种高度异质性肿瘤，其组织来源、分子特征及 TME 均会影响临床治疗结果。食管鳞癌对于 EGFR、HER2 或 VEGF 等靶向治疗获益度欠佳。肿瘤相关成纤维细胞（CAF）是食管鳞癌治疗重要的分子靶点，未来有望开发针对 CAF 的靶向治疗。蛋白激酶 polo 样激酶 1（PLK1）是 polo 样激酶家族的成员，也是潜在的食管癌治疗靶点。在食管鳞癌细胞中，干扰小 RNA（SiRNA）或 PLK1 抑制剂可以降低 mTOR 活性。雷帕霉素和 PLK1 抑制剂 BI2536 的组合通过协同阻断 mTOR 复合物级联并激活 S6 和 4E-BP1，进而显示出更强的抗肿瘤效果。此外，多靶点药物与新型细胞毒性药物联合治疗食管癌，有望获得更优疗效。测序技术的进展为食管癌的遗传变化提供了更加全面的预测，在未来可能有重大突破。

（三）免疫治疗

免疫疗法通过激活机体免疫系统杀伤肿瘤细胞，是继手术、放疗、化疗和靶向治疗之后的又一革命性抗肿瘤疗法。虽然抗肿瘤免疫治疗较传统化疗的毒副作用低，但免疫治疗相关不良反应（irAEs）发生概率仍较高，可波及多个器官，严重可危及生命。因此，在抗肿瘤免疫治疗的过程中需要严密监控、及时发现并处理 irAEs，以保障患者的治疗安全。

1. 免疫检查点抑制剂

免疫检查点抑制剂（ICIs）是食管癌临床指南推荐的重要免疫治疗药物，是指通过单克隆抗体阻断肿瘤免疫检查点相关受体或占据肿瘤免疫检查点相关受体配体，进而激活免疫杀伤肿瘤细胞的治疗方法。

程序性死亡受体 1（PD-1）也称 CD279，是表达在正常 T 细胞上的穿膜受体。PD-1 在生理状态能够下调免疫系统对自身体细胞的反应，并且通过抑制活化免疫细胞并促使其凋亡，促进免疫耐受，从而降低自身组织的损伤。程序性死亡受体配体 1（PD-L1）也称 CD274，是一种白细胞分化抗原，能够与 PD-1 结合。PD-L1 抗原主要表达于抗原提呈细胞、B 细胞、T 细胞、肌细胞、内皮细胞及上皮细胞等细胞表面。此外，多种肿瘤细胞表面也存在 PD-L1 表达。肿瘤细胞上的 PD-L1 可与 T 细胞表面的 PD-1 结合，抑制 T 细胞的活化、增殖及对肿瘤细胞的杀伤作用。临床使用的 PD-1/PD-L1 的 ICIs 包括 PD-1 单抗和 PD-L1 单抗两种类型。大量临床研究证实，在包括食管癌在内的泛瘤种领域，PD-1/PD-L1 单抗免疫治疗具有显著效果，并且对于初始治疗有效的患者人群，PD-1/PD-L1 单抗具有长程生存获益的独特优势。纳武利尤单抗是一种 PD-1 单抗，FDA 已批准用于食管癌患者术前新辅助治疗，或完全切除、残留病变的食管胃交界处肿瘤患者的辅助治疗。一项Ⅲ期研究（ATTRACTION-3）结果显示，对于至少接受过一个基于氟尿嘧啶和含铂方案无效或耐受的晚期食管鳞状细胞癌患者，纳武利尤单抗治疗与传统化疗相比较，无论 PD-L1 的表达水平，还是患者的中位 OS，均有显著改善。帕博利珠单抗是另一种 PD-1 单抗，FDA 已批准帕博利珠单抗联合 5-FU 及 DDP 的治疗方案用于局部晚期或转移性食管癌，或者食管胃交界处肿瘤患者的一线治疗。一项Ⅲ期研究（KEYNOTE-590）结果证实，帕博利珠单抗联合传统化疗相较传统化疗联合安慰剂治疗，患者的 OS 和 PFS 均有显著改善，尤其对于 PD-L1 表达 ≥ 10 的患者，其中位 OS 的提升更加显著。基于此，帕博利珠单抗联合 5-FU 和 DDP 为基础的化疗可用于 PD-L1 表达 ≥ 10（1 类推荐联合顺铂）或 < 10（2B 类推荐）的食管鳞癌，或者食管腺癌患者的一线治疗。此外，一项Ⅲ期研究（KEYNOTE-811）结果显示，帕博利珠单抗与曲妥珠单抗联合治疗，与曲妥珠单抗联合安慰剂相比，患者的 ORR 及中位反应持续时间均有改善，且有更高的完全缓解率，同时并未增加 irAEs 的发生率。近年来，多个国产 PD-1 单抗在食管癌治疗领域的相关研究陆续开展，国家药品监督管理局已批准卡瑞利珠单抗联合 PTX 和 DDP 一线治疗食管鳞癌，同时该方案也是中国食管鳞状细胞癌患者晚期二线治疗的选择。

淋巴细胞活化基因 3（LAG-3），是一种抑制性免疫检查点受体。LAG-3 在泛瘤种中广泛表达，会导致 T 细胞耗竭和凋亡，通过免疫抑制作用调节肿瘤微环境，与预后不良有关。目前已研发出的 LAG-3 抑制剂包括抗 LAG-3 单克隆抗体、抗 LAG-3 双特异性和可溶性 LAG-3-Ig 融合蛋白等。LAG-3 在不同肿瘤类型中的差异表达导致不同预后，这种差异与其他免疫检查点（如 TIM3、PD-1 和 CTLA-4）的共表达相关。因此，LAG-3 抑制剂是解除肿瘤抗 PD-1/PD-L1 免疫治疗的潜在方法，LAG-3 抑制剂与 PD-1 抗体联用的免疫疗法也具有良好前景。FDA 已批准 LAG-3 抑制剂（relatimab）与纳武利尤单抗联用治疗晚期不可切除黑色素瘤。目前，多项评估 LAG-3 抑制剂对食管癌免疫治疗效果的研究正在进行。MGD013、GSK2831781、HLX26、Favezlimab 和 IBI110 等多种关于 LAG-3 抑制剂的临床试验正在积极推进中，部分结果显示 LAG-3 抑制剂具有良好的药代动力学特性、抗肿瘤活性和安全性。此外，针对 LAG-3 的 PET 扫描示踪剂也在研发中，未来有望应用于肿瘤精准诊断。然而，目前对 LAG-3 功能特性的理解仍然有限，尚需深入探索其作用机制。

T 细胞免疫球蛋白和免疫受体酪氨酸抑制性基序结构域（TIGIT），属于 Ig 超家族成员。TIGIT 主要表达于多种 T 细胞和自然杀伤细胞（NK）表面，通过影响树突状细胞（DC），使其抗原呈递能力减弱，并且下调促炎症因子分泌，上调抑炎症因子分泌，从而下调 T 细胞的免疫应答能力。此外，TIGIT 阳性 NK 细胞容易受到 CD155 阳性髓源性抑制细胞的影响，从而抑制自身的增殖、脱颗粒及 γ 干扰素（IFN-γ）的产生。TIGIT 的高表达往往预示着 NK 细胞的耗竭，从而导致抗肿瘤免疫的削弱。当 CD8+ T 细胞与调节性 T 细胞表面 TIGIT 的表达增加时，患者的预后较差，而同时高表达 PD-1 和 TIGIT 的肿瘤患者的预后更差。TIGIT 相关免疫抑制剂（如维博利单抗和艾替利单抗等）未来在食管癌的免疫治疗领域的应用，尚需临床研究验证其疗效及安全性。

细胞毒性 T 淋巴细胞抗原-4（CTLA-4）是一种免疫检查点分子，主要在活化的 T 细胞和调节性T细胞上表达。CTLA-4负调节T细胞活化，并在调节性T细胞的抑制功能调节中起重要作用，是一种重要的免疫调节分子，能够参与调节机体免疫稳态。由于CTLA-4在T细胞生物学中的关键功能，CTLA-4靶向免疫疗法已被开发用于治疗多种恶性肿瘤。目前已经开发了靶向CTLA-4和B4分子相互作用的CTLA-4免疫球蛋白（CTLA-4-Ig）、抗CTLA-7抗体。在食管癌治疗领域，CTLA-4免疫检查点抑制剂的临床益处尚不明晰。预计CTLA-4免疫检查点抑制剂与其他治疗相结合可能改善食管癌患者预后。

T细胞免疫球蛋白黏蛋白3（TIM3）是一种抑制性检查点蛋白，主要表达于T细胞、NK细胞、DC细胞、肥大细胞等细胞表面，尤其在肿瘤浸润淋巴细胞高表达。TIM3是抗肿瘤免疫的负调节因子，可以抑制Th1、Th17细胞并促进其凋亡，还可以抑制NK细胞活性并降低IFN-γ的分泌。TIM3可通过与半乳糖凝集素9（Gal9）结合，抑制Th1介导的免疫并诱导TIM3 T细胞凋亡，从而间接抑制免疫应答。因此，阻断TIM3/Gal9相互作用是一种有前途的肿瘤治疗手段。此外，抗PD-1/PD-L1免疫治疗耐药的主要机制是选择性激活新的免疫检查点从而导致免疫逃逸，其中包括TIM3。多个研究团队成功合成了TIM3单抗（如IBI040），有望成为解决肿瘤PD-1/PD-L1免疫治疗耐药的新方向。

2. 溶瘤病毒

溶瘤病毒（OVs）是一类去除毒性基因以减毒和（或）将转基因插入病毒基因组中以促进抗肿瘤免疫的新型活病毒颗粒。由于肿瘤细胞存在功能紊乱，因此抵抗病毒入侵和消灭细胞内病毒的能力有所削弱，使得溶瘤病毒更容易感染肿瘤细胞。此外，随着基因工程技术的不断进步，缺乏胸苷激酶基因的OVs可以选择性感染肿瘤细胞，并在肿瘤细胞中选择性复制，进而诱导免疫原性细胞裂解死亡。

OVs抗肿瘤活性包括直接溶瘤活性及间接溶瘤活性。直接溶瘤活性，即肿瘤细胞的直接裂解，是OVs杀伤肿瘤的初始机制。间接溶瘤活性，指OVs感染的肿瘤细胞释放肿瘤抗原并激活炎症反应，通过间接诱导免疫活化进而杀伤肿瘤细胞。Wang HB等将促免疫的细胞因子白介素-2（IL-2）基因通过基因工程技术导入OVs内，使得OVs所侵入的宿主细胞裂解后释放大量的细胞因子，从而提升肿瘤局部的免疫效应。此外，OVs也可作为基因治疗的载体，病毒在肿瘤细胞中的特异性复制能够使所携带的抗癌基因拷贝数和表达量增加。Li CG等使用携带存活素和OCT4 shRNA的OVs，抑制食管鳞状细胞癌Eca4、TE109中OCT1和存活蛋白的表达，结果该OVs能够有效抑制异种移植瘤的生长并诱导肿瘤细胞凋亡。因此，OVs疗法预期在提升食管癌的免疫治疗效果方面具有巨大潜力。此外，大多数临床相关的OVs使用减毒载体或天然存在的毒性较小的病毒变体，并且具有肿瘤细胞的高选择性，因此治疗安全性良好。然而，OVs在较大体积实体瘤中扩散效果欠佳，此外患者的免疫系统也会清除部分OVs。多项研究均考察了使用纳米颗粒、复杂的病毒颗粒配体和免疫调节剂将OVs递送到肿瘤中的应用价值。还有多组研究使用复杂图像引导系统介导纳米颗粒精准递送OVs到肿瘤局部。未来借助分子生物学、免疫学、基因组学和生物信息学，将进一步增强OVs的抗肿瘤治疗效果，改善患者预后。

3. 嵌合抗原受体-免疫细胞疗法

嵌合抗原受体（CAR）-免疫细胞疗法是一类前沿的生物医学技术，是指使用基因工程技术改造患者T细胞、NK细胞等免疫细胞，再将改造后的细胞回输至患者体内，通过免疫效应识别表面存在相关抗原的肿瘤细胞，进而产生杀灭肿瘤细胞的治疗方式。

随着该领域研究的不断推进，已经出现了四代嵌合抗原受体T细胞疗法（CAR-T）技术。第一代CAR-T在血液肿瘤的治疗中具有明显疗效，第二代与第三代CAR-T有效增加了细胞溶解能力及自身增殖能力，第四代CAR-T结合了ICIs的相关原理，设计出解决TME问题的CAR-T细胞。目前CAR-T为基础的治疗治愈率仍然有限，在实体瘤领域尤其是食管癌的研究依然有限。CAR-T是一种具有发展潜力的工程化细胞免疫疗法。然而，相对于ICIs免疫治疗及靶向治疗，CAR-T有脱靶效应和安全问题的阻碍。因此，未来探索合理设计的策略以识别候选新抗原，并评估其免疫原性，这对于提高其安全性和有效性具有一定价值。

近年来，嵌合抗原受体NK细胞疗法（CAR-NK）也追随CAR-T细胞疗法迅速成为研究热点。与T细胞类似，NK细胞经过基因工程改造，可编码识别肿瘤抗原的CAR。CAR-NK细胞疗法的基本原理与CAR-T细胞疗法的基本相似。目前正在进行的CAR-NK细胞疗法大多以第二代CAR-T细胞疗法为基础，第三代CAR-NK细胞疗法处于研发阶段。与CAR-T细胞疗法类似，相较于血液系统肿瘤，CAR-NK细胞在实体肿瘤的治疗中效果有限。CAR-NK细胞疗法也存在着毒副作用较大、疗效较差等缺点。然而相较于CAR-T细胞疗法，CAR-NK细胞疗法具有细胞来源广泛、安全性高、增殖能力较强等特点。

CAR-NK可以通过多种机制识别肿瘤细胞。除了通过CAR识别肿瘤表面抗原外，CAR-NK细胞还可以通过多种先前描述的受体识别肿瘤细胞，例如天然细胞毒性受体（NKp46，NKp44和NKp30），NKG2D和DNAM-1（CD226），其与CAR-T细胞相比具有更高的靶向性能。CAR-T细胞不能消除高度异质的肿瘤细胞，但CAR-NK细胞可有效杀死残存肿瘤细胞。由于缺乏CAR定向抗原，肿瘤干细胞样细胞隐藏在肿瘤中，这导致CAR-T疗法无效。在CAR-NK治疗中，由于CAR-NK细胞同时具有CAR依赖性和CAR非依赖性的靶向能力，因此肿瘤逃逸的发生率是有限的。NK细胞表面PD-1的表达极低，因此受肿瘤表达的PD-L1的影响相对较小。虽然CAR-NK细胞具有各种独特优势，但也仍然面临诸多不利因素，如制备CAR-NK细胞的时间较长，制备、储存和运输的成本较高，以及在制备过程中需要使用动物源性产品等情况。基于自体CAR-T细胞的疗法可以持续数月或数年，同种异体NK细胞在过继转移环境中的存活时间通常较短。诱导多能干细胞（IPSC）衍生NK细胞存在技术难度，并且在安全性和临床疗效方面仍面临挑战，此外还具有潜在的致癌风险，因此限制了其抗实体肿瘤的功效。未来随着该领域研究的不断推进，CAR-NK细胞疗法有望取得免疫治疗新突破。

4. 肿瘤疫苗

肿瘤疫苗可以诱导肿瘤抗原（TAs）相关特异并持久的免疫应答，是有望治愈恶性肿瘤的重要研究方向。肿瘤疫苗靶向TAs引发细胞以及体液免疫反应，从而抑制肿瘤生长甚至根除肿瘤。TAs可分为肿瘤相关抗原和肿瘤特异性抗原。肿瘤相关抗原是在肿瘤细胞中过表达或异常表达的非突变蛋白，包括分化抗原、沉默基因产物、通用肿瘤抗原和肿瘤病毒抗原。肿瘤相关抗原在正常细胞中表达，增加了疫苗诱导的自身免疫毒性的风险。因此，针对肿瘤相关抗原的肿瘤疫苗的临床试验取得了有限的成功。肿瘤特异性抗原由肿瘤细胞特异性表达，通常正常细胞不表达。新抗原是独特的肿瘤特异性抗原，对主要组织相容性复合体（MHC）具有更高的亲和力和更强大的免疫原性，可以引发有限"脱靶"毒性的肿瘤特异性T细胞免疫应答。近年来，新抗原已成为肿瘤疫苗的主要靶标。

肿瘤疫苗包括预防性瘤苗和治疗性瘤苗两种类型。预防性瘤苗旨在使健康个体接种疫苗诱导免疫记忆，预防病毒相关肿瘤的发生。目前FDA已批准两种预防性疫苗，分别用于预防由乙型肝炎病毒和人乳头瘤病毒导致的恶性肿瘤。然而，并非所有肿瘤都是由病毒引起的，也并非所有肿瘤可以通过预防性疫苗接种来避免。迄今为止，尚未有针对非病毒性肿瘤的预防性瘤苗批准用于人类。治疗性瘤苗旨在通过增强或重新激活患者自身免疫系统来治疗肿瘤，目前FDA已批准两种治疗性瘤苗用于临床，包括膀胱癌的卡介苗瘤苗和用于去势抵抗性前列腺癌的树突状细胞（DC）瘤苗。

肿瘤细胞疫苗是使用同种异体或自体来源的肿瘤细胞生产细胞疫苗的方法。该方法需要获得足够数量的免疫细胞诱导有效的免疫应答，而为了增强对肿瘤细胞的免疫反应，可以通过引入细胞因子、趋化因子和共刺激分子编码基因，或通过沉默免疫抑制基因对细胞进行基因修饰。DC 是一种抗原呈递细胞，可激活幼稚 T 细胞并用于开发肿瘤疫苗。Narita M 等开展了一项随机 Ⅰ/Ⅱ 期临床研究，使用肿瘤抗原肽 SART1690-698 与患者自体 DC 细胞体外共培养，再将其回输患者体内。结果显示，该瘤苗显著增加了患者机体的免疫反应，并且未观察到明显不良反应。核酸疫苗是含有由 DNA 或 RNA 编码抗原的肿瘤疫苗。DNA 瘤苗由编码一个或多个 TAs 的工程 DNA 组成，能够穿过抗原呈递细胞膜到达细胞质并移动到细胞核转录，产生信使 RNA（mRNA）易位到细胞质，进而翻译成特定 TAs，呈递给抗原呈递细胞激活免疫反应。近期，Viborg N 等使用合成 DNA 质粒疫苗进行了一系列临床前研究，该实验表明，在小鼠肿瘤模型中使用合成 DNA 质粒疫苗，可以有效加强 CD8+T 细胞免疫应答，从而产生治疗性抗肿瘤反应。然而，由于 DNA 疫苗的免疫原性较差，并且长期表达能力欠佳，因此，研究者开始着重关注 RNA 疫苗。mRNA 瘤苗是一种强大而通用的免疫疗法，能够编码和表达肿瘤相关抗原（TAA）、肿瘤特异性抗原（TSA）及其相关细胞因子，诱导体液和细胞免疫。mRNA 瘤苗具有灵活性、多功能性、耐受性良好并足以引发强大的保护性免疫反应的能力，整合到宿主基因组中的风险较低，生产成本低便于快速和大规模生产等优点。诸多研究已经证明了 mRNA 瘤苗预防及治疗肿瘤的可行性，而选择合适的抗原是研发 mRNA 疫苗的关键。合成肽疫苗已被应用于研发个性化的肿瘤疫苗。Yasuda T 等开展的 Ⅱ 期临床研究表明，食管切除术前接种从自体肿瘤细胞裂解液提取出的多肽疫苗的患者，与对照组患者相比，其免疫应答显著增强，并且未出现明显的不良反应。因此，肿瘤多肽疫苗是治疗食管癌极具潜力的治疗手段。

然而，由于肿瘤细胞的抗原性参差不齐，因此开发有效的肿瘤疫苗仍然面临诸多挑战。未来需要寻找更加重要的肿瘤抗原，并使用更为安全的载体。此外，治疗性肿瘤疫苗个性化的疫苗设计和合理的联合治疗，应是未来提升肿瘤疫苗免疫应答疗效的有效途径。

5. 免疫治疗发展方向

与传统的抗肿瘤治疗方法不同，免疫疗法改变了肿瘤治疗既往的标准以及整体观念。抗体疗法是一种经典且有效的免疫疗法，而溶瘤病毒治疗、肿瘤疫苗以及过继细胞疗法等都是有潜力的免疫治疗策略。免疫治疗与多种类型的抗肿瘤药物及治疗手段组成的联合治疗模式，预期具有更强大的治疗效果。

虽然肿瘤免疫疗法不断展现出突破性的疗效，但依然存在治疗靶标待完善、优势获益人群待优化、严重 irAEs 难以预测等局限性。未来，随着肿瘤免疫领域医学科学的深入发展，新疗法将进一步改变肿瘤微环境的免疫抑制状态以提高免疫治疗效果，提前预测严重 irAEs 的发病人群并降低其发生概率，有效管控 irAEs 以提升治疗的安全性，逐步破解目前面临的诸多难题。

四、总结及展望

近年来，恶性肿瘤精准诊疗迅猛发展，基于新靶点的靶向治疗以及免疫治疗不断突破，不同药物与手术、放疗等治疗手段的联合模式持续进步，食管癌的诊治效果也逐步提升。患者教育与姑息治疗指南的出现，进一步推动了抗肿瘤治疗医学人文本质的回归。因此，在当前食管癌的临床实践中，需要落实以标准化抗肿瘤治疗为基础、以患者激活自身修复能力为辅助的多维度综合治疗模式，力图有效延长患者生存期并改善患者生活质量。

未来食管癌的诊治模式注定向个体化以及精准化的方向持续发展。肿瘤专科医生会根据不同患者的个体特点，并基于患者肿瘤的特定靶点，在药物的选择、剂量以及使用等层面实现更加精准的个体化定制。伴随医学科学领域多学科交叉研究的进步，新设备、新技术、新型纳米药物以及人工智能辅助诊治系统等突破性科研成果不断涌现，这些也终将通过"产学研"的协作模式转化应用于临床，推动食管癌的综合诊疗不断优化，助力攻克肿瘤顽症。

（尹晓然，刘丽娜，张博文）

第3节　食管癌的放射治疗

一、概　述

食管癌是全球范围内常见的恶性肿瘤之一，据 2020 年全球癌症统计，食管癌新发病例数为 604 100，死亡病例数为 544 076。我国是食管癌高发地区，根据中国国家癌症中心公布的数据显示，我国 2015 年食管癌新发病例为 24.6 万例，发病率为 17.87/10 万，位列恶行肿瘤第六；死亡病例为 18.8 万例，死亡率为 13.68/10 万，位列恶性肿瘤第四。在中国，90% 以上是鳞状细胞癌（简称鳞癌），其次是腺癌，偶见其他类型的食管恶性肿瘤，如未分化癌、黑色素瘤、平滑肌肉瘤等。根据肿瘤的分期、病变部位，结合患者年龄、一般身体状态和基础疾病情况，基于多学科团队的规范诊疗，制订最佳的治疗方案。放射治疗利用放射线来治疗肿瘤，其在食管癌的综合治疗中发挥重要作用。对于可手术的局部晚期食管癌，新辅助放化疗后手术是标准治疗方案；不可手术的局部晚期食管癌，同步放化疗是唯一的根治性手段；术后辅助放疗能给部分食管癌患者带来生存获益。三维适形放疗、调强放疗及图像引导放疗技术等在食管癌的治疗中广泛应用。

二、放射治疗的适应证

放射治疗目前是食管癌主要治疗手段之一。放射治疗的适应证较广，如在早期或能进行手术而因内科疾病无法耐受手术的患者、高龄患者；局部晚期食管癌，术前同步放化疗联合手术较单纯手术有更好的生存获益；边缘可切除（T_4）患者，建议先行新辅助治疗，后进行肿瘤的二次评估，能将部分不能手术的肿瘤转为可手术，提高切除率、降低淋巴结转移率、提高生存率；对于中晚期失去手术治疗机会的患者，可根据患者情况采用根治性放疗、同步放化疗、姑息放疗；采用术后放疗能降低纵隔淋巴结转移及吻合口复发，提高Ⅲ期食管癌和淋巴结阳性患者的生存率。

（一）根治性放疗

（1）$cTis \sim T_{1a}N_0$ 期：≤ 3/4 周，不能耐受或拒绝内镜下治疗及手术者，内镜切除后存在高危因素者（病理学评估为黏膜下浸润深度 > 200 μm，或合并脉管癌栓、神经受累、切缘阳性，或低分化、未分化癌），可行根治性同步放化疗；> 3/4 周，除手术治疗、射频消融等，可行根治性同步放化疗。

（2）$cT_{1b-4a}N_0/N_+$ 颈段食管鳞癌。

（3）非颈段食管癌拒绝手术者。

（4）$cT_{4b}N_0/N_+$ 期：PS 0~1。

（5）胸段食管癌仅伴锁骨上或腹膜后淋巴结转移者。

（6）经过术前放化疗/放疗后评估，不能手术者。

（7）存在手术禁忌证或手术风险大，如高龄、严重心肺疾病等。

（二）新辅助放化疗

对于 $cT_{1b-2}N_+$ 或 $cT_{3-4a}N_{any}$ 期：PS 0~1，非颈段食管鳞癌推荐行新辅助放化疗，腺癌推荐新辅助放化疗或新辅助化疗。

（三）术后辅助放疗/辅助放化疗

（1）鳞癌：未行新辅助放化疗者 R0 切除后，pT_3N_0 推荐行辅助放疗，N_+ 或 $pT_{4a}N_0$ 推荐行辅助放化疗；R1、R2 切除术后需行辅助放化疗或辅助化疗。

（2）腺癌：未行新辅助放化疗者 R0 切除后，$pT_{3-4a}N_0$ 推荐行辅助放疗；N_+ 患者推荐行辅助化疗或放疗；未接受新辅助放化疗者 R1、R2 切除，推荐行序贯化疗或辅助化疗。

（四）姑息放疗

（1）晚期病变化疗后转移灶缩小或稳定，可考虑行原发灶放疗。

（2）多站淋巴结转移无法行根治性放疗。

（3）远处转移引起临床症状。

（4）解决食管梗阻，改善营养状况。

（5）根治性治疗后部分未控、复发或转移者。

三、放射治疗的禁忌证

（1）一般情况差，伴恶病质。

（2）心肺功能差或合并其他器官严重疾病，无法耐受放疗。

（3）已出现食管大出血或大出血先兆。

（4）食管瘘合并严重感染或穿孔征象非常明显。

四、放射治疗计划制订

食管癌放射治疗的工作流程为：体位固定→胸部（增强）影像扫描→局域网传送定位图像→靶区勾画→设计照射野→治疗计划评估→CT校位→图像引导放射治疗（IGRT）→照射计划实施。

（一）CT模拟定位

1. 定位前准备

患者采取仰卧位，双臂平行置于体侧或双手抱肘置于额前。颈部及上段患者建议头颈肩罩固定，中下段及食管胃交界癌使用体模固定。定位前患者应空腹，如需照射胃左、腹腔淋巴结，为减少胃充盈大小造成照射体积差异，建议定位前及每次放疗前15 min，空腹服用流食200 mL（每次定量）。术后残胃位于纵隔的患者，以胃内无内容物时定位为佳。

2. CT模拟定位

采用螺旋扫描，层厚3~5 mm，范围包括双侧颈部、锁骨上、双肺。标记点放置于下颌（颈段及胸上段）或腹部（胸中、下段）。增强扫描设置碘对比剂流速为2 mL/s，总剂量92 mL，延迟时间为50 s。有对比剂过敏史者可不行增强扫描。

3. 呼吸运动管理

可采用四维CT（4DCT）进行定位，通过采集10个呼吸时相的影像进行数据重建，从而更精准地勾画出肿瘤的运动边界。在放疗中，根据患者病灶靶区运动的周期，自动触发治疗机的射线出束和关束。控制治疗床的运动，以确保照射野与肿瘤靶区在空间上的一致性，实现动态精确放疗（图5-46）。

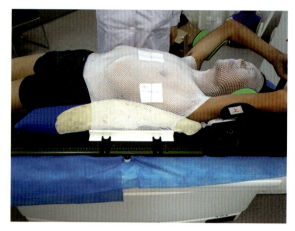

图5-46 食管癌定位

（二）靶区勾画原则

1. 根治性放（化）疗

（1）大体肿瘤靶体积（gross target volume，GTV）：包括原发肿瘤（GTVp）和阳性淋巴结（GTVn）。结合各项治疗前临床评估可见的食管癌原发肿瘤为GTVp。GTVn为确诊转移或不能除外转移的淋巴结。

（2）临床靶体积（clinical target volume，CTV）：包括选择性淋巴结照射和累及野照射。美国国立综合癌症网络（National Comprehensive Cancer Network，NCCN）指南建议根治性放疗行选择性淋巴结照射。一般选择性淋巴结照射首程给予预防剂量之后需二次定位，若无新发病灶，则后续进行缩野，仅做累及野照射至根治量。对于靶区范围过大，或患者PS评分较差、临床分期较晚、心肺功能不佳者，可考虑行累及野照射。

1）累及野照射：CTVp为GTVp前后、左右方向（四周）均外放5~6 mm，上下方向各外放3 cm，外放后根据解剖屏障做相应调整；CTVn为GTVn所在的淋巴结区。

2）选择性淋巴结照射：除食管原发灶和转移性淋巴结区外，还需包含淋巴结转移率较高的淋巴引流区域[参照日本食管协会（Japan Esophagus Society，JES）第11版食管癌TNM分期标准的淋巴结引流分组]。

颈段：双侧101，双侧102，双侧104、105、106rec。

胸上段：双侧 101，双侧 104、105、106，部分 108 组。

胸中段：双侧 101，双侧 104、105、106、107、108，部分 110，腹部 1、2、3、7 组。

胸下段：107、108、110，腹部 1、2、3、7 组。

上段跨中段：双侧 101，双侧 104、105、106、107、108 组。

中段跨上段：105、106、107、108，部分 110 组。

中段跨下段：部分 105，部分 106、107、108、110，腹部 1、2、3、7 组。

下段跨中段：107、108、110，腹部 1、2、3、7 组。

（3）计划靶区（planning target volume, PTV）：根据实际摆位误差决定，一般在内在靶体积（ITV）/CTV 基础上三维外放 5 mm 形成，头颈肩模固定的颈段或胸上段食管癌可外扩 3 mm。PGTV（采用序贯或同步加量时）：GTVp+GTVnd 三维外扩 5 mm（图 5-47）。

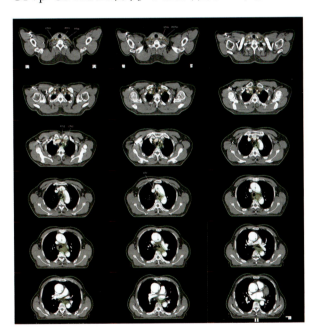

图 5-47 选择性淋巴结照射靶区

2. 新辅助放（化）疗

目前国际尚无统一标准，可参考根治性放疗累及野照射原则。在勾画靶区时应充分考虑后续食管切除术计划吻合口的位置，尽量避免吻合口位于照射野内，降低吻合口瘘发生率。

3. 术后辅助放疗

（1）如果为颈段或胸上段食管癌，或切缘距离肿瘤≤3 cm 者，建议包括吻合口。

（2）GTV 及 GTVnd：R1 或 R2 切除术后，GTV 包括残留的原发肿瘤、切缘阳性的吻合口，GTVnd 包括残留的淋巴结。

（3）术后放疗 CTV：双侧锁骨上区及上纵隔区，即 104、105、106、107 组。如果下段食管癌且淋巴结转移≥3 枚，采用单一放疗时，建议包括以下淋巴结区：104、105、106、107 及腹部 1、2、3、7 组。

（三）放疗剂量

对于术后或术前放疗的患者，建议先按足量处方剂量进行正常组织评估，再按实际处方剂量执行，同时确定正常组织的实际受量（图 5-48）。

（1）新辅助放化疗：40~50.4 Gy/1.8~2 Gy/f，每天 1 次，每周 5 次。

（2）根治性放疗/同步放化疗。① PTV 60 Gy/1.8~2 Gy，50~50.4 Gy，常规分割，每天 1 次，每周 5 次。② PTV 50 Gy/1.8~2 Gy，序贯 PGTV 10 Gy/1.8~2 Gy，常规分割，每天 1 次，每周 5 次。有条件的单位可采用同步加量技术。

（3）术后放疗：R1/R2 术后辅助放疗 PTV 50 Gy/1.8~2 Gy，序贯 PGTV 10 Gy/1.8~2 Gy，常规分割，每天 1 次，每周 5 次。也可采用同步加量技术。R0 术后辅助放（化）疗 50~54 Gy/1.8~2 Gy，常规分割。

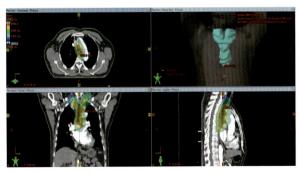

图 5-48 50 Gy 的剂量分布图

根治性同步放化疗中放疗剂量可酌情降至 50~54 Gy，目前国内多数单位采用 60 Gy

(四)放疗技术

1. 三维适形放疗

射线能量 6~8 MV X 线,4~5 野,前后野权重为主以减少双肺受量,侧野应避开脊髓。

2. 调强放疗

优选调强放疗,靶区剂量分布更均匀,对正常组织的保护更佳,可降低放疗相关不良反应,目前已作为国内大多数放疗中心的主要治疗手段。调强放疗一般采用 6 MV X 线,5~7 野,避免照射野经过肩关节。旋转调强放疗:利用单弧或多个弧度,在其中的任意角度内对肿瘤进行旋转照射。射线束在旋转照射过程中,剂量率、叶片位置、机架转速等参数可进行动态调整。旋转调强技术照射范围更大、更灵活、精准,剂量聚焦效果更佳,照射效率更高(图5-49)。

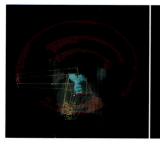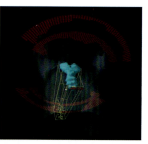

图5-49 旋转调强放疗照射野示意图

处方剂量 PTV 5000 cGy,PGTV、PGTVn 6000 cGy。A. 计划 1 为 3 个弧　B. 计划 2 为 2 个弧

3. 螺旋体层放射治疗(helical tomotherapy, HT)系统

实现自适应放疗和剂量引导放疗,能全程、动态监控肿瘤的变化,对实际照射剂量和计划剂量进行定量分析,从而及时确定是否需要修改放疗计划。HT 的临床应用范围非常广泛,适应证几乎覆盖所有适合放疗的病例,特别是对多发病灶和紧邻重要脏器或组织的肿瘤更有优势,适合全脑全脊髓照射,从头到脚无缝照射。

4. 图像引导技术

在分次摆位时采集图像信号,对肿瘤及正常器官进行监控,并根据器官位置的变化进行调整治疗位置,以减少摆位误差,提高放疗精确度。常见的包括以下两种。

(1)电子射野影像系统(electronic portal imaging device,EPID):目前应用较广泛,一般以 6MV X 线拍片验证,具有体积小、分辨率高、灵敏度高、能量响应范围宽等优点;缺点是射野片骨和空气对比度较低,软组织显像不清晰,受操作人员主观判断影响大。

(2)KV 级锥形束 CT(cone-beam computed tomography,CBCT):应用最广泛,通过机架旋转获得并重建一定范围的 CT 图像,能与治疗计划系统的患者图像进行匹配、比较,并自动计算出调节治疗床的参数。优点是体积小、重量轻、开放式架构,易于整合到直线加速器,其 CBCT 图像质量空间分辨率高、操作简单。

5. 质子、重离子放疗

质子相较传统光子束具有一定的物理优势,其 Bragg 峰能使放射剂量集中在肿瘤区,能更好地降低危及器官受量,射束能量为 150~250 MeV。MD 安德森肿瘤中心开展的食管癌光子对比质子放疗的 ⅡB 期临床研究结果显示,手术患者的病理学完全缓解(pCR)率在两组无统计学差异,而在治疗毒性中,质子放疗能显著改善患者心肺副反应发生率,如心房颤动、放射性肺炎、急性呼吸窘迫综合征等,但两组的无进展生存率和总生存率无差异。因此,质子放疗在食管癌的治疗中有将其物理优势转化为生物学优势的潜能,但其对生存的影响仍需进一步探索。

6. 后装腔内放疗

不作为常规推荐,仅为外照射的补充手段。

7. 放射性粒子植入

(1)颈部和纵隔淋巴结转移放疗后复发的挽救治疗。

(2)晚期食管癌的姑息治疗手段。

(五)危及器官剂量

脊髓:$D_{max} < 45$ Gy。

双肺:平均剂量 < 14~16 Gy,$V_{20} \leq 28\%$,$V_{30} \leq 20\%$,同步放化疗 $V_{20} \leq 25\%$,曾接受免

疫治疗者肺受量尽量低。

心脏：平均剂量 < 26 Gy，V_{30} < 40%；V_{40} < 30%。

肝脏：V_{30} < 30%。

胃：V_{40} < 40%，D_{max} < 55~60 Gy。

小肠：V_{40} < 40%，D_{max} < 55 Gy。

双肾：V_{20} < 30%。

五、放射治疗并发症的防治

最常见的并发症是放射性食管炎、肺炎、心脏损伤、骨髓抑制。

1. 放射性食管炎

常见于放疗2~3周，表现为吞咽疼痛、进食梗阻加重、胸骨后烧灼感等，严重者可伴有营养不良、电解质紊乱、体重下降等，甚至可能发生食管穿孔、出血等。治疗原则为止疼、抗炎、保护黏膜及营养支持治疗。必要时暂停放疗。

2. 放射性肺炎

急性放射性肺炎常见于放疗开始后3个月内，表现为咳嗽、胸痛、发热、呼吸困难等，查体可出现呼吸音粗，呼吸音减低或干湿性啰音，也可不伴有肺部阳性体征。影像学检查可见弥漫性高密度影或条索样改变，与照射野范围一致或超照射野范围。也有部分患者仅出现影像学变化。治疗原则：应尽早、足量、足疗程使用糖皮质激素，症状明显好转后逐渐减量至停药，同时积极采用对症治疗，包括吸氧、止咳、化痰、抗感染治疗等。应通过精确勾画靶区和优化放疗计划，尽可能降低肺组织受照剂量和体积，积极预防放射性肺炎发生。

3. 放射性心脏损伤

放疗后心血管并发症的统称。包括心律失常、心绞痛、心肌梗死、缺血性心力衰竭、心包炎、无症状心肌缺血，甚至猝死。放射性心脏损伤的潜伏期长，放疗史是重要的诊断依据，影像学及心功能检查等提示冠状动脉、心肌、心包等病变和心律失常，并排除其他因素。防治原则：降低心脏受照射体积和剂量，减少心脏损伤的危险因素，如吸烟、高血压、血脂异常、肥胖、糖尿病等，抗炎、抗血栓及营养心肌等治疗。

4. 骨髓抑制

使用粒细胞集落刺激因子、重组人血小板生成素等进行对症处理。同步放化疗期间，综合评估中性粒细胞减少症、粒细胞缺乏症合并发热及感染风险后，推荐使用长效粒细胞集落刺激因子进行预防。

六、放射治疗联合药物治疗

药物与放疗联合能增加肿瘤对射线的敏感性，从而提高对肿瘤的杀伤能力，包括常见的化疗药物、抗血管生成及放疗增敏剂等。

（一）化疗药物

铂类、紫杉类和氟尿嘧啶类是食管癌最常使用的化疗药物。根据患者的体力状态及病情、年龄等因素选择不同的化疗方案。首选两药方案，一般情况良好的患者可使用三药联合方案，不能耐受同步双药放化疗的老年患者，推荐同步替吉奥联合放疗。

根治性放化疗首选方案如下。

（1）顺铂+氟尿嘧啶：顺铂 75~100 mg/m²，氟尿嘧啶 750~1000 mg/m² 持续静脉泵注（CIV）96 h q4w，同步放疗2周期，放疗后2周期。

（2）顺铂+卡培他滨：卡培他滨 800 mg/m² bid d1~5，顺铂 30 mg/m² d1，qw，共5周。

（3）紫杉醇+卡铂：紫杉醇 50mg/m² d1，卡铂 AUC=2 d1，qw，共5周。

（4）奥沙利铂+氟尿嘧啶（腺癌）：奥沙利铂 85mg/m² d1，亚叶酸钙 400 mg/m² d1，氟尿嘧啶 400 mg/m² IV d1，2400 mg/m² CIV 46 h，q2w，同步放疗3周期，放疗后3周期。

（5）奥沙利铂+卡培他滨（腺癌）：奥沙利铂 85 mg/m² d1、d15、d29，共3次，卡培他滨 625 mg/m² bid d1~5，qw，共5周。

（6）紫杉醇+氟尿嘧啶：紫杉醇 50 mg/m² d1，氟尿嘧啶 300 mg/m² CIV 96 h，qw，共5周。放疗结束后巩固2周期：紫杉醇 175 mg/m² d1，氟尿嘧啶 1800 mg/m² CIV 72 h，q4w。

（二）抗血管生成治疗

通过诱导肿瘤内部血管正常化，改善肿瘤内部乏氧增强肿瘤对放疗的敏感性。临床研究表明，重组人血管内皮抑素联合同步放化疗能改善局部晚期食管癌的疗效。

（三）放疗增敏剂

食管癌目前临床常用的放疗增敏剂为硝基咪唑类化合物（甘氨双唑钠），尚在临床试验阶段的药物包括低氧特异性毒素类（AQ4N）、组蛋白去乙酰化酶抑制剂（西达本胺）等。

七、疗效评估与随访

1. 术前新辅助放疗后评估

推荐于新辅助放疗结束 1 个月后进行，包括颈部、胸部和腹部增强 CT 及血液学检查（血常规、生化等），上消化道造影、PET/CT、颅脑 MRI、骨扫描等检查根据病情需要进行复查；可酌情行食管内镜重复活检、纤维支气管镜检及超声支气管镜（EBUS）引导下经支气管镜针吸活检等，对肿大淋巴结进行活检，再分期。在放疗结束 4~8 周进行食管癌根治术。

2. 根治性放疗及术后放疗后随访

食管癌根治性化疗或术后放疗者，目前尚无最佳随访策略。推荐于根治性放疗结束后 1~2 个月开始进行复查随访，术后放疗结束后 3 个月开始随访。频次为初始 2 年内每 3 个月复查 1 次，2~5 年每 6 个月复查 1 次，5 年后每年复查 1 次。复查内容应包括问诊及体格检查、辅助检查等。

（马红兵，柯悦，赵茜茜）

参考文献

[1] 中华医学会消化内镜学分会，中国医师协会内镜医师分会，北京医学会消化内镜学分会. 中国食管良恶性狭窄内镜下防治专家共识意见：2020. 中华胃肠内镜电子杂志，2020, Vol. 07 Issue (04): 165-175.

[2] 彭海玲，谭玉勇，刘德良. 难治性食管良性狭窄的内镜下治疗进展. 中华消化内镜杂志，2022, 39(2):159-163.

[3] Liang C, Tan Y, Lu J, et al. Endoscopic incision for treatment of benign gastrointestinal strictures. Expert Rev Gastroenterol Hepatol, 2020, 14(6):445-452.

[4] Brzački V, Mladenović B, Jeremić L, et al. Congenital esophageal stenosis: a rare malformation of the foregut. J Med Sci, 2019, 81(4):535-547.

[5] Tambucci R, Angelino G, De Angelis P, et al. Anastomotic Strictures after Esophageal Atresia Repair: Incidence, Investigations, and Management, Including Treatment of Refractory and Recurrent Strictures. Front Pediatr, 2017, 29(5):120.

[6] Spaander M C, Baron T H, Siersema P D, et al. Esophageal stenting for benign and malignant disease: European Society of Gastrointestinal Endoscopy (ESGE) Clinical Guideline. Endoscopy, 2016, 48(10):939-948.

[7] 中国医院协会介入医学中心分会. 食管癌支架置入临床应用专家共识. 中华介入放射学电子杂志，2020, 08(04):291-296.

[8] Wang H, Ke M, Li W, et al. Chinese expert consensus on diagnosis and management of acquired respiratory-digestive tract fistulas. Thorac Cancer, 2018, 9(11):1544-1555.

[9] Kachaamy T, Pannala R. Esophageal stents: when and how. Minerva Gastroenterol Dietol, 2016, 62(2):155-166.

[10] Wang C, Wei H, Li Y. Comparison of fully-covered vs partially covered self-expanding metallic stents for palliative treatment of inoperable esophageal malignancy: a systematic review and meta-analysis. BMC Cancer, 2020, 20:73.

[11] 令狐恩强，刘德良. 肝硬化门静脉高压食管胃静脉曲张内镜下硬化治疗专家共识：2022. 中华消化内镜杂志，2023, 40(1):1-11.

[12] 徐小元，唐承薇，令狐恩强. 肝硬化门静脉高压食管胃静脉曲张出血的防治指南：2022. 中华内科杂志，2023, 62(1):7-22.

[13] Ogasawara N, Kikuchi D, Inoshita N et al. Metachronous carcinogenesis of superficial esophagus squamous cell carcinoma after endoscopic submucosal dissection: Incidence and risk stratification during long-term observation. Esophagus, 2021, 18(4):806-816.

[14] 中国临床肿瘤学会 (CSCO). 食管癌诊疗指南：

2023. 北京：人民卫生出版社，2023.

[15] Teh JL, Tham HY, Soh AYS, et al. Gastroesophageal reflux disease (GERD) after peroral endoscopic myotomy (POEM). Surg Endosc, 2022, 36(5):3308-3316.

[16] Kohn GP, Dirks RC, Ansari MT, et al. SAGES guidelines for the use of peroral endoscopic myotomy (POEM) for the treatment of achalasia. Surg Endosc, 2021, 35(5):1931-1948.

[17] Aslanian HR, Sethi A, Bhutani MS, et al. ASGE guideline for endoscopic full-thickness resection and submucosal tunnel endoscopic resection. VideoGIE, 2019, 4(8):343-350.

[18] 中华医学会消化内镜学分会，中国医师协会内镜医师分会，北京医学会消化内镜学分会，等．消化内镜隧道技术专家共识：2017. 中华消化内镜杂志，2018, 35(1):1-14.

[19] 齐志鹏，李全林，钟芸诗，等．复旦大学附属中山医院经口内镜下肌切开术 (POEM) 治疗贲门失弛缓症诊疗规范：2018. 中国临床医学，2018, 25(2):318-321.

[20] 徐美东，周平红，姚礼庆．隧道内镜治疗学．上海：复旦大学出版社，2017:4.

[21] 董培雯，王一平，吴俊超，等．内镜下射频消融术在早期食管鳞癌及癌前病变治疗中的应用进展．中华消化内镜杂志，2018, 35(9), 689-692.

[22] 国家消化内镜专业质控中心，国家消化系统疾病临床医学研究中心（上海），国家消化道早癌防治中心联盟，等．中国消化道疾病内镜下射频消融术临床应用专家共识：2020. 中华消化内镜杂志，2020, 37(2),77-82.

[23] Bergman JJ, Zhang YM，He S，et al.Outcomes from a prospective trial of endoscopic radiofrenquency ablation of early squamous cell neoplasia of the esophagus.Gastrointest Endosc, 2011, 74(6):1181-1190.

[24] Wang WL, Chang IW, Chen CC, et al. Predictors for postoperative esophageal stricture after balloon-based radiofrequency ablation for early esophageal squamous neoplasia:a multicenter validation study. Therap Adv Gastroenterolm 2016, 9(3):257-264.

[25] Zhang DF, Chen WF, Wang Y, et al. Submucosal tunneling endoscopic septum division for esophageal diverticulum with a median follow-up of 39 months: a multicenter cohort study. Gastrointest Endosc, 2022, 96(4):612-619.

[26] Jirapinyo P, Sethi A, Abu Dayyeh BK, et al. Devices and techniques for flexible endoscopic management of Zenker's diverticulum (with videos). Gastrointest Endosc, 2021, 94(1):3-13.

[27] Budnicka A, Januszewicz W, Białek AB, et al. Peroral Endoscopic Myotomy in the Management of Zenker's Diverticulum: A Retrospective Multicenter Study.J Clin Med, 2021, 10(2):187.

[28] Elkholy S, El-Sherbiny M, Delano-Alonso R, et al. Peroral endoscopic myotomy as treatment for Zenker's diverticulum (Z-POEM): a multi-center international study. Esophagus,2021,18(3):693-699.

[29] 胡海清，柴宁莉，令狐恩强，等．经口内镜下贲门缩窄术治疗胃食管反流病的临床研究．中华胃肠内镜电子杂志，2016, 3(2):65-67.

[30] 李雪，张晓彬，胡海清，等．内镜下贲门缩窄术治疗胃食管反流病安全性分析．中华消化内镜杂志，2017, 34(3):194-196.

[31] 刘礼剑，黄晓燕，韦金秀，等．经口内镜下贲门缩窄术治疗难治性胃食管反流病的临床疗效．广西医学，2022, 44(8):810-814,831.

[32] 任梦华，孙淑珍，王红建，等．经口内镜下贲门缩窄术治疗反流性食管炎效果分析．中华实用诊断与治疗杂志，2022, 36(8):841-844.

[33] 曾权祥，吴振华，李景森，等．经口内镜下贲门缩窄术和泮托拉唑钠肠溶胶囊联合枸橼酸莫沙必利片治疗胃食管反流病的临床疗效对比．首都食品与医药，2023, 30(6):55-58.

[34] Kalapala R, Singla N，Reddy D N. Endoscopic management of gastroesophageal reflux disease: Panacea for proton pump inhibitors dependent/refractory patients. Dig. Endosc, 2022, 34：687–699．

[35] Inoue H, et al. Anti-reflux mucosectomy for gastroesophageal reflux disease in the absence of hiatus hernia: a pilot study. Ann. Gastroenterol, 2014, 27:346–351．

[36] Sumi K, et al. Endoscopic treatment of proton pump inhibitor-refractory gastroesophageal reflux disease with anti-reflux mucosectomy: Experience of 109 cases. Dig. Endosc, 2021, 33:347–354.

[37] 中国医师协会消化医师分会胃食管反流病专业委员会，中华医学会消化内镜学分会食管疾病

协作组. 2020 年中国胃食管反流病内镜治疗专家共识. 中华消化内镜杂志, 2021, 38(1):1-12.

[38] Haruhiro Inoue, et al.Anti-reflux mucosal ablation (ARMA) as a new treatment for gastroesophageal reflux refractory to proton pump inhibitors: a pilot study.Endoscopy International Open, 2020, 8: E133–E138.Published online: 22.01.2020.

[39] Cadière GB, Rajan A, Germay O,et al, Endoluminal fundoplication by a transoral device for the treatment of GERD:A feasibility study, Surg Endosc, 2008, 22(2):333-342.

[40] Bell RC, Cadière GB. Transoral rotational esophagogastric fundoplication: technical, anatomical, and safety considerations, Surg Endosc, 2011, 25(7):2387-2399.

[41] Hunter JG, Kahrilas PJ, Bell RC, et al, Efficacy of transoral fundoplication vs omeprazole for treatment of regurgitation in a randomized controlled trial, Gastroenterology, 2015, 148(2):324-333.e5.

[42] 郭薇薇, 刘政, 范志宁. 经口无创胃底折叠治疗胃食管反流病的研究进展. 中华消化内镜杂志, 2014, 2(31), 115-118.

[43] 庄茜钧, 肖英莲. 磁环下括约肌增强术治疗难治性胃食管反流病的研究进展. 中华消化内镜杂志, 2021, 38(11):936-940.

[44] Alicuben ET, Bell RCW, Jobe BA, et al. Worldwide experience with erosion of the magnetic sphincter augmentation device. J Gastrointest Surg, 2018, 22(8):1442-1447.

[45] 李志刚. 磁性括约肌增强器治疗胃食管反流病的应用前景. 中华外科杂志, 2020, 58(9), 683-686.

[46] Ganz RA, Edmundowicz SA, Taiganides PA, et al. Long-term Outcomes of Patients Receiving a Magnetic Sphincter Augmentation Device for Gastroesophageal Reflux. Clin Gastroenterol Hepatol, 2016, 14(5):671-617.

[47] Luigi Bonavina, Tom R DeMeester, Robert A Ganz. LINX™ Reffux Management System: magnetic sphincter augmentation in the treatment of gastroesophageal reflux disease.Expert Review of Gastroenterology & Hepatology, 2012, 6(6), 667–674.

[48] 刘海峰, 屈亚威, 陈晓光, 等. 微量射频技术治疗胃食管反流病 5 年随访研究. 武警医学, 2015, 26(12), 1193-1198.

[49] 刘海峰, 黎君, 陈晓光, 等, 微量射频技术治疗胃食管反流病的临床研究. 中华消化内镜杂志, 2011, 28(8), 441-445.

[50] George Triadafilopoulos. Stretta: an effective, minimally invasive treatment for gastroesophageal reflux disease, Am J Med. 2003, 18;115 Suppl 3A:192S-200S.

[51] D S Utley, M Kim, M A Vierra, et al, Augmentation of lower esophageal sphincter pressure and gastric yield pressure after radiofrequency energy delivery to the gastroesophageal junction: a porcine model. Gastrointest Endosc, 2000, 52(1):81-86.

[52] Zacherl J, Roy-Shapira A, Bonavina L, et al. Endoscopic anterior fundoplication with the Medigus Ultrasonic Surgical Endostapler (MUSE™) for gastroesophageal reflux disease: 6-month results from a multi-center prospective trial. Surg Endosc, 2015, 29(1):220-229.

[53] Peng L, Wan R, Chen S, et al. Efficacy of endoscopic anterior fundoplication with a novel ultrasonic surgical endostapler for gastroesophageal reflux disease: Six-month results from a multicenter prospective trial. Endosc Ultrasound, 2023, 12:128-134.

[54] 魏于全, 赫捷. 肿瘤学: 第 2 版. 北京: 人民卫生出版社, 2015.

[55] 徐瑞华, 李进, 马军, 等主编. 中国临床肿瘤学会 CSCO 常见恶性肿瘤诊疗指南 2023. 北京: 人民卫生出版社, 2023.

[56] Esophagel and Esophagogastric Junction Cancers. NCCN Clinical Practice Guidelines in Oncology. Version 2. 2023.

[57] Al-Batran SE, Hartmann JT, Probst S, et al. Phase III trial in metastatic gastroesophageal adenocarcinoma with fluorouracil, leucovorin plus either oxaliplatin or cisplatin: A study of the arbeitsgemeinschaft internistische onkologie. J Clin Oncol, 2008, 26(9): 1435-1442.

[58] Dank M, Zaluski J, Barone C, et al. Randomized phase III study comparing irinotecan combined with 5-fluorouracil and folinic acid to cisplatin combined with 5-fluorouracil in chemotherapy naive patients with advanced adenocarcinoma of the stomach or esophagogastric junction. Ann Oncol, 2008, 19(8): 1450-1457.

[59] Guimbaud R, Louvet C, Ries P, et al. Prospective, Randomized, Multicenter, Phase III Study of Fluorouracil, Leucovorin, and Irinotecan Versus Epirubicin, Cisplatin, and Capecitabine in Advanced Gastric Adenocarcinoma: A French Intergroup (Federation Francophone de Cancerologie Digestive, Federation Nationale des Centres de Lutte Contre le Cancer, and Groupe Cooperateur Multidisciplinaire en Oncologie) Study. J Clin Oncol, 2014, 32(31): 3520.

[60] Hall PS, Swinson D, Waters JS, et al. Optimizing chemotherapy for frail and elderly patients (pts) with advanced gastroesophageal cancer (aGOAC): The GO2 phase III trial. J Clin Oncol 2019; 37(15): 2.

[61] Tang HR, Ma HF, An SM, et al. A Phase II Study of Concurrent Chemoradiotherapy With Paclitaxel and Cisplatin for Inoperable Esophageal Squamous Cell Carcinoma. Am J Clin Oncol-Cancer Clin Trials, 2016, 39(4): 350-354.

[62] Shitara K, Bang YJ, Iwasa S, et al. Trastuzumab Deruxtecan in Previously Treated HER2-Positive Gastric Cancer. N Engl J Med, 2020, 382(25): 2419-2430.

[63] Salama AKS, Li SL, Macrae ER, et al. Dabrafenib and Trametinib in Patients With Tumors With BRAF(V600E) Mutations: Results of the NCI-MATCH Trial Subprotocol H. J Clin Oncol, 2020, 38(33): 17.

[64] Subbiah V, Wolf J, Konda B, et al. Tumour-agnostic efficacy and safety of selpercatinib in patients with RET fusion-positive solid tumours other than lung or thyroid tumours (LIBRETTO-001): a phase 1/2, open-label, basket trial. Lancet Oncol, 2022, 23(10): 1261-1273.

[65] Kato K, Cho BC, Takahashi M, et al. Nivolumab versus chemotherapy in patients with advanced oesophageal squamous cell carcinoma refractory or intolerant to previous chemotherapy (ATTRACTION-3): a multicentre, randomised, open-label, phase 3 trial. Lancet Oncol, 2019, 20(11): 1506-1517.

[66] Sun JM, Shen L, Shah MA, et al. Pembrolizumab plus chemotherapy versus chemotherapy alone for first-line treatment of advanced oesophageal cancer (KEYNOTE-590): a randomised, placebo-controlled, phase 3 study. Lancet, 2021, 398(10302): 759-771.

[67] Kato K, Kojima T, Hochhauser D, et al. Pembrolizumab in previously treated metastatic esophageal cancer: Longer term follow-up from the phase 2 KEYNOTE-180 Study. J Clin Oncol, 2019, 37(15): 2.

[68] Janjigian YY, Shitara K, Moehler M, et al. First-line nivolumab plus chemotherapy versus chemotherapy alone for advanced gastric, gastro-oesophageal junction, and oesophageal adenocarcinoma (CheckMate 649): a randomised, open-label, phase 3 trial. Lancet, 2021, 398(10294): 27-40.

[69] Farinha HT, Digklia A, Schizas D, et al. Immunotherapy for Esophageal Cancer: State-of-the Art in 2021. Cancers, 2022, 14(3): 21.

[70] Johnson PC, Abramson JS. Engineered T Cells: CAR T Cell Therapy and Beyond. Curr Oncol Rep 2022, 24(1): 23-31.

[71] Pang ZJ, Wang ZY, Li FQ, et al. Current Progress of CAR-NK Therapy in Cancer Treatment. Cancers, 2022, 14(17): 24.

[72] Sauer N, Szlasa W, Jonderko L, et al. LAG-3 as a Potent Target for Novel Anticancer Therapies of a Wide Range of Tumors. Int J Mol Sci, 2022, 23(17): 27.

[73] Dhanasopon AP. New molecular and immunologic targets of therapy for esophageal cancer and the prospects for ongoing and future clinical trials. J Surg Oncol, 2023, 127(2): 239-243.

[74] van Hagen P, Hulshof M, van Lanschot JJB, et al. Preoperative Chemoradiotherapy for Esophageal or Junctional Cancer. N Engl J Med, 2012, 366(22): 2074-2084.

[75] Viborg N, Pavlidis MA, Barrio-Calvo M, et al. DNA based neoepitope vaccination induces tumor control in syngeneic mouse models. npj Vaccines, 2023, 8(1): 16.

[76] Vishweshwaraiah YL, Dokholyan NV. mRNA vaccines for cancer immunotherapy. Front Immunol, 2022, 13: 10.

[77] Wang CS, Pu J, Yu HX, et al. A Dendritic Cell Vaccine Combined With Radiotherapy Activates the Specific Immune Response in Patients With

Esophageal Cancer. J Immunother, 2017, 40(2): 71-76.

[78] Wilke H, Muro K, Van Cutsem E, et al. Ramucirumab plus paclitaxel versus placebo plus paclitaxel in patients with previously treated advanced gastric or gastro-oesophageal junction adenocarcinoma (RAINBOW): a double-blind, randomised phase 3 trial. Lancet Oncol, 2014, 15(11): 1224-1235.

[79] Yasuda T, Nishiki K, Hiraki Y, et al. Phase II Adjuvant Cancer-specific Vaccine Therapy for Esophageal Cancer Patients Curatively Resected After Preoperative Therapy With Pathologically Positive Nodes; Possible Significance of Tumor Immune Microenvironment in its Clinical Effects. Ann Surg, 2022, 275(1): E155-E62.

[80] Sung H, Ferlay J, Siegel R L, et al. Global Cancer Statistics 2020: GLOBOCAN Estimates of Incidence and Mortality Worldwide for 36 Cancers in 185 Countries. CA Cancer J Clin, 2021, 71:209-249.

[81] Chen W, Zheng R, Baade PD, et al. Cancer statistics in China, 2015. CA Cancer J Clin, 2016, 66:115-132.

[82] 郑荣寿，孙可欣，张思维，等．2015年中国恶性肿瘤流行情况分析．中华肿瘤杂志，2019, 41(1):19-28.

[83] 李晔雄．肿瘤放射治疗学：第5版．北京：中国协和医科大学出版社，2018: 800-842.

[84] 李宝生，等．中国食管癌放射治疗指南:2022. 国际肿瘤学杂志，2022, 49(11):641-657.

[85] 王绿化，等．食管癌诊疗指南（国家卫生健康委2022年版）．

[86] CT模拟定位技术临床操作指南 中国专家共识（2021版）．中华放射肿瘤学杂志，2021, 30(6):535-542.

[87] Rice Thomas W, Ishwaran, Hemant, et al. Cancer of the Esophagus and Esophagogastric Junction: An Eighth Edition Staging Primer. Journal of Thoracic Oncology, 2017, 12(1):36-42.

[88] Bedenne L, Michel P, Bouche O, et al. Chemoradiation followed by surgery compared with chemoradiation alone in squamous cancer of the esophagus: FFCD 9102. J Clin Oncol, 2007, 25(10):1160-1168.

[89] P van Hagen, M C C M Hulshof, J J B van Lanschot, et al. Preoperative Chemoradiotherapy for Esophageal or Junctional Cancer. N Engl J Med, 2012, 366:2074-2084.

[90] HB Ma, ZL Di, Jiao Wen, Yue Ke, et al. Prospective, open, multicentre Phase Ⅰ/Ⅱ trial to assess safety and efficacy of neoadjuvant radiochemotherapy with docetaxel and cisplatin for esophageal carcinoma. Jpn J Clin Oncol, 2015, 45(2)169-175.

[91] Lyu J, Li, T, Wang Q, et al. Outcomes of concurrent chemoradiotherapy versus chemotherapy alone for stage IV esophageal squamous cell carcinoma: a retrospective controlled study. Radiat Oncol, 2018, 13(1):233-240.

[92] Yu S, Zhang W, Ni W, et al. A propensity-score matching analysis comparing long-term survival of surgery alone and postoperative treatment for patients in node positive or stage III esophageal squamous cell carcinoma after R0 esophagectomy. Radiother Oncol, 2019,140:159-166.

[93] Xiao Z F, Yang Z Y, Liang J, et al. Value of radiotherapy after radical surgery for esophageal carcinoma: a report of 495 patients. Ann Thorac Surg, 2003, 75(2):331-336.

[94] Ji Y, Du X, Zhu W, et al. Efficacy of Concurrent Chemoradiotherapy With S-1 vs Radiotherapy Alone for Older Patients With Esophageal Cancer: A Multicenter Randomized Phase 3 Clinical Trial. JAMA Oncol, 2021, 7(10):1459-1466.

[95] Lin S H, Hobbs B P, et al. Randomized Phase IIB Trial of Proton Beam Therapy Versus Intensity-Modulated Radiation Therapy for Locally Advanced Esophageal Cancer. J Clin Oncol, 2020,38(14):1569-1579.

[96] Jiahua Lv, Tao Li, Xiaorong Deng, et al. Randomized phase II study of recombinant human endostatin combined with definitive chemoradiotherapy in locally advanced esophageal squamous cell carcinoma. J Clin Oncol, 2015 (suppl; abstr 4035).

第6章 食管运动功能障碍性疾病

第1节 食管入口运动障碍

食管入口运动障碍即环咽部运动障碍，指食团自口腔推进入食管上部障碍。主要由食管上括约肌（UES）功能异常或神经肌肉病变所致。本病常有精神、心理因素影响和误吸入肺并发症发生。

一、病因及发病机制

（一）食管上括约肌功能障碍

1. 食管上括约肌高压状态

食管测压显示高压性 UES 静息压，UES 压力与精神心理因素及酸性内容物反流入食管有关。

2. 食管上括约肌低压状态

多见于神经肌肉病变累及环咽肌，导致咽收缩无力，静息压降低或关闭不全，在呼吸时空气进入食管或伴发肺吸入。

3. 食管上括约肌松弛障碍

包括吞咽时 UES 松弛不全，UES 松弛与咽肌收缩不协调及 UES 松弛延迟有关。

（二）神经肌肉性疾病

1. 中枢神经系统疾病

中枢神经系统疾病是最常见的口咽型吞咽困难的神经肌肉性病因。如瓦伦贝格综合征患者中，2/3 的患者有咽部运动功能异常，1/3 伴有环咽肌功能不良。假性延髓性麻痹伴有双侧锥体束征、多发性硬化、帕金森病、肌萎缩侧索硬化、脊髓灰质炎等中枢神经系统疾病均可出现吞咽障碍。

2. 周围神经病变

糖尿病性周围神经病变、多发性神经炎等疾病常有咽下困难。

3. 运动终板和骨骼肌病

多发性肌炎和皮肌炎为累及横纹肌和肌纤维变性的慢性肌炎，常有咽下困难，表现为 UES 压力下降或失松弛。重症肌无力是一种骨骼肌性运动神经终板疾患，在反复用力下咽时可诱发咽下困难症状，用抗胆碱酯酶药物可缓解症状。

二、临床表现

1. 咽下困难

食物阻塞在咽喉部或吞咽后在食管上部，不能顺利进入胃内，并常伴有咽下疼痛。咽下困难和咽下疼痛可反复发作。

2. 咳嗽

进饮食时发生，由于食团或流质食物在 UES 区受阻，咽-气管反流常见，特别在进食流质食物或液体时发生反呛、咳嗽甚至误吸入肺。由于反复误吸入肺导致急、慢性支气管感染也不少见。

3. 体重下降

长期不能摄入足够营养导致患者体重减轻、营养不良和贫血。

三、诊断与鉴别诊断

（一）诊断

吞咽功能的检查主要包括筛查、临床功能评估和仪器评估，诊断主要依赖仪器评估。

1. 筛查

旨在初步了解患者是否存在吞咽障碍及障碍的程度，如果有或高度怀疑有风险，则行进一步的临床评估和仪器检查。需强调的是，筛查并非用于量化吞咽障碍的风险程度或指导吞咽障碍的管理，筛查不能取代临床功能评估和仪器检查。

（1）洼田饮水试验。饮水试验有许多方案，最常用的是日本学者洼田俊夫提出的 30 mL 饮水试验。嘱患者端坐位，饮水 30 mL，观察有无呛咳、所需时间及饮水状况等。饮水试验诊断吞咽障碍的灵敏度为 97.50%，特异度为 20.00%，而筛查误吸灵敏度为 43.75%，特异度为 69.23%。这可能与该方法仅以临床征象为根据，筛查时会漏诊隐性误吸有关。

（2）反复唾液吞咽测试（RSST）。这是由日本学者才滕荣一于 1996 年提出的一种通过触诊喉结及舌骨上下运动水平，评估随意性吞咽反射引发功能的方法。操作时，检查者将手指置于被检查者的喉结及舌骨处，嘱其尽量快速反复吞咽，随着吞咽运动，可触知喉结和舌骨越过手指、向前上方移位，然后复位。确认这种上下运动，下降时刻即为吞咽完成时刻。触诊 30 s，确认吞咽次数。30 s 内吞咽次数少于 3 次即为吞咽功能异常。

（3）染料测试。对于气管切开患者，可以利用蓝色或绿色食用染料测试，是筛查有无误吸的一种方法。

（4）进食评估问卷调查（EAT-10）。EAT-10 有 10 项吞咽障碍相关问题。每项评分分为 4 个等级，0 分为无障碍，4 分为严重障碍，总分在 3 分及以上视为吞咽功能异常。EAT-10 有助于识别误吸的征兆、隐性误吸及异常吞咽的体征。与饮水试验合用，可提高筛查试验的灵敏度和特异度。

（5）多伦多床旁吞咽筛查试验（TOR-BSST）。要求在患者清醒、能在支撑下坐直，并能执行简单指令的情况下，进行舌的活动、咽部敏感度、发声困难（饮水试验之前、之后）检查以及 50 mL 吞水试验。对于有鼻饲喂养、意识障碍和肺炎等并发症患者的评估准确度有限。

（6）吞咽功能性交流测试评分（FCM）。FCM 由美国言语和听力协会编制，目前已经得到国际认证并被广泛应用。FCM 能敏感地反映出经口进食和鼻饲管进食之间的变化，治疗师根据临床检查结果来确定患者吞咽功能是否受损。

2. 临床功能评估

临床功能评估又被称为非仪器评估或床旁检查，是所有确诊或疑似吞咽障碍患者干预的必要组成部分。值得注意的是，临床功能评估能够对吞咽的口腔期进行很好的量化和比较全面的临床检查，但以此来推断吞咽的咽期却是比较难的。因此，对确诊或疑似吞咽障碍患者的咽期进行可视化影像学评估是非常必要的。临床功能评估主要包括全面的病史、口颜面功能、喉部功能评估和进食评估。进食评估通常使用稀液体、布丁状半固体、固体食物来检测吞咽功能，以下主要介绍进食评估。

（1）容积-黏度测试（V-VST）。V-VST 是 20 世纪 90 年代由西班牙 Pere Clave 教授设计的，主要通过给予患者不同稠度及容积的液体，来评估患者吞咽的安全性和有效性。测试时选择的容积分别为少量（5 mL）、中量（10 mL）、多量（20 mL），稠度分为低稠度（水样）、中稠度（浓糊状）、高稠度（布丁样）。按照不同组合，完整测试共需 9 口进食，观察患者的吞咽情况，根据安全性和有效性的指标判断进食有无风险。鉴于中国人的进食习惯，国内设计出改良容积黏度吞咽测试（VVST-CV），把进食量改良为 3 mL、5 mL、10 mL。

（2）直接摄食评估。除 V-VST 评估外，对有能力进行的患者，需要进行直接摄食评估。重点观察一口量、进食吞咽时间、呼吸和吞咽协调情况、适合患者安全吞咽的食物形状、口服药物评估等。

（3）经口摄食功能评估量表（FOIS）。FOIS 由 Crary MA 等于 2005 年研制提出，根据患者进食情况，间接评估和判断患者吞咽功能，此方法对于患者的意识状态没有任何限制。量表分为 7 个等级，等级越高功能越好，1~3 级评估不能经口进食患者管饲依赖的不同程度，4~7 级通过无需管饲患者经口进食的种类和性状进行评估，该量表在研发时被验证有良好的信度。

（4）Gugging 吞咽筛查（GUSS）。GUSS 测试是一种床边筛查测试，可以评估患者对于各种稠度食物的吞咽功能。总分为 0~20 分。20 分：无吞咽障碍；15~19 分：轻度吞咽障碍；10~14 分：中度吞咽障碍；0~9 分：严重吞咽障碍。

3. 仪器评估

仪器评估能够更直观、准确地评估口腔期、咽期和食管期的吞咽情况，对口咽型吞咽困难的诊断至关重要。其中，吞咽造影检查（VFSS）和电子喉镜吞咽功能评估（FEES）是确定吞咽障碍的金标准。

（1）吞咽造影检查（VFSS）。全称为电视荧光吞咽造影检查，是临床上广泛用于诊断口咽型吞咽困难、确定口咽功能紊乱机制的"金标准"。1965 年，Donner 和 Siegel 首次将放射性电影照相术应用于吞咽障碍研究，随后该技术被 Logemann 等改进，进一步用于研究吞咽的生理病理学，从而奠定了吞咽造影检查的基础。VFSS 可在 X 线透视下，患者吞咽不同容积与黏稠度的食团时，从侧位及前后位对口腔，包括唇、腭、舌咽、喉的结构与运动过程进行观察并记录。若食团由钡剂包被，则可观察食团从口腔通过咽部至食管的运动过程，从而确定吞咽无效或不安全。确定口咽吞咽功能紊乱的依据：①口咽吞咽启动过度延迟或不能启动；②与吞咽相关的吸入；③鼻咽反流；④吞咽后的口咽部残留。梨状窝、会厌谷及口腔的食物滞留均提示为口咽部神经肌肉功能紊乱（图 6-1）。

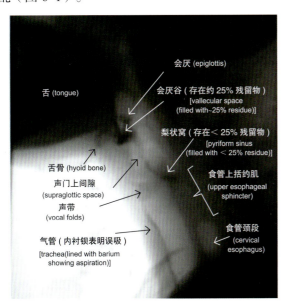

图 6-1 吞咽检查的静态 X 线图像

（引自参考文献 8）

图片显示了口咽解剖结构，并可看到梨状窝和会厌谷有轻度残留

（2）电子喉镜吞咽功能评估（FEES）。利用电子喉镜进入患者口咽部和下咽部，观察会厌、会厌谷、舌根、咽壁、喉、梨状窝等结构，以及这些结构在呼吸、发音、咳嗽、屏气和吞咽食物时的运动。该方法通过观察咽期吞咽前后咽喉部运动功能及食物滞留情况，来评估吞咽过程中的食团运送（图 6-2）。FESS 不仅能够清晰直观地观察咽喉部，并且具有便携、无辐射、可短期重复使用等优点，已成为吞咽障碍患者的一线检查和评估方法。

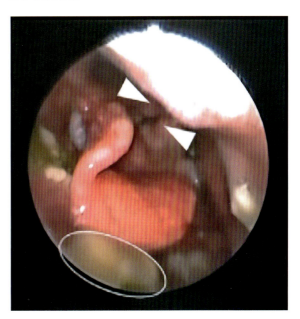

图 6-2 电子喉镜吞咽功能评估（FEES）图片显示吞咽后会厌谷有残留的食物

（引自参考文献 9）

箭头表示声带，圆圈表示咽部吞咽后的残留物

（3）高分辨率食管测压。高分辨率食管测压不仅可以记录括约肌水平压力、吞咽时 UES 松弛功能，并可同时记录咽部肌肉收缩与 UES 松弛的协调性。凡有下列异常情况者均可行咽部测压检查，以确定引起吞咽困难的压力紊乱的表现及严重程度：①怀疑口咽压力产生结构异常者；②咽部力量减弱致括约肌开放能力减弱造成食团不完全转运者；③舌骨上提不佳或环咽肌顺应性下降者。对于一些具有吞咽困难症状但钡餐或内镜检查结果阴性的患者，也可选择测压检查以明确病因（图 6-3，图 6-4）。咽部测压技术是目前

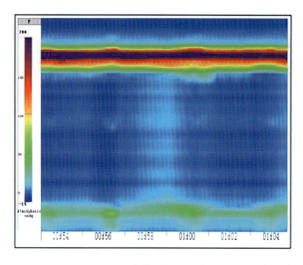

图 6-3　食管上括约肌高压

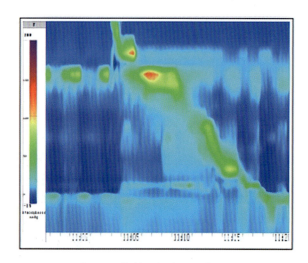

图 6-4　食管上括约肌松弛不良

又可观察吞咽各期的生理功能变化，相得益彰（图 6-5）。

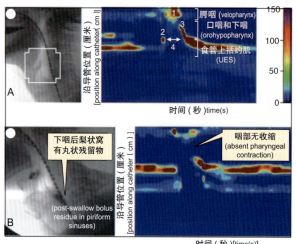

图 6-5　该图为吞咽 10 mL 水的吞咽造影和高分辨率测压图

（引自参考文献 10）

图 A 为吞咽功能正常的个体，数字 1 表示腭咽闭合，数字 2 表示喉抬高，数字 3 表示咽部剥离波的开始，数字 4 表示食管上括约肌松弛；图 B 为口咽型吞咽障碍患者，吞咽造影显示梨状窝有残留及食管上括约肌开放不足，高分辨率测压显示未见咽部收缩

唯一能定量分析咽部力量的检查。

咽部压力可由灌注式测压系统或固态测压系统测定。由于 UES 及下咽压力不对称，吞咽时括约肌的移动及压力快速变化使咽部测压较食管测压更为复杂。固态测压导管因具有灌注式导管所没有的环周压力感应器，反应速度快，能精确记录咽压力变化的频率，且没有对下咽灌注，耐受性好，更适合于咽部测压要求，从而在临床广泛应用。测压检查可以定量分析咽收缩峰值压及时间、UES 静息压、松弛率及松弛时间，从而确定括约肌开放、括约肌的阻碍力和咽推进力有无异常。高分辨率测压的缺点是不能直观地看到解剖结构以及食物通过状况，也不能判断有无误吸。与吞咽造影同步进行，既可量化吞咽动力学变化，

（4）咽自动阻抗测压（AIM）及压力流量分析（PFA）。AIM 结合咽高分辨率测压和多通道腔内阻抗测定，可进行食团流量和压力分布的综合分析。PFA 可以计算食团推进的时相、食团流压力、咽峰压、咽流量的时间间隔等变量。通过这些 PFA 变量可以推算出整体吞咽风险指数，对于评估误吸风险有重要的预测价值。AIM 是一个评估 UES 松弛特性有前途的工具，特别是可筛选需要对环咽肌进行治疗的患者。

（5）荧光透视测压术。McConnel 于 1988 年首先提出吞咽时应同时进行荧光透视检查及咽部压力测定。荧光透视检查提供吞咽时量的信息，即食团从口到咽的转运及是否发生吸入，而测压检查通过对口咽、喉咽、食管颈段的压力测定，提供质的信息。两者同时进行，能分析吞咽困难的病因及吞咽有效性，确定吞咽困难各种亚型，尤其可以区分 UES 开放功能减退与 UES 松弛功能不全，并能通过高食团内压区分咽推动力的减

弱及咽出口阻力增高的情况。这项检查对神经源性吞咽困难的患者具有较大价值，但由于需要精确的同步测压和荧光透视技术，其临床应用受到限制。

（6）咽同位素扫描。内镜和放射学检查均不能对食团转运做定量分析。应用 ^{99m} 锝胶态硫同位素扫描能对口咽期食团的清除即吞咽有效性做定量分析。这项技术不仅广泛应用于测定包括环咽肌切开术后的食团清除力等各种治疗措施，还可用于评估患者隐匿的唾液吸入或确定清除吸入物的完全性。

（7）食管钡餐。检查时可于第 5 或第 6 颈椎水平发现一充盈缺损，影像学上称之为环咽肌切迹（图 6-6）。通常认为环咽肌切迹是环咽肌痉挛或舒张不完全所致，是一种功能性切迹。最近 Leaper 等报道部分尸体标本中存在环咽肌切迹，这说明临床上部分环咽肌切迹可能已经发生了形态学的改变。吞咽功能障碍患者环咽肌切迹的出现率从 6% 到 61% 不等。

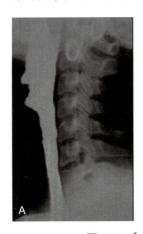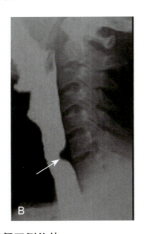

图 6-6　食管钡餐正侧位片

（引自参考文献 5）

A. 正常人的食管钡餐；B. 环咽肌切迹阳性食管钡餐，箭头所示为环咽肌切迹

（8）超声检查。Stone 和 Shawker 于 1984 年首先提出在吞咽时对舌和舌骨运动行超声检查。主要用于定性分析口腔期、咽期吞咽时口咽软组织动力、舌部的运动功能及舌骨与喉的提升（图 6-7）。是一种无创性检查，操作简单，无须接受射线。但由于咽喉中气体的影响而不能得到咽腔和 UES 的清晰影像，因此其临床应用受到限制。

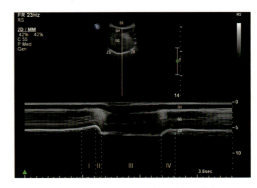

图 6-7　吞咽过程中舌的 M 超运动曲线

（引自参考文献 12）

ZO：舌背缘表面；ZS：舌尖；GG：颏舌肌；GH：颏舌骨肌；SK：取样线；Ⅰ：准备期；Ⅱ：上升期；Ⅲ：稳定期；Ⅳ：恢复期

（9）320 层动态立体 CT 检查。可以三维动态显示食团和吞咽器官的运动，并且能够量化食团和误吸的量。缺点是设备昂贵，时间分辨率稍低。

（10）表面肌电图（sEMG）。近年来吞咽障碍领域中 sEMG 应用较多。sEMG 可以无创记录静息状态下和吞咽运动时肌肉活动的生物电信号，可以通过时域、频域分析等方法评估表浅肌肉的功能。sEMG 检查无创、简单、无辐射、可重复性高，可检查患者吞咽障碍发生的位置，但无法准确定位形态较小的肌肉，无法评估参与吞咽运动的深层肌肉的功能状况（图 6-8）。

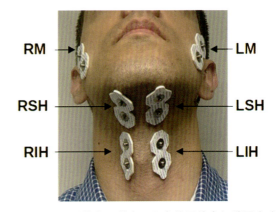

图 6-8　用于采集多通道表面肌电信号的电极放置方式

（引自参考文献 11）

RM：右侧咬肌；LM：左侧咬肌；RSH：右侧舌骨上肌群；LSH：左侧舌骨上肌群；RIH：右侧舌骨下肌群；LIH：左侧舌骨下肌群

（11）舌压力测定。舌压力测定是一种使用附着在上腭上的压力传感器测量吞咽过程中的舌不同部位压力的非侵入性评估方法。评价指标为最大舌压力、压力持续时间、达到峰值压力的时间、压力梯度等（图6-9）。

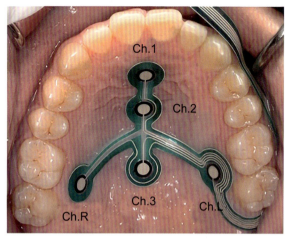

图6-9　舌部压力传感器放置方式

（引自参考文献13）

传感器片有5个压敏部位

（二）鉴别诊断

部分患者有病因可循，应注意鉴别。

（1）UES提前关闭，即在咽收缩完成之前咽喉肌提前收缩而致UES提前关闭。常伴有咽食管憩室。X线和测压检查可发现此异常，也有人发现此异常继发于甲状腺毒性肌病或多发性肌炎者。

（2）UES弛缓不完全。X线检查可发现钡剂或食团停留在环咽肌上方，测压检查UES压力正常，但不能完全舒缓至基线压力。可为孤立现象，也可继发于甲状腺毒性肌病、咽部分切除术后或帕金森病等。

（3）UES松弛延迟。Margulies对11例家族性自主神经功能障碍（familial dysautonomia或Riley-Day综合征）患者做放射电影研究，发现环咽肌在吞咽时松弛延迟中可完全开放，延迟大于1/3 s，常可伴有气管误吸。

（4）喉不能抬起致UES不能开放，常继发于神经肌肉异常。X线检查可发现喉部无活动、括约肌无开放。测后检查见UES压力减低。

四、治　疗

口咽型吞咽困难的处理原则是：①全身营养支持及纠正电解质紊乱；②针对导致吞咽困难的病因学治疗；③UES局部特异治疗缓解吞咽困难；④防治并发症。

（一）全身营养支持及水电解质平衡

由于长期、慢性和反复发作的吞咽困难，患者多有营养不良、体重下降或贫血。应予以营养支持疗法，如完全不能进食者行胃肠外营养支持、输血和纠正水电解质紊乱。鼓励患者少食多餐。

（二）药物治疗

无明显病因导致的吞咽困难，尚无明显疗效的药物。与系统性疾病相关的吞咽困难，如帕金森病、重症肌无力及多发性肌炎患者在基础疾病治疗后吞咽困难会改善。肉毒毒素是一种纯化的神经毒素，通过不可逆地结合于突触前神经末梢，从而抑制乙酰胆碱在神经肌肉接头中的释放，引起化学性去神经支配和暂时性肌肉麻痹。1989年，环咽肌注射肉毒毒素首次用于环咽肌功能障碍。严重环咽肌高张者使用该方法取得了一定的疗效，患者的症状得到改善，UES开放度提高，患者的下咽部钡剂滞留或吸入显著减少。可在纤维喉镜、肌电图、CT、超声等引导下进行注射。但可能存在造成UES永久性狭窄及肉毒毒素浸润喉及咽的危险性。

（三）康复治疗

康复治疗主要包括促进吞咽功能治疗和代偿方法。

1.促进吞咽功能治疗

口腔训练是恢复吞咽功能的基础训练，通过大脑皮层感觉运动的神经调控机制，来改善咀嚼、舌的感觉及功能活动。Vitalstim电刺激疗法是神经肌肉电刺激疗法中，唯一被FDA批准用于吞咽障碍治疗的电刺激疗法。该法通过在神经肌肉接头处/运动终板处的电流使外周运动神经去极化，产生的动作电位传导至肌纤维进而引起肌肉收缩。经电刺激产生的肌肉力量、耐力、协调性均有正向训练效应，可改善吞咽功能。目前的研究表明，表面肌电生物反馈训练有较多的循证支持，配合用力吞咽或门德尔松手法，肌电触发电刺激方法的效果更好。针刺作为中国传统治疗方法，在吞咽障碍中应用广泛。电针除了常规的中医穴位作用之外，还有低频电刺激作用，国内大量的文献报道有效，基于经验推荐使用，应强调辨证施治。

2. 代偿方法

代偿方法是吞咽康复的重要组成部分，应根据患者的不同情况精准选用，应与促进吞咽功能的方法联合使用，方可达到尽量安全有效的进食。代偿方法主要包括食物调整、姿势调整、进食工具、一口量调整和环境改造等。

（四）手术治疗

1. 环咽肌扩张术

扩张术用于治疗咽部吞咽困难已有数十年历史，对颈部、口咽部或食管上端因不明原因曾行手术而致瘢痕收缩狭窄者可试用扩张术，其安全性和有效性均已得到证实。用不同口径的扩张器进行局部扩张，可改善吞咽困难，但往往需要重复进行。18~20 mm 扩张器对改善吞咽困难有显著效果，可以显著降低 UES 残余压。研究表明，球囊扩张术治疗神经源性吞咽困难的成功率为 58%~100%（平均 73%）。扩张治疗的疗效持续时间长短不一，约 20% 的患者经长期扩张后仍需行环咽肌切开术治疗。

2. 环咽肌切开术（CPM）

环咽肌切开术是目前临床上治疗口咽型吞咽困难最常用的手术治疗，通过增加括约肌的开放，减少食团通过阻力达到治疗目的。目前，CPM 主要用于神经源性、肌源性或结构性疾病导致环咽肌顺应性下降、UES 开放功能减退的吞咽困难治疗。研究表明，肌切开术的成功率为 25%~100%（平均 78%），然而其安全性和疗效仍需进一步的研究来证实。CPM 术后并发症主要包括出血、再狭窄、纵隔炎、气管-支气管吸入等，严重者可发生猝死。

3. 内镜下激光环咽肌切开术

内镜下激光 CPM 最初使用的是磷酸钛氧钾晶体（KTP）激光，现常使用 CO_2 激光。内镜下激光 CPM 与传统开放手术疗效相当，具有无外部瘢痕、手术时间短和术后康复快的优点，其相关风险主要包括牙外伤、咽壁撕裂、瘘管形成和完全性的下咽或食管穿孔等。

（程妍，王书会）

第 2 节　弥漫性食管痉挛

弥漫性食管痉挛（diffuse esophageal spasm, DES）是一种食管运动失协调的原发性食管运动障碍性疾病。临床主要表现为吞咽困难和非心源性胸痛。病变主要位于食管中下段，因此也称为远端食管痉挛。表现为正常的食管推进性蠕动消失，被强烈的非推进持续收缩取代，致使食管呈螺旋状或串珠状收缩。本病首先由 Osgood 于 1889 年报道。一组统计资料显示：DES 占吞咽困难和胸痛患者的 4%~4.5%。任何年龄均可发病，但以女性和 50 岁以上的中、老年人较多见，儿童罕见。病程一般较短。

一、病因及发病机制

病因及发病机制尚不十分清楚。发病可能与下列因素有关。

（1）迷走神经的分布与作用异常。一般认为是本病的主要因素。研究发现，部分患者的迷走神经食管支有神经丝的断裂，胶原增加和线粒体的断裂等改变；肌间神经丛（Auerbach 神经丛）可有炎症细胞浸润；某些神经节变性的疾病可伴有本病的发生，有人认为本病是贲门失弛缓症的早期。

（2）神经肌肉病变。组织病理学检查发现本病有食管环行肌肥大，但多数人认为是继发于神经病变的改变，糖尿病患者或嗜酒者并发周围神经病变时，亦可发生食管痉挛。

（3）精神心理因素。如精神创伤、情绪激动等均可诱发本病，情感因素可迅速影响食管动力，心理状态可影响感觉神经元。DES患者常伴有焦虑、抑郁或有精神创伤史，当情绪激动时易于发病。

（4）食管器质性病变。食管黏膜受到刺激时也可发生食管痉挛，如反流性食管炎、腐蚀性食管炎、食管念珠菌感染等。也可见于贲门梗阻性病变，如贲门癌等。

（5）一氧化氮（NO）。对食管动力调节可能起重要作用，NO通过调节吞咽后食管体部推进性收缩时间，控制食管动力。DES患者可能存在内源性NO合成或降解障碍。在临床上应用硝酸甘油治疗DES可改善症状，提示NO在DES发病机制中可能起作用。

（6）原因不明。多见于老年人，老年人食管第三收缩的发生率高，故有人认为本病是老年性正常生理的延伸，称老年食管。

二、临床表现

（1）食管源性胸痛。发生率为80%~90%。多为间歇性，疼痛位于胸骨后或胸骨下，也可向颈部和左手臂放射。疼痛程度轻重不等，疼痛可从闷痛、隐痛到酷似心绞痛。有时常与冠心病相混淆。疼痛多在进食过冷、过热食物或情绪紧张时发生，也可在无任何诱因情况下自发性发作，疼痛持续时间长短不一，长者可达1 h。舌下含服硝酸甘油可缓解，或者在进餐时饮水也可缓解疼痛，此点可与心源性胸痛鉴别。DES胸痛发作时，多无心电图的改变。偶尔可由于食管痉挛引起血管迷走神经反射，导致心律失常，此点较难与心绞痛鉴别。

（2）吞咽困难。发生率为30%~60%。吞咽困难常与胸痛同时存在，也可单独发生。具有慢性、反复发作的特点，发作时进食液体或固体食物都会产生吞咽困难，有时与情绪激动有关。这些吞咽困难特点均与食管器质性和机械性狭窄不同。

（3）反食。当吞咽困难发生时，食物反流到口腔和鼻腔，被称为反食。这时反流食物多是刚刚咽下不久的食物，常无胃内的酸味，可与呕吐相鉴别。

（4）其他。吞咽时疼痛，特别是当发生吞咽哽噎时，疼痛尤为明显。部分患者由于长期咽下困难，害怕进食，从而导致体重下降，营养不良。大多数患者体检无明显异常。

三、诊断与鉴别诊断

（一）诊　断

与吞咽有关的胸痛、呈间歇性的吞咽困难和反食是弥漫性食管痉挛的主要症状。食管钡餐造影和内镜等辅助检查可以为诊断提供重要线索，但常常不具有特异性，高分辨率食管测压是诊断DES的主要依据。

1. 食管钡餐造影

X线摄片方法简单，可动态观察。如果能结合电影食管X线照相术诊断DES，将是十分有意义的。DES典型X线特征：①吞钡后食管下段蠕动波减弱，显示被动性扩张；②食管下段外形呈波浪状或明显的对称性收缩，即无推动力的第三收缩伴纵向缩短；③严重典型病例食管外形呈弯曲状、螺旋状或串珠样钡柱（图6-10）；④大多数病例食管并无扩张，一旦钡剂到达食管下段LES处，即能正常排空；⑤电影食管荧光屏动态观察食管运动，可见有正常蠕动波同时伴有第三收缩，食管下段第三收缩波明显，钡剂呈节段性滞留，有时由于强力第三收缩使钡剂逆行向上。由于钡餐检查检出率不高，尤其是在弥漫性食管痉挛发作的间歇期，所以目前多与食管测压等检查联合应用。

2. 食管压力测定

高分辨率食管测压（HREM）是目前诊断DES的金标准。其中关键的HREM参数包括整合松弛压（IRP）、远端收缩积分（DCI）和远端潜伏期（DL）。IRP是指食管上括约肌（UES）松弛后食管胃连接部（EGJ）压力最低的连续或不连续4 s的平均压（相对于胃内压），反映吞咽

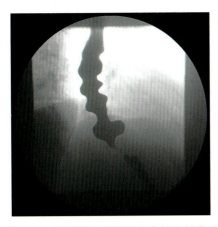

图 6-10　弥漫性食管痉挛患者的钡剂造影

弥漫性食管痉挛患者的钡剂造影显示食管呈螺旋状，造影剂通过胃部延迟，螺旋状外观是由食管环行肌三级、非推动性收缩所致

时的 EGJ 松弛功能。DCI 指以等压线 20 mmHg 为基准，自移行区至食管下括约肌（LES）上沿的远端食管收缩力度，即食管收缩波压力 × 传送时间 × 对应传送的食管长度，单位为 mmHg·s·cm。DL 指 UES 开始松弛处至收缩减速点（CDP）的传送时间，正常参考值范围为 ≥ 4.5 s。CDP 指 30 mmHg 等压线上收缩波速度减缓处，意味着该处食管动力由速度较快的食团推进转变为速度较慢的食团排空。

2021 年国际高分辨率食管测压工作组发布的第四版芝加哥分类，对 DES 的诊断标准规定如下：IRP 正常且 ≥ 20% 吞咽为早熟收缩，并有吞咽困难和（或）非心源性胸痛。其中早熟收缩定义为在 DCI > 450 mmHg·s·cm 的情况下，DL < 4.5 s（图 6-11）。

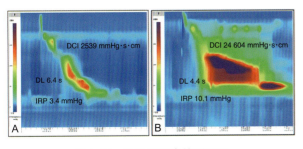

图 6-11　高分辨率食管测压图

A. 正常吞咽的高分辨率食管测压图；B. 弥漫性食管痉挛的高分辨率食管测压图，测压结果提示早熟收缩。DCI：远端收缩积分；DL：远端潜伏期；IRP：整合松弛压

3. 激发试验

DES 为反复间断发作性疾病，发作期诊断率较高。症状不典型者，激发试验有助于诊断。对于测压中单口吞咽未发现的蠕动障碍、可疑食管胃连接部流出道梗阻（EGJOO）和疑似反流、嗳气等情况，可进行激发试验。常用的激发试验包括多次快速吞咽（MRS）、快速饮水挑战（RDC）、固体吞咽试验（STS）、固体试验餐（STM）、粘胶吞咽、阻抗餐后延时监测和药理学激发试验。使用亚硝酸戊酯和（或）胆囊收缩素的药理学激发试验可用于评估 EGJ。

4. CT 检查

食管肌肉增厚可见于 DES 患者。CT 扫描可能观察到这种增厚。然而，对于 DES 患者，CT 扫描不是常规检查，除非怀疑存在外部对食管的压迫。

5. 胃　镜

对 DES 的确诊帮助不大，但可排除器质性疾病。某些食管器质性疾病，如肿瘤浸润食管壁时，也可能产生食管痉挛样 X 线表现，因此 DES 诊断前必须行食管及胃的内镜检查，特别注意要仔细观察食管下段与贲门胃底部，必要时行黏膜活检以排除局部病变。DES 患者在进行内镜检查时有时可见食管痉挛征象。

6. 功能性管腔成像探头（FLIP）

FLIP 是一种基于阻抗平面测量的技术。由一个圆柱形气球探头组成，该探头包含内部传感器，用于检测引入该探头的器官的大小。这项检查与食管胃十二指肠镜检查同时进行，在内镜的帮助下，可以在镇静状态下进行检查。探头通过口腔进入，在 5 min 内就可以提供食管功能的指标，与高分辨率测压法相当，有时甚至能更深入地研究食管运动障碍。FLIP 作为一种新的前沿诊断工具，可实时测量食管胃连接处的扩张指数（DI），并且可以通过使用 FLIP 地形图根据扩张引起的收缩来对食管运动进行分类（图 6-12）。FLIP 能够帮助识别 HREM 中未能发现的异常，增强对非阻塞性吞咽困难的诊断评估。由于目前对于

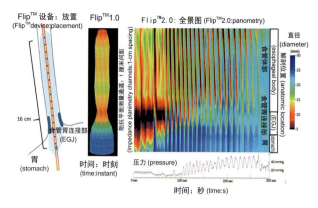

图 6-12

（引自参考文献 28）

左图：通过食管胃连接部放置功能性管腔成像探头（FLIP）装置；中间图片：FLIP 1.0 图像使用三维绘制食管腔，是通过带有 16 个间隔 0.5 cm 传感器的 8 cm 导管和带有 16 个间隔 1 cm 传感器的 16 cm 导管测量的横截面积创建的；右图：FLIP 2.0 全景图使用 FLIP 地形图来提供表示直径变化的时空域，该直径变化表示食管管腔的收缩和扩张

FLIP 技术的研究较少，所以其临床作用仍待进一步考查。

7. 其 他

正常人吞咽水至上腹部可听到喷泻声，其时间为 5~10 s，此即咽水试验。DES 患者的时间明显延长或听不到喷泻声。食管排空检查：应用放射性核素标记的试餐观察食管排空时间，DES 患者多数正常，部分患者可显著延缓。DES 还可与胃食管反流病重叠，应在有胸痛、反酸或烧心的患者中考虑进行 24 h pH 监测，以排除病理性反流。

（二）鉴别诊断

1. 胃食管反流病

可有反酸、胸骨后烧灼痛等反流症状。24 h 食管 pH 监测可确定临床症状与酸反流的关系。若能同步进行 24 h 食管胆红素监测，则可判断胆汁反流与症状之间的关系。食管测压常有 LES 压力降低，一过性 LES 松弛增加。食管炎时内镜可见黏膜充血、水肿、糜烂、溃疡、狭窄等改变。

2. 贲门失弛缓症

可有吞咽困难、反胃、胸痛等症状。其为食管抑制性神经元变性和（或）迷走神经抑制性纤维受损，导致的 LES 松弛障碍性疾病，表现为吞咽困难、反食、胸痛等。X 线检查可见食管下端呈"鸟嘴样"改变，变细狭窄；食管体部扩张、延长或迂曲，蠕动消失。测压可见吞咽后 LES 松弛障碍，常伴有 LES 压力升高；食管体部无蠕动收缩，或小波幅的重复性和（或）同步收缩。

3. 心绞痛

胸痛在胸骨体中段和上段之后，可波及心前区，发闷、紧缩感，情绪激动或体力活动后诱发，3~5 min 内逐渐消失。心电图是最常用的检测方法，可发现缺血改变。心脏 X 线检查有时可见心影增大、肺充血等。

4. 高压收缩食管

高压收缩食管是一种原因不明的原发性食管运动障碍性疾病，表现为慢性、反复性和间断性发作性胸痛，吞咽困难不明显，X 线检查缺乏特征性改变。测压可见食管下段呈高幅度蠕动性收缩，平均波幅 > 20 kPa，持续时间 > 6 s。LES 压力和功能无异常。药物激发试验阳性。有人认为高压收缩食管可能是 DES 的前驱病变。

5. 老年性食管

老年性食管是发生于中老年人群中的非特异性食管运动功能紊乱，其临床表现可有或缺如。食管测压可发现吞咽后收缩改变多样化：原发和继发性蠕动减少；有非传导性的重复收缩；波幅可为低幅或高幅；多伴有 UES、LES 压力和功能等改变。

6. 继发性食管痉挛

胃食管反流病、食管炎和肿瘤浸润等因素可导致食管下段痉挛。虽然测压时可发现宽大畸形的收缩波，但患者常有原发病的表现，易与 DES 鉴别。

四、治 疗

本病无症状者无需特殊处理，有症状者首先以内科药物治疗为主。必要时，可考虑手术治疗。

（一）一般治疗

首先解除患者的思想顾虑，充分认识到本病

为良性疾病。避免精神刺激，细嚼慢咽，避免摄入生冷食物，养成良好的饮食习惯。

（二）药物治疗

（1）钙通道阻滞剂。可减低食管的收缩幅度和收缩频度。常用的有：硝苯地平 10 mg，3 次 / 日；地尔硫卓 30~90 mg，3 次 / 日。普通钙通道阻滞剂不良反应较多，如头痛、眩晕、心动过速、心悸及低血压等。故可选用高选择性胃肠钙通道阻滞剂，可通过抑制钙离子流入平滑肌细胞，防止肌肉过度收缩而达到解痉作用，降低食管的收缩幅度和频率，例如：奥替溴铵片 40 mg，3 次 / 日；匹维溴铵片 50 mg，3 次 / 日；马来酸曲美布汀片 100 mg，3 次 / 日。高选择性胃肠钙通道阻滞剂的不良反应较少，有轻微胃肠不适、皮疹等。

（2）硝酸酯类药物。可使血管和食管平滑肌舒张，特别是在急性胸痛发作时可明显缓解症状。可口含硝酸甘油 0.6 mg，或硝酸异山梨酯片 10 mg，3 次 / 日。

（3）三环类抗抑郁药。对于以胸痛为主要症状的 DES 患者，可以尝试应用三环类抗抑郁药作为初始治疗，例如：丙咪嗪 100 mg，3 次 / 日；阿米替林 150 mg，2 次 / 日。

（4）5 型磷酸二酯酶抑制剂。5 型磷酸二酯酶抑制剂（西地那非、伐地那非和他达拉非）可抑制 NO 的降解，使平滑肌松弛，可以作为治疗 DES 的新选择。研究表明，西地那非有助于缓解食管痉挛症状，可使食管下括约肌压力显著降低。不良反应主要是头晕和头痛。

（5）质子泵抑制剂：在 DES 患者的治疗中，常使用质子泵抑制剂（PPI），因为 GERD 可与 DES 共存，PPI 可有效抑制胃酸分泌从而缓解症状。特别是在一些非心源性胸痛患者中，使用 PPI 治疗获得了理想效果，但是仍然需要随机对照研究来进一步验证。

（6）其他：薄荷油最近在食管痉挛的治疗中得到了一定的关注。由于可以使平滑肌放松的特性，其被用于治疗头痛、消化不良和肠易激等。有研究表明，薄荷油可缓解食道痉挛引起的吞咽困难和非心源性胸痛。

（三）内镜治疗

（1）食管扩张。这种方法特别适用于伴有吞咽困难的食管痉挛患者。球囊扩张术是治疗贲门失弛缓症的常用术式之一，通过球囊扩张所产生的压力使 LES 肌肉层撕裂，从而降低其压力，缓解患者临床症状。若患者症状没有改善，则可能需要进一步扩张。有研究发现，虽然较多患者治疗后症状缓解，但扩张后食管运动模式没有显著变化。对于 DES 患者，特别是有吞咽困难的患者，食管球囊扩张还需经过严格的试验。

（2）肉毒毒素注射。肉毒毒素可选择性干扰胆碱能神经元，抑制乙酰胆碱的释放，从而缓解平滑肌痉挛。对于无法行食管扩张治疗者，可考虑行内镜下肉毒毒素注射。推荐剂量为 80~100 U。其缺点是症状缓解时间较短，可能需要多次重复注射；另有证据表明，使用肉毒毒素可能会使外科肌切开术等手术复杂化。

（3）经口内镜下肌切开术（POEM）。POEM 是一种创新的、微创的治疗手段，由于其允许相对自由、可选择性地调整肌肉切开的长度，肌切开范围不仅包括食管下括约肌，还包括可能发生食管异常收缩的近端和中部食管。手术可能出现的并发症包括黏膜撕裂、气腹、出血、气胸和反流。POEM 是治疗 DES 有效和安全的方法，然而其长期效果仍需进一步研究。

（四）外科手术治疗

对于症状严重、药物及内镜下治疗无效者，可考虑外科手术治疗。外科治疗主要以解除梗阻、减轻症状为目的，其中以 Heller 肌层切开术最为常见。在一项关于 DES 外科治疗的研究中，评估了 20 例肌切开术后的患者，在中位随访 50 个月后，吞咽困难和胸痛症状明显改善。这表明外科手术的效果还是可观的，但是还需要行对照试验来确定外科手术治疗是否比内镜治疗更有效。

（程妍，王书会）

第3节　高压收缩食管

高压收缩食管（hypercontractile esophagus，HE）是基于芝加哥分类标准的一种食管高幅收缩的运动障碍性疾病。HE 是一种少见病，可与多种疾病共存，也可能是多种疾病的一种相同的食管动力异常表现。目前病理生理机制不清，临床上可表现为明显的吞咽困难和胸痛等症状。

1977 年，Brand 等最早用食管测压法证实 41% 非心源性胸痛患者食管具有高幅蠕动的特点。1979 年，Benjamin 发现食管高幅收缩多在食管下段发生，同时亦伴有正常的原发性蠕动，首次被命名为"胡桃夹"食管。随着高分辨食管测压技术的出现，食管远端收缩积分（DCI，即食管体部收缩的压力、时间、长度的乘积）被用于评估食管收缩功能。2012 年芝加哥分类标准（CCv2.0），将 DCI > 5000 mmHg·s·cm（但 DCI < 8000 mmHg·s·cm）的食管高强度收缩定义为胡桃夹食管，而当 1 次以上吞咽时 DCI > 8000 mmHg·s·cm 的，被称为 HE。近年来，经临床广泛验证，发现在无症状人群亦可出现 DCI > 5000 mmHg·s·cm，因而在芝加哥分类（CCv3.0）中，考虑胡桃夹食管缺乏临床意义，此概念被弃用。在芝加哥分类（CCv3.0）中，Jackhammer 食管与 HE 是同义词，但芝加哥分类（CCv4.0）将 Jackhammer 食管修改为 HE 的一个亚型。

一、病因及发病机制

HE 发病机制不清，可能存在多种病因或诱发因素。

（一）异常酸暴露

研究发现，食管异常酸暴露可能在食管痉挛性疾病的发展中起诱发或加重作用。HE 患者中 GERD 的发病率高于一般人群。因此，有学者推测 GERD 可能是引起 HE 的病因之一。

（二）食管憩室

食管憩室可能与食管动力障碍相关，如贲门失弛缓症、弥漫性食管痉挛等。据文献报道，远端食管憩室患者食管高压蠕动或收缩较为常见。此外，食管壁内假性憩室及食管中部搏动性憩室患者也有食管高收缩的报道。其机制可能为食管肌肉组织发生炎症、纤维化，肌间神经丛异常，食管壁顺应性改变以及神经支配受损等造成食管内压力异常。有学者认为，食管痉挛性收缩引起环行及纵行肌之间不同步收缩也可导致食管憩室的发生。因此，食管憩室和 HE 之间的因果关系需进一步研究。

（三）嗜酸细胞性食管炎

有少数病例报道显示嗜酸细胞性食管炎患者同时存在食管动力障碍，其可能机制为嗜酸性粒细胞浸润引起食管黏膜炎症性变化导致食管纤维化和生物力学改变。嗜酸细胞性食管炎患者行 HREM 检测可见到 HE，经口服糖皮质激素治疗后，食管黏膜炎症、患者症状和食管动力异常均可得到一定程度的改善。

（四）食管神经支配失衡

食管受到交感神经和副交感神经系统的双重支配，其中副交感神经均来自迷走神经，其节前和节后纤维都是兴奋性的胆碱能纤维，当间接（兴奋性和抑制性神经支配失衡）或直接造成迷走神经兴奋性异常时，可导致食管动力障碍。

文献报道脊髓损伤可能与食管动力障碍存在因果关系。支配食管的交感神经起源于颈 1~ 胸 10 脊神经，在脊髓损伤患者中，交感神经支配被不同程度地中断，从而导致迷走神经张力相对升高，可表现为 HE。

目前有观点认为 HE 可进展为贲门失弛缓症。贲门失弛缓症是食管抑制性神经元受损导致 LES 松弛不足和食管蠕动丧失。HE 和贲门失弛缓症可能是食管抑制性神经受损的病程中不同阶段的动力表现。

也有文献报道，肺移植手术或心脏射频消融术后出现 HE，其可能与手术造成食管中段周围迷走神经损伤，神经支配失衡有关。部分由迷走神经损伤引起的 HE 患者可自行恢复。

（五）阿片类药物

在服用阿片类药物的患者中可观察到 HE 及食管胃连接部流出道梗阻的发生，但相关研究报道较少。阿片类药物引起 HE 的可能潜在机制为：通过抑制一氧化二氮的释放，失去交感抑制的胆碱能刺激从而引起食管平滑肌的高振幅收缩；食管过度收缩蠕动可能是一种补偿机制，以克服阿片类药物引起的食管胃连接部流出道梗阻。

（六）其 他

有报道称，部分 HE 患者有肿瘤病史、伴有副肿瘤综合征及系统性疾病，包括多发性肌炎、系统性硬化、白塞病和风湿性关节炎等。这些报道提示 HE 可能与系统性疾病或肿瘤相关。

二、临床表现

临床表现主要为吞咽困难和（或）胸痛。

（一）吞咽困难

大多数患者伴有吞咽困难，并与胸痛发作有关，用硝酸甘油制剂、钙通道阻滞剂，症状可改善。

（二）胸 痛

典型症状是慢性、复发性或间断发作性胸痛，位于胸骨后或剑突下。疼痛多为剧烈的或绞榨样痛，可向后背放射，临床和实验室检查均不能证实其胸痛与心血管疾病有关。因此称非心源性胸痛或称食管源性胸痛。

三、诊断与鉴别诊断

（一）诊 断

HE 诊断包含高分辨率食管测压和临床症状两部分，强调 HE 确诊需结合临床症状。

HE 的诊断标准为：①整合松弛压（IRP）中位值正常；②≥20% 的仰卧位吞咽，食管胃连接部 DCI > 8000 mmHg·s·cm（图6-13）；③有临床症状，伴有吞咽困难和（或）非心源性胸痛等食管梗阻性症状；④需评估排除机械性梗阻，且不符合贲门失弛缓症或弥漫性食管痉挛的诊断标准。HE 分为 3 个亚组：单峰型高收缩吞咽、Jackhammer 食管、收缩后 LES 高压。其中，Jackhammer 食管临床症状最重。

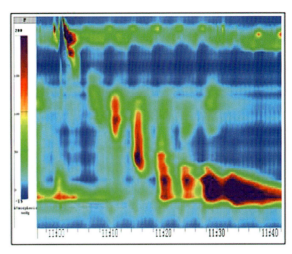

图 6-13　高压收缩食管的高分辨率食管测压图

图中显示仰卧位湿咽远端收缩积分为 11 035 mmHg·s·cm（> 8000 mmHg·s·cm）

HE 的 CCv4.0 标准化 HREM 方案包括仰卧位和直立位的湿咽，以及激发试验，包括仰卧位多次快速吞咽（MRS）和直立位快速饮水挑战（RDC）。

食管测压方案：可以先从仰卧位开始，至少适应 60 s，至少行 3 次深吸气以评估导管位置，记录至少 30 s 的基线期，进行 10 次 5 mL 的温水或生理盐水湿咽，后行 1 次 MRS（5 次 2 mL 湿咽，使用 10 mL 注射器，间隔 2~3 s），若尝试失败，可重复多达 3 次。然后将患者的体位换为直立位（以 80°或更高的角度坐着，双腿悬垂在床边，不要弯腰或倾斜），3 次深吸气以评估导管位置，记录至少 30 s 的基线期，进行 5 次 5 mL 液体湿咽。最后进行 RDC。

（二）鉴别诊断

1. 贲门失弛缓症

贲门失弛缓症是食管抑制性神经元变性和（或）迷走神经抑制性纤维受损，导致的 LES 松弛障碍性疾病，表现为吞咽困难、反食、胸痛等。X 线检查可见食管下端呈鸟嘴样改变，变细狭窄；食管体部扩张、延长或迂曲，蠕动消失。测压可见食管体部无蠕动收缩，或小波幅的重复性和（或）同步收缩，LESP 升高，吞咽后 LES 松弛障碍。

2. 弥漫性食管痉挛

临床主要表现为吞咽困难和非心源性胸痛。疼痛位于胸骨后或胸骨下，也可向颈部及左臂放射，多为间歇性。疼痛程度轻重不等，疼痛可从闷痛、隐痛到酷似心绞痛。DES 典型 X 线特征：吞钡后食管下段蠕动波减弱，显示被动性扩张；食管下段外形呈波浪状或明显的对称性收缩，即无推动力的第三收缩伴纵向缩短；严重典型病例食管外形呈弯曲状、螺旋状或串珠样钡柱。食管压力测定显示 IRP 正常且≥20% 吞咽为早熟收缩。

3. 胃食管反流病

有反酸、胸骨后烧灼痛、吞咽困难等症状。食管炎时内镜可见黏膜充血、水肿、糜烂、溃疡、狭窄等改变。24 h 食管 pH 阻抗监测可以确定临床症状与反流的关系。食管测压常有 LES 压力降低，一过性 LES 松弛增加。

四、治 疗

当 HE 有明确病因或诱发因素时，应先针对病因进行治疗或解除诱发因素。目前 HE 的治疗尚无共识意见，主要以缓解症状为主。芝加哥分类（CCv4.0 版）提倡在内镜或手术干预前先进行保守的药物治疗。

（一）药物治疗

（1）平滑肌松弛剂：平滑肌松弛剂可以改善 HE 患者平滑肌过度收缩，包括硝酸盐、钙通道阻滞剂、磷酸二酯酶抑制剂、抗胆碱能药等。

（2）疼痛调节剂：HE 多伴有胸痛，可用于缓解胸痛的药物包括三环类抗抑郁药、曲唑酮、选择性 5-羟色胺（5-HT）再摄取抑制药和 5-羟巴胺去甲肾上腺素再摄取抑制剂等。

（3）抗抑郁药：有研究表明联用抗抑郁药可以改善 HE 患者临床症状，HREM 检测指标也会得到显著改善，如氟哌噻吨美利曲辛片。

（二）手术治疗

目前关于 HE 的手术治疗有内镜下肉毒毒素注射、球囊扩张、POEM、Heller 肌切开术（腹腔镜或胸腔镜食管肌切开术）、部分胃底折叠术等。

（程妍，贺恺妮）

第 4 节　非特异性食管动力障碍

非特异性食管动力障碍（nonspecific esophageal motility disorder，NEMD）系指一组临床上表现为胸痛，伴或不伴吞咽困难的食管症候群。经内镜及组织学检查、钡餐造影及心功能检查，均未发现食管有任何器质性病变，食管动力学检查可发现食管动力异常，但未达到典型的原发性食管动力异常诊断标准，这被称为非特异性食管动力障碍。

NEMD 仅代表一些"食管测压异常所见"，包括食管体部蠕动异常和食管下括约肌压力异常，常见的测压异常有食管蠕动间歇性消失、很低的食管体部蠕动振幅、间歇性重复收缩以及食管下括约肌不完全松弛等。这些异常改变既不符合典型的贲门失弛缓症，也不符合弥漫性食管痉挛的特点，因此不能归入各种已明确的原发性食管运动障碍疾病之中。有文献报道，经反复测压观察，部分患者可以转化成贲门失弛缓症或弥漫性食管痉挛。所以 NEMD 也可能是某一食管运动异常的先兆表现，或代表食管外在或内在神经通路的异常，这些异常是否具有共同病因尚不清楚。NEMD 究竟系原发性，还是继发性，迄今尚未明确。

NEMD 包括症状性高压型食管蠕动异常和低压型食管蠕动异常。前者包括高压收缩食管、高幅蠕动收缩、长时限蠕动收缩、特发性食管下括约肌高压、易激食管、老年性食管，后者包括节段性失蠕动、食管下括约肌低压。目前病因不明，某些患者的食管动力改变可能是胃食管反流所致，也可能与反流无关。

一、临床表现和诊断

NEMD 有两个主要症状，即胸痛和吞咽困难，或两者兼有。文献报道，当患者食管蠕动为同步收缩、同步收缩与蠕动性收缩交替出现、正常蠕动丧失等食管体部运动障碍时，这些异常运动不能有效地推动食物下行，其症状以吞咽困难为主。当患者食管下括约肌在吞咽时不松弛、松弛不完全或松弛时程过短时，食管蠕动推动食物下行，在食管下括约肌上方遇阻，不能顺利通过，食管管腔膨胀，其症状以胸痛为主。如患者食管体部和食管下括约肌均存在运动障碍，则两种症状均存在。此外，部分患者还可合并胃食管反流病的食管内及食管外症状。

（一）食管高幅蠕动收缩

高幅蠕动收缩属原发性食管运动障碍。发病原理不明，老年人多见，以慢性、间歇性发作的胸痛为主要特点，其症状发生与食管高幅蠕动有直接关系，本病是引起食管源性胸痛的常见病因，其发生率是弥漫性食管痉挛的 3 倍。硝酸甘油制剂可缓解症状。食管测压对本病诊断有重要价值，高分辨率食管测压的特点表现如下（图 6-14）。

（1）食管远端呈高幅收缩，整合松弛压（IRP）中位数正常，过度收缩吞咽 > 20%，波幅 > 120 mmHg，高峰收缩可达 225~430 mmHg，但收缩时程在正常范围。

（2）吞咽后的食管蠕动，100% 为原发性蠕动，蠕动波传导速度正常。

（3）LES 水平、压力及功能正常。

（4）标准酸灌注试验和药物激发试验，80% 有阳性反应。

（二）食管长时程蠕动收缩

临床上主要症状是非结构性吞咽困难，食管动力异常的特点是食管蠕动收缩时程延长，称长时程蠕动收缩。吞咽困难发生率 86%，明显高于其他类型的 NEMD，女性多见，高分辨率食管测压图的特点表现如下（图 6-15）。

（1）食管下段呈长时程蠕动收缩，平均 7.8±3.6 s（正常组为 3.4±1.8 s）。

（2）食管蠕动传导正常，波幅及蠕动速度正常。

（3）LES 静息压及松弛正常。

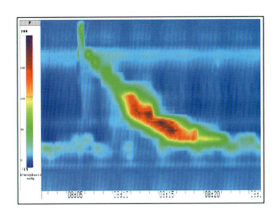

图 6-14　食管高幅蠕动收缩高分辨测压图

图中整合松弛压（IRP）为 5.5 mmHg，远端收缩积分（DCI）为 5352 mmHg·s·cm，远端潜伏期为 5.8 s

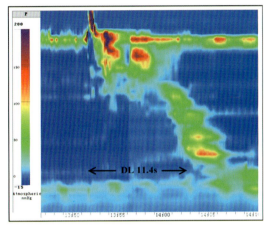

图 6-15　食管长时程蠕动收缩的高分辨测压图

DL：远端潜伏期

（三）易激食管

易激食管是导致非心源性胸痛的常见食管运动障碍疾病。易激食管患者食管对机械刺激（如气囊扩张）、酸反流和运动失调高度敏感，食管痛阈降低而导致胸痛。临床症状主要是慢性、间歇性胸痛。食管运动障碍表现多样，如食管蠕动异常、继发性蠕动减少、LES 低压等。在无症状时，食管测压及食管 pH 监测可以完全正常。诊断易激性食管应具备以下条件。

（1）24 h 食管 pH 及压力监测证实自发性胸痛与酸反流或食管运动异常有直接关系。

（2）24 h 食管 pH 及压力监测提示胸痛伴有食管运动紊乱，而无酸反流，但标准酸灌注试验可诱发胸痛。

（3）24 h食管pH及压力监测提示胸痛与酸反流有关，而无运动异常，药物激发试验呈阳性反应。

（4）24 h食管pH及压力监测完全正常，但标准酸灌注试验和药物激发试验均可诱发胸痛。

（四）食管节段性失蠕动

食管动力紊乱的特点是末段食管呈低幅蠕动收缩或吞咽后失蠕动，故称食管节段性失蠕动。根据芝加哥分类4.0，食管节段性失蠕动不再作为一种单独的诊断，而是归入无效食管动力（IEM）的诊断中，其发病与精神因素和心理障碍有关。临床上常常有吞咽困难和胸痛，常被诊断为精神性吞咽困难或功能性吞咽困难。类似这种低幅或失蠕动异常亦可见于糖尿病食管或食管硬皮病的食管运动紊乱。本病诊断主要根据临床症状（吞咽不利、阻塞感或伴胸痛），排除可能存在的其他因素（如肿瘤、中枢或周围神经系统病变、可能累及食管运动的全身性疾患），食管X线钡剂透视显示食管钡剂通过迟缓以及下述的食管动力学异常。高分辨率食管测压图特点如下（图6-16）。

（1）食管中、下段呈低幅蠕动或完全无蠕动。

（2）食管蠕动收缩传导速度减慢，特别在中下段。

（3）第三收缩和自主性同步收缩增加。

（4）LES及UES压力正常或低压，松弛功能正常。

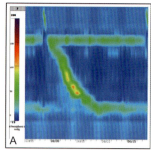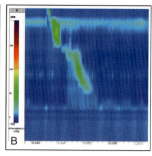

图6-16 食管节段性失蠕动的高分辨测压图

A. 为正常食管蠕动；B. 为食管远端节段性失蠕动

（5）收缩缺失：IRP中位数正常，100%失蠕动。

（6）无效食管运动：IRP中位数正常，无效吞咽＞70%或失蠕动≥50%。

二、治 疗

目前，尚无良好的治疗方法。高压型食管蠕动异常及LES功能障碍的患者，口服硝苯地平片（心痛定）可以改善症状；低压型食管蠕动异常的患者口服莫沙必利治疗，仅部分患者有效。以胸痛为主要表现的患者疗效较好，而以吞咽困难为主要表现的患者疗效欠佳。NEMD的治疗存在争议，其手术治疗尚未得到充分研究。

（程妍，贺恺妮）

第5节 贲门失弛缓症

一、概 述

贲门失弛缓症（achalasia of cardia，AC）是一种食管运动障碍性疾病，据报道其全球发病率和患病率为（0.03~1.63）/10万。特征是食管蠕动异常和不足导致食管下括约肌松弛。最常见的症状为吞咽困难（固体或液体）、反流和偶尔的胸痛，以及不同程度的体重减轻或营养缺乏。好发于30~60岁，病因尚无定论。早期经常被误诊为胃食管反流病，直到症状持续出现或加重一般才能被正确诊断。目前的治疗方法包括药物、球囊扩张、局部注射肉毒毒素、内镜下肌切开术及外科手术等。

二、病 因

贲门失弛缓症的病因尚不完全明确，有多种推论，最常见的为自身免疫反应引起神经退行性改变。在某些病例中，贲门失弛缓症被发现具有遗传性或退行性病变，因此最有可能的病理生理改变是肌间神经元因慢性神经节炎而消失。另外一个可能的病因为病毒感染。如单纯疱疹病毒

1型（HSV-1）、麻疹和人类乳头瘤病毒已被认为是潜在的抗原。已在食管组织中鉴定出HSV-1的DNA，有证据表明分离的食管T细胞在贲门失弛缓症中是单克隆的，特别是HSV-1暴露后细胞因子的增殖和释放抗原。因为HSV-1是一种嗜神经病毒，其与肠神经元的选择性丢失有关。

三、诊　断

（一）症　状

贲门失弛缓症最常见的症状是固体和液体食物的吞咽困难（＞90%），反流未消化的食物，夜间咳嗽或误吸等呼吸道并发症，胸部疼痛，胃灼热和体重减轻。贲门失弛缓症的症状并不特异，比如烧心可能导致胃食管反流疾病的错误诊断，从出现症状到最终诊断的时间可长达5年。Eckardt评分（表6-1）是贲门失弛缓症症状的临床评分系统，最高评分为12分。Eckardt评分是吞咽困难、反流、胸痛和体重减轻的症状评分之和，可用于临床症状严重程度的评估，患者分数越低，表明病情越轻。根据评分的临床分级，0级：0~1分；Ⅰ级：2~4分；Ⅱ级：4~6分；Ⅲ级：＞6分。治疗前后的Eckardt评分也可作为疗效的评判指标。

表6-1　Eckardt评分表

评分	吞咽困难	反刍	胸骨后疼痛	体重减轻（kg）
0	无	无	无	0
1	偶尔	偶尔	偶尔	＜5
2	每天	每天	每天	5~10
3	每餐	每餐	每餐	＞10

（二）放射学和内镜检查

在贲门失弛缓症的早期，内镜检查和放射学的灵敏度不如测压法，只能诊断大约一半的早期贲门失弛缓症患者。在晚期病例中，内镜检查可能显示食管食物滞留，不规则收缩环，食管扩张，胃食管交界处的阻力增加，贲门无法显示等（图6-17）。钡餐检查通常显示典型的鸟嘴样，而没有胃泡影，CT下可见食管扩张，有时有气液平面。在更晚期的贲门失弛缓症（图6-18）患者中，可见食管严重扩张伴食物淤滞和乙状结肠样外观。

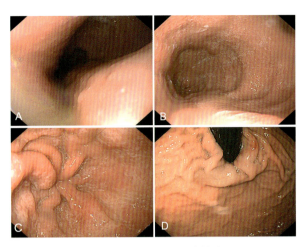

图6-17　贲门失弛缓症内镜表现

A. 食管潴留；B. 不规则收缩；C. 贲门显示不佳；D. 贲门显示不佳（反转看）

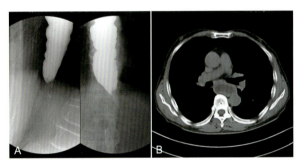

图6-18　贲门失弛缓症影像学表现

A. 贲门失弛缓症钡餐所见；B. 贲门失弛缓症CT所见

（三）高分辨率测压

高分辨率测压（HRM）越来越多地被用于提供关于食管动力的详细信息。测压设备包含36个或更多压力的导管装置传感器，之间间隔仅1 cm。HRM能够详细记录从咽部到胃部的压力，是诊断贲门失弛缓症的金标准。根据测压结果，贲门失弛缓症分为3个临床亚型（图6-19）：Ⅰ型（典型的贲门失弛缓症；没有压力升高的证据，100%蠕动失败），Ⅱ型（100%蠕动失败伴远端食管压力升高＞30 mmHg）和Ⅲ型（2次或2次以上痉挛性收缩，有或没有压力升高），3种亚型均有EGJ受损。Ⅰ型通常被认为是疾病进展的后期阶段，完全丧失收缩活动和食管扩张。Ⅲ型贲门失弛缓症被认为是一个独立的实体，其特征是食管远端过早收缩或痉挛。

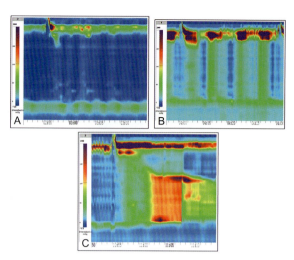

图6-19 高分辨率测压贲门失弛缓症分型
A. Ⅰ型；B. Ⅱ型；C. Ⅲ型

四、治 疗

（一）口服药物治疗

药物治疗是贲门失弛缓症效果最差的治疗选择。钙通道阻滞剂（餐前舌下含服硝苯地平10~30 mg）和硝酸盐类药物（舌下含服硝酸异山梨酯）是两种最常用的治疗药物。它们发挥作用的机制包括释放的一氧化氮和细胞内钙减少，导致LES松弛。药物治疗贲门失弛缓症的效果是短期的，短时间内需要多次给药，可能导致头痛、低血压和水肿等副作用。

（二）内镜下药物注射

肉毒毒素是一种强效的突触前神经乙酰胆碱释放抑制剂，已被证明在LES局部注射A型肉毒毒素对治疗贲门失弛缓症有效。通过阻断胆碱能对LES的刺激兴奋，从而使LES松弛。然而，其对维持LES基础张力的肌源性没有影响，因此治疗效果是有限的。肉毒毒素注射给药方法简单，可以提供有效的初步治疗结果，但与肌切开术相比效果较差，不应作为一线治疗。

（三）球囊扩张

球囊扩张通过标准扩张球囊破坏患者食管下括约肌的固有肌层，从而缓解症状。手术在镇静状态下于内镜或透视下进行，球囊置于食管-胃交接处，对于第一次行球囊扩张的患者，通常使用直径为30 mm的球囊。在随后的扩张中，使用直径为35 mm或40 mm的球囊。对于球囊扩张，尽管不需要像肉毒毒素注射那样频繁，但也需重复进行。出血是最常见的副作用，另外有术后穿孔，发生率为2%~5.2%，很少需要手术治疗。

（四）外科肌切开术

外科手术切除治疗是贲门失弛缓症明确的有效治疗方法之一，手术方法很多，最有代表性的为Heller术。最初为开胸手术，切开LES肌纤维达到松弛LES的作用，通过长期随访发现有效率为60%~94%。随后被胸腔镜入路微创技术所取代，副作用降低，术后恢复更快。Ⅰ型和Ⅱ型贲门失弛缓症患者有效率优于Ⅲ型患者，成功率分别为81%、92%、71%。肌切开术后出现胃食管反流病是常见并发症，是否应该进行抗反流手术以防止反流一直有争议。长期观察研究表明，在切开肌的基础上增加胃底折叠术可降低远端食管酸暴露的发生率。

（五）经口内镜下肌切开术

经口内镜下肌切开术（POEM）是日本井上晴洋教授于2010年报道的一种内镜下治疗AC的手术方法，后逐步在临床开展并广泛应用。其被证实是一种创伤小、安全性高、疗效确切的手术方式，已经成为AC内镜治疗的首选标准术式（手术方法及步骤具体见第5章第1节相关内容）。POEM术后患者短期随访，82%~100%的患者症状缓解。并发症的发生率与Heller手术相当，而POEM的死亡率接近于零。POEM最常见的不良后果是胃食管反流病引起食管炎，最终可能导致发育不良和食管腺癌。另一个可能的副作用是气腹，有时需要引流或排气减压。

五、预 后

基于目前的治疗方法，近90%的贲门失弛缓症患者可以恢复正常吞咽和良好的生活质量。但是很少有人能通过一次治疗痊愈，随着时间的推移，许多患者会出现复发并需要补充治疗。所有患者无论采取何种治疗方案或有何症状，都需要定期随访，进行症状评估和钡餐造影。开始时每3个月随访1次，症状长期改善的患者可每

2~3 年随访 1 次，症状仍存在并且食管排空不良的患者须每年进行复查。

（秦斌）

第 6 节　老年性食管

老年性食管（presbyesophagus）是指发生在老年人中，特别是 80 岁以上老人中的非特异性食管运动功能紊乱。临床伴有吞咽困难或不伴有症状，食管动力学检查可发现食管运动功能障碍，其严重程度随年龄增大而增加。1964 年，Soergel KH 首先提出了老年性食管这一概念，是指 90 岁以上患者的食管蠕动压力下降、食管体部异常收缩、食管下括约肌（LES）松弛不完全以及钡剂检查时食管扩张的相关情况。随着高分辨率食管测压技术的出现，这一概念受到了挑战。在大多数老年患者中，蠕动异常现在被归类为所描述的运动障碍之一（如贲门失弛缓症或食管痉挛），而且绝大多数患者的蠕动异常被标记为"非特异性"。在正常人群和有症状人群中，食管蠕动与衰老的关系一直存在广泛的争论。尽管许多人已经放弃了老年性食管的概念，但人们普遍认为，食管会随着衰老而改变。在 50 岁以上的患者中，高达 10% 的患者有吞咽困难，尽管他们通常不会向医疗服务提供者报告这些症状。另一项研究发现，在 85 岁以上的人群中，15% 的患者至少有一些吞咽困难。

一、病因及发病机制

病因可能与显微镜下观察到肌间神经节细胞减少、平滑肌层增厚、肌间神经丛淋巴细胞浸润有关，但是发病机制尚不清楚。可能的原因是食管平滑肌细胞自身功能受损或神经功能受损，或者两者兼而有之。动物研究表明老年动物的平滑肌收缩力可能会增加，这可能部分与老年动物的肌肉层厚度增加有关。衰老过程中神经元受损的程度是有争议的，神经元电记录中可能是可变的，还有其他证据表明年龄相关的肠道神经退行性变。衰老动物中有肿胀和营养不良的神经纤维。这些变化会影响食管，主要症状是吞咽困难。

随着年龄增长，食管变化的另一种可能解释是合并其他疾病。从胃食管反流病到原发性平滑肌疾病等，如食管痉挛、硬化症、糖尿病等。此外，许多曾经被认为主要影响食管横纹肌的疾病，现在被认为可能对平滑肌产生影响。最后，在年龄超过 85 岁且没有已知淀粉样变性的 110 例尸检患者中，有 38 例发现了胃肠道淀粉样变性，尽管其中只有 11 例有食道沉积。这些患者是否有食管症状不清楚，但这些都是非常具有冲击性的数据，因为许多与衰老有关的疾病，包括阿尔茨海默病，被认为与淀粉样蛋白异常沉积有关。

二、临床表现

主要症状包括烧心、反酸、吞咽困难、恶心、流涎、胸痛等。

三、诊断与鉴别诊断

老年性食管的诊断主要根据病史、食管测压、内镜以及钡餐检查等。食管测压是诊断食管运动功能障碍的重要手段，老年性食管测压主要表现为：食管上括约肌压力减低，吞咽后食管无效蠕动，快速收缩且潜伏期正常，LES 松弛减少，团块清除率受损（图 6-20，图 6-21）。内镜及钡餐检查可以排除引起吞咽困难的器质性疾病。

四、治　疗

老年性食管治疗目的是减轻症状，维持治疗效果。目前还没有可靠地恢复食管平滑肌收缩或改善症状的药物干预措施，也没有明确的指示说明何时需要将无效食管运动作为症状进行治疗。因此，如果患者有 GERD，则按 GERD 治疗，否则有症状的无效食管运动患者很难治疗。传统的促胃肠动力药（甲氧氯普胺、多潘立酮）对无效食管运动无效。莫沙必利可促进无效食管运动患者由快速充气引起的二次蠕动，并可能改善胃食管反流病症状评分，在健康对照组中减少了食管酸暴露并加速了胃排空，但不会改善原发性和继发性食管收缩活力。丁螺环酮，一种混合的部分5-HT1A受体激动剂和多巴胺D2受体拮抗剂，在硬皮病患者中增加了食管收缩幅度并减少了反流症状，但在无效食管运动和吞咽困难患者中并不比安慰剂更有效。

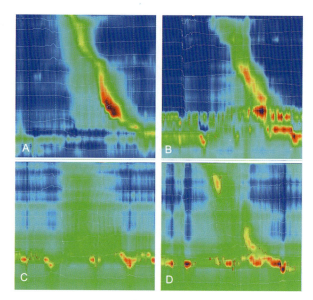

图6-21　食管压力地形图示例

（引自参考文献53）

A. 有清除功能的年轻对照者的正常吞咽；B. 有清除功能的老年受试者食管胃连接部有梗阻；C. 年轻受试者吞咽失败，无清除功能（基于阻抗）；D. 无清除的老年受试者的碎片性蠕动

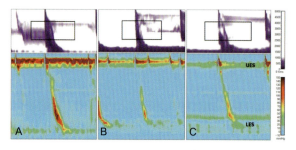

图6-20　不同年龄的高分辨率食管阻抗测压的比较

（引自参考文献52）

65岁以上年龄组（C）的食管上括约肌基础压力低于40岁以下年龄组（A）和40~65岁年龄组（B）的。此外，65岁以上年龄组（C）的远端收缩幅度低于40~65岁年龄组（B）的。UES：食管上括约肌；LES：食管下括约肌

（赵菊辉）

第7节　系统疾病伴随的食管运动障碍

一、食管硬皮病

系统性硬化病（systemic sclerosis，SSc）曾称硬皮病（scleroderma），是一种罕见而复杂的多基因自身免疫病，以血管损伤、免疫功能失调及多器官纤维化为主要病理机制，并最终导致皮肤及内脏器官过量纤维化。临床症状广泛多样，从危害性轻微的雷诺现象、皮肤硬化、毛细血管扩张、皮肤溃疡到致残性的关节挛缩畸形、手指末端缺血性坏死、指端融合，再到致死性损害肺动脉高压、肺纤维化、肾危象等，可导致严重的功能障碍和几乎所有内脏器官衰竭，危害性大，严重影响患者的生活质量和生命安全。SSc的分布遍及全世界，但各地发病率均不高，根据地域和种族间的差异其患病率为（7~700）/100万，在大多国家中属于罕见病。女性多见，发病率约为男性的4倍。

临床上除皮肤受累外，也可影响内脏，消化系统是硬皮病最常累及的内脏系统。大约有90%的硬皮病患者，无论是局限性硬皮病还是弥漫性硬皮病，均可出现胃肠道纤维化的一些表现。其中食管是硬皮病患者消化道最常受累的器官，根据不同的检查结果，发病率为70%~90%。最常见的是食管下2/3段的平滑肌萎缩、纤维化和扩张。临床上往往表现为食管动力和食管下括约肌功能障碍所造成的液体、固体吞咽困难和胃食管反流病（GERD）。而长期胃食管反流会造成食管炎、食管狭窄、Barrett食管和少见的食管腺癌。另外一些研究显示，未控制的GERD会导致无症状微小误吸，这或许与间质性肺炎的发生和发展相关。

(一)病因及发病机制

硬皮病累及胃肠道的发病机制与其他系统受累的机制类似,其病因及发病机制十分复杂。根据相关研究,学者曾提出几个关于硬皮病发病的假说,比较公认的假说,SSc 是在遗传和环境因素的共同影响之下发病的。具有遗传易感性的患者因氯化、芳香、酮类及矽尘暴露等环境因素,微血管内皮细胞受到损伤从而激活纤维增生性病变诱导的免疫功能异常,成纤维细胞的持续活化、固有及获得性免疫系统功能失调,导致自身抗体出现及细胞介导的自身免疫发生,三者间相互作用,并经历了长期的级联放大过程,进而导致硬皮病的发生。

(二)临床表现

典型的症状为:吞咽困难、恶心、呕吐、进食差伴严重体重下降。合并 GERD 患者往往会有胸骨后疼痛,烧心、进食时吞咽困难或呕吐。亦会出现慢性咳嗽、复发性肺炎、喉炎和(或)喉痉挛等 GERD 的食管外症状。值得注意的是,症状的严重性并不和食管病变的严重程度相一致。GERD 还会导致食管黏膜的炎症,严重的会造成糜烂性损伤、出血和食管溃疡的形成。患者因为食管排空障碍和使用免疫抑制剂,可出现溃疡性的瘢痕狭窄、瘘管形成、食管失弛缓样综合征以及念珠菌性食管炎。如果患者出现吞咽固体食物困难,要警惕食管狭窄的存在。Barrett 食管伴腺癌的发生在硬皮病患者中明显增多。另外近 50% 的患者可以完全没有任何临床症状。一项在无食管炎临床症状的硬皮病和混合性结缔组织病(MCTD)患者中进行上消化道内镜检查的研究结果表明,77% 存在反流性食管炎,85% 有远端食管动力障碍,92% 存在胃炎(其中 31% 为糜烂性胃炎),幽门螺杆菌(HP)阳性率为 38%。在无症状患者中,进行消化道内镜、食管动力测定、24 h 胃酸测定有助于及早发现炎症病变、食管动力异常及反流存在。

(三)诊断与鉴别诊断

1. 食管钡透

系统性硬皮病患者,食管气钡双重造影检查常有阳性发现。发病部位以食管中下段为主,早期 X 线表现为食管轻度舒张、蠕动减弱、食管黏膜纹理正常,食管内钡剂排空于立位检查仍然正常,而于卧位检查则发现钡剂在食管内滞留时间较长,可长达 1 h 以上钡剂仍未排空。随着病变发展,食管的 X 线表现日趋明显,可发现食管内有食物滞留。气钡双重造影可见食管扩张更明显,蠕动微弱或完全消失,钡剂的下行常依靠其重力,钡剂在贲门的上方可略停留。如在卧位做造影检查,则钡剂在食管下行更不容易,并长期不能排空。食管黏膜纹理渐行消失,疾病晚期患者因食管不能收缩,故无法显示其黏膜形态(图 6-22)。

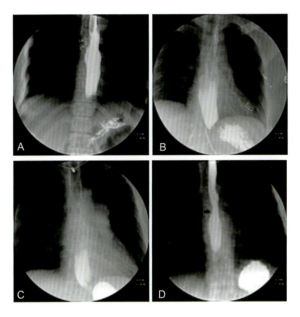

图 6-22 食管硬皮病的 X 线钡透图片
(引自参考文献 59)
A. 食管排空延迟(卧位);B. 食管管径扩张;C. 黏膜紊乱增粗;D. 食管中段小溃疡形成

2. 食管压力检测

食管压力检测是诊断食管动力障碍的金标准,但是该方法为有创检查,并且操作复杂,故临床并不普及。硬皮病食管典型的测压结果包括食管下括约肌(LES)压力降低,远端食管蠕动缺失或无效蠕动,远端无蠕动和 LES 低压的组合称为典型的食管硬皮病(图 6-23)。

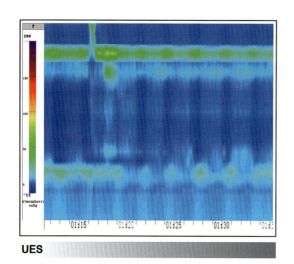

图6-23 1例硬皮病患者食管蠕动消失

UES：食管上括约肌

3. 24 h 食管 pH 及阻抗监测检查

24 h 食管 pH 监测是诊断 GERD 的常用方法，可明确患者是否存在病理性酸反流，对于 pH < 4 的酸反流检测效果显著，但无法识别 pH > 4 的弱酸反流或非酸反流。24 h 多通道腔内阻抗 -pH（24 h multichannel intraluminal impedance-pH, 24 h MII-pH）监测是一种新型的食管动力监测技术，不仅可以判定反流物的酸碱性，还可以判定液体或气体反流，提高诊断的灵敏度和特异度。Lee JS 等对硬皮病患者的研究发现，在有症状患者的 24 h MII-pH 监测中，6 名患者（20.0%）出现病理酸暴露，18 名患者（60.0%）出现阳性症状。对质子泵抑制剂（PPI）治疗无反应的具有典型 GERD 症状的患者应进行 24 h MII-pH 监测，以确认食管是否存在持续的异常酸暴露和（或）弱酸反流。

4. 胃 镜

胃镜可以用来诊断食管狭窄、Barrett 食管和食管腺癌，对于后两者还可进行组织活检。硬皮病患者是 Barrett 食管的高危人群，因此需要定期进行胃镜筛查。欧洲一项为期 3 年前瞻性评估硬皮病患者 Barrett 食管预后的研究显示，经过 3 年随访，每年有 3% 的患者出现 Barrett 食管重度不典型增生或腺癌转化。Anilkumar M 等观察到患有 Barrett 食管的硬皮病患者具有肿瘤进展的高风险，高级别不典型增生或食管腺癌的发病率为每年 2.62%。这更加凸显出胃镜筛查的重要性，筛查的频率取决于患者是否存在不典型增生及肠化和 Barrett 食管的长度。对于 Barrett 食管病变 < 3 cm，不伴有肠上皮化生或异型增生的患者，建议重复行 4 个象限内镜下黏膜活检以明确诊断。如果反复的内镜检查证实没有肠上皮化生，行内镜下监测风险可能大于益处，建议退出监测。对于 Barrett 食管病变 < 3 cm，伴有肠上皮化生的患者，建议每 3~5 年行 1 次内镜检查。对于 3 cm 或更长节段的 Barrett 食管患者，建议每 2~3 年行 1 次内镜检查。

硬皮病可分为系统性和局限性 2 种类型，前者除损害皮肤之外，可累及多个内脏器官。食管硬皮病是系统性硬皮病引起的全身性改变中的食管表现。系统性硬皮病的诊断参照 2013 年美国风湿病学会（ACR）和欧洲抗风湿病联盟（EULAR）共同发表的硬皮病分类标准。

5. 鉴别诊断

GERD、机械性梗阻（如食管良恶性肿瘤、食管憩室）、贲门失弛缓症及其他食管动力障碍等。

（四）治 疗

有症状的患者首先需要进行生活方式的改变，包括戒烟、戒酒、少食多餐、睡前 3 h 避免进食、抬高床头等。饮食干预包括调整饮食结构，比如可以将蔬菜和水果制成更容易吞咽的菜泥和果泥，另外避免辛辣刺激的饮食。

1. 药物干预

（1）质子泵抑制剂（PPI）。硬皮病患者是 GERD 的高风险人群，因此需要进行积极的干预治疗。虽然缺乏随机、对照研究，但是部分专家还是认为应该推荐所有患者使用 PPI 来预防 GERD、GERD 相关间质性肺炎、食管溃疡和狭窄。中至重度的 GERD，可以使用单剂量或双倍剂量的 PPI 来进行治疗。如果一种 PPI 疗效欠佳，可尝试换用另外一种 PPI。如果一天服用 2 次 PPI，但 GERD 症状仍旧持续，可以在睡前加用 H_2 受体拮抗剂或者进一步行 24 h 食管 pH 监测。对于这部分患者，可以在服用 PPI 的同时，进行 pH 阻抗监测，以帮助区分是否存在病理性酸暴露，来帮助评估 PPI 的疗效。此外，有文献报道在 131 名硬皮病患者中发现 PPI 治疗 GERD 部分反应率为 53.9%[95%CI（47.4，60.3）]，多变量分析显示，食管吞咽困难是 PPI 治疗 GERD 部分反应的唯一预测因素 [OR=1.82；95%CI（1.01，3.29）]。在开始 GERD 治疗前筛查吞咽困难有助于评估硬皮病患者发生 PPI 难治性 GERD 的风险。硬皮病患者长期使用 PPI 要注意结缔组织钙化的风险，证实了 PPI 暴露与 SSc 钙化之间的显著关联，这一观察结果可能在概念上扩展了其他疾病中报道的与血管钙化相关的全局效应。这些发现，如果在更大的独立队列中得到验证，可能会影响反流性食管炎治疗的临床决策，尤其是在有进行性钙化风险的人群中明智地使用 PPI。

（2）新型的钾离子竞争性酸拮抗剂（potassium-competitive acid blocker，P-CAB）。P-CAB 通过竞争胃壁细胞膜腔面的钾离子发挥作用，能够对质子泵产生可逆性抑制，从而抑制胃酸分泌。目前在国内上市的药物有沃诺拉赞、替戈拉生、富马酸伏诺拉生等。一项队列研究分析表明，60% 的 PPI 难治性反流性食管炎硬皮病患者通过使用沃诺拉赞治疗实现了黏膜愈合。此外，通过胃食管反流症状频率表评分评估，沃诺拉赞改善了 GERD 相关症状，并且在 80% 的患者中观察到内镜检查结果或 GERD 相关症状的改善。这些研究结果表明，在没有短期安全问题的情况下，沃诺拉赞对硬皮病患者 PPI 难治性反流性食管炎有潜在的治疗作用。

（3）组胺 H_2 受体拮抗剂（histamine 2 receptor antagonist，H_2RA）。可以单独或与 PPI 联合使用治疗 GERD。夜间酸的分泌大部分依赖于组胺，PPI 通常无法抑制。因此，H_2RA 经常在临睡前使用，以控制夜间症状。

（4）促胃肠动力药。一些情况下，食管动力障碍会加重 GERD 和食管糜烂，如不及时干预和治疗，将导致食管狭窄和 Barrett 食管的发生。促胃肠动力药被报道可以通过促进胃排空而改善硬皮病患者 GERD 症状，Foocharoen 等人研究了多潘立酮或褐藻酸（algycon）联合 PPI 治疗硬皮病患者质子泵抑制剂部分反应性胃食管反流病的疗效，治疗 4 周后，多潘立酮组只有 13% 的患者，褐藻酸组有 22% 的患者对额外治疗没有反应。此外，使用多潘立酮或褐藻酸治疗的硬皮病患者生活质量得到改善。因此建议，在 PPI 部分应答患者中，添加多潘立酮联合治疗，而在因联合给药出现副作用的患者中，褐藻酸联合 PPI 可能是一种有利的治疗选择。

除了多潘立酮，其他促胃肠动力药物，如胃复安（甲氧氯普胺）、红霉素和西沙必利，也在硬皮病患者中进行了评估。根据文献报道，它们可以增加 LES 张力，促进胃排空，从而改善 GERD 的症状，还可能改善食管运动障碍引起的症状，如吞咽困难。不幸的是，即使它们在临床实践中经常被使用，关于它们在硬皮病患者中的使用数据也很少。此外，由于额外的毒性，它们被禁止长期使用。

2. 内镜和手术治疗

患者有吞咽困难并证实有食管狭窄，是行上消化道内镜下食管扩张术的指征。内镜下手术解决食管反流被用于 GERD 的治疗，但是在硬皮病中该方法的使用并无更多研究。另外还有一些更具创伤性的外科手术，例如胃底折叠术、胃窦切除加 Roux-en-Y 吻合术等，这些手术或许只对个案有利，硬皮病患者是手术并发症的高风险人群，特别是术后吞咽困难的加重，因此在硬皮病患者中这些手术并不推荐。但 Hii A 等在对 17 名硬皮病与 526 名非硬皮病患者进行的多中心队列对照研究中发现，所有患者均接受了部分胃底折叠术，两组的围手术期结果，包括并发症发生率、住院时间和需要再次手术的情况相似。与基线相比，两组患者在部分胃底折叠术后 3 个月、1 年和 3 年的烧心情况均有显著改善。无论是否患有硬皮病，在所有随访时间点，手术在控制烧心方面同样有效。硬皮病患者术后 3 个月对固体食物的吞咽困难比对照组更常见，但在 1 年和 3 年的随访中与对照组没有显著差异。两组患者在所有术后时间点的满意度得分都很高，具有可比性，100%

的硬皮病患者报告他们最初选择接受手术是正确的。该研究认为部分胃底折叠术可控制硬皮病患者的反流，并与一段短暂的固体吞咽困难有关。这种方法对硬皮病和难治性胃食管反流病患者是安全、有效和可接受的。

虽然早期 Barrett 食管还是推荐手术治疗，但是内镜治疗的手段已经越来越丰富。美国胃肠协会推荐内镜下的射频消融术、光动力学治疗或者内镜下 ESD 切除高级别不典型增生。

3. 新方法和新药

在健康志愿者中评估丁螺环酮（一种口服 5-羟色胺受体激动剂）对 LES 影响的研究已证明其具有增加 LES 静息压和食管运动的能力，后来在硬皮病和食管受累患者的早期研究中进行了评估。根据研究结果，单次 10 mg 丁螺环酮剂量可使高达 80% 的硬皮病患者 LES 静息压显著增加，并显示出增加食管体运动幅度的趋势。基于这些发现，一项为期 4 周的 20 mg 口服丁螺环酮的开放标签试验在 22 名食管受累的硬皮病患者中进行，验证了丁螺环酮在增加 LES 静息压方面的有益作用。这种效果体现为患者烧心和反流症状严重程度的改善，还没有观察到胸痛或吞咽困难的改善。

巴氯芬（baclofen）是一种 B 型 γ-氨基丁酸受体激动剂，也具有抑制胃酸反流的作用。它通过抑制一过性的食管下括约肌松弛，起到类似于"阀门"的作用，对呃逆和轻度反流有效，被批准用于 GERD 的治疗。在使用该药时要注意中枢神经系统和胃肠道的副作用，但是目前仍缺乏在硬皮病中的应用研究。

二、糖尿病食管

糖尿病是一个累及多系统的疾病，其中消化系统是受糖尿病影响的主要系统之一，近 75% 的糖尿病患者有胃肠道症状，尤其是在血糖控制不佳或伴有其他并发症时。同时，糖尿病患者降糖药物的使用也可引起多种胃肠道症状。相对于糖尿病常见的慢性并发症，如糖尿病肾病、糖尿病视网膜病变等，临床医生对糖尿病患者消化道症状的关注较少，目前针对糖尿病引起的消化道症状尚无有效的评估标准与治疗手段。糖尿病性食管疾病的报道较少，但与胃轻瘫相比，其发病率更高。此外，有研究指出在有反流症状的糖尿病患者中，食管腺癌和食管胃连接部腺癌风险增加，但糖尿病和 Barrett 食管之间缺乏相关性。提示应关注糖尿病相关性食管损害，而大部分患者早期无明显临床表现，易被忽视。因此，糖尿病患者早期行食管相关性检查并进行积极早期治疗，可有效改善预后。

（一）发病机制

既往认为自主神经病变是导致糖尿病患者消化道运动异常，以及消化道症状发生的主要机制。近期研究发现，包括肠神经系统、Cajal 间质细胞、胃肠道平滑肌、高血糖、胃肠激素分泌异常及免疫炎症等多种机制可能均与糖尿病消化道症状的发生发展相关。

胃食管反流、吞咽困难与糖尿病引起的食管下括约肌压力下降、食管蠕动障碍相关。吞咽痛主要是糖尿病患者免疫功能低下，导致食管念珠菌感染，从而引起食管炎造成的。尽管食管运动异常的发生率较高，但只有少部分患者存在症状，这可能由于糖尿病神经病变导致感觉传入神经受损引起。既往研究发现，63% 的糖尿病患者可存在食管运动异常，41% 的患者出现胃食管反流病，并且食管功能异常以及胃食管反流病的发生率可能随着糖尿病病程的延长而增加。

食管运动异常的糖尿病患者存在迷走神经节段性脱髓鞘和轴突变性。同时，肌间神经丛神经病变也可能与食管运动异常相关，正常情况下肌间神经丛参与食管及食管下括约肌平滑肌纤维的调节，因此，当其发生病变时可导致食管肌肉结构的改变，从而引起食管运动异常。此外，在糖尿病合并胃食管反流的患者中存在血清胃泌素水平升高、P 物质水平下降以及血管活性肠肽的升高，这提示胃肠激素也可能参与食管运动病变的发生发展。

精神心理因素：糖尿病是一种慢性进行性综合征，通常与多种精神疾病相关。伴有心理障碍的糖尿病患者出现消化道症状的概率更高。Clouse 等的研究表明，近 87% 的糖尿病患者患有食管运动障碍，而精神心理因素是其主要原因之一。

降糖药物使用：糖尿病患者需长期服用降糖药物，常用药物如二甲双胍，其最常见的不良反应是胃肠道异常，包括恶心、呕吐等，反复呕吐可导致大量胃酸对食管黏膜造成损伤。

（二）临床表现

1. 食管运动障碍

糖尿病患者中，食管运动障碍的发生率为58%~63%，明显高于胃轻瘫（13%），但仅有15%的患者存在临床症状，主要表现为烧心和吞咽困难。大多数患者无明显临床表现，因此食管测压检测对糖尿病患者食管运动障碍的早期诊断至关重要。高分辨率测压显示无效食管运动障碍和蠕动碎片等轻微疾病的患病率显著更高，糖尿病组收缩前沿速度值较低。

2. 胃食管反流

根据我国的调查显示，糖尿病并发 GERD 的患病率较高，约为 14.2%，糖尿病患者中年龄 > 65 岁组 GERD 发病率高于其他年龄组；女性人群在高血糖时发生 GERD 相关症状的危险性较大；糖尿病病程、糖尿病并发症与糖尿病合并 GERD 相关。典型症状为烧心和反酸，部分患者还存在食管外表现，如咳嗽、咽炎等。目前有学者认为糖尿病会导致免疫功能下降、胃肠激素分泌失调、血管病变及自主神经病变，从而影响胃食管运动功能，因此 2 型糖尿病患者合并 GERD 的风险更高。与其他因素相关性 GERD 相同，胃镜检查、食管测压和食管 24 h pH 监测是诊断糖尿病合并 GERD 的主要方法。

3. Barrett 食管与食管腺癌

Barrett 食管是食管腺癌唯一已知的潜在前体，美国一项大型队列研究发现 Barrett 食管患者发生食管腺癌的风险是普通人群的 20~55 倍。关于糖尿病与 Barrett 食管之间联系的研究较少，且研究结果不一致。英国一项临床研究结果显示，几乎没有证据表明糖尿病和 Barrett 食管之间存在关联；而另一项研究发现，与正常人相比，糖尿病与 Barrett 食管的风险增加有关。一项大型汇总研究结果显示，糖尿病与食管腺癌风险增加有关，而与 Barrett 食管无关，但糖尿病可能会增加 Barrett 食管演变为腺癌的风险，且主要限于具有反流症状的个体。因此，对于糖尿病患者，尤其是存在胃食管反流症状的老年患者，早期行内镜检查明确是否存在食管病变至关重要。

4. 感染性食管炎

食管念珠菌感染是最常见的感染性食管炎。糖尿病患者免疫力下降，长期高血糖状态使食管黏膜保护屏障减弱、食管损伤，易并发感染性疾病如肺结核等，以及其他消耗性疾病，再加上广谱抗生素的长期应用造成菌群失调，更易并发真菌感染。临床症状主要表现为吞咽疼痛、吞咽困难和胸骨后疼痛感。内镜检查是食管念珠菌感染的首选诊断方法，可以直视下观察食管黏膜是否有白色斑块，或渗出液附着在黏膜上，并且难以用水冲洗掉，有时可能出现黏膜破裂或溃疡，需对食管黏膜进行活检或冲刷以确诊。

（三）诊断与鉴别诊断

1. 胃镜检查

当糖尿病患者诉有吞咽疼痛时，应怀疑食管念珠菌感染，尤其当存在口腔念珠菌感染时应高度怀疑。无口腔念珠菌感染也不能完全排除诊断，需进一步行内镜检查，必要时内镜下溃疡活检，排除细菌、病毒、寄生虫等导致的食管炎以及反酸所造成的糜烂性食管炎。一般情况下，胃食管反流可通过典型的反酸与烧心症状进行诊断，但是部分糖尿病患者存在无症状的食管运动异常以及糜烂性食管炎，因此内镜检查是必要的。

2. 食管压力检测

糖尿病主要引起食管体部运动功能失调，绝大多数为食管痉挛，出现非传导性收缩波和多发重复收缩波，个别可见传导速度减慢和运动幅度降低等。食管体部运动功能失调是食管测压诊断糖尿病自主神经病变的重要依据。

3. 24 h 食管 pH 及阻抗监测检查

除了典型的 GERD 症状（烧心、反酸），GERD 患者还可能出现甚至仅出现"非典型"或食管外症状,包括哮喘、咽喉部不适、声音嘶哑和慢性咳嗽。正确诊断这部分患者较难,因此对于难以诊断的患者应行24 h食管pH及阻抗监测检查。最近的一项研究表明,55%~79%的慢性声音嘶哑患者显示出远端食管酸暴露,除此之外,食管外症状的发作也可能与非酸性反流有关,正如24 h MII-pH特异性检测结果显示的那样。

(四)治 疗

控制血糖是最重要也最关键的治疗措施,通过控制血糖可改善患者的反流以及吞咽困难症状。目前,国内外关于糖尿病食管动力障碍的药物治疗证据有限,主要通过饮食调节、促胃肠动力药物和PPI的使用等来实现个体化治疗。

1. 促胃肠动力药物

促胃肠动力药在临床中使用相对较多,如多巴胺受体拮抗剂、5-羟色胺(5-HT)受体激动剂、胃动素受体激动剂等。甲氧氯普胺和多潘立酮作为最常见的多巴胺受体拮抗剂,通过选择性阻断多巴胺受体,产生促运动作用,引起胃窦压力、胃张力、胃窦收缩和十二指肠前运动活动增加。由于此类药物对中枢神经系统存在不良影响(如嗜睡、运动障碍、锥体外系症状、高催乳素血症等),因此需要谨慎使用。5-HT受体激动剂(如莫沙必利、西沙必利、普芦卡必利等)与肠肌间神经丛5-HT受体结合后,通过增加胆碱能神经递质的释放,从而促进食管蠕动。研究结果显示,莫沙必利可增强食管继发性蠕动的机械敏感性,通过对5-HT4受体的高度亲和力和特异性,使肌间神经丛神经节后神经末端释放乙酰胆碱,直接促进食管运动,并减少胃食管反流,使静息状况下的食管下括约肌压力升高,从而改善GERD患者的食管蠕动。

2. PPI

是目前用于GERD的最佳药物,并且适用于糖尿病患者。由于PPI具有功效好、安全性高的特点,在临床治疗过程中常会存在超疗程、超剂量及超适应证等不合理的用药情况。然而PPI与微量营养素吸收、骨矿物质密度、痴呆和心血管不良事件之间的关系仍然存在争议。最近在中国人群中开展的一项多中心病例对照研究结果显示,每天使用二甲双胍≥1500 mg治疗,维生素B_{12}缺乏及临界缺乏率分别高达2.15%、13.66%,其中二甲双胍治疗同时使用PPI发生维生素B_{12}缺乏的概率更高。即使某些关联仍存在争议,但糖尿病合并GERD患者的PPI使用应个体化,建议短期使用并监测其潜在不良反应。同样,生活方式改变对糖尿病合并GERD患者的治疗是有效的,如在进食3 h之后上床入睡,并抬高床头,可有效缓解烧心、反酸等症状。

3. 抗真菌治疗

食管念珠菌感染通常对抗真菌治疗的反应良好。与口咽念珠菌感染相比,食管念珠菌感染通常需全身性而非局部治疗。治疗食管念珠菌感染最常用的药物是全身性抗真菌药物,如氟康唑、伊曲康唑和伏立康唑等,对于可能无法耐受口服药物的患者静脉给药。除积极有效的抗真菌治疗外,基础疾病的治疗也十分重要,应积极控制血糖,及时纠正脱水、电解质紊乱和酸中毒,改善患者一般状况,提高机体免疫功能。

(赵菊辉)

第8节 胃食管反流病

胃食管反流病(GERD)是指胃十二指肠内容物反流到食管或口腔,导致不适症状和(或)并发症的一组疾病,内镜检查中存在典型的黏膜损伤和(或)反流监测中显示异常食管酸暴露。根据内镜下表现,可分为反流性食管炎(reflux esophagitis,RE)、非糜烂性反流疾病(non-erosive reflux disease,NERD)和Barrett食管(Barrett esophagus,BE)。流行病学调查显示,GERD的患病率较高,且呈明显上升趋势。目前全球约有13.3%的人群每周至少出现一次烧心或反流症状,我国典型症状 GERD 的患病率为 2.5%~7.8%，且呈现逐年上升趋势。GERD 的不适症状和高患病率不仅给患者的身心健康和生活质量带来不良影响，并且显著增加了家庭及社会的经济和医疗负担。GERD 引起的食管慢性炎症状态会增加食管腺癌的发生风险，其中 BE 也是目前公认的食管腺癌的癌前病变。GERD 的危险因素包括年龄、肥胖、吸烟、饮酒、口服非甾体抗炎药、精神心理因素和遗传因素等。

一、病因及发病机制

GERD 的发病机制与多种因素有关，目前认为胃食管交界处功能与结构异常、食管清除功能障碍、食管上皮防御功能减弱以及反流物对食管黏膜的损伤作用是其主要发病机制。此外，食管高敏感性和免疫因素介导的食管黏膜损伤也与 GERD 的发病有关。

（一）抗反流屏障结构和功能异常

胃-食管交界处（gastroesophageal junction，GEJ）是 GERD 发生的初始部位，也是导致反流的最主要的解剖部位。GEJ 结构和功能受损是 GERD 重要的发病机制之一。食道下括约肌（LES）的顺应性和产生的腔内压力、膈肌脚（食管裂孔）的顺应性和产生的腔外压力、膈食管膜的完整性（将下食管固定于膈裂孔）、腹段食管、腹段食管和胃底组成 His 角共同形成了抗反流"阀瓣"，构成了 GEJ 的抗反流功能。以上任何一种结构的形态或功能异常引起的抗反流能力下降，均可导致反流的发生。LES 产生的腔内压起主要的抗反流作用，其压力受腹内压、激素、食物和药物等多种因素影响。LES 压力降低，尤其是一过性食管下括约肌松弛（transient lower esophageal sphincter relaxation，TLESR），是引起胃食管反流的最主要因素。

（二）食管清除作用降低

在正常生理状况下，食管对反流物具有一定的清除力，这种清除力包括食管蠕动、分泌唾液、黏膜表面碳酸氢根离子以及重力作用。反流物可依靠重力作用和食管蠕动回到胃内，食管动力不足时食管黏膜暴露于反流物的时间增加，因此增加了因反流物腐蚀性成分而导致的黏膜损伤，这是 GERD 常见的诱发或加重因素之一。此外，唾液、黏膜表面的碳酸氢根离子可中和残留的酸性反流物，减少反流物与食管黏膜的接触。任何因素导致的唾液分泌减少都会导致食管清除作用减弱。

（三）食管黏膜屏障功能降低

食管黏膜屏障可保护黏膜上皮免受管腔内反流物的损伤。食管黏膜屏障包括上皮前屏障、上皮屏障和上皮后屏障。①上皮前屏障：包括上皮细胞表面的黏液层、不移动水层以及上皮细胞分泌的碳酸氢根，主要通过碱性保护液来防止管腔内酸性物质对食管上皮的损伤；②上皮屏障：由复层鳞状上皮及其细胞间连接组成，是抵抗反流损伤的主要防御屏障，可防止氢离子进入细胞内，同时可以缓冲或清除进入细胞内的氢离子；③上皮后屏障：主要由血液和体液缓冲系统构成，当管腔暴露于酸性环境时，黏膜下毛细血管血流增加，上皮细胞毒性代谢产物随血流排出并为代谢活动提供营养，增强防御能力。当这些屏障功能受损时，即使在生理反流情况下，也可能会引起食管炎症。

（四）反流物对食管黏膜的损伤作用

反流物中具有大量损伤因子，如胃酸、胃蛋白酶、胆汁酸等，在食管黏膜屏障功能降低的基础上，这些反流物可对食管黏膜造成不同程度的刺激和损伤。食管黏膜受损程度与反流物的质和量有关，也与反流物与黏膜的接触时间和部位有关。胃酸对食管黏膜的刺激和损伤最大，是反流症状和食管炎症状的主要决定因素。胃蛋白酶对蛋白质具有强烈的消化作用，其通过蛋白水解作用导致食管黏膜损伤，且酸反流形成的低 pH 环境可进一步促进胃蛋白酶对上皮的损害。胆汁酸可以通过破坏细胞功能和膜结构来改变黏膜屏障的完整性，胆汁酸与胃液混合反流比单纯胃液反流更严重。反流物与食管黏膜的接触时间越长，损伤越严重；夜间反流较白天反流导致的损伤更严重，这可能是因为夜间食管蠕动减少，且卧位时无重力作用，使得反流物不易被清除。

（五）其 他

生理量的胃酸反流即可导致 NERD 患者产生烧心症状，说明其内脏感受阈值降低、食管敏感性增高，这可能是 NERD 患者食管黏膜中的传入神经较表浅，导致食管对反流物的敏感性增高。此外，白介素-6（IL-6）、肿瘤坏死因子-α（TNF-α）等炎症因子介导的炎症免疫反应可导致食管上皮损伤，这可能也是 GERD 的发病机制之一。

二、病理组织学

GERD 的病理变化主要是食管黏膜的炎性损伤与修复的过程。RE 患者胃镜下可见糜烂、溃疡，组织病理学改变表现为复层鳞状上皮细胞增生、固有层内中性粒细胞浸润。NERD 患者食管黏膜活检虽无糜烂和溃疡，但部分患者可见基底细胞增生、上皮乳头延长、食管鳞状上皮细胞间隙增宽等病理改变。BE 表现为食管远端黏膜的鳞状上皮被化生的柱状上皮替代，化生上皮包括胃底型、贲门型和肠化型 3 种组织学类型（图 6-24）。

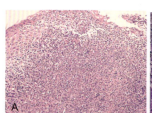
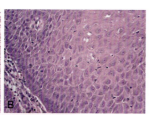
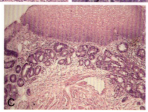

图 6-24　胃食管反流病病理表现

（引自参考文献 100）

A. 食管黏膜溃疡；B. 鳞状上皮细胞间隙增宽；C. Barrett 食管，肠上皮化生

三、临床表现

GERD 的临床表现多种多样，包括典型症状、非典型症状和食管外症状。GERD 的典型症状是烧心和反流，还可出现胸骨后疼痛、上腹烧灼感、上腹痛、上腹胀、嗳气等非典型症状，部分患者也可表现为哮喘、慢性咳嗽、喉炎等食管外症状。这些症状可以单独出现，也可以伴随出现，并且在不同患者间异质性较高。

（一）典型症状

烧心和反流是 GERD 的典型症状，分别占所有症状的 82.4% 和 58.8%。烧心表现为胸骨后烧灼感，多由胸骨下段或上腹部向上延伸至咽喉部，常间歇发作，餐后及平卧位时明显。反流是指胃内容物向咽部或口腔流动的感觉，常伴随着酸味或苦味。

（二）非典型症状

GERD 常见的不典型症状包括胸骨后疼痛、上腹烧灼感、上腹痛、上腹胀、嗳气等。食管感受器受到反流物刺激时可出现胸骨后疼痛、上腹不适。胃内气体反流入食管时可表现为嗳气，常伴有口腔异味。

（三）食管外症状

食管外症状主要包括以下 3 种。①呼吸道症状：反流物吸入呼吸道直接刺激支气管黏膜引起炎症和痉挛，或反流物刺激食管黏膜，通过迷走神经反射性引起支气管痉挛。患者可表现为慢性咳嗽、反复肺部感染、哮喘样发作、肺大疱、慢性阻塞性肺疾病、肺间质纤维化等。②咽喉部症状：胃食管反流物刺激咽喉部可引起咽部异物感、咽痒、声音嘶哑等症状。喉镜下可出现咽后壁淋巴滤泡增生、声带充血水肿、溃疡、息肉和结节形成等咽喉炎表现。③口腔症状：少数患者可出现口腔溃疡、口苦、口臭、牙釉质破坏、龋齿等。

四、诊断与鉴别诊断

（一）诊　断

1. 症　状

烧心和反流症状预测病理性反流的灵敏度为 38%，特异度为 89%。若患者存在典型的烧心和反流症状，症状已引起患者的困扰，可初步考虑为 GERD。症状不典型（包括胸痛、上腹痛、上腹胀、嗳气等）时需结合内镜、食管反流监测和高分辨率食管测压等辅助检查作出诊断。

2. 症状问卷

反流性疾病问卷量表（reflux disease questionnaire，RDQ）和胃食管反流病问卷量表（gastroesophageal reflux disease questionnaire，GerdQ）是临床常用的GERD诊断问卷，可作为GERD的辅助诊断工具。当RDQ评分≥12分或GerdQ评分≥8分时，存在GERD的可能性大。以内镜和反流监测作为诊断金标准时，RDQ量表的灵敏度和特异度分别为62%和67%，GerdQ量表的灵敏度和特异度分别为65%和71%。此外，咽喉不适的患者可采用反流症状指数（reflux symptom index，RSI）量表进行初步评估，RSI评分>13分时，认为患者可能存在咽喉反流。

3. 诊断方法

（1）PPI诊断性试验。疑诊GERD时，PPI可作为诊断性试验手段，但不能作为GERD的确诊方法。使用标准剂量PPI，每日2次，疗程2周（食管外症状患者至少需4周），最后1周症状完全缓解或仅有一次轻度症状则认为治疗有效。PPI试验有效的患者可经验性诊断为GERD，但由于存在PPI难治性GERD，故仅PPI试验无效并不能排除GERD。对以反酸、烧心为主要症状的患者，PPI试验的灵敏度和特异度分别可达87.7%和42.5%。虽然其特异度相对较差，但其灵敏度较高，且成本低、易操作，因此广泛应用于临床，在临床实践中具有重要意义。

（2）上消化道内镜检查。上消化道内镜是诊断GERD最基本、最重要的检查方法之一，可检出GERD并发症，评价抗反流解剖结构，发现RE、BE和反流性狭窄等病变，为制订治疗方案和评估GERD患者预后提供重要依据。RE为内镜下发现存在食管破损，BE为内镜下食管鳞状上皮与柱状上皮的交界线相对于食管胃连接部上移，并且组织学证实正常复层鳞状上皮被化生的柱状上皮所取代。食管炎有很多不同的分级方法，目前国际上常用洛杉矶分级，将RE分为A、B、C、D 4个等级。RE的等级与患者的酸暴露、食管动力及治疗效果显著相关，A级RE对GERD诊断的特异性不佳，因此缺乏典型反流症状且PPI诊

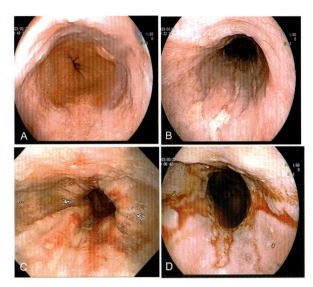

图6-25 反流性食管炎洛杉矶分级
A. A级；B. B级；C. C级；D. D级

断性试验阴性的A级RE患者，需要考虑其他导致食管损伤的原因。洛杉矶分级标准（图6-25）如下。

A级：食管黏膜1条或1条以上破损，无融合，受损长径<5 mm。

B级：食管黏膜1条或1条以上破损，无融合，受损长径>5 mm。

C级：食管黏膜破损且相互融合，融合范围不超过食管周径的75%。

D级：食管黏膜破损且相互融合，融合范围超过食管周径的75%。

内镜还可评价患者的胃食管交界处屏障功能。胃镜检查时观察到His角在胃腔内的延伸部分呈大皱襞状，即为胃食管阀瓣（gastroesophageal flap valve，GEFV）。它是一个大皱襞状的阀瓣样肌性黏膜皱襞，呈180°扁的半环形，可发挥单向活瓣作用，能防止胃内容物进入食管。根据翻转内镜时观察阀瓣皱襞外形与内镜的关系，可按照Hill分级将GEFV分为Ⅰ、Ⅱ、Ⅲ、Ⅳ 4个等级。GEFV的等级可准确反映食管胃连接部抗反流屏障的功能，Ⅰ、Ⅱ级多见于正常人，Ⅲ、Ⅳ级多见于GERD患者。Hill分级标准（图6-26）如下。

Ⅰ级：沿小弯侧隆起的组织皱襞紧密包绕内镜。

Ⅱ级：组织皱襞隆起包绕内镜不如Ⅰ级紧密，

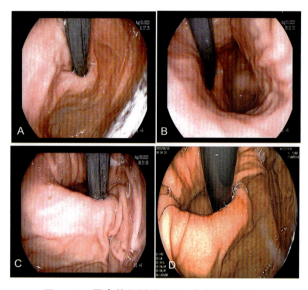

图 6-26　胃食管阀瓣（GEFV）的 Hill 分级

A. GEFV Ⅰ级；B. GEFV Ⅱ级；C. GEFV Ⅲ级；D. GEFV Ⅳ级

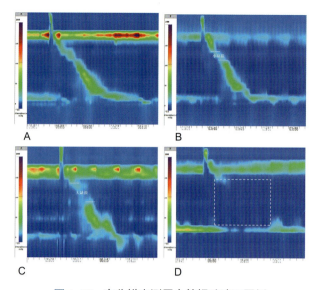

图 6-27　高分辨率测压食管蠕动障碍图例

A. 正常蠕动；B. 小缺损弱蠕动；C. 大缺损弱蠕动；D. 蠕动失败

跟随呼吸动作偶有放松。

Ⅲ级：组织皱襞隆起不能紧密包绕内镜，部分患者可见食管裂孔疝。

Ⅳ级：不存在组织皱襞隆起，胃食管区域开放，食管上皮易见，常伴食管裂孔疝。

（3）高分辨率食管测压。高分辨率食管测压下，GERD 患者常见的动力障碍表现为无效食管动力和片段蠕动。无效食管动力的标准为：在卧位 10 次水吞咽中无效吞咽（包括弱蠕动、片段蠕动、蠕动失败）比例 > 70%，或蠕动失败的比例 ≥ 50%。高分辨率食管测压可反映食管的动力状态，虽然对 GERD 的诊断价值有限，但有助于了解 GERD 的发病机制（如 LES 松弛、食管清除能力下降等）、食管裂孔疝，以及做抗反流手术前的评估（图 6-27）。

（4）食管反流监测。食管反流监测主要包括食管 pH 监测及食管 pH-阻抗监测，用于检测食管腔内有无胃内容物反流。反流监测可以为胃食管反流提供客观的诊断证据，是 GERD 诊断的金标准。酸暴露时间（AET）百分比是食管反流监测最主要的指标，即 24 h 内食管 pH < 4 的时间百分比。在中国人群中，AET ≥ 4% 即认为存在病理性酸暴露，可诊断为 GERD。西方国家认为 AET > 6% 时可诊断为 GERD，而 AET < 4%

可排除 GERD。单纯食管 pH 监测只能检测酸反流，食管 pH-阻抗监测可检测酸、非酸、弱酸反流，区分反流内容物（液体、气体或混合反流），还能通过症状指数和症状相关概率判断症状与反流的关联性，并预测抑酸治疗的疗效。（相关图例详见本书第 4 章第 3 节）

（5）食管胆红素监测。Bilitec 2000 基于分光光度计原理，可用于监测胆汁反流。该技术通过检测特定波长下胆红素的特异性吸收峰，间接测量胆汁反流的严重程度。胆红素监测的观察指标为：以光吸收值 ≥ 0.14 为胆汁反流的阈值，计算反流总时间、胆汁反流次数、反流持续超过 5 min 的次数及胆汁反流持续的最长时间。胆红素监测与食管内 pH 监测同步进行，可诊断单纯酸反流、单纯胆汁反流或二者都有的混合反流。

（6）食管 X 线钡餐。X 线钡餐检查可直观地观察食管蠕动情况，主要用于诊断食管裂孔疝，同时可发现和排除其他解剖学及动力学问题。此方法对轻度食管炎的灵敏度和特异度较低，因此不建议用于 GERD 的常规诊断，仅用于对不方便进行胃镜及 pH 阻抗监测的患者进行筛查。

（二）鉴别诊断

GERD 需与以下疾病进行鉴别：典型症状患

者需要与上消化道肿瘤、嗜酸细胞性食管炎、贲门失弛缓症、胃轻瘫、功能性食管疾病（功能性烧心、反流高敏感）、风湿免疫性疾病等相鉴别；胸痛患者应该首先排除心源性胸痛；非典型症状患者应与上消化道肿瘤、嗳气综合征、消化道溃疡、幽门螺杆菌感染、功能性胃肠病、胃轻瘫等相鉴别。食管外症状患者需要与呼吸道肿瘤、咽喉部肿瘤、肺结核、肺炎、过敏性哮喘、慢性支气管炎、肺气肿、慢性阻塞性肺疾病、咽喉炎、癔球症等相鉴别。

1. 食管和贲门部肿瘤

反流性食管炎病变以食管下部明显，所见糜烂、溃疡等改变需与食管下段、贲门部肿瘤相鉴别，组织活检送病理学检查有助于鉴别良、恶性病变。鉴别有困难时可予试验性治疗后再复诊，反流性食管炎经治疗后病变可好转或愈合，肿瘤则不会好转甚至恶化。

2. 其他食管炎

可以有反流性食管炎类似的胸骨后疼痛、吞咽困难等症状，但内镜检查可予以区别，例如白念珠菌性食管炎可见食管黏膜散在白色斑块状病灶，局部刷片或活检可发现白念珠菌；药物性食管炎表现为食管局部单个或多个糜烂、溃疡，病变界限清楚，周围黏膜正常，常有口服抗生素等病史。

3. 心源性胸痛

伴随胸痛症状时应该首先排除心源性胸痛。心肌缺血引起的胸痛常表现为心前区撕裂样或压榨性疼痛，可伴左肩背部放射。应行心电图、心肌酶检查，必要时进行心肌核素灌注显像。除外心源性胸痛后，可同步监测心电和食管内 pH，观察出现胸痛时心电和食管内 pH 的变化，区分心源性胸痛和食管源性胸痛。

4. 功能性烧心

NERD 应与功能性烧心相鉴别。鉴别诊断需注意患者有无重叠症状，如同时有 GERD 症状和肠易激综合征或功能性消化不良、焦虑、抑郁状态、睡眠障碍等症状，如果合并上述症状，则须考虑与功能性烧心相鉴别。根据罗马Ⅳ标准，患者有胸骨后烧灼样不适或疼痛症状至少 6 个月，症状出现频率为至少每周 2 日，且近 3 个月满足以下标准：①优化的抑酸治疗症状无减轻；②无胃食管反流或嗜酸细胞性食管炎导致该症状的证据；③无主要的食管动力障碍性疾病。没有该症状由反流引起的证据，可以诊断为功能性烧心。

五、治　疗

GERD 的治疗目的主要在于去除病因、控制症状、治愈食管炎、减少复发和防治并发症。目前 GERD 的治疗方式主要包括基础治疗、药物治疗、内镜下治疗、手术治疗以及其他治疗，需根据患者疾病特点采用个体化治疗方案。

（一）基础治疗

GERD 与许多不良生活方式密切相关，调整生活方式是治疗 GERD 简便有效的基础治疗手段。调整生活饮食习惯可不同程度地减轻 GERD 患者的症状，包括规律饮食，少食多餐；避免睡前 2~3 h 进食；避免餐后平卧，夜间反流患者可适当抬高床头（10~20 cm），推荐左侧卧位；戒烟、戒酒；减少腹压增高的因素，超重及肥胖者减重，勿穿紧身衣、束腰带；避免食用可能诱发反流症状的食物（包括咖啡、浓茶、巧克力、碳酸饮料等）；尽量避免应用降低 LES 压力及导致胃排空延迟的药物（如抗胆碱能药、三环类抗抑郁药、硝酸甘油制剂、钙通道阻滞剂等）。

（二）药物治疗

用于治疗 GERD 的药物主要包括抑酸药、抗酸药、促胃肠动力药、黏膜保护剂，还可根据患者情况加用巴氯芬、神经调节剂、海藻酸盐等药物。

1. 抑酸药

抑酸药的主要作用是抑制胃酸分泌，使胃内 pH 达到 4 以上，从而使胃蛋白酶失活，减轻或消除反流物对食管黏膜的损伤作用。临床上常用的抑酸药主要包括组胺 H_2 受体拮抗剂（H_2RA）、PPI 和钾离子竞争性酸拮抗剂（P-CAB）。

H_2RA 可通过竞争性结合组胺 H_2 受体，阻断组胺对胃酸分泌的刺激作用，抑制胃酸分泌。常用的 H_2RA 有西咪替丁、雷尼替丁和法莫替丁。H_2RA 的突出特点是可有效抑制基础胃酸分泌和夜间胃酸分泌，但对各种刺激引起的胃酸分泌抑制强度不够，因此不作为 GERD 的一线用药，常用于夜间酸突破的治疗。H_2RA 可能的副作用包括过敏反应、头晕、肝功能损害等，长期使用还可能导致维生素 B_{12} 缺乏、骨折风险增加。

PPI 以共价键形式与胃壁细胞上的 H^+-K^+-ATP 酶不可逆性结合，抑制质子泵的活性，进而抑制胃酸分泌。PPI 在缓解 GERD 患者症状、促进黏膜愈合上疗效优于 H_2RA，因此 PPI 是目前治疗 GERD 的首选药。常用的 PPI 包括奥美拉唑、兰索拉唑、泮托拉唑、雷贝拉唑、艾司奥美拉唑及艾普拉唑等。长期使用 PPI（通常为 6 个月以上）需警惕可能与之相关的潜在不良反应，长期应用 PPI 可能增加胃肠道菌群失调、艰难梭菌感染、矿物质吸收障碍与骨质疏松、胃肠息肉、肝肾功能损害、痴呆等风险，但这些结果多来自观察性研究且影响因素过多，因此无法明确 PPI 的长期使用与不良结局是否存在因果关联。

P-CAB 通过竞争性和可逆地抑制 H^+-K^+-ATP 酶上的 K^+ 结合位点，抑制 H^+ 与 K^+ 的交换，从而起到抑制胃酸分泌的作用。与 PPI 相比，P-CAB 具有起效迅速、抑酸持久等优点，在缓解症状、促进黏膜愈合等方面疗效不劣于 PPI（尤其是对于洛杉矶分级 C 级或 D 级的患者），也是目前治疗 GERD 的首选药。目前常见的 P-CAB 包括伏诺拉生、替戈拉生等。P-CAB 上市时间较短，目前关于长期使用 P-CAB 的不良反应研究较少，尚无法充分评估长期使用 P-CAB 的潜在风险。

（1）初始治疗：PPI 或 P-CAB 的疗程为 4~8 周，研究表明治疗 8 周者的食管黏膜愈合率高于治疗 4 周者。早餐前 30~60 min，每日 1 次单剂量 PPI 或 P-CAB 治疗无效时可改用双倍剂量，一种抑酸药无效时可尝试更换另一种。

（2）维持治疗：维持治疗包括按需治疗和长期治疗。从缓解症状、黏膜愈合等方面综合考虑，PPI 或 P-CAB 是 GERD 维持治疗最经济且有效的治疗药物。对于需要 PPI 维持治疗的 GERD 患者，PPI 应以有效控制 GERD 症状和维持食管炎愈合的最低剂量给药。NERD 和轻度食管炎（洛杉矶分级 A 级或 B 级）患者通过 PPI 或 P-CAB 按需治疗能很好地控制症状，尤其是 NERD 患者。停用抑酸药治疗后症状反复的 GERD 患者、重度食管炎（洛杉矶分级 C 级或 D 级）患者需接受抑酸药长期维持治疗，以减少复发、维持黏膜愈合。此外，合并食管狭窄的患者经扩张后也需长期抑酸治疗，以改善吞咽困难症状、降低复发率。

（3）夜间酸突破：是指在服用 PPI 的情况下，夜间（22 时至次日 8 时）胃内 pH < 4 的时间超过 1 h。夜间酸突破出现的原因尚不明确，可能与夜间迷走神经兴奋、酸分泌增加等因素有关。对于夜间持续存在反流症状的患者，可在 PPI 治疗的基础上睡前加用 H_2RA，以改善夜间酸突破。

2. 抗酸药

抗酸药能够快速中和胃酸，使胃内 pH 升高。临床上常用的抗酸药有铝碳酸镁、氢氧化铝等。抗酸药能够快速缓解症状，可用于 GERD 的对症治疗。短期使用抗酸药可改善患者反流、烧心症状，但不主张长期使用。

3. 促胃肠动力药

促胃肠动力药可通过促进胃排空减少反流的机会，同时增强食管对反流物的清除作用。常用药物包括外周性多巴胺 D_2 受体拮抗剂（如多潘立酮）、选择性 5-HT_4 受体激动剂（如莫沙必利）、多巴胺 D_2 受体拮抗和乙酰胆碱酯酶抑制双重作用（如伊托必利），以及 5-HT_4 受体激动剂和多巴胺受体拮抗剂（如西尼必利）。

日本和欧洲指南推荐促胃肠动力药联合抑酸药物对部分 GERD 患者症状改善有一定作用，但不推荐单独使用。美国胃肠病学会（ACG）指南则明确指出除非有胃轻瘫，否则不推荐使用促胃肠动力药治疗 GERD。《2020 年中国胃食管反流病专家共识》认为，促胃肠动力药联合抑酸药物对缓解 GERD 患者的症状可能有效。

4. 黏膜保护剂

常用的黏膜保护剂包括硫氢键类药物、铝镁剂和铋剂，代表性药物包括硫糖铝、铝碳酸镁、枸橼酸铋钾、胶体果胶铋等。黏膜保护剂主要起到中和胃酸、降低胃蛋白酶活性和增强黏膜屏障的作用，有利于促进黏膜损伤的愈合。

5. 其他药物

（1）巴氯芬：巴氯芬是一种γ-氨基丁酸受体激动剂，主要作用于迷走神经的传入通路，或是作用于中枢神经起作用，抑制一过性LES松弛，从而减少胃食管反流。对于存在GERD客观证据者，在最佳抑酸治疗下仍有持续反流症状时，可考虑试用巴氯芬治疗（5~20 mg，3次/日）。

（2）神经调节剂：长期反流的患者容易合并焦虑、抑郁等精神心理问题，单纯抑酸治疗效果不佳。对合并焦虑、抑郁的患者，可在抑酸治疗的同时加用神经调节剂，如三环类、四环类抗抑郁药、选择性5-羟色胺再摄取抑制药、5-羟色胺去甲肾上腺素再摄取抑制剂等。

（3）海藻酸盐：海藻酸盐可形成泡沫凝胶漂浮于胃内容物上，形成物理屏障，覆盖和保护黏膜。海藻酸盐与黏膜保护剂联合使用可更好地减轻反酸和烧心症状。

（三）内镜下治疗

内镜下治疗是一种简便、微创的抗反流治疗方式，可替代部分患者的药物治疗或手术治疗。内镜下治疗适用于GERD诊断明确、抑酸治疗有效但不愿意长期服药或出现药物相关不良反应而无法耐受者。目前已经开展的内镜下治疗包括：内镜下射频消融术、MUSE内镜下胃底折叠术、抗反流黏膜切除术（ARMS）、经口无切口胃底折叠术（TIF）、经口内镜贲门缩窄术（PECC）等。详见本书第5章第1节。

（四）外科手术治疗

抗反流手术通常可持久控制所有形式的反流和反流症状，并可减少或停用药物。抗反流手术主要适用于：药物治疗有效但需要长期维持治疗的典型GERD患者；有GERD症状患者，内镜下发现食管裂孔疝、BE、B级以上RE；存在慢性或复发性食管外症状和并发症。目前标准的抗反流手术为腹腔镜食管裂孔疝修补术+胃底折叠术，常用术式包括完全胃底折叠（Nissen，360°折叠）和部分胃底折叠（Toupet，270°折叠和Dor，180°折叠）。此外，磁环括约肌增强术（MSA）通过腹腔镜将磁珠环置于胃食管交界处，可增强抗反流屏障，因此可作为胃底折叠术的补充。

拟行抗反流手术的GERD患者应完善抑酸疗效评估、上消化道内镜检查、食管测压和食管反流监测，这些评估不仅可明确GERD的诊断，而且有助于了解食管功能改变，排除手术禁忌证，从而筛选适合接受内镜治疗的患者。

（五）其他治疗

1. 经皮电刺激（transcutaneous electrical acustimulation，TEA）

TEA是从针刺疗法衍生出来的一种技术，是一种通过表面电刺激穴位的无创治疗方法。TEA结合了传统中医针灸疗法的长处和现代先进科学技术，具有可操作性强、安全性高、患者耐受性好等优点。最新研究显示，TEA可以通过增强迷走神经兴奋性，从而使LES压力增加、胃及食管的动力增强。患者GERD-Q评分显著降低，腹胀、嗳气症状明显改善。但关于TEA的长期疗效及患者的远期获益，仍然需要进一步行大样本、多中心的长期研究。

2. 中医中药

中医辨证将GERD分为肝胃郁热证、胆热犯胃证、中虚气逆证、气郁痰阻证、寒热错杂证5个证型，中医治疗的机制包括健脾和胃、理气消痞、和胃降逆、通利消滞、健脾安神、舒肝解郁等。临床上可根据不同的证型选择不同的中药或中成药治疗。

3. 针　灸

针灸治疗可通过调节神经-内分泌-免疫系统，改善抑郁、焦虑，增强胃肠动力，抑制胃酸分泌，保护胃黏膜等，达到辅助治疗的效果。实证常用内关、足三里、中脘等穴；虚证常用脾俞、胃俞、肾俞、膻中、曲池、合谷、太冲、天枢、关元、三阴交等穴。

（六）难治性GERD

难治性GERD是指GERD患者对于标准的

PPI治疗方案缺乏应答或产生不完全应答，持续表现为严重而频繁的反流症状。双倍标准剂量的抑酸药治疗8周后反流、烧心等症状仅部分缓解或完全无缓解即考虑难治性GERD。难治性GERD的发生与不良生活方式未纠正、未遵医嘱服药、抑酸治疗不充分、食管高敏感、精神心理因素、PPI代谢基因型差异等多种因素有关。

对于难治性GERD：①首先评估患者服药的依从性，包括是否调整了生活饮食习惯、是否按时按量按疗程服药等，分析依从性差的原因并给予指导。②根据患者病情优化治疗方案，必要时可检测CYP2C19基因了解PPI的代谢型，进行个体化用药指导，选择合适的PPI种类或换用P-CAB。对于夜间酸突破患者可使用PPI联合H_2RA治疗，存在精神心理问题的难治性GERD患者应同时加用神经调节剂。③此外，还需进一步完善内镜、高分辨率食管测压和食管pH-阻抗监测等检查。推荐服用双倍剂量PPI的情况下行食管pH-阻抗监测，以明确难治性症状与反流事件之间的相关性，以及抑酸治疗的力度是否足够。④对于药物治疗失败且客观存在与症状相关反流的难治性GERD，可以考虑行抗反流手术治疗。

六、随 访

重度RE（洛杉矶分级C级或D级）患者治疗后应该积极进行内镜随访，直到食管炎愈合，同时还需进行食管黏膜活检以排除BE。建议对BE患者进行密切内镜随访，内镜检查时需进行活检，随访方案为：①不伴异型增生的BE患者每3年随访1次；②伴低级别异型增生的BE患者，应行内镜及病理活检以排除肿瘤性病变，此后6个月、1年及之后每年进行1次随访；③内镜下根除肠上皮化生后的BE患者，术后3个月、6个月、1年及之后每年进行1次随访。行内镜和外科抗反流手术的患者，建议在术后3个月、1年、3年、5年进行随访。随访时应关注症状、生活质量、抑酸药物用量、内镜检查、反流检测，以评估治疗疗效、有无GERD相关并发症，以及术后不良反应、有无复发等。

（戴菲，冉艳）

参考文献

[1] 罗金燕，龚均. 胃肠运动与疾病. 西安：陕西科技出版社，1996:90-98.

[2] 孙菁，袁耀宗. 口咽性吞咽困难的诊断和治疗现状. 国外医学·消化系疾病分册，2001, 21(2):67-70.

[3] 刘锟. 吞咽和咽食管段运动功能障碍的研究进展. 中国胸心血管外科临床杂志，2000, 7(3):191-193.

[4] 杨晔. 当代内科学. 北京：中国中医药出版社，2002, 2551-2552.

[5] 徐胜春，涂丽莉，刘业海，等. 吞咽功能障碍患者环咽肌切迹的出现率. 中国耳鼻咽喉头颈外科，2006, 13(1):51-53.

[6] Lind CD. Dysphagia: evaluation and treatment. Gastroenterol Clin North Am, 2003, 32(2):553-575.

[7] 中国吞咽障碍康复评估与治疗专家共识组. 中国吞咽障碍评估与治疗专家共识:2017. 中华物理医学与康复杂志，2017, 39(12):881-892.

[8] Hamrang-Yousefi S, Goyal M. Swallowing Study, 2022.

[9] Miura Y, Nakagami G, Yabunaka K, et al. Detecting pharyngeal post-swallow residue by ultrasound examination: a case series. Med Ultrason, 2016, 18(3):288-293.

[10] Rommel N, Hamdy S. Oropharyngeal dysphagia: manifestations and diagnosis. Nat Rev Gastroenterol Hepatol, 2016, 13(1):49-59.

[11] Ye-Lin Y, Prats-Boluda G, Galiano-Botella M, et al. Directed Functional Coordination Analysis of Swallowing Muscles in Healthy and Dysphagic Subjects by Surface Electromyography. Sensors (Basel), 2022, 22(12):4513.

[12] 李昶田. 探讨超声对吞咽障碍的诊断价值的实验研究. 中国人民解放军医学院，2013.

[13] Fukuoka T, Ono T, Hori K, et al. Tongue Pressure Measurement and Videofluoroscopic Study of Swallowing in Patients with Parkinson's Disease. Dysphagia, 2019, 34(1):80-88.

[14] Ashman A, Dale OT, Baldwin DL. Management of isolated cricopharyngeal dysfunction: systematic review. J Laryngol Otol, 2016, 130(7):611-615.

[15] Silver N, Gal TJ. Endoscopic CO2 laser management of chemoradiation-related cricopharyngeal stenosis. Ann Otol Rhinol Laryngol, 2014, 123(4):252-256.

[16] Lapa S. Flexible endoskopische Evaluation des Schluckaktes in der Neurologie [Flexible endoscopic evaluation of swallowing in neurology]. Nervenarzt, 2023.

[17] Kocdor P, Siegel ER, Tulunay-Ugur OE. Cricopharyngeal dysfunction: A systematic review comparing outcomes of dilatation, botulinum toxin injection, and myotomy. Laryngoscope, 2016, 126(1):135-141.

[18] 夏上, 邓长生. 弥漫性食管痉挛. 医学新知杂志, 2007, 17(2):68-70.

[19] 王化虹. 弥漫性食管痉挛. 中国医刊, 2003, 38(10):18-19.

[20] Konturek JW. Diffuse esophageal spasm. Gut, 1993, 34(Suppl 1):Sl.

[21] 赵宪屯, 郭建强. 弥漫性食管痉挛. 实用内科杂志, 1992, 12(1):7-8.

[22] Barham CP, Gotley DC, Fowler A, et al. Diffuse oesophageal spasm: diagnosis by ambulatory 24 hour manometry. Gut, 1997, 41(2):151-155.

[23] Grübel C, Borovicka J, Schwizer W, et al. Diffuse esophageal spasm. Am J Gastroenterol, 2008, 103(2):450-457.

[24] Yadlapati R, Kahrilas PJ, Fox MR, et al. Esophageal motility disorders on high-resolution manometry: Chicago classification version 4.0© [published correction appears in Neurogastroenterol Motil. 2022 Dec 5:e14179]. Neurogastroenterol Motil, 2021, 33(1):e14058.

[25] Gorti H, Samo S, Shahnavaz N, et al. Distal esophageal spasm: Update on diagnosis and management in the era of high-resolution manometry. World J Clin Cases, 2020, 8(6):1026-1032.

[26] Yadlapati R, Kahrilas PJ, Fox MR, et al. Esophageal motility disorders on high-resolution manometry: Chicago classification version 4.0©. Neurogastroenterol Motil, 2021, 33(1):e14058.

[27] Carlson DA, Kahrilas PJ, Lin Z, et al. Evaluation of Esophageal Motility Utilizing the Functional Lumen Imaging Probe. Am J Gastroenterol, 2016, 111(12):1726-1735.

[28] Savarino E, di Pietro M, Bredenoord AJ, et al. Use of the Functional Lumen Imaging Probe in Clinical Esophagology. Am J Gastroenterol, 2020, 115(11):1786-1796.

[29] Khalaf M, Chowdhary S, Elias PS, et al. Distal Esophageal Spasm: A Review. Am J Med, 2018, 131(9):1034-1040.

[30] 张灵, 丁雨, 汤玉蓉, 等. 高收缩食管的研究进展. 中华内科杂志, 2019(05):396-400.

[31] Yadlapati R, Kahrilas PJ, Fox MR, et al. Esophageal motility disorders on high-resolution manometry: Chicago classification version 4.0© [published correction appears in Neurogastroenterol Motil. 2022 Dec 5:e14179]. Neurogastroenterol Motil, 2021, 33(1):e14058. DOI:10.1111/nmo.14058.

[32] Patel DA, Yadlapati R, Vaezi MF. Esophageal Motility Disorders: Current Approach to Diagnostics and Therapeutics. Gastroenterology, 2022, 162(6):1617-1634. DOI:10.1053/j.gastro.2021.12.289.

[33] Vantrappen G, Janssens J. What is irritable esophagus? Another point of view. Gastroenterology, 1989, 94(4):1092-1094.

[34] 周吕, 柯美云. 胃肠动力学基础与临床. 北京: 科学出版社. 1999, 620.

[35] Achem SR, Crittenden J, Kolts B, et al. Long-term clinical and manometric follow-up of patients with nonspecific esophageal motor disorders. Am J Gastroenterol, 1992, 87(7):825-830.

[36] 王其彰, 刘俊峰, 李保庆, 等. 非特异性食管运动障碍——原因不明的食管测压异常. 中华外科杂志, 2002(05):40-42.

[37] 高晓阳, 李轶西, 时昭红, 等. 25例非特异性食管运动障碍患者的食管测压及临床资料分析. 临床消化病杂志, 2006(05):302-304.

[38] Naftali T, Levit T, Pomeranz I, et al. Nonspecific esophageal motility disorders may be an early stage of a specific disorder, particularly achalasia. Dis Esophagus, 2009, 22(7):611-615.

[39] Inose T, Miyazaki T, Suzuki S, et al. Surgical treatment for nonspecific esophageal motility disorders. Surg Today, 2013, 43(8):877-882.

[40] Yadlapati R, Kahrilas PJ, Fox MR, et al. Esophageal motility disorders on high-resolution manometry: Chicago classification version 4.0© [published correction appears in Neurogastroenterol Motil. 2022 Dec 5:e14179]. Neurogastroenterol Motil, 2021, 33(1):e14058.

[41] Guy E Boeckxstaens, Giovanni Zaninotto, Joel E Richter. Achalasia. Lancet, 2014, 383: 83–93.

[42] Michael F. Vaezi, et al. ACG Clinical Guidelines: Diagnosis and Management of Achalasia. Am J Gastroenterol, 2020, 115(9): 1393–1411.

[43] 令狐恩强, 李兆申, 柴宁莉. 中国贲门失弛缓症诊治专家共识:2020. 中华消化内镜杂志, 2021, 38(4):256-273.

[44] SOERGEL KH, ZBORALSKE FF, AMBERG JR. PRESBYESOPHAGUS: ESOPHAGEAL MOTILITY IN NONAGENARIANS. J Clin Invest, 1964, 43(7):1472-1479.

[45] Kenneth R, DeVault. Presbyesophagus: A Reappraisal. Current Gastroenterology Reports, 2002, 4:193–199.

[46] Lindgren S, Janzon L. Prevalence of swallowing complaintsand clinical findings among 50-79-year-old men andwomen. Dysphagiam, 1991, 6:187–192.

[47] Bloem BR, Lagaay Am, Van Beck W, et al. Prevalence ofsubjective dysphagia in community residents aged over 85.BMJ, 1990, 31:721–722.

[48] Gamage PP, Ranson RN, Patel BA, et al. Myenteric neuronnumbers are maintained in aging mouse distal colon. Neurogastroenterol Motil, 2013, 25:e495–e505.

[49] Tack J, Vantrappen G.The aging oesophagus. Gut, 1997, 41:422–424.

[50] Rocken C, Saeger W, Linke RP.Gastrointestinal amyloiddeposits in old age: report on 110 consecutive autopsicalpatients and 98 retrospective bioptic specimens. Pathol ResPract, 1994, 190:641–649.

[51] Shenoda B, Degen KC, Ford W. Presbyesophagus presented with chronic intermittent dysphagia. Aging Clin Exp Res, 2019, 31(9):1343-1346.

[52] Shim YK, Kim N, Park YH, et al. Effects of Age on Esophageal Motility:Use of High-resolution Esophageal Impedance Manometry. J Neurogastroenterol Motil, 2017, 23(2):229-236.

[53] Cock C, Besanko L, Kritas S, et al. Impaired bolus clearance in asymptomatic older adults during high-resolution impedance manometry. Neurogastroenterol Motil, 2016, 28(12):1890-1901.

[54] Gyawali CP, Sifrim D, Carlson DA, et al.Ineffective esophageal motility: Concepts, future directions, and conclusions from the Stanford 2018 symposium. Neurogastroenterol Motil, 2019, 31(9):e13584.

[55] 孙焕霞, 苏厚恒, 石颜军. 系统性硬化病发病机制探讨及展望. 中华风湿病学杂志, 2020, 24(07):491-495.

[56] 薛愉, 刘磊, 于一云, 等. 硬皮病消化系统累及的评估和治疗. 上海医药, 2017, 38(z1):45-51.

[57] 郭志锐.7例食管硬皮病的X线钡剂造影表现分析. 现代医用影像学, 2015, 24(5):762-763

[58] Lee JS, Kim HS, Moon JR, Ryu T, Hong SJ, Cho YS, Park J, Lee TH. Esophageal Involvement and Determinants of Perception of Esophageal Symptoms Among South Koreans With Systemic Sclerosis. J Neurogastroenterol Motil, 2020, 26(4):477-485.

[59] Wipff J, Coriat R, Masciocchi M, et al. Outcomes of Barrett's oesophagus related to systemic sclerosis: a 3-year EULAR Scleroderma Trials and Research prospective follow-up study. Rheumatology (Oxford), 2011, 50(8):1440-1444.

[60] Anilkumar M, Alkhayyat M, Grewal US, et al. Higher risk of neoplastic progression of Barrett's esophagus in patients with systemic sclerosis. Gastroenterol Rep (Oxf), 2021, 30; 9(6):595-596.

[61] 张军. 英国Barrett食管诊断及处理指南(2014年)简介. 中华消化杂志, 2014, 34(05): 289-291.

[62] van den Hoogen F, Khanna D, Fransen J, et al. 2013 classification criteria for systemic sclerosis: an American college of rheumatology/European league against rheumatism collaborative initiative. Ann Rheum Dis, 2013, 72(11):1747-1755.

[63] 胥魏, 张缪佳. 硬皮病消化系统受累临床表现及诊治进展. 中国临床医学, 2016, 23(4):519-523.

[64] Foocharoen C, Chunlertrith K, Mairiang P, et al. Prevalence and predictors of proton pump inhibitor partial response in gastroesophageal reflux disease in systemic sclerosis: a prospective study. Sci Rep, 2020 ,10(1):769。

[65] Host LV, Campochiaro C, Afonso A, et al. High proton pump inhibitor exposure increases risk of calcinosis in systemic sclerosis. Rheumatology (Oxford), 2021, 60(2):849-854。

[66] Shirai Y, Kawami N, Iwakiri K, et al. Use of vonoprazan, a novel potassium-competitive acid blocker, for the treatment of proton pump inhibitor-refractory reflux esophagitis in patients with systemic sclerosis. J Scleroderma Relat Disord, 2022, 7(1):57-61.

[67] Foocharoen C, Chunlertrith K, Mairiang P, et al. Effectiveness of add-on therapy with domperidone vs alginic acid in proton pump inhibitor partial response gastro-oesophageal reflux disease in systemic sclerosis: randomized placebo-controlled trial. Rheumatology (Oxford), 2017, 56(2):214-222.

[68] Voulgaris TA, Karamanolis GP. Esophageal manifestation in patients with scleroderma. World J Clin Cases, 2021, 9(20):5408-5419.

[69] Kent MS, Luketich JD, Irshad K, et al. Comparison of surgical approaches to recalcitrant gastroesophageal reflux disease in the patient with scleroderma.Ann Thorac Surg, 2007, 84(5): 1710-1715; discussion 1715-1716.

[70] Hii A, Liu DS, Kholmurodova F, et al.Partial Fundoplication is Effective Treatment for Female Patients with Gastroesophageal Reflux and Scleroderma: A Multicenter Comparative Cohort Study.World J Surg, 2022, 46(1):147-153.

[71] Yadlapati R, Gyawali CP, Pandolfino JE; CGIT GERD Consensus Conference Participants. AGA Clinical Practice Update on the Personalized Approach to the Evaluation and Management of GERD: Expert Review. Clin Gastroenterol Hepatol, 2022, 20(5):984-994.e1.

[72] Blonski W, Vela MF, Freeman J, et al The effect of oral buspirone,pyridostigmine, and bethanechol on esophageal function evaluated with combined multichannel esophageal impedance-manometry in healthy volunteers. J Clin Gastroenterol, 2009, 43:253-260.

[73] Karamanolis GP, Panopoulos S, Denaxas K, et al.The 5-HT1A receptor agonist buspirone improves esophageal motor function and symptoms in systemic sclerosis: a 4-week, open-label trial. Arthritis Res Ther, 2016, 18: 195.

[74] Yadlapati R, Gyawali CP, Pandolfino JE; CGIT GERD Consensus Conference Participants. AGA Clinical Practice Update on the Personalized Approach to the Evaluation and Management of GERD: Expert Review. Clin Gastroenterol Hepatol, 2022, 20(5):984-994.e1.

[75] 周明华，郑世华，樊发超．糖尿病与常见食管疾病相关性的研究进展．临床内科杂志，2021，38(12):859-861.

[76] Petrick JL, Li N, Anderson LA, et al. Diabetes in relation to Barrett's esophagus and adenocarcinomas of the esophagus: A pooled study from the International Barrett's and Esophageal Adenocarcinoma Consortium. Cancer, 2019, 125(23):4210-4223.

[77] Marathe CS, Jones KL, Wu T, et al. Gastrointestinal autonomic neuropathy in diabetes. Auton Neurosci. 2020, 229:102718.

[78] Yarandi SS, Srinivasan S. Diabetic gastrointestinal motility disorders and the role of enteric nervous system: current status and future directions. Neurogastroenterol Motil, 2014, 26(5):611-624.

[79] 桑苗苗，吴同智，孙子林．糖尿病相关消化道症状的发病机制和临床诊疗进展．中华糖尿病杂志，2021，13(5):513-516.

[80] Albasheer OB, Mahfouz MS, Solan Y, et al.. Depression and related risk factors among patients with type 2 diabetes mellitus, Jazan area, KSA: A cross-sectional study. Diabetes Metab Syndr, 2018, 12(2):117-121.

[81] Clouse RE, Lustman PJ, Reidel WL. Correlation of esophageal motility abnormalities with neuropsychiatric status in diabetics. Gastroenterology, 1986, 90 (5 Pt 1):1146-1154.

[82] Muroi K, Miyahara R, Funasaka K, et al. Comparison of High-Resolution Manometry in Patients Complaining of Dysphagia among Patients with or without Diabetes Mellitus. Digestion, 2021, 102(4):554-562.

[83] 向旭，朱妍，朱海杭．糖尿病与胃食管反流病临床流行病学研究．胃肠病学和肝病学杂志，2014，23(3):292-295.

[84] Cook MB, Coburn SB, Lam JR, et al. Cancer incidence and mortality risks in a large US Barrett's oesophagus cohort. Gut, 2018, 67(3):418-529.

[85] Drahos J, Li L, Jick SS, et al. Metabolic syndrome in relation to Barrett's esophagus and esophageal adenocarcinoma：Results from a large population-based case-control study in the Clinical Practice Re-search Datalink.Cancer epidemiology, 2016, 42:9-14.

[86] Drahos J, Ricker W, Parsons R, et al. Metabolic syndrome increases risk of Barrett esophagus in the absence of gastroesophageal reflux：an analysis

[87] Petrick JL, Li N, Anderson LA, et al. Diabetes in relation to Barrett's esophagus and adenocarcinomas of the esophagus: A pooled study from the International Barrett's and Esophageal Adenocarcinoma Consortium. Cancer, 2019, 125(23):4210-4223.

[88] Koo E, Clarke JO, Yang B, et al. Quantitative assessment of multichannel intraluminal impedance pH and its clinical implications. Physiol Rep, 2022 Feb; 10(4):e15199.

[89] Gao L, Ran X, Liu X, et al. The effects of daily dose and treatment duration of metformin on the prevalence of vitamin B12 deficiency and peripheral neuropathy in Chinese patients with type 2 diabetes mellitus: A multicenter cross-sectional study. J Diabetes, 2023. DOI: 10.1111/1753-0407.13428.

[90] Mohamed AA, Lu XL, Mounmin FA. Diagnosis and Treatment of Esophageal Candidiasis: Current Updates. Can J Gastroenterol Hepatol, 2019, 2019:3585136.

[91] Eusebi LH, Ratnakumaran R, Yuan Y, et al. Global prevalence of, and risk factors for, gastro-oesophageal reflux symptoms: a meta-analysis. Gut, 2018,67(3):430-440.

[92] Maret-Ouda J, Markar SR, Lagergren J. Gastroesophageal Reflux Disease: A Review. JAMA, 2020, 324(24):2536-2547.

[93] Richter JE, Rubenstein JH. Presentation and Epidemiology of Gastroesophageal Reflux Disease. Gastroenterology, 2018, 154(2):267-276.

[94] Pohl H, Wrobel K, Bojarski C, et al. Risk factors in the development of esophageal adenocarcinoma. Am J Gastroenterol, 2013, 108(2):200-207.

[95] Tack J, Pandolfino JE. Pathophysiology of Gastroesophageal Reflux Disease. Gastroenterology, 2018, 154(2):277-288.

[96] 中华医学会消化病学分会. 2020年中国胃食管反流病专家共识. 中华消化杂志, 2020, 40(10): 649-663.

[97] 汪忠镐, 吴继敏, 胡志伟, 等. 中国胃食管反流病多学科诊疗共识. 中华胃食管反流病电子杂志, 2020, 7(01):1-28.

[98] Woodland P, Shen Ooi JL, Grassi F, et al. Superficial Esophageal Mucosal Afferent Nerves May Contribute to Reflux Hypersensitivity in Nonerosive Reflux Disease. Gastroenterology, 2017, 153(5):1230-1239.

[99] Dunbar KB, Agoston AT, Odze RD, et al. Association of Acute Gastroesophageal Reflux Disease with Esophageal Histologic Changes. JAMA, 2016, 315(19):2104-2112.

[100] 中华医学会病理学分会消化疾病学组筹备组. 胃食管反流病、Barrett食管和食管胃交界腺癌病理诊断共识. 中华病理学杂志, 2017, 46(02):79-83.

[101] Katz PO, Dunbar KB, Schnoll-Sussman FH, et al. ACG Clinical Guideline for the Diagnosis and Management of Gastroesophageal Reflux Disease. Am J Gastroenterol, 2022, 117(1): 27-56.

[102] Gyawali CP, Kahrilas PJ, Savarino E, et al. Modern diagnosis of GERD: the Lyon Consensus. Gut, 2018, 67(7): 1351-1362.

[103] Dent J, Vakil N, Jones R, et al. Accuracy of the diagnosis of GORD by questionnaire, physicians and a trial of proton pump inhibitor treatment: the Diamond Study. Gut, 2010, 59(6): 714-721.

[104] Hill LD, Kozarek RA, Kraemer SJ, et al. The gastroesophageal flap valve: in vitro and in vivo observations. Gastrointest Endosc, 1996, 44(5): 541-547.

[105] Shaheen NJ, Falk GW, Iyer PG, et al. Diagnosis and Management of Barrett's Esophagus: An Updated ACG Guideline. Am J Gastroenterol, 2022, 117(4):559-587.

[106] 中国医师协会消化医师分会胃食管反流病专业委员会. 中国高分辨率食管测压临床操作指南(成人). 中华消化杂志, 2020, 40(01):3-8.

[107] 中华医学会消化病学分会胃肠动力学组, 大中华区消化动力联盟. 食管动态反流监测临床操作指南(成人). 中华消化杂志, 2021, 41(03):149-158.

[108] Vaezi MF, Richter JE. Role of acid and duodenogastroesophageal reflux in gastroesophageal reflux disease. Gastroenterology. 1996, 111(5):1192-1199.

[109] Katzka DA, Kahrilas PJ. Advances in the diagnosis and management of gastroesophageal reflux disease. BMJ, 2020, 371:m3786.

[110] 孙菁, 袁耀宗. 胃食管反流病药物治疗: 新型抑酸药物进展. 中华消化杂志, 2019(10):718-720.

[111] Laine L, DeVault K, Katz P, et al. Vonoprazan Versus Lansoprazole for Healing and Maintenance of Healing of Erosive Esophagitis: A Randomized Trial. Gastroenterology, 2023, 164(1): 61-71.

[112] 中华医学会消化病学分会. 2020 年中国胃食管反流病内镜治疗专家共识. 中华消化内镜杂志, 2021, 38(01):1-12.

[113] 中国医师协会外科医师分会胃食管反流病专业委员. 成人胃食管反流病外科诊疗共识:2020. 中华胃食管反流病电子杂志, 2021, 8(01):1-8.

[114] Fock KM, Talley N, Goh KL, et al. Asia-Pacific consensus on the management of gastro-oesophageal reflux disease: an update focusing on refractory reflux disease and Barrett's oesophagus. Gut, 2016, 65(9):1402-1415.

[115] Scarpellini E, Ang D, Pauwels A, et al. Management of refractory typical GERD symptoms. Nat Rev Gastroenterol Hepatol, 2016, 13(5):281-294.

第7章 功能性食管病

第1节 功能性胸痛

功能性胸痛（functional chest pain，FCP）是指源于食管的、反复且无法解释的胸骨后疼痛或不适，且无胃食管反流病、嗜酸细胞性食管炎及食管动力障碍性疾病，既往又称为非心源性胸痛（NCCP）。FCP 在人群中的患病率为 19%~23%，严重影响患者的生活质量。

一、病因及发病机制

FCP 的发生发展可能与以下因素有关。

（一）食管高敏感

食管高敏感被认为在 FCP 的发病机制中占主导地位。FCP 的疼痛症状可能是传入信号通路的超敏反应、大脑皮层对伤害性信号异常处理以及疼痛阈值的降低所造成的。在外周致敏中，食管传入神经元可能被炎症介质及内源性物质，如氢离子、钾离子、三磷酸腺苷、5-HT、缓激肽等激活，通过多种离子通道、神经递质受体使伤害性感受器表达增加，外周致敏后进一步向上诱导神经元释放 P 物质、谷氨酸、脑源性神经营养因子等神经递质，使脊髓背角信号强度改变，导致中枢敏化。

（二）副交感神经调节

副交感神经分支具有抗伤害作用。有研究表明，与健康人群相比，FCP 患者迷走神经张力更低。增加副交感神经张力可以预防食管痛觉过敏的发生，且通过阿托品阻断可加以验证，这为副交感神经影响食管疼痛超敏反应提供了证据。

（三）动力异常

约 30% 的 FCP 患者存在食管动力功能异常。在采用高分辨率食管超声检查时可探及食管平滑肌收缩，有研究认为，当食管平滑肌收缩过强时可能导致食管壁血管缺血，从而诱发胸骨后的疼痛、不适。但也有研究认为，动力异常并非 FCP 患者疼痛的原因，而是疼痛刺激了食管感觉传入纤维引起继发性食管蠕动增强。动力异常与 FCP 是否存在因果关联仍有待进一步研究。

（四）精神心理因素

高达 75% 的 FCP 患者存在心理共病，且女性患者更为显著，包括焦虑、抑郁、躯体化障碍、疑病行为、强迫症、恐惧症、睡眠障碍等。心理疾病本身可能会因过度警觉而增强食管感知，也可能通过中枢神经调节食管感受器降低食管的疼痛阈值，诱发胸骨后疼痛。然而，精神心理障碍对 FCP 的具体作用仍有待进一步阐明。

二、病理组织学

FCP 患者的病理组织学往往与健康人群的无明显差异，未见食管结构与黏膜组织病理学异常、黏膜细胞间隙增宽等改变。

三、临床表现

FCP 患者的主要症状表现为胸骨后疼痛与不适，可为刺痛或酷似心绞痛。其特征是反复发作，可发生于全天的任何时段，且药物缓解效果不佳。

四、诊断与鉴别诊断

（一）诊断

FCP 的诊断需要结合症状、心脏相关检查、胃镜检查、食管反流监测以及高分辨率食管测压等检查排除其他食管疾病明确诊断。

（1）典型症状。FCP 患者有胸骨后疼痛及不适症状，持续出现 6 个月，且症状出现的频率至少每周 1 日，经口服抑酸药后不能完全缓解。

（2）胃镜检查。胃镜为检查食管疾病的主要手段，FCP需要利用内镜排除结构及黏膜性食管疾病，必要时需行食管组织活检以排除Barrett食管、食管肿瘤及嗜酸细胞性食管炎等器质性食管疾病。FCP患者内镜往往见不到明显结构异常、黏膜糜烂、充血等改变，当FCP合并GERD或其他食管疾病时，则需进一步临床评估。

（3）食管反流监测。食管pH-监测是诊断酸性反流灵敏度和特异度较高的方法，可以确定酸暴露的情况。与以往定义的NCCP不同，FCP需排除GERD、反流高敏感等反流相关疾病的病因。FCP患者的食管pH-监测及pH-阻抗监测结果应类似于健康受检者或功能性烧心患者，即酸暴露时间（AET）< 4%，且症状指数（SI）和症状相关可能性（SAP）均为阴性。

（4）高分辨率食管测压（HREM）。是检测食管动力异常的最佳方法。HREM可用于排除食管运动障碍，如贲门失弛缓症、Jackhammer食管、食管胃连接部流出道梗阻、蠕动缺失以及弥漫性食管痉挛等引起的胸骨后疼痛。70%的FCP患者食管压力无异常，少数FCP患者可合并轻度食管动力异常。

（5）食管酸灌注试验。食管酸灌注试验又称食管滴酸试验，是一项经典的用于检测食管对酸刺激反应的诱发试验。通过食管内灌注酸性溶液诱发类似食管炎的症状，并监测食管对酸刺激的反应，可以用于鉴别心源性胸痛，但不能排除GERD、反流高敏感、功能性烧心等疾病。在考虑可能为FCP时，可采用该激发试验对患者进行评估。

（6）食管球囊扩张试验。与食管酸灌注试验一样同为激发性试验。选取适当型号的球囊导管经鼻孔插入，将食管球囊置于患者的食管中，用注水或注气的方式充盈球囊，评估球囊扩张引起的食管症状。50%~61%的FCP患者疼痛阈值较正常人降低，但该项检查目前仅应用于科研。

（二）鉴别诊断

FCP需与以下疾病鉴别。

（1）心源性胸痛。以胸骨后疼痛为主要症状者，特别是类似于心绞痛发作者，首先需区分心源性胸痛和食管源性胸痛。心源性胸痛多由冠状动脉疾病、主动脉瓣狭窄、肥厚型心肌病等心脏器质性疾病引起，疼痛可放射至左肩部、后背及颈部。当无法简单鉴别心源性胸痛和食管源性胸痛时，需同步进行心电监测与食管pH-阻抗监测，观察出现胸痛时心电图改变和食管内反流情况，有助于对心源性胸痛作出鉴别诊断。

（2）胃食管反流病。GERD包含非糜烂性反流疾病（NERD）、反流性食管炎（RE）和Barrett食管。主要的胃食管反流症状有反酸、反胃、胸骨后烧灼感及疼痛等。在内镜下，RE可见食管黏膜充血、水肿、糜烂、溃疡、狭窄等改变；NERD虽然内镜下未见炎症表现，但活检可见组织学炎症或电镜下细胞间隙增宽等改变；Barrett食管在内镜下可见黏膜异常改变以及食管鳞状上皮与柱状上皮的交界线上移。在pH-阻抗监测中，RE与NERD可见异常酸反流及反流相关症状阳性；Barrett食管亦会出现反流监测异常。FCP患者的上消化道内镜检查及反流监测结果均无异常，可与胃食管反流病进行鉴别。

（3）其他原因的食管炎。可有胸骨后疼痛、吞咽困难等症状，通过内镜检查及活检可予鉴别。例如白念珠菌性食管炎内镜下可见食管黏膜散在白色斑块状病灶，局部刷片或活检可发现白念珠菌；药物性食管炎内镜下表现为食管局部单个或多个糜烂、溃疡，病变界限清楚，周围黏膜正常，患者常有口服抗生素史等。

五、治疗

FCP的治疗目的在于缓解患者的胸骨后疼痛症状，防止反复发作，提高患者生活质量。目前对于FCP的治疗仍以经验性治疗为主，包括生活方式改善、药物治疗以及适当的心理干预。

（一）一般治疗

改善生活方式，如戒烟、限制饮酒、改变不良饮食习惯、限制刺激性食物的摄入等，可避免食管内脏感觉过敏，防止胸骨后疼痛的反复发作。

（二）药物治疗

（1）神经调节剂。FCP的药物治疗主要基于对食管疼痛的调节。神经调节剂包括三环类抗抑郁药（tricyclic antidepressant，TCA）、选择性5-羟色胺再摄取抑制药（selective serotonin reuptake inhibitor，SSRI）、5-羟色胺去甲肾上腺素再摄取抑制剂（serotonin-noradrenalin reuptake inhibitor，SNRI）和曲唑酮等，具有疼痛调节或内脏镇痛作用。

TCA主要通过增加脊髓及以上水平神经突触间隙的去甲肾上腺素和5-HT增强对疼痛传导通路的抑制作用，减少感知症状，目前这类药物已成功用于治疗FCP。TCA通常以低剂量给药，根据患者症状逐渐调整剂量。一项关于丙咪嗪的双盲安慰剂对照研究提示，丙咪嗪可缓解52%的FCP患者的疼痛症状。

SSRI的内脏镇痛作用可能与抑制5-HT再摄取有关，亦对FCP患者有临床疗效。有研究对比了舍曲林与安慰剂在NCCP中的作用，使用舍曲林治疗的患者，其疼痛评分较安慰剂组降低得更为明显。

SNRI能够影响神经递质5-HT和去甲肾上腺素的再摄取，从而起到疼痛调节作用。在一项随机、双盲、安慰剂对照研究中，52%的FCP患者接受文拉法辛治疗后症状显著改善，而接受安慰剂治疗的患者中仅4%得到了改善。

（2）抑酸药。PPI并不作为FCP患者的治疗推荐用药，但在诊断NCCP后，需行经验性PPI治疗。在PPI治疗无效后才能排除GERD相关性NCCP，进一步明确FCP的诊断。组胺H_2受体拮抗剂可能通过调节内脏疼痛感知阈值，缓解FCP患者的疼痛症状。

（3）腺苷拮抗剂。腺苷被认为是调节内脏疼痛的中间递质，可诱发食管高敏感及降低食管可扩张性。使用腺苷拮抗剂可有效改善FCP患者的食管疼痛阈值，但临床使用时应注意其毒副作用。关于茶碱治疗FCP患者的临床研究提示，静脉或口服给予茶碱均可增加患者的疼痛阈值。

（4）5-HT受体激动剂。该类药物通过作用于5-HT受体发挥作用。研究表明，5-HT3受体激动剂昂丹司琼可以增加食管疼痛阈值，从而改善FCP患者的症状。

（三）心理治疗

由于大部分FCP患者同时合并心理疾病，如焦虑、抑郁、疑病症等，给予心理干预可能有益于提升治疗效果，常见的心理治疗包括认知行为治疗、生物反馈治疗和催眠治疗等。单独使用心理干预，与常规治疗相比较疗效是否更佳，这仍存在争议，普遍的看法认为药物治疗与心理干预的联合治疗对FCP有更好的治疗效果。

（戴菲，曾贝贝）

第2节 功能性烧心

功能性烧心（functional heartburn，FH）是一种以胸骨后烧灼样不适或疼痛为特征，缺乏GERD、黏膜组织病理异常、动力障碍及结构性疾病证据的功能性食管疾病。由于诊断标准、研究人群及经济水平的差异，且该病确诊需要完善内镜检查和24 h食管pH-监测，目前FH在一般人群中的患病率有待明确。根据罗马Ⅳ标准，约34%的烧心患者诊断为FH；经抑酸治疗无效的烧心患者中超过50%为FH；而当使用pH-阻抗监测作为诊断工具时，21%~39%的烧心患者符合FH的诊断。

一、病因及发病机制

FH的发生可能与以下因素有关。

（一）外周敏化

食管黏膜下低度炎症和细胞因子介导的神经免疫作用可能是FH外周敏化的重要机制。当聚集在食管黏膜下层的中性粒细胞、淋巴细胞和肥大细胞受到周围神经刺激时，释放的炎性因子浸润可能会诱发外周致敏，从而降低外周伤害性神经的兴奋阈值。另外，瞬时受体电位通路辣椒素亚型成员1（transient receptor potential vanilloid type 1 channel，TRPV1）作为一种参与周围性食管超敏反应的受体，对机械或酸刺激以及热刺激都有反应，可能在FH的发病机制中也具有一定作用。

（二）中枢敏化

来自外周神经的伤害性信号增加，可促进初级神经末梢释放P物质、谷氨酸和脑源性神经营养因子等神经递质，使脊髓背角神经元信号强度增加，导致中枢敏化。在FH患者中，内脏神经通路功能障碍和（或）中枢处理的改变可能会诱发食管超敏。心理共病（焦虑和抑郁）、压力、高度警觉、睡眠缺乏等，可通过中枢神经调节食管感受器降低食管的疼痛阈值，诱发烧心或疼痛不适。

（三）心理因素

心理因素、压力和被称为应激激素的促肾上腺皮质激素释放激素（corti-cotropin-releasing hormone，CRH），可影响内脏超敏反应，内脏超敏又是引起FH的重要机制。与反流事件和症状存在相关性的患者相比，FH患者的精神状态表现得更为焦虑，其社会支持更低。虽然FH患者合并的精神心理疾病并未被证明是FH的主要因素，但精神心理障碍会影响并加重患者的症状，需及时识别并加以干预。

二、病理组织学

在FH患者中未观察到黏膜完整性受损，与健康对照的细胞间隙相似。考虑FH患者并无食管黏膜组织病理学异常。

三、临床表现

FH主要症状为间歇性沿胸骨后向上放射的烧灼样不适或疼痛，也有患者表现为上腹部烧灼感或咽部疼痛。FH通常在白天发作，特定的食物、平卧或弯腰动作可能诱发或加重症状，患者的精神心理状态对疾病的严重程度也有一定影响。

FH患者病程长，起病多隐匿且反复发作，常与胃食管反流病或其他功能性胃肠病重叠，如功能性消化不良、肠易激综合征。此外，焦虑、抑郁、躯体化障碍等心理障碍在该疾病患者中也并不少见。

四、诊断与鉴别诊断

（一）诊　断

FH的诊断需要结合症状、发病时间，以及内镜、食管反流监测、高分辨率食管测压等检查手段。

（1）典型症状。FH患者往往存在胸骨后烧灼样不适或疼痛，且持续时间至少6个月。

（2）内镜检查。对于年龄>50岁、PPI治疗无效以及具有报警征象的烧心患者，均推荐首先完善内镜检查，并需适当结合黏膜活检排除GERD、Barrett食管、严重黏膜损伤和（或）肿瘤、嗜酸细胞性食管炎等疾病。

（3）食管反流监测。食管pH监测常用于确定酸暴露的情况，pH-阻抗监测可显示所有类型的反流事件和症状之间的相关性。在酸暴露时间（AET）正常的烧心患者中，可用症状指数（SI）及症状相关可能性（SAP）判断症状和反流的关联，以区分FH和反流高敏感（reflux hypersensitivity，RH）。此外，反流后吞咽诱导蠕动波（PSPW）指数反映了食管的清除能力，其值越低表示清除能力越差；平均夜间基线阻抗（MNBI）反映了食管黏膜完整性，降低则提示黏膜完整性受损。对于内镜检查和AET正常、SI和SAP均阴性的患者，可诊断为FH；若SI和SAP均为阳性，则可诊断为反流高敏感。还有部分患者存在GERD和FH重叠，根据罗马Ⅳ的标准，对于基线AET异常的患者，应在PPI治疗时进行反流监测，若此时AET正常，且SI和SAP均为阴性，则可诊断为GERD和FH重叠。但由于这两个指标取决于症状和反流发生的频率，且受主观症状感知的影响，故其准确性受到了部分学者的质疑。当SI和SAP不一致，或AET为4%~6%时，PSPW和MNBI的联合运用可提高pH-阻抗监测在鉴别内镜阴性烧心疾病中的作用，但这些指标的诊断价值仍需要更多临床数据支持。

（4）高分辨率食管测压。可用于评估食管运动障碍性疾病，包括贲门失弛缓症、Jackhammer

食管、食管蠕动缺失等。临床数据显示，在 PPI 治疗无效且具有反流症状的患者中，有相当一部分患者存在食管运动障碍。FH 患者经常出现各种其他胃肠道症状，如吞咽困难、胸骨后不适等，但 FH 患者并无食管运动障碍，故 FH 的诊断还需排除各种食管运动障碍性疾病。

（5）食管黏膜阻抗监测。经内镜直接测量黏膜阻抗（mucosal impedance，MI）与 MNBI 类似，可用于了解黏膜完整性。食管黏膜完整性改变表现为食管上皮细胞间隙增宽（dilated intercellular space，DIS），MI 与 DIS 成反比。NERD 患者靠近鳞 - 柱状上皮交界（squamo columnar junction，SCJ）处 MI 较低，随着远离 SCJ 而增加。而 FH 患者与健康受试者相似，在整个食管中都具有较高 MI。该检测手段在临床上尚未普及。

（二）鉴别诊断

FH 需与以下疾病鉴别。

（1）非糜烂性反流疾病。又称内镜阴性的胃食管反流病，有胃食管反流症状而内镜检查食管无明显病变，是胃食管反流病最常见的类型。烧心患者中多达 70% 的患者上消化道内镜检查结果正常，这些患者中大多数患有 NERD 或功能性食管疾病。NERD 虽然在内镜下无炎症表现，但活检可见组织学炎症，或电镜下可见细胞间隙增宽等改变，而 FH 在内镜与组织学方面均无病理性改变。考虑到内镜检查难以区分 NERD 和 FH，在评估未接受 PPI 治疗的烧心患者或难治性烧心患者时，需进一步完善动态 pH- 阻抗监测明确酸暴露情况，从而鉴别 NERD 和 FH。

（2）反流高敏感。RH 患者的临床表现主要为烧心及胸痛，内镜检查无病理性改变，从临床表现和内镜检查上很难将 RH 与 FH 进行区分。其鉴别要点在于通过 pH 或 pH- 阻抗监测，除外异常酸暴露，同时明确症状与反流事件的相关性。RH 患者的酸暴露正常，但反流事件与症状相关，而 FH 患者的症状与反流事件并无相关性。

五、治　疗

FH 治疗的目的是改善或消除症状，预防症状复发，提高与健康相关的生活质量。FH 目前很大程度上仍是经验性治疗，需根据患者的异质性进行个体化治疗。治疗主要包括调整生活方式、神经调节性药物以及心理干预等。

（一）一般治疗

改善睡眠质量、避免熬夜对 FH 患者具有一定积极作用；部分患者对某些刺激性食物敏感，建议合理膳食。另外，对患者进行宣教，正确认识疾病的性质和特征，这也是治疗需要关注的一个方面。

（二）药物治疗

（1）神经调节剂。FH 的主要病理生理机制为食管高敏感，神经调节剂可改变神经元功能，在中枢和外周对食管疼痛起到调节作用。常用于降低内脏高敏感的神经调节剂主要包括三环类抗抑郁药（TCA）、选择性 5- 羟色胺再摄取抑制药（SSRI）、5- 羟色胺去甲肾上腺素再摄取抑制剂（SNRI）等。尽管评估神经调节剂在 FH 中治疗价值的研究有限，但这些药物在其他功能性食管疾病中确有疗效。另外，神经调节剂的使用应遵循"低而慢"的原则，从低剂量开始，后缓慢加量达到最佳治疗剂量。

（2）抑酸药。FH 使用 PPI 治疗效果不佳；对于 GERD 和 FH 重叠的患者，可以在 FH 进行针对性治疗的同时加用 PPI 治疗。组胺 H_2 受体拮抗剂可能通过调节疼痛感知阈值，缓解食管疼痛，FH 患者可获得独立受益。

（3）其他药物。褪黑素对胃肠道疼痛也有调节作用。有研究显示，使用褪黑素治疗 FH 患者，可明显改善其生活质量，但此药在临床实践中应用较少。

（三）心理干预

部分 FH 患者共存心理障碍，如焦虑、抑郁、疑病症、睡眠障碍等。应给予适当心理干预，如认知行为疗法、催眠疗法、放松治疗等。有研究提示，食道定向催眠疗法对 FH 患者疗效较好，对其烧心症状、内脏焦虑状态、生活质量均有显著改善。

(四) 其他治疗

针灸为一种传统中医治疗方式，在 FH 治疗中取得了一定疗效，可考虑作为 FH 的一种补充治疗手段。值得注意的是，FH 患者应避免行抗反流手术和内镜下治疗。

（戴菲，曾贝贝）

第 3 节　反流高敏感

反流高敏感（reflux hypersensitivity，RH）是指患者存在烧心、胸痛等临床表现，内镜检查或 pH-阻抗监测并无病理性反流证据，可监测到生理反流引发食管症状。RH 是罗马Ⅳ中新划分出的一种功能性食管疾病，有研究指出，RH 占烧心患者的 10%~20%，但因 pH-阻抗监测检查手段的普及率较低，其基于人群的患病率仍有待进一步研究。

一、病因及发病机制

RH 的发生可能与以下因素有关。

（一）食管高敏感

食管高敏感目前被认为是 RH 的主要发病机制。食管高敏感又包括外周敏化与中枢敏化机制。外周敏化是指炎症、黏膜损伤所在部位的痛觉过敏。当食管受到一系列机械和（或）化学刺激时，食管黏膜下的细胞因子（如 IL-8、IL-1β 等）、三磷酸腺苷（ATP）、前列腺素 E2、氢离子和缓激肽等多种炎性介质释放增加，酸敏感受体 TRPV1、酸敏感离子通道（ASIC）、P2X 受体等的表达上调，导致外周伤害性感受器的疼痛阈值降低，诱发痛觉超敏反应。中枢敏化则是当外周伤害感受器接收信号增加后会诱导一系列复杂的细胞内信号级联，从而导致脊髓背角神经元信号强度改变，继而导致突触传递增强，将有害刺激或无害刺激的信号进行放大，导致中枢敏化。简而言之，食管外周伤害性感受器的超敏反应和中枢对伤害性信号的处理异常，最终导致了食管疼痛阈值降低，诱发烧心、疼痛等不适症状。

（二）精神心理因素

脑-肠轴可将中枢障碍转化为外周的躯体表现，而 RH 的躯体表现主要局限于食管。研究表明，内镜结果为阴性的烧心患者（即 RH、FH 和 NERD 患者）内脏超敏反应、焦虑和抑郁水平更高，且焦虑水平与疼痛程度呈正相关。另外，压力、心理应激以及睡眠障碍可能影响中枢神经系统的感觉处理过程、调节脊髓对疼痛信号的传导，还可能影响食管对外周刺激的敏感程度，从而改变疼痛的感知阈值。故与其他功能性食管疾病相似，精神心理因素亦是 RH 发病机制中重要的一环。

（三）食管动力异常

RH 患者存在轻度动力异常，且与 GERD 相似，主要表现为食管体部运动障碍、无效食管动力及间断蠕动增加、食管胃连接部收缩指数（esophagogastric junction contractile index，EGJ-CI）降低等。RH 的食管动力异常可能是反流高敏感诱发自主神经功能紊乱的表现，也可能作为独立的机制之一。关于 RH 的病理生理机制仍未完全明确，还有待进一步研究。

二、病理组织学

食管黏膜完整性改变主要表现为食管上皮细胞间隙增宽（DIS）、基底细胞增厚和黏膜乳头状增生。DIS 不仅在嗜酸细胞性食管炎和 NERD 中存在，在 AET 正常的患者中也存在。与 FH 患者和健康对照者相比，RH 患者的食管平均夜间基线阻抗（MNBI）值明显降低，提示 RH 患者存在食管黏膜完整性受损。食管传入感觉神经分布于食管黏膜，当食管黏膜完整性受损时，伤害性感受器更易受刺激激活，使黏膜下层迷走神经末梢敏化，或直接导致黏膜下炎症因子释放增加，进一步影响伤害性神经的兴奋阈值，诱发烧心、疼痛等食管症状。

三、临床表现

RH 患者与 FH 患者的临床表现并无不同。主要症状均表现为间歇性沿胸骨后向上放射的烧灼样不适或疼痛。RH 常见于中青年女性，且 RH 患者的焦虑情况较 FH 患者更为常见。另外 RH 还常与其他功能性胃肠病重叠，其中肠易激综合征（irritable bowel syndrome，IBS）在 RH 患者中的患病率为 48.2%，37% 的 RH 患者存在功能性消化不良（functional dyspepsia，FD），约 40% 和 10% 的 RH 患者分别患有过度嗳气和反刍综合征。

四、诊断与鉴别诊断

（一）诊　断

RH 的诊断需要结合症状、内镜、食管反流监测及食管测压等检查手段。

（1）典型症状。胸骨后烧灼感、疼痛或不适，病程至少 6 个月。

（2）内镜检查。与功能性烧心、功能性胸痛一样，当经验性 PPI 治疗效果不佳和（或）合并报警征象时，需要进行内镜检查，必要时行活检来排除其他器质性疾病，如 GERD、Barrett 食管、严重黏膜损伤和（或）肿瘤、嗜酸细胞性食管炎等。

（3）食管反流监测。当酸暴露时间（AET）< 4%，且症状指数（SI）和症状相关可能性（SAP）均为阳性时，考虑诊断为 RH。当 AET 为 4%~6% 和（或）只有 SI 或 SAP 阳性时，则需进一步明确 RH 的诊断，可通过延长 pH-监测时间以及联合更多检测指标来实现。延长食管 pH-监测的时间可获得更为确切的 AET 值；联合平均夜间基线阻抗（MNBI）和反流后吞咽诱发蠕动波（PSPW）有利于 RH 的鉴别诊断，RH 患者的 MNBI 低于 FH 患者，高于 GERD 患者，其 PSPW 往往低于 FH 患者，高于 NERD 患者。由于 MNBI 与 PSPW 在临床实践过程中使用较少，其标准界值和诊断价值还有待进一步研究。

（4）高分辨率食管测压。与其他功能性食管疾病相似，在诊断 RH 前需要对一系列主要食管动力障碍疾病，包括贲门失弛缓症、食管胃连接部流出道梗阻、弥漫性食管痉挛、胡桃夹食管、食管蠕动缺失等进行排除。RH 患者可以同时监测到一些轻度食管动力异常，如食管收缩波幅过高、蠕动波中断、高压蠕动、频发不收缩等。

（5）食管黏膜阻抗监测。经内镜直接测量黏膜阻抗（MI）主要用于了解黏膜完整性。食管黏膜完整性改变表现为 DIS，MI 与 DIS 成反比。采用黏膜阻抗直接测量食管上皮的完整性有可能避免重复进行内镜检查及延长 pH-监测，目前多被用于 GERD、嗜酸细胞性食管炎的鉴别。其被用于检测疾病的界值有待标准化，但仍不失为鉴别 RH、FH、NERD 患者和健康人群特征的一种新兴检测手段。

（二）鉴别诊断

RH 需与以下疾病鉴别。

（1）非糜烂性反流疾病。又称内镜阴性的胃食管反流病。存在反酸、烧心、胸骨后疼痛等症状而内镜检查为阴性，是 GERD 最常见的表型。反流监测结果不论反流与症状是否存在相关性，NERD 患者的食管酸暴露情况均为异常，且活检或电镜可见炎症、黏膜损伤等改变。RH 存在确切的反流相关症状，但多对弱酸、非酸反流敏感，此外，NERD 对经验性 PPI 治疗的应答率较高；而 RH 应用 PPI 的疗效不如 NERD。

（2）功能性烧心。FH 患者的临床表现同样也是烧心、胸骨后疼痛不适，内镜检查无病理性改变，从临床表现和内镜检查上很难将 FH 与 RH 区分开来。其鉴别要点在于通过 pH-阻抗监测明确症状与反流事件的相关性。FH 与 RH 均为正常酸暴露，但 FH 患者的症状与反流事件不相关，而 RH 患者的反流事件与症状存在明确相关性。

五、治　疗

RH 的治疗目的在于改善患者食管症状，提高生活质量并防止疾病复发。主要包括抑酸治疗、神经调节剂及抗反流手术等治疗。

（一）药物治疗

（1）质子泵抑制剂。约 50% 的 RH 患者通过 PPI 治疗后症状部分缓解，有效率低于 NERD，但高于 FH。抑酸治疗有效，这可能与部分 RH 患者与 GERD 存在重叠、RH 患者的食管黏膜完整性受损、用药的安慰剂效应等有关。

加大抑酸强度、尽量减少食管酸暴露可能对改善RH患者的症状有利，但目前尚不明确PPI治疗的"上限剂量"。

（2）组胺H_2受体拮抗剂。H_2RA可通过调节内脏疼痛感知阈值，从而调节食管疼痛。雷尼替丁可改善RH患者食管酸灌注试验敏感性，但仍需更多研究支持其在RH中的治疗价值。

（3）神经调节剂。对于抑酸无应答的RH患者，PPI经验治疗的同时，可辅助神经调节剂治疗。常用降低内脏高敏的神经调节剂主要包括三环类抗抑郁药（TCA）、选择性5-羟色胺再摄取抑制药（SSRI）、5-羟色胺去甲肾上腺素再摄取抑制剂（SNRI）等。PPI联合TCA或SSRI对RH患者的疗效优于单用PPI治疗。目前对于RH的研究较少，仍需更多临床研究评估RH患者应用神经调节剂的获益程度。

（二）抗反流手术治疗

关于成人抗反流手术术前检查和临床评估的国际共识（ICARUS）提出，部分RH适合行抗反流手术。研究表明，85%的RH患者可通过Nissen胃底折叠术改善或缓解反流症状。但关于抗反流手术治疗RH尚停留在临床疗效评估阶段，还需更多关于显微镜下食管黏膜愈合效果的证据。

（三）其他治疗

当药物治疗效果不理想时，可在药物治疗基础上辅以心理治疗。虽然相关治疗数据在RH患者中有限，但可以尝试精神心理疗法，包括行为疗法、生物反馈及催眠疗法等。

（戴菲，曾贝贝）

第4节　癔球症

癔球症（globus hystericus）是一种食管功能障碍，指持续或间断发作的咽喉部非疼痛性团块感或异物感。通常无明显诱因持续性或间歇性发作，发生于两餐之间，无吞咽困难或吞咽疼痛，具有难治性、易复发和多种症状重叠等特点。该症状在进食和吞咽时会有所减轻。癔球症的诊断必须排除器质性病变和黏膜异常，如食管胃黏膜异位、胃食管反流病或食管运动障碍。大约有46%的人为癔球症感到困扰。中国人群中癔球症患者也相当常见，其出现症状的高峰年龄为34~59岁。患病率无明显的性别差异，但至医院就诊的患者中75%为女性，推测与女性患者对身体健康更为重视有关。

一、病因及发病机制

目前认为，癔球症发病是精神心理因素、食管上括约肌高压和食管高敏感性等多因素综合作用的结果，但因果关系并未确立，其中精神心理因素备受重视。

（1）精神心理因素。抑郁、焦虑、强迫性人格等心理应激障碍，可增加食管上括约肌压力和改变食管动力，会导致咽喉部团块物、阻塞感发生。

（2）食管上括约肌（UES）压力。UES压力与癔球症关系尚存在较大争议。有些研究表明，癔球症患者的UES压力存在明显增高的现象，另一些研究表明，癔球症患者无UES功能障碍。近些年来，随着高分辨率食管测压的开展，更多研究结果表明，癔球症与UES的压力升高有明显的关联性。

（3）食管高敏感性。有学者使用球囊扩张癔球症患者的食管，发现其食管敏感性明显高于正常人，因此认为食管高敏感性可能是癔球症发病因素之一。

二、临床表现

（1）消化系统症状。癔球症多表现为持续或间歇发作的咽部非疼痛性异物感、团状堵塞感，有时具有特殊形式的咽下困难。经常做吞咽动作以解除症状，但无咽喉疼痛和吞咽困难。具有难治性、易复发，并和多种功能性胃肠障碍性疾病的症状存在重叠等特点，体格检查多无明显阳性体征。

（2）情绪和行为症状。研究发现，精神心理应激可促使癔球症的症状出现或使原有症状加重。患者可出现全身多个系统自主神经功能失调症状，如头痛、头晕、睡眠障碍、心悸、胸闷、呼吸困难等不适；有不明原因的心神不定、烦躁不安、担心害怕，甚至出现濒死感和窒息感。部分患者因症状迁延不愈反复就医，出现精神心理问题，甚至出现疑病和恐癌心理。

三. 诊断与鉴别诊断

（一）诊　断

依据罗马Ⅳ诊断标准，诊断如下。

咽部异物感病史至少长达6个月，近3个月内每周至少出现1次，并符合以下所有条件：持续性或间歇性、非疼痛性的咽喉部团块感或异物感；体格检查、咽喉镜、胃镜检查均显示无结构性异常。感觉在两餐之间出现；无吞咽困难或吞咽疼痛；近食管端无异位胃黏膜；无胃食管反流或嗜酸细胞性食管炎导致该症状的证据；无组织病理学依据的食管动力障碍，如贲门失弛缓症、弥漫性食管痉挛等，应通过胃镜检查、食管造影、食管测压等予以排除。

除上述癔球症诊断标准，还需同时开展心理评估。

（二）诊断相关检查

首先应根据详细病史和颈咽部体格检查进行初步诊断，并选用鼻咽喉镜、胃镜、高分辨率食管测压、24 h食管pH-阻抗监测、食管钡餐造影等检查确定诊断。

（1）食管钡餐造影。操作简便，痛苦小，可协助判断有无食管黏膜病变、狭窄、贲门失弛缓症、食管裂孔疝等，与胃镜检查有互补作用，但近年来已较少应用。

（2）鼻咽喉镜。可用于评价咽喉炎特征，评价声带发音功能和发现咽喉部的其他病变，如肿瘤、声带结节、舌根肥大、会厌囊肿等。

（3）胃镜。对排除上消化道器质性病变有重要意义，特别是对有吞咽困难、声音嘶哑、消瘦等症状的高危患者。

（4）高分辨率食管测压。可排除食管动力疾病和食管裂孔疝等，亦可判断患者是否存在UES高压。

（5）24 h食管pH-阻抗监测。为重要的胃食管反流的监测手段，是诊断GERD的"金标准"，可用于测定各种形式的胃食管反流（如酸反流、非酸反流、液体或气体反流以及混合反流），有助于鉴别癔球症与GERD。

（6）PPI诊断试验。给予标准剂量PPI口服，一日2次，治疗4周。如服药后症状明显改善，则可判断为PPI试验阳性，支持GERD的诊断；若症状改善不明显则为PPI试验阴性，不支持GERD的诊断。

（7）心理评估。症状量表用于测量症状的严重程度，有评估普遍焦虑抑郁水平的量表，如Zung氏焦虑抑郁自评量表、汉密尔顿焦虑量表及汉密尔顿抑郁量表等；评估特定焦虑抑郁症状的量表，如Marks恐惧量表、Liebowitz社交焦虑量表等；此外还有人格测定量表，可作为诊断辅助工具。确认是否伴发焦虑抑郁及其严重程度、对患者社会功能的影响和精神痛苦感，同时探询其对癔球症症状的诱发作用，并为诊断和制订合理的治疗方案提供依据。

（三）鉴别诊断

癔球症可误诊为耳鼻喉科、消化科或其他专科疾病，尤其要排除胃食管反流病和伴组织病理学异常的食管动力障碍等可引起类似症状的疾病。例如耳鼻喉科疾病（鼻咽炎、会厌囊肿、喉上神经炎、喉软骨膜炎、咽喉反流性疾病等），消化科疾病（GERD、食管运动障碍性疾病等），骨科疾病（椎间盘钙化症、茎突综合征等），口腔科疾病（口腔肿瘤、甲状舌管囊肿、悬雍垂过长症等），普外科疾病（甲状腺疾病、颈部肿瘤或包块、淋巴结炎等）。

（1）GERD。癔球症在临床症状、诱发和加重因素、24 h食管pH-阻抗监测以及PPI诊断试验等方面与GERD存在明显不同，可用于鉴别诊断。但癔球症可与 GERD 共存，PPI 诊断试验有利于临床鉴别，采用标准剂量 PPI 诊断性治疗 4 周后，若咽喉部不适感明显消失，则可判断症状为 GERD 所致；如果咽喉部非疼痛性团块感或异物感未获明显改善，则可诊断癔球症。

（2）食管运动障碍性疾病。如贲门失弛缓症、食管胃连接部流出道梗阻、弥漫性食管痉挛和胡桃夹食管等。可通过食管钡餐、高分辨率食管测压、24 h 食管 pH-阻抗监测等检查排除。

（3）咽喉反流性疾病。通过病史、鼻咽喉镜和 24 h 食管 pH-阻抗监测检查，加上反流症状指数评分量表 > 13 分和（或）反流体征评分量表 > 7 分，可作出疑似咽喉反流性疾病诊断。

（4）鼻咽炎。多表现为鼻咽干燥不适，有黏稠样分泌物不易咳出，可伴有咽痛，查体可见鼻咽部黏膜充血并伴有分泌物。

（5）茎突综合征。症状多为一侧，吞咽时明显，可合并咽痛、颈痛、头痛、耳鸣等症状，X 线及 CT 扫描可发现茎突过长。

（6）悬雍垂过长症。先天性异常或局部慢性炎症刺激，导致悬雍垂肌变性及黏膜水肿使其变长，当悬雍垂下端触及舌面或咽喉壁时可出现咽部异物感。查体及鼻咽喉镜可见悬雍垂松弛、细长，下端接触舌面，软腭举起时也不离开。

（7）甲状腺疾病。甲状腺炎、甲状腺肿物、甲状腺切除术后患者可出现咽部异物感，结合病史、体格检查、甲状腺功能及甲状腺超声等检查有助于鉴别。

四、治　疗

可采用清咽利嗓和抑酸等经验疗法，但效果并不理想。目前，强调消化科、耳鼻喉科、中医科或心理医学科等多学科诊疗，以缓解症状、焦虑抑郁情绪，改善生活质量和减少复发。近年逐步形成了包括中医疗法、抗焦虑抑郁疗法在内的阶梯疗法及其多学科诊治流程。

（1）认知行为治疗。向患者详细分析疾病的病因及发病机制，及时给予细致耐心的解释，使其解除思想顾虑并放松心情。建议生活和饮食规律，并避免一些可能会加重癔球症症状的行为（如反复干咽、清嗓等），以及忌烟酒、辛辣刺激等饮食。言语和语言治疗、催眠辅助放松治疗等认知行为治疗可能对癔球症患者有效。

（2）抗焦虑抑郁治疗。近年已成为癔球症的有效疗法，主要包括小剂量阿米替林疗法和 5-羟色胺再摄取抑制药类抗抑郁疗法。对于难治性癔球症和阿米替林治疗无效的患者，帕罗西汀（20.0 mg/d，每晚服用）被证实在改善临床和抑郁焦虑症状方面优于阿米替林，且可逆转自然病程，可用于小剂量阿米替林治疗无效患者的补救治疗。

（3）中医中药。理气化痰、疏肝解郁等为该病主要治疗原则，并形成了"半夏厚朴汤"的梅核气治疗祖方，主要药物为半夏、厚朴、茯苓、生姜、苏叶等。在此基础上，有学者自拟半夏厚朴清心汤，被证实对癔球症具有一定疗效。

（4）针灸或经皮穴位电刺激。有研究初步证实天突穴和少商穴的电刺激安全和无创，对抗焦虑抑郁药具有协同增效作用，有望成为有效的替代疗法。

（5）癔球症的梯级疗法。癔球症梯级疗法策略（升梯度治疗）根据是否伴有焦虑抑郁及睡眠障碍分为 3 个梯度：第一梯度为不伴焦虑抑郁及睡眠障碍的癔球症患者，推荐 PPI 或促胃肠动力药等治疗，疗程 8 周；第二梯度为伴轻度焦虑抑郁，伴或不伴睡眠障碍患者，推荐小剂量阿米替林（以 6.25~12.5 mg/d 为起始剂量，可逐步增加剂量，但不超过 30.0 mg/d）和（或）镇静催眠药，疗程 6 周；第三梯度为伴有中重度焦虑抑郁及睡眠障碍患者，或第二梯度治疗无效，建议采用 5-羟色胺再摄取抑制药类抗抑郁药（推荐帕罗西汀 10.0 mg/d 为起始剂量，可逐步增至 20.0 mg/d）或镇静催眠药，疗程 6 周。每个梯度需常规进行疗效评估，若效果不理想可升入下一梯度治疗。难治性癔球症可直接推荐第二梯度治疗，若伴有显著焦虑抑郁的癔球症患者则可直接进行第三梯度治疗。此外，上述疗法均可单用或联用中药、针灸和穴位电刺激等疗法。

（王　燕）

第5节 功能性吞咽困难

功能性吞咽困难（functional dysphagia）是指固体和（或）液体在食管黏附、存留或食管异常的感觉，但不能用食管解剖结构障碍、基于病理学的运动障碍或胃食管反流，如胃食管反流病、食管动力障碍、嗜酸细胞性食管炎或食管梗阻性病变来解释。功能性吞咽困难可能由多种病理生理机制引起，如生理异常、伤害性感受增强和过度警觉，目前主要通过心理疗法和抗焦虑抑郁治疗。

一、病因及发病机制

功能性吞咽困难的病理生理机制尚未阐明。目前认为，其发病是精神心理因素、食管高敏感性和中枢神经信号处理系统异常等多因素综合作用的结果，但因果关系并未确立，其中食管高敏感性是该疾病的重要基础机制。

（1）精神心理因素。抑郁、焦虑、强迫性人格等心理应激障碍，以及躯体化障碍和社会支持较差，可影响食管的动力与感觉异常，导致有固体或液体黏附于食管，或者食物通过食管时有异物感。

（2）食管高敏感性。所有功能性食管疾病的共同线索是存在食管高敏感性。食管高敏感的定义为将非疼痛性食管刺激视为疼痛，而将疼痛性食管刺激视为更痛。在食管感觉测试中，约80%不明原因胸痛患者对疼痛刺激的食管感觉阈值低于对照。

（3）中枢神经信号处理系统异常。目前研究发现，脑-肠轴及其功能与功能性吞咽困难相关。

二、临床表现

临床表现为有固体或液体黏附、存留于食管或食物通过食管时有异物感。咽下困难反复发作，至少6个月。

三、诊断与鉴别诊断

（一）诊　断

依据罗马Ⅳ诊断标准，诊断如下。

咽部异物感病史至少长达6个月，近3个月内每周至少出现1次，并符合以下所有条件：①固体和（或）液体食管黏附、存留或异常通过食管的感觉；②没有胃食管酸反流导致该症状的证据；③没有病理性食管动力障碍性疾病依据。

除上述功能性吞咽困难诊断标准，还需同时开展心理评估。

（二）诊断相关检查

首先应根据详细病史和颈咽部体格检查进行初步诊断。病史和体格检查对于区分口咽和食管型吞咽困难，以及定制诊断性检查非常重要。同时应选用胃镜、高分辨率食管测压、24 h食管pH-阻抗监测、食管钡餐造影和质子泵抑制剂诊断试验等检查确定诊断，如果未发现梗阻或运动异常，则诊断为功能性吞咽困难。

（1）胃镜。对排除食管黏膜糜烂、上消化道器质性病变有重要意义，特别是对有吞咽困难、咽部异物感等症状的高危患者。

（2）高分辨率食管测压。可排除食管动力疾病，亦可判断患者是否存在食管上括约肌高压。

（3）24 h食管pH-阻抗监测。为重要的胃食管反流的监测手段，是诊断胃食管反流病的"金标准"，可用于测定各种形式的胃食管反流（如酸反流、非酸反流、液体或气体反流，以及混合反流），有助于鉴别功能性吞咽困难与GERD。

（4）食管钡餐造影。操作简便，痛苦小，可协助判断有无贲门失弛缓症等食管动力障碍性疾病，与胃镜检查有互补作用，但近年来已较少应用。

（5）PPI诊断试验。给予标准剂量PPI口服，每日2次，治疗4周，如服药后症状明显改善，则可判断为PPI试验阳性，支持GERD的诊断；若症状改善不明显则为PPI试验阴性，不支持GERD的诊断。

（6）症状指数。指烧心症状发作与酸反流的相关次数占酸总反流次数的比例，超过50%为阳性。

（7）心理评估。症状量表用于测量症状的严重程度。有评估普遍焦虑抑郁水平的量表，如Zung氏焦虑抑郁自评量表、汉密尔顿焦虑量表及汉密尔顿抑郁量表等；评估特定焦虑抑郁症状的量表，如Marks恐惧量表、Liebowitz社交焦虑量表等；此外还有人格测定量表，可作为诊断辅助工具。确认是否伴发焦虑抑郁及其严重程度、对患者社会功能的影响和精神痛苦感，同时探询其对功能性吞咽困难的诱发作用，并为诊断和制定合理的治疗方案提供依据。

只有在没有发现其他引起症状的原因时，患者才能被诊断为功能性吞咽困难并进行治疗。

（三）鉴别诊断

（1）食管内病变。包括食物等因素导致的食管黏膜损伤、食管肿瘤、食管克罗恩病、真菌性食管炎等，都可能出现吞咽困难，通过胃镜检查可以明确诊断。

（2）食管动力障碍性疾病。贲门失弛缓症、弥漫性食管痉挛等都可引起吞咽困难，通过食管压力测定有助于上述疾病诊断。

（3）GERD。功能性吞咽困难在临床症状、诱发和加重因素、24 h食管pH-阻抗监测以及PPI诊断试验等方面与GERD存在明显不同，可用于鉴别诊断。

（4）嗜酸细胞性食管炎。由于嗜酸细胞性食管炎已被认为是导致吞咽困难的主要原因，因此需要进行食管胃十二指肠镜检查并活检进行组织病理学分析，可用于鉴别诊断。

四、治 疗

治疗强调消化科与心理医学科同时开展，以缓解症状、改善焦虑抑郁情绪、避免诱发因素和减少复发为主要目的。近年来逐步形成了认知行为疗法和抗焦虑抑郁疗法在内的阶梯疗法及其多学科诊治流程。

（1）认知行为治疗。向患者详细分析疾病的病因及发病机制，及时给予细致耐心的解释，使其解除思想顾虑并放松心情。建议保持生活和饮食规律，仔细咀嚼及避免服用引发症状的食物。言语、安抚等认知行为治疗可能对功能性吞咽困难患者有效。

（2）抗焦虑抑郁治疗。自建立第一个罗马标准以来，抗抑郁药一直是功能性食管疾病的主要治疗方法，主要包括三环类抗抑郁药、选择性5-羟色胺再摄取抑制药、曲唑酮和5-羟色胺去甲肾上腺素再摄取抑制剂。

（3）对于可能存在食管下括约肌松弛不全或远端食管排空延迟的患者，可以使用经验性扩张平滑肌松弛药、肉毒素注射和球囊扩张术。增强食管下括约肌压力的药物（如巴氯芬），其疗效尚有待进一步证实。不主张使用内镜或外科抗反流手术治疗。

（王燕，高昕）

参考文献

[1] 德罗斯曼. 罗马Ⅳ功能性胃肠病. 方秀才, 侯晓华, 译. 北京: 科学出版社, 2016:558-610.

[2] Bhardwaj R, Knotts R, Khan A. Functional Chest Pain and Esophageal Hypersensitivity: A Clinical Approach. Gastroenterol Clin North Am, 2021, 50(4):843-857.

[3] Farmer AD, Ruffle JK, Aziz Q. The Role of Esophageal Hypersensitivity in Functional Esophageal Disorders. J Clin Gastroenterol, 2017, 51(2):91-99.

[4] Yamasaki T, Fass R. Noncardiac chest pain: diagnosis and management. Curr Opin Gastroenterol, 2017, 33(4):293-300.

[5] Gyawali CP, Kahrilas PJ, Savarino E, et al. Modern diagnosis of GERD: the Lyon Consensus. Gut, 2018, 67(7):1351-1362.

[6] Losa M, Manz SM, Schindler V, et al. Increased visceral sensitivity, elevated anxiety, and depression levels in patients with functional esophageal disorders and non-erosive reflux disease. Neurogastroenterol Motil, 2021, 33(9):e14177.

[7] Mulder R, Zarifeh J, Boden J, et al. An RCT of brief cognitive therapy versus treatment as usual in patients with non-cardiac chest pain. Int J Cardiol, 2019, 289:6-11.

[8] Fordham B, Sugavanam T, Edwards K, et al. Cognitive-behavioural therapy for a variety of

conditions: an overview of systematic reviews and panoramic meta-analysis. Health Technol Assess, 2021, 25(9):1-378.

[9] Dickman R, Maradey-Romero C, Fass R. The role of pain modulators in esophageal disorders-no pain no gain. Neurogastroenterol Motil, 2014, 26(5):603-610.

[10] Fass R, Zerbib F, Gyawali CP. AGA Clinical Practice Update on Functional Heartburn: Expert Review. Gastroenterology, 2020, 158(8):2286-2293.DOI:10.1053/j.gastro.2020.01.034.

[11] Aziz Q, Fass R, Gyawali CP, et al. Functional Esophageal Disorders [published online ahead of print, 2016 Feb 15]. Gastroenterology,2016, S0016-5085(16)00178-5. DOI:10.1053/j.gastro.2016.02.012.

[12] Lee YY, Wu JCY. Management of Patients With Functional Heartburn. Gastroenterology, 2018, 154(8):2018-2021.e1. DOI:10.1053/j.gastro.2018.04.030.

[13] Patel D, Fass R, Vaezi M. Untangling Nonerosive Reflux Disease From Functional Heartburn. Clin Gastroenterol Hepatol, 2021,19(7):1314-1326. DOI:10.1016/j.cgh.2020.03.057.

[14] Gabbard S, Vijayvargiya S. Functional heartburn: An underrecognized cause of PPI-refractory symptoms. Cleve Clin J Med, 2019, 86(12):799-806.DOI:10.3949/ccjm.86a.19006.

[15] Gyawali CP, Kahrilas PJ, Savarino E, et al. Modern diagnosis of GERD: the Lyon Consensus. Gut,2018,67(7):1351-1362. DOI:10.1136/gutjnl-2017-314722.

[16] Kondo T, Miwa H. The Role of Esophageal Hypersensitivity in Functional Heartburn. J Clin Gastroenterol, 2017, 51(7):571-578.DOI:10.1097/MCG.0000000000000885.

[17] Frazzoni M, de Bortoli N, Frazzoni L, et al. Impairment of chemical clearance and mucosal integrity distinguishes hypersensitive esophagus from functional heartburn. J Gastroenterol, 2017, 52(4):444-451. DOI:10.1007/s00535-016-1226-9.

[18] Sawada A, Sifrim D, Fujiwara Y. Esophageal Reflux Hypersensitivity: A Comprehensive Review [published online ahead of print, 2023 Jan 2]. Gut Liver, 2023, 10.5009/gnl220373.

[19] Yamasaki T, Fass R. Reflux Hypersensitivity: A New Functional Esophageal Disorder. J Neurogastroenterol Motil, 2017, 23(4):495-503.

[20] Talley NJ, Zand Irani M. Optimal management of severe symptomatic gastroesophageal reflux disease. J Intern Med, 2021, 289(2):162-178.

[21] Farmer AD, Ruffle JK, Aziz Q. The Role of Esophageal Hypersensitivity in Functional Esophageal Disorders. J Clin Gastroenterol, 2017, 51(2):91-99.

[22] Frazzoni L, Frazzoni M, De Bortoli N, et al. Application of Lyon Consensus criteria for GORD diagnosis: evaluation of conventional and new impedance-pH parameters. Gut, 2022, 71(6):1062-1067.

[23] Wong MW, Liu TT, Yi CH, et al. Oesophageal hypervigilance and visceral anxiety relate to reflux symptom severity and psychological distress but not to acid reflux parameters. Aliment Pharmacol Ther, 2021, 54(7):923-930.

[24] Patel D A, Higginbotham T, Slaughter J C, et al. Development and Validation of a Mucosal Impedance Contour Analysis System to Distinguish Esophageal Disorders. Gastroenterology, 2019,156(6), 1617-1626.e1.

[25] Pauwels A, Boecxstaens V, Andrews CN, et al. How to select patients for antireflux surgery? The ICARUS guidelines (international consensus regarding preoperative examinations and clinical characteristics assessment to select adult patients for antireflux surgery). Gut, 2019, 68(11):1928-1941.

[26] Tang Y, Huang J, Zhu Y,et al. Comparison of esophageal motility in gastroesophageal reflux disease with and without globus sensation. Rev Esp Enferm Dig, 2017, 109(12): 850-855.

[27] Qasim Aziz, Ronnie Fass C,Prakash Gyawali, et al. Esophageal Disorders. Gastroenterology, 2016, 150(6):1368-1379.

[28] Rasmussen ER, Schnack DT, Ravn AT. A prospective cohort study of 122 adult patients presenting to an otolaryngologist's office with globus pharyngeus. Clin Otolaryngol, 2018, 43(3): 854-860.

[29] Tawil J, Fass R. Globus: current concepts and dilemmas. J Clin Gastroenterol, 2018, 52(10): 845-852.

[30] Choi WS, Kim TW, Kim JH, et al. High-resolution

Manometry and Globus; Comparison of Globus, Gastroesophageal Reflux Disease and Normal Controls Using High-resolution Manometry. J Neurogastroenterol Motil, 2013, 19(4):473-478.

[31] Chen CL, Szczesniak MM, Cook IJ. Evidence for oesophageal visceral hypersensitivity and aberrant symptom referral in patients with globus. Neurogastroenterol Motil, 2009, 21(11):1142-1196.

[32] Drossman DA. Functional fastrointestinal disorders:history, patho physiology, clinical features and Rome IV. Gastroenterology, 2016, 150(6):1262-1279.

[33] 中华医学会行为医学分会消化病学组. 癔球症多学科诊治中国专家共识. 中华诊断学电子杂志, 2020, 8(4):217-222.

[34] Kiebles JL, Kwiatek MA, Pandolfino JE, et al. Do patients with globus sensation respond to hypnotically assisted relaxation therapy? a case series report. Dis Esophagus, 2010, 23(7):545-553.

[35] Chen DY, Jia L, Gu X, et al. Comparison of paroxetine and amitriptyline in the treatment of refractory globus pharyngeus. Dig Liver Dis, 2016, 48(9):1012-1017.

[36] 江舒曼, 贾林, 李伟冬, 等. 半夏厚朴清心汤联合经皮穴位电刺激治疗癔球症的临床疗效. 广东医学, 2018, 39(20):3119-3122.

[37] Galmiche J P, Clouse R E, Balint A, et al. Functional esophageal disorders. Gastroenterology, 2006, 130(5), 1459-1465. DOI:10.1053/j.gastro.2005.08.060.

[38] Amarasinghe G, Sifrim D. Functional esophageal disorders: pharmacological options.Drugs, 2014, 74 (12), 1335-1344. DOI:10.1007/s40265-014-0272-y.

[39] Maradey-Romero C, Fass R. Antidepressants for functional esophageal disorders: evidence- or eminence-based medicine? Clin Gastroenterol Hepatol, 2015, 13 (2), 260-262. DOI:10.1016/j.cgh. 2014.09.044.

[40] Knowles C H, Aziz Q. Visceral hypersensitivity in non-erosive reflux disease. Gut, 2008, 57 (5), 674-683. DOI:10.1136/gut.2007.127886.

[41] Rao SS, Hayek B, Summers RW. Functional chest pain of esophageal origin: hyperalgesia or motor dysfunction. Am J Gastroenterol, 2001, 96(9):2584-2589. DOI:10.1111/j.1572-0241.2001.04101.x.

[42] Schmulson M. How to use Rome IV criteria in the evaluation of esophageal disorders. Curr Opin Gastroenterol, 2018, 34(4):258-265.DOI:10.1097/MOG.0000000000000443.

[43] Johnston BT. Oesophageal dysphagia: a stepwise approach to diagnosis and management. Lancet Gastroenterol Hepatol, 2017, 2(8):604-609. DOI:10.1016/S2468-1253(17)30001-8.

[44] Scharitzer M, Pokieser P, Wagner-Menghin M, et al. Taking the history in patients with swallowing disorders: an international multidisciplinary survey. Abdom Radiol (NY),2017 ,42(3):786-793. DOI:10.1007/s00261-016-0931-4.

[45] 陈旻湖. 功能性胃肠病罗马Ⅲ标准解读：功能性食管病. 临床消化病杂志, 2006(05):260.

第8章 感染性食管炎

第1节 念珠菌性食管炎

念珠菌性食管炎（candida esophagitis）是真菌性食管炎中最常见的一种，为念珠菌感染所致的食管黏膜炎症。在念珠菌中以白念珠菌多见，该菌侵入食管黏膜可引起伪膜性食管炎。

一、病因及发病机制

念珠菌属于真菌中的假丝酵母属，广泛存在于自然界，也存在于正常人皮肤、黏膜、消化道、呼吸道等部位，是人体正常菌群之一。念珠菌为条件性致病菌，正常情况下机体有防御功能和完整的黏膜屏障，正常细菌和真菌菌落的平衡可以抑制念珠菌生长。当机体免疫功能低下、长期应用激素、抗生素或免疫抑制剂时，可引起菌群失调、念珠菌大量繁殖，从而出现急性、亚急性或慢性炎症。超过15种不同的念珠菌可以致病，常见的为白念珠菌，其次为热带念珠菌和光滑念珠菌。据统计，普通人群中食管念珠菌感染的发病率为0.32%~5.2%。以往认为食管念珠菌感染为伴有重症基础疾病而致免疫功能低下患者的合并症，有慢性阻塞性肺疾病、艾滋病、血液病等基础病的患者，因机体免疫功能低下易于患念珠菌性食管炎。2021年日本的一项研究分析了7736例社区医院患者发生念珠菌性食管炎的危险因素，结果发现其发生的重要危险因素包括糖尿病、质子泵抑制剂（PPI）使用、萎缩性胃炎、进展期胃癌和胃切除术。其中，应用糖皮质激素、抗肿瘤药物可抑制机体免疫功能。长期应用PPI等抑酸药可改变食管内酸碱度，使念珠菌在弱酸环境下易于繁殖，这也是免疫正常个体中最常见的危险因素。原发的食管疾病如反流性食管炎、贲门失弛缓症等伴有食管功能障碍，可能会导致食管中的食物和分泌物停滞，从而导致白念珠菌过度生长，同样有利于念珠菌性食管炎的形成。一些研究表明，吸烟也与食管念珠菌感染的发展有关，化学物质的存在削弱了食管鳞状上皮的局部免疫，随后白念珠菌等共生菌入侵并增殖，导致念珠菌性食管炎。此外，随着内镜检查的普及，也发现一些因其他消化道症状行胃镜检查发现的轻症病例，这些病例无食管症状，也无基础疾病，起病原因不明。

总之，导致念珠菌性食管炎的因素很多，而且在同一患者中常常是多种因素共同作用。因此，在某些特殊人群及长期使用激素和抗生素的患者中，若同时存在多种易患因素，更应考虑继发念珠菌感染的可能。

二、病理组织学

病变食管有斑片状白色伪膜，伪膜刷片中可见念珠菌菌丝。去除伪膜，其下可见黏膜充血、糜烂、溃疡等改变。病变处刷片可见念珠菌菌丝或孢子，黏膜活检病理学检查可见食管黏膜炎症，并有真菌菌丝侵入黏膜层内（图8-1）。

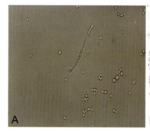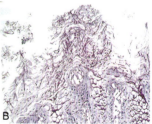

图8-1 食管的念珠菌菌丝所见
A. 病变刷片；B. 病理切片

三、临床表现

念珠菌性食管炎可发生于各年龄段，以中、

老年多见，男性略多于女性。症状可轻可重，一般与念珠菌性食管炎感染严重程度相关。有研究统计发现，约20%的患者无明显食管症状，患者往往因其他消化道症状行胃镜检查时偶然发现。常见的临床表现为胸骨后疼痛或烧灼感、吞咽疼痛、吞咽困难，患者在进固体食物、热饮时疼痛明显。患者可因吞咽困难和吞咽疼痛畏食，以致营养不良，表现为不明原因贫血和体重下降。少数可出现上消化道出血、食管气管瘘等严重并发症。除表现有食管感染灶的症状外，患者还可合并全身的真菌感染，如口腔念珠菌病（鹅口疮）、真菌性肺炎、真菌性肠炎等。此外常有原发病的表现，如糖尿病、慢性阻塞性肺疾病、艾滋病、肿瘤、血液病等。有报道艾滋病以本病为首发症状者。

四、诊断与鉴别诊断

（一）诊　断

病史有一定的参考价值，确诊主要依靠胃镜检查及刷片，或病理组织学发现念珠菌菌丝及孢子，也可以通过病理组织学、黏膜组织培养、血清学检查等。其中刷片找菌丝方法简单方便，细胞刷涂片找到念珠菌菌丝或孢子有诊断意义，菌丝的存在表明念珠菌处于致病状态。细胞学刷片检查操作简便、阳性率高，但其与病理组织学检查一样，只能确定念珠菌，不能确定菌种。

黏膜活检显微镜下除可见炎症细胞浸润外，尚可见侵入黏膜层内的真菌菌丝。然而，在福尔马林固定的过程中，浅表的菌丝易被冲掉，因此敏感性不如细胞刷涂片检查。真菌培养对区别菌种和了解对治疗药物的敏感性有帮助，但不作为常规检查。

消化道钡餐检查也有辅助价值，部分患者钡餐检查可无异常改变。早期常见的改变为食管张力下降，中期可表现为散在的小结节，可见黏膜粗乱不规则、斑片和溃疡，斑片倾向于纵行走向，表现为不规则充盈缺损，有时呈结节状，形成"鹅卵石"样表现，类似食管静脉曲张。当炎症向深部发展时，可形成节段性狭窄，类似食管癌，临床易误诊。如果真菌感染严重，则形成充盈缺损，可阻塞食管腔，有时可有穿孔、食管气管瘘的X线表现。Kodsi等人根据食管黏膜损伤的程度将该疾病分为4个阶段，最严重的第4阶段会出现管腔狭窄，食管造影可显示食管狭窄的特征性表现，一些学者将其描述为"泡沫状外观"和"羽毛状外观"（图8-2）。

本病胃镜下可见食管黏膜附有稍高出黏膜面的白色斑、点状伪膜，这些白斑和伪膜用水冲不易去除，同时伴有黏膜充血、质脆、糜烂或溃疡，触之易出血（图8-3），病变多位于食管中下段。伪膜主要由脱屑的表层增生和角化的鳞状细胞及炎症细胞组成。Kodsi将念珠菌性食管炎的胃镜下表现分为4级。1级：食管黏膜有少量白色斑块，斑块＜2mm，黏膜充血，无溃疡；2级：食管黏膜有较多凸起的白色斑块，斑块＞2mm，黏膜有充血水肿，无溃疡；3级：食管黏膜白色斑块融合呈线状或结节状，有溃疡形成；4级：除3级特征外出现食管管腔狭窄。

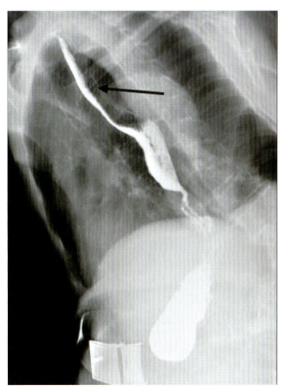

图8-2　念珠菌性食管炎的X线下所见

（引自参考文献7）

箭头表示食管管腔的特征性"羽毛状"外观，管腔在感染区域看起来更窄，而黑色区域是真菌感染的部分

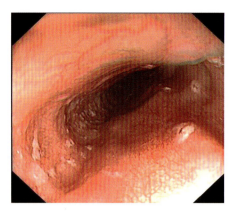

图 8-3 念珠菌性食管炎的胃镜下所见：食管壁可见多处白色伪膜形成

（二）鉴别诊断

鉴别诊断主要包括：①需与饮牛奶或其他食物残渣黏附于食管黏膜相鉴别，牛奶或食物残渣用水可冲掉，冲净后所见黏膜无炎症表现，念珠菌性食管炎的白斑用水冲不掉，且周围伴有炎症表现；②其他病因引起的食管伪膜，如巨细胞病毒或单纯疱疹病毒感染性食管炎、嗜酸细胞性食管炎、药物性食管炎、胃食管反流病、放射性食管炎或任何其他形式的食管黏膜炎症等，通过真菌检查可以排除或确诊。

五、治 疗

念珠菌性食管炎通常对抗真菌治疗反应良好，最常用的药物是全身抗真菌药物，药物主要包括 2 类。①多烯类药物，通过和念珠菌细胞膜麦角固醇结合致真菌死亡，如制霉菌素，常用每次口服 50 万~100 万 U，3~4 次/日，连服 2~4 周。由于制霉菌素胃肠道很少吸收，主要靠其局部作用，为增加其黏附性以使药物能较长时间停留于食管病变处，可用甘油制剂或加入甲基纤维素后服用。②三唑类药物，通过干扰真菌的细胞色素 P450 合成，从而干扰真菌细胞膜麦角固醇的合成。常用第一代药物氟康唑，每次口服 100~200 mg，1 次/日，连用 2~4 周。第二代药物伊曲康唑，每次口服 100~200 mg，1 次/日，连用 7~14 d。第二代药物伏立康唑，生物利用度更高，抗菌谱更广，第 1 天每次口服 200 mg，2 次/日，以后 100 mg，2 次/日，连用 7~14 d。三唑类药物主要不良反应有过敏反应、肝功能受损等。对于并发梗阻、穿孔、广泛坏死的念珠菌性食管炎，可考虑放置食管支架、引流甚至食管切除等外科治疗。

除积极有效的抗真菌治疗外，还应改善患者的一般情况，及时纠正脱水、电解质紊乱和酸中毒。积极治疗原发病，控制血糖，及时去除易患因素，提高机体免疫力。如有可能，应停用诱发念珠菌感染的有关药物，尽量减少或停止使用广谱抗菌药和免疫抑制剂。此外，肠道菌群调节剂和肠黏膜保护药物联合使用可以提高疗效，B 族维生素的应用可以增强局部组织的抵抗力，抑制念珠菌的生长。

（沙素梅）

第 2 节 食管结核

结核病是由结核分枝杆菌引起的一种常见的慢性传染病，食管结核属肺外器官结核范畴。食管对结核分枝杆菌有较强的抵抗力，食管结核较为罕见。身体其他部位结核分枝杆菌感染时食管结核亦不多。目前有关文献仅为散在个案报道，而无同一医疗机构大宗病例分析。早年据国外文献报道，在死于结核病的患者尸解中，其发病率为 0.04%~0.2%，在临床占所有消化道结核病例的 2.8%。本病在结核疫区、免疫功能受损（器官移植或艾滋病）的人群中发病率相对较高。近年来，食管结核发病率有增加的趋势，这可能与对本症的认识水平不断提高、免疫功能受损者增加，以及结核病的高危人群增多有关。其临床表现及食管钡餐、食管镜检都与食管癌相似，加之其吞咽梗阻症状及消化道造影征象，极易被误诊为食管肿瘤。

一、病因及发病机制

食管结核为特异性炎性肉芽肿性病变,因结核分枝杆菌感染而致病,临床分原发性和继发性食管结核两种,以继发性多见。原发性指体内其他部位无结核证据,继发性指体内其他部位有结核病灶。

原发性食管结核,多见于食管黏膜损伤、炎症导致结核菌易于附着。当食用被结核菌污染的食物及吞咽含大量结核菌的痰液时会引发食管结核,机体抵抗力减退如患艾滋病等可能为发病因素之一。继发性食管结核最为常见,其感染途径多见继发于邻近组织的结核感染,例如纵隔、气管旁淋巴结结核侵及食管,结核分枝杆菌直接波及或经淋巴逆流至食管黏膜下层。食管结核偶尔是由咽喉部结核向下蔓延引起的。此外,食管结核可源于血行播散,但少见。

食管结核临床上很少见,其原因包括以下6方面。①食管内膜为鳞状上皮,抵抗力强。②食管为直管通道,结核杆菌残留在食管黏膜的机会比较少,但如果食管黏膜发生炎症或损伤时,结核杆菌可附着其上并诱发食管结核。③进食、饮水和唾液对食管内壁产生洗刷作用,即使结核杆菌附着在食管内膜上也可被冲走,可减少感染的机会。④食物由口腔进入食管后,食管舒张收缩交替进行呈波形状蠕动,由上向下依次收缩推动食团快速进入胃中,含有结核杆菌的食物在食管内的滞留时间很短。⑤正常情况下,食管下括约肌可以防止胃内容物反流至食管内,可减少食物内的结核杆菌与食管黏膜的接触机会。⑥食管的淋巴组织并不丰富,形成淋巴结核的可能性小。

二、病理组织学

从组织解剖上,食管与肠管的结构相似(前者缺乏浆膜层),因此食管结核在病理上表现类型如下。①溃疡型:多发于食管中段,食管受结核菌感染早期表现为食管黏膜下层和浅肌层结核性肉芽肿,并形成结核结节。随病程进展,结节内出现干酪样坏死、破溃、形成溃疡,在溃疡愈合过程中,由于纤维组织增生瘢痕形成,导致食管腔狭窄,食管壁弹性变低,故上消化道造影显示腔内龛影、管壁僵硬。②增殖型:此型多见于食管中段,其次为下段,主要表现为大量肉芽组织和纤维组织增生,呈大小不等的结节位于黏膜深层及肌层内,黏膜完整,增生组织可呈瘤样肿块突入食管腔导致管腔狭窄,上消化道造影显示食管腔内充盈缺损征象。③纵隔淋巴结结核压迫侵及食管改变如同增殖型结核。④纵隔淋巴结结核食管瘘的改变如同溃疡型结核。

我科1例食管结核显微镜下可见由组织细胞、巨噬细胞和上皮样细胞聚集而成的结节性病变,周围可见淋巴细胞、中性粒细胞浸润及纤维组织增生(图8-4)。

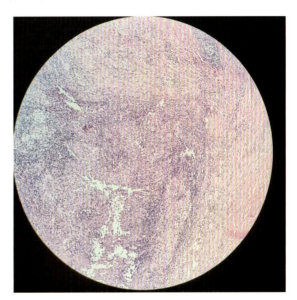

图8-4　1例食管结核的病理所见

三、临床表现

食管结核患者一般年龄较轻,国内统计164例患者(年龄17~70岁),其中45岁以下的患者有133例,占81.9%;女性多于男性,比例为1.3:1。临床征象无特异性,吞咽困难和胸痛是食管结核最常见的症状。几乎所有患者都有不同程度的吞咽困难,主要为轻度吞咽困难或咽下时有梗阻不适感,进展缓慢,非进行性,与食物性状无关;吞咽时胸骨后疼痛;低热咳嗽等结核中毒症状较少见;某些患者出现消瘦,少部分并发穿孔、瘘管形成,国外还有因大出血而就诊的报道。

四、诊断与鉴别诊断

（一）诊　断

诊断主要包括以下5点。

（1）消化道造影表现无特异性，主要表现为食管充盈缺损、龛影、痉挛、管腔狭窄、黏膜紊乱、破坏，以及并发外牵性憩室、瘘管等，X线表现与食管癌很难鉴别（图8-5）。

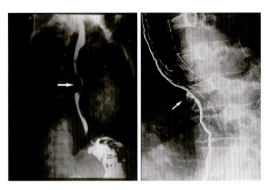

图8-5　食管结核X线表现

（2）内镜检查：白光内镜下可见溃疡、隆起、狭窄、窦道形成等多种改变，病变以食管中段多见。其中溃疡型多表现为浅溃疡伴溃疡底颗粒状增生和薄苔，周边黏膜基本正常，为食管结核的典型形态（图8-6）。隆起型可表现为黏膜下肿物，表面光滑，也有部分隆起其上有浅溃疡，溃疡周围黏膜与周围一致（图8-7）。部分病例由于干酪样物质在黏膜下聚集并受重力影响延伸可形成窦道，胃镜下可见溃疡面，其内有分泌物流出。在愈合期，病变处黏膜较为光滑，可形成明显的憩室及狭窄，周围黏膜可见牵拉和聚集。若系食管周围淋巴结结核，内镜下可见到食管壁压迫肿胀，管腔出现狭窄。近年来，超声内镜（EUS）在食管结核中的应用价值也得到一些研究的肯定，EUS可将食管病灶的起源、层次结构、回声特点等清晰地显示出来，还可以结合细针穿刺术（fine-needle aspiration，FNA）进行病理学检查，是诊断食管结核的重要方法之一。食管结核的EUS表现取决于结核病变的病理学分期，增殖性淋巴结炎期可见均质性低回声团块，病理以毛细血管增生、淋巴细胞浸润为主，中期可见不均匀中-低回声，病理以干酪样坏死为主。斑点

状及条索状高回声是结核病变纤维化或钙化的表现（图8-6）。

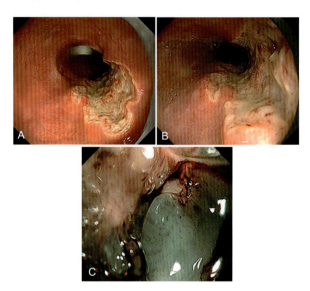

图8-6　溃疡型食管结核内镜下表现

A、B. 白光内镜示食管溃疡，溃疡底部可见颗粒状增生及薄白苔，溃疡边缘整齐，周边黏膜基本正常；C. 窄带成像下放大观察，上皮内乳头状毛细血管袢（IPCL）增粗、拉长，但管径一致，极性一致

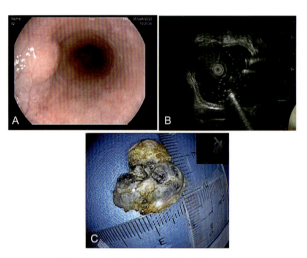

图8-7　隆起型食管结核内镜下表现

A. 白光内镜示距门齿约30 cm处见一大小约1.0 cm的隆起，表面光滑，色泽与周围一致；B. 超声胃镜示局部食管层次欠清晰，局部固有肌层及浆膜层结构紊乱，与壁外一淋巴结回声相融合，内部回声不均，局部无血流信号；C. 内镜黏膜下剥离术（ESD）切除标本示肿块大小约1.5×2.0 cm，呈不规则黑褐色，与周围组织粘连

（3）胸部CT检查：对肺部及纵隔淋巴结结

核侵及食管者，常能发现食管周围肿大的淋巴结或提供肺内结核的证据。CT检查可显示肺内结核或食管周围肿大淋巴结，并判断肿块与食管壁间的关系，特别是由纵隔淋巴结结核侵及食管者。

（4）结核菌素试验（PPD试验）、血清结核抗体、利福平耐药实时荧光定量核酸扩增检测阳性。

（5）活检送病理检查找到干酪性肉芽肿可确诊，阳性率低，有时需多次活检。刷片细胞学及结核杆菌检查有时也有阳性发现。

以下几点有助于诊断。①食管结核发病率低，临床征象无特异性，需提高对此病的认识，应意识到食管结核为全身性病变的局部表现，尽可能减少术前误诊率，降低手术探查率。②发病年龄较轻，＜45岁，女性多见。③有结核病史或结核接触史。对既往有结核病史、免疫力低下或结核疫区的高危人群，应首先考虑有无食管结核可能。PPD试验、血清结核抗体可阳性。④症状轻，非进行性吞咽困难与食物性状无关，病程常较短。肿瘤的吞咽困难及胸痛皆呈进行性加重，病程较长，常伴消瘦症状。⑤早期行食管内镜检查，以获取病理及细菌学标本，必要时可重复内镜检查，以提高诊断阳性率。内镜下可见食管结核病变部位的上、下边界与正常食管分界不清，而食管癌或食管平滑肌瘤的上、下边界与正常食管分界清楚。⑥肿瘤细胞学、病理学、生化学检查，如食管拉网、食管镜活检、肿瘤相关因子等呈阴性；⑦对已排除癌变高度怀疑结核但无法确诊的病例，必要时可采用诊断性抗结核疗法，若于治疗过程中临床症状明显减轻，则食管结核可能性大。

⑧术中探查及行冰冻切片可诊断病变性质，虽然食管结核的最终诊断依据为病检结果，但食管内镜标本甚至术后病变部位的常规病检也不易发现明显的结核病灶，大多呈慢性炎症，只要发现多核巨细胞亦可明确诊断。

（二）鉴别诊断

首要鉴别的疾病是食管癌，其吞咽困难呈进行性加重，食管癌可形成溃疡与肿块，并可出现纵隔淋巴结转移。其溃疡一般较大，形态不规则，轮廓不光滑，邻近黏膜中断、破坏，管壁僵硬蠕动消失。食管结核充盈缺损小而多发，伴有管腔不规则缩窄、缩短。病变处活检找到癌细胞为确诊依据。其次，对于隆起型食管结核，需与黏膜下肿瘤如平滑肌瘤相鉴别。

五、治　疗

食管结核一旦确诊，原则上应采用抗结核治疗。三联或四联抗结核药联合应用12~18个月，多数病例可通过药物治疗痊愈。只有对并发食管严重狭窄、瘘、穿孔、大出血或合并食管肿瘤者，才予以积极手术。对食管瘘者，单纯药物治疗也可获得较好效果。对重复多次内镜活检阴性、高度怀疑结核、短期抗结核治疗效果不佳者，应考虑早期手术，目的是清除病灶、恢复消化道功能。术前应纠正患者贫血，改善一般状况，对确诊者还应强化抗结核2周以上。术前无论确诊与否，术后皆应采用标准化疗方案（含异烟肼、利福平、吡嗪酰胺）进行抗结核治疗并定期随访，疗程一般要求达1年。

（沙素梅）

第3节　巨细胞病毒感染

巨细胞病毒（cytomegalovirus，CMV）是属于疱疹病毒科的DNA病毒，可通过胎盘、接触、注射、输血、呼吸、性交或器官移植等途径感染。人类一旦发生CMV感染，常终身携带病毒。当免疫功能正常时往往无症状，病毒潜伏持续存在。当免疫功能不成熟或缺陷时，潜伏病毒重新激活或新的CMV毒株感染可引起病毒大量繁殖，导致损伤和疾病。

一、病因及发病机制

CMV的消化道感染很少见，CMV相关食管炎是除结肠炎以外第二大常见的 CMV 消化道感染疾病。很少有 CMV 食管炎影响免疫活性个体的病例报道，通常发生在有免疫缺陷的患者，例如有 HIV 感染、器官移植史、长期透析史、长期服用免疫抑制剂等。有研究认为，CMV 感染常发生于 CD4+T 细胞计数＜100/μL 的患者，因此 CMV 感染也是 HIV 患者最常见的机会病毒感染。免疫功能低下者患病，可能是潜伏病毒的重新激活、新获得的感染或新毒株的再次感染引起的。在诊断某些患者时可发现并发的其他胃肠道疾病或视网膜病变，提示有病毒的再激活和播散。

二、病理组织学

CMV 引起的黏膜感染导致炎症和组织坏死、血管内皮受累，最终导致缺血性黏膜损伤。CMV 食管炎的病理表现主要为浆细胞、淋巴细胞以及单核巨噬细胞等在内的细胞炎症反应。可通过标准苏木精-伊红染色（HE 染色）或组织化学染色鉴定 CMV 包涵体来进行组织病理学的确诊，其特征性的病理改变为受染细胞体积增大 3~4 倍，细胞质内首先出现嗜碱性包涵体，继之在细胞核内出现嗜酸性包涵体（图 8-8）。嗜酸性包涵体的周围有一透亮晕环与核膜分开，酷似"猫头鹰眼"，颇具特征性。

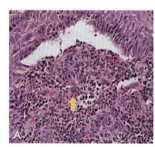
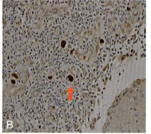

图 8-8　食管黏膜可见巨细胞病毒包涵体

（引自参考文献 20）

A. 苏木精-伊红染色（HE 染色）显示肉芽组织增生，可见体积增大的细胞（黄色箭头），×400；B. 食管黏膜溃疡处的包涵体（红色箭头）和内皮免疫组织化学染色，×400

三、临床表现

在健康成年人中，大多数原发性巨细胞病毒感染要么无症状，要么表现为轻度单核细胞增多症样综合征。巨细胞病毒性食管炎最常见的临床表现是吞咽疼痛，但很少有吞咽困难和烧心。可有胸骨后疼痛、恶心、呕吐和低热，有时可见以胃肠道出血为首发表现者，少数食管溃疡可发生穿孔。腹泻和腹痛提示存在小肠和结肠病变。部分患者视力改变，提示视网膜炎的存在。体格检查无特异性。并发的口咽部溃疡很少见，偶有鹅口疮。

四、诊断与鉴别诊断

（一）诊　断

钡餐造影征象包括广泛的颗粒状黏膜、浅表糜烂、不明确的浅表溃疡和（或）不规则黏膜皱襞增厚、深溃疡等。

内镜下典型表现为食管单发或多发边界清楚、浅或深的大小不等的溃疡。溃疡周边隆起，底部常不伴白苔，溃疡之间的黏膜通常是正常的，但有时难以与食管癌区分（图 8-9）。食管下段和中段为常见受累区。部分患者可合并反流性食管炎、Barrett 食管和食管念珠菌感染。

内镜下取材病理学检查可发现典型的 CMV 包涵体。可从活检组织分离病毒，接种到人的成纤维细胞内繁殖和分离，致细胞病变效应在 1 d 或数周后出现。经固定和 HE 染色后可观察到巨细胞，核内有内包涵体，核周晕圈及胞浆内嗜酸性包涵体，即"猫头鹰眼"征。由于 CMV 常感染成纤维细胞和内皮细胞，因此 CMV 包涵体易在溃疡基底被发现，故有观点认为活检组织标本应尽可能取自溃疡基底部，从而提高包涵体的检出率。但也有观点认为，活检组织应取自溃疡边界，可发现多核巨细胞或核内包涵体。

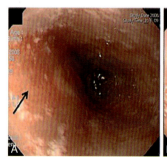
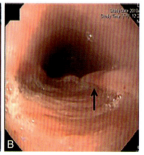

图 8-9　食管巨细胞病毒（CMV）感染的溃疡

（引自参考文献 20）

A. 表浅溃疡；B. 边界清晰的溃疡

活检组织 DNA 探针杂交已广泛应用于检测 CMV，其中以 32P 标记的探针敏感性最高。对某些标本来说，杂交方法可能比病毒分离更敏感。此外，聚合酶链式反应（polymerase chain reaction，PCR）由于其简单、快速、敏感等优点，目前已被广泛应用于 CMV 感染的诊断。

血清学检查有助于诊断，最常用的有补体结合试验（CFT）、间接免疫荧光试验（IIF）、酶免疫分析（EIA）、间接血凝试验（IHA）和放射免疫测定（RIA）等，以检测 CMV-IgG 和 IgM 抗体。

（二）鉴别诊断

艾滋病患者易伴发其他条件致病菌性食管炎，如念珠菌性食管炎通常表现为弥漫性斑块状病变和浅表糜烂，疱疹性食管炎常表现为正常黏膜上单发或多发小溃疡。

五、治 疗

巨细胞病毒食管炎可应用各种抗病毒制剂，常用的药物包括更昔洛韦、缬更昔洛韦和膦甲酸钠，疗程至少 3~6 周。此外，抗巨细胞病毒的免疫球蛋白制剂、干扰素及转移因子等治疗也有报道。受该疾病影响的患者大多数都有严重的免疫缺陷，因此这些药物并不能解决根本问题，治疗只能抑制病毒复制，但不能消除感染。巨细胞病毒感染的食管疾病预后不良，复发风险高，1 年发病率和死亡率高。有报道发现膦甲酸钠对艾滋病患者的 CMV 食管炎有较好的疗效，用法为先以 20 mg/kg 静脉注射冲击，20 min 内完成，然后每 24 h 根据患者肾功能采用 28.3~273.6 mg/kg 持续静脉滴注，总疗程 2 周。

（沙素梅）

第 4 节　食管美丽筒线虫病

美丽筒线虫（gongylonemiasis pulchrum）属于线虫纲（Nematoda），尾感器亚纲（Phasmidia），旋尾目（Spirurida），吸吮科（Thelaziidae），筒线属（Gongylonema）。美丽筒线虫成虫主要寄生于羊、牛、猪、熊、猴的口腔和食管黏膜或黏膜下层，偶可寄生于人体，引起人体美丽筒线虫病。美丽筒线虫病是一种寄生于反刍动物及其他哺乳类动物的人兽共患寄生虫病。

一、病因及发病机制

本寄生虫病呈世界性分布，人体寄生的最早病例是由 Leidy（1850 年）在美国费城及 Pane（1864 年）在意大利分别发现的，此后世界各地陆续有散在的病例报道。我国自 1955 年在河南发现第 1 例患者后，迄今已报道百余例，主要散见于长江以北地区。卫生条件差和不良饮食习惯是造成本病感染的主要原因。

美丽筒线虫生活史为间接发育型，反刍动物和人为本虫的终宿主。自然感染的终宿主有水牛、黄牛、印度牛、绵羊、山羊、马、骆驼、驴、鹿、猴、熊、家猪、豪猪等。本虫的发育过程需要昆虫中间宿主，其中间宿主广泛，主要是粪甲虫和蜚蠊。美丽筒线虫的生活过程为：动物宿主体内的雌虫产出虫卵，经消化道随粪便排出；中间宿主（如鞘翅目的金龟子科、天牛科多种甲虫和蜚蠊目的蟑螂等）吞食此虫卵后，卵内幼虫在昆虫消化道内孵出，穿过消化道进入昆虫体腔，发育成囊状体，即感染期幼虫；人或其他哺乳动物吞食此类含有感染期幼虫的昆虫后，幼虫即破囊而出，侵入胃或十二指肠黏膜，再向上潜行至食管、咽或口腔等黏膜内寄生。

我国报道的散发病例以北方地区居多，多为从事农业劳动的青壮年，人体感染与卫生条件和饮食习惯有关。生食或半生食含有感染性幼虫的中间宿主昆虫是常见的感染方式，如烤吃或炒吃蝗虫、螳螂、甲虫等。另外，昆虫宿主崩解逸出的感染期幼虫亦具有感染性，可造成水源或食物的污染。本虫还可寄生于人体阴道黏膜内，一些农村、山区水资源缺乏地区生活卫生条件较差且有盆浴习惯者易感染阴道美丽筒线虫病。自吞食囊状体到发育为成虫约需要2个月。成虫在人体寄生期多为1年左右，也可长达10年。

二、病理组织学

美丽筒线虫雌雄异体，成虫细长，呈乳白色，如丝状，显微镜下观察其体表有纤细横纹。虫体前端表皮有明显纵行排列的许多大小不等、形状各异、数目不同的花缘状表皮突，距头端0.1~0.2 mm处两侧各有一个颈乳突，其后有呈分节状的侧翼，一直延展到后端表皮突终止处。雄虫长21.5~62 mm，宽0.1~0.36 mm。尾部有明显的尾翼，左右不对称，左翼较长，肛门前后均有带蒂乳突，交合刺两根。雌虫长32~150 mm，宽0.2~0.53 mm，尾端不对称，呈钝锥状，略向腹侧弯曲，阴门位于肛门前方不远处，阴道甚长，子宫粗大，充满大量虫卵。

三、临床表现

美丽筒线虫病为散发病例，目前我国已有报道的患者年龄6~62岁，主要感染者为青壮年。人体内的寄生虫数一般为1~3条，最多者可达10余条。感染该病的患者可出现轻重不等的症状，这与虫体的寄生部位有关。虫体可在黏膜及黏膜下层自由移动，因此美丽筒线虫成虫对人体的损害主要是虫体移行，以及寄生时对局部的刺激所致，临床上一般很少出现消化、吸收不良或营养不良的症状和体征。若虫体寄生在舌下、面颊、牙龈等处，症状多轻，表现为痒感、异物爬行感、轻微疼痛、唾液增多、食欲不振；寄生于咽喉部可引起恶心、咳嗽、咽喉红肿；寄生于食管黏膜处时症状较为严重，患者可出现呕血、胸痛、舌头麻木及僵直、不能说话等症状；寄生于女性阴道黏膜处时，会引起白带增多、瘙痒或伴有异物蠕动感；有的患者可出现精神烦躁、失眠、恐惧等精神症状。

四、诊断与鉴别诊断

以查见成虫为诊断依据。美丽筒线虫虫体的寄生部位不固定，移动速度较快，常寄生于哺乳类动物（特别是反刍类动物）的口腔与食管黏膜和黏膜下层，口腔黏膜有异物移动感时应怀疑为本病。

在胃镜下可见食管黏膜下白色线状隆起，呈"波浪状"排列。在胃镜检查时使用活检钳可沿虫体一端夹破黏膜后将虫体完整取出（图8-10）。部分患者可因胸痛、呕血等主诉就诊，建议临床工作者遇到类似患者可行胃镜检查，检查时应注意食道黏膜下的变化，以便发现或排除食管美丽筒线虫寄生。

显微镜下可观察到虫体做明显的伸缩运动和扭转运动，可在体表见明显的纤细横纹，前端可见大小不等、形状不同的呈纵行排列的角质突。HE染色显微镜下观察可见虫体头端表皮有成行排列的花缘状表皮突，其后有波浪状侧翼。

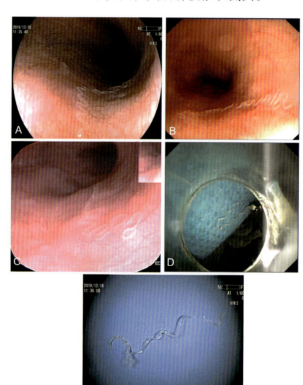

图8-10 食管美丽筒线虫病的胃镜下所见

A、B、C.食管黏膜下可见白色线状"波浪状"隆起；D.用活检钳沿虫体一端夹破黏膜后将虫体取出，虫体呈乳白色线状；E.经检验科鉴定为美丽筒线虫（其中图B、C、D由陕西省富平县医院陈万军医生提供）

五、治 疗

由于美丽筒线虫属于组织内线虫，可在消化道、肺、横膈、气管等组织、器官内穿行，对人体具有一定的危害性。目前对于该病的治疗尚无特效药，治疗主要为挑破寄生部位黏膜将虫体取出，应用消毒液漱口，局部涂龙胆紫，症状即可自行消失，一般预后良好。因感染该虫患者多症状较轻容易忽略诊治，而有学者认为该虫反复刺激寄生部位可引起该处癌变，所以对其预防不能忽视。预防该虫感染的主要措施包括注意个人卫生，不饮生水，改变食用凉拌菜习惯，同时消除和禁食蜚蠊等昆虫。

（沙素梅）

参考文献

[1] Pappas PG, Kauffman CA, Andes DR, et al. Clinical Practice Guideline for the Management of Candidiasis: 2016 Update by the Infectious Diseases Society of America. Clin Infect Dis, 2016,62(4):e1-50.

[2] Ogiso H, Adachi S, Mabuchi M, et al. Risk factors for the development of esophageal candidiasis among patients in community hospital. Sci Rep, 2021, 11(1):20663.

[3] Mushi MF, Ngeta N, Mirambo MM, et al. Predictors of esophageal candidiasis among patients attending endoscopy unit in a tertiary hospital, Tanzania: a retrospective cross-sectional study. Afr Health Sci, 2018, 18(1):66-71.

[4] Kondo T, Terada K. Candida Esophagitis. N Engl J Med, 2017, 376(16):1574.

[5] Adesiyun O, Adeoye P O, Ofoegbu C K P, et al.Candida esophagitis: Feathery appearance as a new sign on barium esophagogram.West African Journal of Radiology, 2015, 22(2):110.

[6] Kodsi BE,Wickrermesinghe PC,Kozinn PJ,et al. Candida esophagitis: a prospective study of 27 cases. Gastroenterology, 1976, 71:715-719.

[7] Mohamed AA, Lu XL, Mounmin FA. Diagnosis and Treatment of Esophageal Candidiasis: Current Updates. Can J Gastroenterol Hepatol, 2019, 2019:3585136.

[8] Panarelli NC. Other Forms of Esophagitis: It Is Not Gastroesophageal Reflux Disease, So Now What Do I Do? Surg Pathol Clin, 2017, 10(4):765-779.

[9] Peixoto PC, Ministro PS, Sadio AD, et al. Esophageal tuberculosis: an unusual cause of dysphagia. Gastrointest Endosc, 2009, 69(6):1173-1176.

[10] 唐楠, 程中华, 冯珍. 内镜诊断原发性食管结核一例. 上海医学, 2022,45(02):71-73.DOI:10.19842/j.cnki.issn.0253-9934.2022.02.002.

[11] 方高潮, 李春艳. 消化道结核33例临床分析. 医学理论与实践, 2021, 34(17):3115-3116.DOI:10.19381/j.issn.1001-7585.2021.17.089.

[12] Birda CL, Kumar A, Gupta P, et al. Oesophageal Tuberculosis: A Systematic Review Focusing on Clinical Management. Dysphagia, 2022, 37(4):973-987.

[13] Ye T, Zong Y, Zhao G, et al. Role of Endoscopy in Esophageal Tuberculosis: A Narrative Review. J Clin Med, 2022, 11(23):7009.

[14] Tang Y, Shi W, Sun X, et al. Endoscopic ultrasound in diagnosis of esophageal tuberculosis: 10-year experience at a tertiary care center. Dis Esophagus, 2017, 30(8):1-6.

[15] Xiong J, Guo W, Guo Y, et al. Clinical and endoscopic features of esophageal tuberculosis: a 20-year retrospective study. Scand J Gastroenterol, 2020 ,55(10):1200-1204.

[16] 李园, 刘霆. 食管结核1例诊治体会并文献复习. 中国普通外科杂志, 2021, 30(02):236-240.

[17] Muntean PE. Enteroclysis in gastrointestinal tuberculosis:an overview. AdvRespir Med, 2021, 89(4):468.

[18] Hoversten P, Kamboj AK, Wu TT,et al. Risk Factors, Endoscopic Features, and Clinical Outcomes of Cytomegalovirus Esophagitis Based on a 10-year Analysis at a Single Center. Clin Gastroenterol Hepatol, 2020, 18(3):736-738.

[19] Li L, Chakinala RC. Cytomegalovirus Esophagitis// StatPearls [Internet]. Treasure Island (FL): StatPearls , 2023.

[20] Wang HW, Kuo CJ, Lin WR, et al. The clinical characteristics and manifestations of cytomegalovirus esophagitis. Dis Esophagus, 2016, 29(4):392-399.

[21] 刘晓波, 李胜保. 食管溃疡诊治进展. 新乡医学院学报, 2021, 38(12):1193-1199.

[22] Marques S, Carmo J, Pinto D,et al. Cytomegalovirus Disease of the Upper Gastrointestinal Tract: A 10-Year Retrospective Study. GE Port J Gastroenterol, 2017, 24(6):262-268.

[23] Yeh PJ, Wu RC, Chen CM,et al. Risk Factors,

Clinical and Endoscopic Features, and Clinical Outcomes in Patients with Cytomegalovirus Esophagitis. J Clin Med, 2022, 11(6):1583.

[24] Umemoto K, Kojima Y, Nagata N, et al. Cytomegalovirus esophagitis developing during chemoradiotherapy for esophageal cancer: two case reports. J Med Case Rep, 2016, 10(1):259.

[25] 李雍龙. 人体寄生虫学. 北京: 人民卫生出版社, 1979.

[26] 陈宝兴. 现代人体寄生虫病学. 北京：人民军医出版社. 2003.

[27] 苏寿泜, 董民声, 杨平. 人体美丽筒线虫病一例的临床研究报告. 中华医学杂志 1955, 41（2）：150-152.

[28] 颜晓丽. 人体食管寄生美丽筒线虫 1 例. 中国血吸虫病防治杂志, 2017, 29(1):1.DOI:10.16250/j.32.1374.2016147.

[29] 唐雪荣, 达能太, 王尚礼, 等. 牛美丽筒线虫的防治建议 // 中国畜牧兽医学会学术年会——中国兽医临床大会, 2010.

第9章 其他病因食管炎

第1节 药物性食管炎

药物性食管炎（drug-induced esophagitis）指口服某些药物，由于多种原因造成药物在食管内停留，药物与食管黏膜直接接触时间过长引起的食管炎症。表现为接触部位食管黏膜局部充血、水肿、糜烂、溃疡。药物诱导的食管炎是自限性的，但如果持续存在，则会导致严重溃疡、狭窄，甚至穿孔等并发症。胃食管反流病可加重药物性食管炎。

一、病因及发病机制

可以引起食管炎的药物，据文献报道约有70种，主要有抗生素（如四环素、多西环素、盐酸克林霉素、阿莫西林、乙酰螺旋霉素等）、非甾体抗炎药（如阿司匹林、吲哚美辛及环氧合酶-2抑制剂塞来考昔等）、硫酸亚铁、氯化钾缓释片、奎尼丁、色甘酸钠、洋地黄苷、维生素C、氟尿嘧啶等，尤其以片剂和胶囊制剂易于引起。引起药物性食管炎的机制主要与以下因素有关。

（一）药物因素

（1）药物酸度过高、渗透压过高或具有细胞毒性作用，直接作用于食管黏膜造成损伤。

（2）药片或胶囊过大，停留于食管生理狭窄处，物理压迫造成局部黏膜缺血形成溃疡。

（二）患者因素

（1）服药方式不当。任何药物都可能导致药物性食管炎，损伤机制与患者某些因素相关，如服药干吞不喝水、仰卧位或临睡前服药。其他与患者相关的因素包括唾液分泌减少，这可能是由于摄入抗胆碱能药或干燥综合征等其他疾病引起。多项临床研究证实，服药时体位对药物在食管停留时间有明显影响，站立位服药时，药物在食管停留时间最短，而卧位服药可使药物在食管内停留时间延长，药物在食管停留时间长易造成食管损伤。

（2）食管运动功能障碍（食管蠕动减弱、食管痉挛等）、食管狭窄（包括生理狭窄、主动脉迂曲和心脏肥大压迫）等原因，使药物通过障碍，从而造成药物在食管内停留时间延长。

二、流行病学

瑞典对医疗机构70万名患者进行的为期4年的调查研究结果显示，药物性食管炎的发病率约为每年3.9例/10万人。药物性食管炎在女性和老年患者中更常见。该病在使用胶囊形式药物的患者中也很常见。美国每年有10 000例病例，其他数据估计，儿科人群中有20多例病例，其中，患有药物性食管炎的最小儿童为3岁。

三、病理组织学

病变处活检多为炎症性改变，或有溃疡、坏死组织，重点在排除肿瘤。

四、临床表现

有服药病史，常在服药数小时至10 d内出现症状，主要表现为吞咽不适或胸骨后疼痛、烧心、阻塞感，或吞咽困难、恶心呕吐、呕血或黑便等，症状可持续数天或数周。各年龄段均可见，以老年人多见，因老年人患病机会多，常伴食管运动功能障碍之故。有吞咽困难、胸骨后疼痛、吞咽疼痛和呕吐症状的儿童，如果最近有任何用药史，应怀疑其为药物诱导性食管炎。服用胶囊或片剂的儿童可能会发生药物诱导的食管炎。睡前饮水不足和睡前给药通常是与儿童相关的危险因素。严重并发症在患有药物性食管炎的儿童中很少见，但发病率和死亡率与铁和钾制剂有关。

五、诊断与鉴别诊断

（一）诊　断

注意询问服药史、服药方法（服药时患者体位、是否用水冲服），结合出现的症状有助于考虑药物性食管炎的诊断，但确诊主要依靠胃镜检查。本病胃镜下特点：病变多见于中、下段，食管局部黏膜有红斑、糜烂、溃疡，病变界限清楚，多为圆形或椭圆形浅溃疡，也有条状糜烂或溃疡，可单发或多发，周围黏膜正常（图9-1），有的还可发现食管腔内仍有药物残渣。活检为炎症、溃疡，无肿瘤细胞。

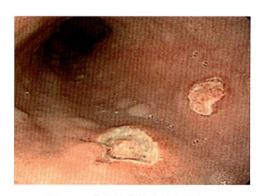

图9-1　药物性食管炎的内镜所见
（引自参考文献1）

（二）鉴别诊断

需与肿瘤及其他少见病如结核引起的溃疡相鉴别，一般药物性溃疡好发于第2狭窄部及中下段食管，有服药病史、活检送病理学检查有助于鉴别。

六、治　疗

一经确诊，应停服有关药物或改换剂型，避免食用刺激性食物，如高温、低温或酸性食物。应用黏膜保护剂如硫糖铝混悬液、蒙脱石等，也可应用抑酸药，因为胃酸反流可能进一步加重食管损伤。大多经7~10 d症状好转，3~4周溃疡愈合。对于吞咽困难的患者，可以考虑短时间的肠外营养，但通常不需要。

为防止药物性食管炎的发生，服药时应充分饮水，并避免仰卧或睡前服药。有研究指出，服药时饮100 mL以上的水，并至少站立90 s可减少药物性食管炎的发生；也有人推荐如睡前服药至少应在卧床前2 h服用，并饮水100 mL以上。对病情不允许坐、立位的卧床患者，服药时可升高床头或垫高枕头增加倾斜度，并多饮水以加速药物通过食管。

（仝晓静）

第2节　放射性食管炎

放射性食管炎（radiation-induced esophagitis）是食管受到放射性损伤而产生的非特异性炎性反应。多见于食管癌、胸部及头颈部恶性肿瘤放疗后，是一种继发症，通常是自限性的。若治疗不及时，可能出现食管溃疡、狭窄和出血等并发症。

一、病因及发病机制

放射性物质所释放出的射线对机体产生电离作用，产生大量氧自由基，而氧自由基过多可攻击细胞膜的脂肪酸、蛋白质和核酸，引起细胞膜流动性降低、通透性增加、线粒体肿胀、溶酶体破坏及溶酶体酶的释放，使细胞和组织遭到损伤、破坏。食管是一个长管状的器官，居于胸部中线位置，其鳞状上皮对放射性物质比较敏感，因此在胸部恶性肿瘤的放射治疗中容易受到伤害。研究报道，在肺癌、乳腺癌、食管癌或纵隔淋巴瘤放射治疗的患者中放射性食管炎的发生率达42%。放射性食管炎的发生与照射剂量有关，剂量达30 Gy时，患者出现吞咽疼痛和吞咽困难，当剂量超过60 Gy时，食管狭窄的发生率高达15%。此外，研究显示化疗与放疗联合治疗与单一放疗相比，发生放射性食管炎的风险更高。

二、病理组织学

放疗开始1~2周，食管黏膜和黏膜下组织充血、水肿，3~4周后食管黏膜上皮细胞逐渐发生坏死脱落，形成点状溃疡，且随剂量增加溃疡加深加大。严重者可发生穿孔，导致食管气管瘘或食管纵隔瘘。放疗结束后黏膜基底残存的细胞逐渐开始再生，黏膜糜烂、溃疡逐渐愈合。放疗结束6个月以后，血管和结缔组织发生迟发性改变，食管黏膜逐渐萎缩，管壁肌肉和结缔组织纤维化，食管壁变僵硬或引起管腔狭窄，此时黏膜表面光滑。

三、临床表现

有症状的放射性食管炎很少见，只有不到1%的患者在接受放疗的过程中出现症状。症状常在最初2个月内出现，通常为非特异性症状，如吞咽困难和吞咽疼痛。患者常因上述症状而惧怕进食，造成营养不良，甚至需终止放疗。严重病例可出现食管穿孔、食管气管瘘。当联合化疗时，如阿霉素、柔红霉素、博来霉素、环磷酰胺、长春新碱或放线菌素，尤其容易发生此类并发症。

根据2017年美国国家癌症研究所（National Cancer Institute，NCI）的通用不良事件术语标准（Common Terminology Criteria Adverse Events，CTCAE）5.0版，RE严重程度可分为5级。0级：无症状；1级：无症状，仅为临床或诊断所见，无需治疗；2级：有症状，进食/吞咽改变；需要经口补充营养；3级：进食/吞咽重度改变，需要鼻饲，全胃肠外营养或住院治疗；4级：危及生命，需要紧急手术治疗；5级：死亡。此外，亦可以采用1995年放射治疗肿瘤学组（Radiation Therapy Oncology Group，RTOG）的毒性标准和欧洲癌症研究和治疗组织（European Organization for Research and Treatment of Cancer，EORTC）的毒性标准，对RE的严重程度进行分级。不同分级标准之间并无明显差别，根据患者的实际情况可选择相应的分级标准。

四、诊断与鉴别诊断

（一）诊　断

放射性食管炎的诊断应结合放射性照射史及出现的症状（如吞咽后胸骨后不适或疼痛、吞咽困难等），一般容易确诊。食管钡透可见食管壁伸展不良、轮廓不整，有时可见钡斑，重者可见食管狭窄，食管气管瘘等表现。内镜检查轻者仅见食管黏膜发红、血管模糊，重者有糜烂、黏膜剥脱、溃疡形成，远期有食管壁增厚和食管狭窄。根据Fukui急性放射性食管炎（Fukui acute radiation esophagitis，FARE）分级标准做以下内镜分级：1级，正常食管黏膜或伴有红斑的黏膜；2级，黏膜糜烂或接触性出血；3级，黏膜有浅溃疡，少量自发性出血（轻微）；4级，黏膜有深溃疡、自发性出血（广泛）、狭窄（完全阻塞）；5级，穿孔，瘘管，自发性出血（图9-2）。

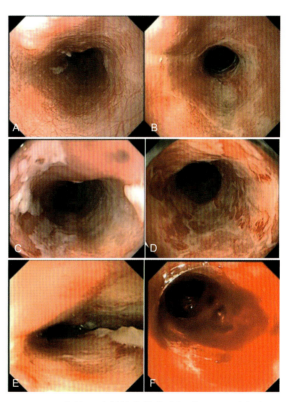

图9-2　内镜下放射性食管炎分级（FARE分级）

（引自参考文献8）

A. 1级：黏膜伴红斑；B. 2级：黏膜糜烂；C、D. 3级：黏膜有浅溃疡和轻微自发性出血；E、F. 4级：黏膜有深溃疡和大面积自发性出血

（二）鉴别诊断

主要与巨细胞病毒感染所致的食管炎、真菌性食管炎、化脓性食管炎及食管结核等相鉴别。

五、治　疗

目前放射性食管炎主要采用个体化的对症综合治疗。

（1）营养支持治疗。进行放疗的肿瘤患者大多营养状况差，为保证放疗期间维持必要的能量，应鼓励患者摄取高蛋白、高热量、高维生素、易消化的食物，以进软食、半流食、流食为宜。对于体重减轻或发育不良的患者，可能需要营养管或肠外营养。

（2）西药治疗。①止痛：吞咽疼痛可给予利多卡因及碳酸氢钠，或庆大霉素，或维生素B_{12}为主配方的自制口服溶液，配合口服镇痛药物。②抗炎：地塞米松可减轻食管炎症，促进组织修复。③黏膜保护剂：如蒙脱石散、重组人表皮生长因子、硫糖铝混悬液等在食管表面形成一层薄膜，促进溃疡愈合的同时抵抗胃酸的侵袭。④促进黏膜愈合：一些细胞因子，如粒细胞-巨噬细胞集落刺激因子对放射性食管炎黏膜愈合有潜在的促进作用。⑤质子泵抑制剂：由于食管炎患者的食管下括约肌压力降低，使用质子泵抑制剂抑制胃酸分泌，防止反流加重食管黏膜损伤。碳酸氢钠也可以治疗反流，同时预防白念珠菌重叠感染。⑥促胃肠动力药：对于合并蠕动功能障碍的患者，可以使用此类药物，如甲氧氯普胺。

（3）内镜治疗。当并发食管狭窄时，可行内镜下扩张术或支架置入术。对于出血的患者，可采用氩等离子体凝固术或射频消融术进行内镜下止血。

（4）中药治疗。采用辨证论治、中西医结合、专病专方、中药注射液及穴位贴敷等方法能降低放射性食管炎的发生率，改善临床症状及患者生活质量。文献报道，白牡丹根口服液、加味竹叶石膏汤等对防治放射性食管炎可能有一定的效果。

（5）其他治疗。需注意患者心理护理，耐心解释放疗过程、作用及可能发生的反应，使患者消除恐惧、紧张心理，愉快接受和完成治疗。

（仝晓静）

第3节 嗜酸细胞性食管炎

嗜酸细胞性食管炎（eosinophilic esophagitis，EoE）是一种慢性过敏原介导的免疫炎症性食管疾病，临床上主要以食管运动功能障碍为特征，如吞咽困难、呕吐、食物嵌顿、反酸等。病理组织学特点是食管嗜酸性粒细胞增多浸润，可累及食管全层。疾病进展至后期易导致食管狭窄。近年来，嗜酸细胞性食管炎发病率逐年升高，男性发病率是女性的3倍，已逐渐成为青年人慢性吞咽困难的主要病因。

一、病因及发病机制

过敏原对嗜酸细胞性食管炎的发病十分重要，50%~60%的EoE患者有过敏史。日常生活中应该避免摄入致敏食物，这样可以显著改善症状和病理学。目前嗜酸细胞性食管炎发病机制仍不明确，与遗传因素、环境因素、宿主免疫因素有关。研究表明嗜酸细胞性食管炎由2型辅助性T细胞（Th2）主导，产生一系列细胞活化因子从而诱导炎症的发生。近年来，全基因RNA组学研究分析，与正常者相比，嗜酸细胞性食管炎患者中，一些小分子RNA如微RNA（miRNA）-21等表达升高。还有研究表明，嗜酸性粒细胞趋化因子3受体的表达也会升高，其表达水平与EoE的病情严重程度呈正相关。

二、病理组织学

EoE患者的组织学特征是嗜酸性粒细胞增多浸润。EoE患者食管黏膜中的嗜酸性粒细胞成斑片状分布，以食管近端1/3及远端1/3的数量相对较多。因此指南建议多点活检，可以选择在食管近端或远端各取2~4块黏膜标本，或者对于内镜表现异常的食管，为了排除嗜酸细胞性胃肠炎，需同时在十二指肠和胃黏膜处取得活检标本。目前各指南推荐病理组织学诊断标准为免疫组织切片中嗜酸性粒细胞计数≥15个/每高倍镜视野，并且局限于食管。除嗜酸性粒细胞增多浸润外，镜下还可表现为嗜酸性粒细胞微脓肿、基底层细胞增生、上皮固有层纤维化等表现（图9-3）。

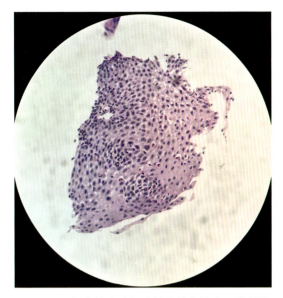

图9-3 1例食管嗜酸细胞性食管炎的病理学所见

可见食管鳞状上皮中有散在嗜酸性粒细胞浸润，15个/每高倍镜视野（×400）

三、临床表现

成人和儿童EoE患者的临床表现不同。成人最常见的临床表现为吞咽困难，其次也可表现为食物嵌顿、呕吐，以及类似胃食管反流病的相关症状（如反酸、烧心）等。儿童常随着年龄而变化，通常表现为喂养困难、呕吐、发育迟缓以及腹痛等。

四、诊断与鉴别诊断

（一）诊　断

1. 内镜下表现

成人EoE最常见的内镜下表现为纵行裂隙，也有称犁状沟样改变，其次还表现为多层食管黏膜环、白色斑片、食管狭窄等。有报告认为履带征是EoE的内镜特征性所见，表现为纵沟之间有黏膜颗粒状改变（图9-4）。Hirano等人提出内镜参考评分系统（EREFS）对嗜酸细胞性食管炎镜下表现进行评估：黏膜水肿（0~1分），食管环（0~3分），渗出（0~2分），纵行裂隙（0~1分）以及狭窄（0~1分）。EoE患者内镜下表现缺乏特异性，因此不能单纯依靠内镜下表现确诊EoE

（图9-4）。

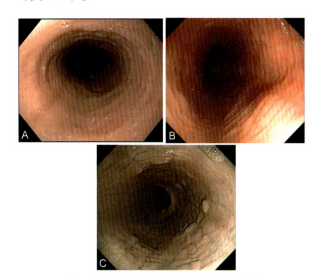

图9-4 嗜酸细胞性食管炎内镜下表现

（图A引自参考文献12）

A. 显示黏膜环和纵行裂隙；B、C. 履带征

2. 其他检查

影像学检查对EoE诊断不敏感，消化道造影可以观察到食管狭窄或食管环。外周血检查显示部分EoE患者血常规中的嗜酸性粒细胞计数升高，血清免疫球蛋白（IgE）水平增高。但目前缺乏特异性分子标志物诊断EoE及评估疾病活动程度。

3. 诊断标准

2018年关于嗜酸细胞性食管炎的最新国际共识诊断标准包括：①有食管功能障碍相关的症状；②伴随特异性疾病；③内镜下有食管环、沟槽、渗出物、管腔狭窄、黏膜脆性以及黏膜裂隙等表现；④病理组织学提示食管活检标本中嗜酸性粒细胞计数≥15个/每高倍镜视野；⑤嗜酸性粒细胞增多局限于食管；⑥排除EoE以外的可能导致嗜酸性粒细胞浸润的疾病。

（二）鉴别诊断

需要与EoE临床表现或组织学表现类似的疾病相鉴别。

1. 引起食管嗜酸性粒细胞增多的疾病

常见能引起食管嗜酸性粒细胞增多的疾病有感染（寄生虫、真菌等）、嗜酸性粒细胞增多症、嗜酸粒细胞性胃肠炎，以及其他系统引起的嗜酸性粒细胞增多。通常需要综合临床表现、内镜、病理结果等进行鉴别。

2. 胃食管反流病

胃食管反流病与 EoE 较难鉴别。部分 EoE 患者对抑酸药治疗有反应，经过大剂量抑酸药治疗后，EoE 患者的临床症状以及食管嗜酸性粒细胞浸润会有所缓解。最近研究表明，EoE 患者可能同时伴有胃食管反流病，所以两者鉴别仍需结合内镜表现及病理结果。

五、治 疗

目前嗜酸细胞性食管炎需要综合治疗，主要包括饮食治疗、药物治疗、食管扩张等治疗，可以简称为"3D 疗法"。治疗目标主要是通过饮食避免过敏原接触，药物控制炎症以及缓解症状，当食管狭窄时可通过内镜下扩张改善症状。

（一）饮食治疗

过敏原是嗜酸细胞性食管炎的重要致病因素，饮食疗法是其治疗的一线疗法，主要包括元素饮食和剔除饮食疗法。元素饮食配方是指剔除食物抗原蛋白，再配以氨基酸、碳水化合物以及脂肪。此方法可以使患者的临床症状以及组织学明显缓解，有效率高，但因其配方食物通常需要通过鼻饲或营养管喂养，患者临床耐受性差，花费大，难以长期维持。

剔除饮食疗法包括经验性消除饮食和食物过敏原测试指导的消除饮食。经验性消除饮食一般有 6 种剔除饮食疗法（six-food elimination diet, SFED）和 4 种剔除饮食疗法（four-food elimination diet, FFED），其中 SFED 应避免摄入鸡蛋、牛奶、小麦、花生或坚果、大豆、海鱼、海鲜，FFED 应避免摄入鸡蛋、牛奶、小麦、大豆。应用 SFED 炎症缓解率高于 FFED，但患者对 SFED 的依从性较差，难以维持，而 FFED 对于食物限制减少，故患者可以较长时间维持。剔除饮食疗法 2 个月后需复查内镜，若改善，可在饮食中逐渐添加已剔除的食物。添加食物后 8 周应再次复查内镜，若疾病复发，则永久禁食该食物。还有通过食物过敏原测试，根据结果进行饮食消除。

（二）药物治疗

目前抑酸药和糖皮质激素也是治疗 EoE 的一线疗法。可以先进行经验性抑酸药治疗，中等剂量维持 8 周，若症状和组织学改善，则可诊断抑酸药反应性嗜酸细胞性食管炎。若 EoE 对抑酸药无应答，可考虑糖皮质激素和饮食疗法。糖皮质激素可以抑制炎症，促进上皮修复，能够显著改善症状以及组织学特征。目前推荐局部使用糖皮质激素，常用的糖皮质激素有布地奈德、丙酸氟替卡松、科索奈德等。然而，停用激素后，疾病易复发。

（三）扩张治疗

当药物以及饮食疗法仍不能缓解患者因食管狭窄而导致的吞咽困难或食物嵌顿时，可以在内镜下扩张食管改善症状，但需警惕内镜下扩张可能造成的食管黏膜撕裂、穿孔等风险。

（王婷）

第 4 节 食管克罗恩病

克罗恩病（Crohn disease, CD）是一种胃肠道的慢性、非特异性全壁层肉芽肿性炎症，口腔、咽部可见溃疡，会阴部亦可出现溃疡，并有胃肠道外表现。克罗恩病可累及食管，食管病变是整个克罗恩病的一部分，大多数伴发有广泛的胃肠道克罗恩病。

一、发病机制

克罗恩病病变呈节段性分布，可累及从口腔到肛门整个消化道的一段，或同时侵犯若干段。此病发病多以末端回肠及其邻近结肠为主，仅 17.5% 的患者以食管病变为首发表现，儿童食管病变多见，约占 40%。CD 病因迄今未明，CD 患者有家族史。CD 发病呈明显的种族差异和家族聚集性，这提示 CD 具有明显的遗传易感性。*NOD2/CARD15* 基因是人类 CD 的第一个易感基因，而最近的全基因组关联分析报道了 71 个 CD 相关的易感基因及位点。CD 症状通常包括腹痛、腹泻、发热和体重减轻。胃肠道以外的其他并发症可能包括贫血、皮疹、关节炎、眼睛发炎和疲倦。食管 CD 多伴有肠道 CD。

二、临床表现

急性期食管 CD 患者食管炎或食管溃疡常引起吞咽疼痛，疼痛多位于胸骨后，口腔、咽部可见溃疡，会阴部亦可出现溃疡。经皮质类固醇治疗可能使食管溃疡愈合。慢性期食管 CD 可导致吞咽困难和吞咽疼痛、恶心，患者常伴有食欲不振、倦怠、体重减轻，可伴有发热、关节痛、结节性红斑、贫血、口眼皮肤干燥综合征等胃肠道外表现。食管克罗恩病的并发症有食管梗阻、穿孔、瘘管形成、癌变、大出血等。

三、辅助检查

（一）实验室检查

血常规呈轻、中度贫血；白细胞计数一般正常，病情活动特别是存在并发症时可升高；血小板计数明显升高，且与炎症活动程度相关。病变活动时血沉增快，C 反应蛋白（CRP）及其他急性时相性反应物如 α_1 抗胰蛋白酶、α_1 抗糜蛋白酶、α_2 球蛋白、β_2 微球蛋白、血清淀粉样蛋白 A 等均可升高。血清学指标：血沉、CRP 增高，外周型抗中性粒细胞胞质抗体（pANCA），抗酿酒酵母菌抗体（ASCA），抗大肠杆菌膜外孔蛋白 C 抗体（anti-OmpC），抗细菌鞭毛蛋白抗体（anti-CBirl）等抗体阳性可协助诊断，特别是 ASCA 诊断特异度较高，但灵敏度较低。

（二）其他辅助检查

1. X 线检查

食管钡剂造影在食管克罗恩病的不同时期可有不同征象，其特征为典型的潜行性溃疡及管壁增厚，这些溃疡的表现与疱疹性食管炎中所见相似，即孤立的、散在的多处溃疡。

2. 内镜检查

食管 CD 多分布于食管中下段，食管黏膜表现为黏膜充血水肿，糜烂溃疡，假息肉形成或卵石样改变，可有食管壁僵硬、狭窄和梗阻等改变。病变类型交叉、重叠，多种形态并存，以节段性、跳跃式分布居多。内镜检查特征性表现：早期可呈阿弗他溃疡，后期溃疡多较深大，溃疡呈纵行（42.1%）、火山口样（36.8%）、鹅口疮样（24.6%）、环形（7%）。溃疡一般长 0.5~3.0 cm，宽 0.5~1.0 cm，深 0.1~0.5 cm，有些溃疡表面覆盖有坏死组织形成的膜，由于炎症侵袭食管黏膜下层，使其表面的黏膜层高低不平，溃疡底部覆盖白色纤维素，溃疡边缘呈红色。严重时受累食管壁因组织纤维化，增厚和狭窄而呈"花园浇水管"状。病变局部的食管黏膜可有不规则息肉样结节，呈"鹅卵石"样外观。纵行超声内镜提示食管全程增厚（图 9-5）。

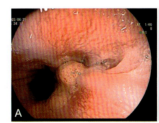
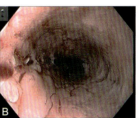
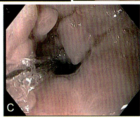

图 9-5 食管克罗恩病的内镜表现

（图 B、C 引自参考文献 18）

A. 纵行溃疡；B. 纵行溃疡；C. 溃疡旁可见结节样增生灶

3. 病理解剖学特征

所有部位的克罗恩病均具有相似的病理解剖学特征。大体标本所见，食管克罗恩病在大体标本上最为突出的特点是病变累及食管壁的全层，即病变过程呈透壁性，病变浸润肌层并导致受累食管黏膜层缺血性坏死，继而糜烂、脱落，形成浅表性溃疡。33%的病例在显微镜下可见典型的微小肉芽肿。如无肉芽肿性改变，则其他组织学改变如黏膜水肿、糜烂、溃疡形成、淋巴管扩张以及炎症等表现，可作为食管克罗恩病的诊断依据。镜下所见，食管克罗恩病最显著的组织学改变亦为非干酪性上皮样肉芽肿。这种肉芽肿由上皮样组织细胞聚集而成，可伴有朗汉斯多核巨细胞，其边缘有淋巴细胞环绕，中心无干酪性坏死；可见于管壁全层，但以黏膜下层最多见。其镜下特点为：病变呈透壁性改变，表现为肉芽肿或微小肉芽肿形成，多位于食管黏膜下、外膜下、肌间隙和引流区的淋巴结中，约60%的病例具有这一特点。另外还表现为局灶性淋巴细胞聚集，黏膜下层明显增厚（组织水肿、淋巴管和血管扩张、淋巴组织增生所致）。

四、诊断与鉴别诊断

（一）诊断

少数食管克罗恩病患者无症状，往往经内镜或影像学检查才发现和进行进一步检查以确诊。对于有原因未明的吞咽疼痛、吞咽困难、胸骨后疼痛、恶心、呕吐、呕血症状的患者，一般均应进行常规的食管X线检查和内镜检查（包括经内镜活检病理组织学检查）。

（二）鉴别诊断

食管克罗恩病是一种肉芽肿性食管炎，如作为克罗恩病的一部分，与其他消化道炎症疾病容易鉴别；如单独存在，则较难鉴别，需与食管白塞病、嗜酸细胞性食管炎、真菌性食管炎和食管结核病进行鉴别诊断。文献中有食管癌与克罗恩病并存，以及食管克罗恩病癌变的报道。

（1）真菌性食管炎。真菌性食管炎是指食管感染以白念珠菌为主的真菌所致的炎症。白念珠菌一般情况下不会导致食管炎，当机体状况发生一定变化，如长期大量使用广谱抗菌药物、长期接受激素或抗肿瘤药物治疗、慢性病、营养不良、年老体弱致机体抵抗力低下等情况时，易继发真菌性食管炎。内镜下的典型表现为黏膜上皮被覆乳白色或黄白色假膜，假膜剥脱后则呈现充血水肿的黏膜面、糜烂面或局限性溃疡。食管涂片查霉菌有助于诊断。

（2）食管结核。食管结核包括原发性和继发性食管结核，很少见，占胃肠道结核的0.2%~1%，临床常见的是继发性食管结核。常见病因包括：吞咽带菌的痰液、由咽喉部结核直接蔓延、血液和淋巴的转移以及其他相邻组织的侵犯如纵隔淋巴结核和脊柱等。

食管结核诊断要点如下。临床表现无特异：表现为吞咽困难、胸骨后烧灼痛等；伴随症状：伴低热、盗汗等结核中毒症状，体重减轻。特殊病史：结核病史或其他部位结核证据。实验室检查：红细胞沉降率（ESR）、C反应蛋白（CRP）升高，结核菌素试验（PPD）强阳性，结核酶联免疫斑点试验（T-SPOT）阳性。内镜：典型肠结核多表现为环形溃疡，但食管溃疡很难见到典型的环形溃疡。食管结核多位于食管中段，部分位于食管下段，上段较少见。病变主要为隆起型和溃疡型，前者多见（76.9%）。在病变的发展过程中两种病变类型可相互转变。隆起型病变内镜下多表现为黏膜下肿物，表面可见溃疡或凹陷，部分病例的内镜下表面黏膜光滑、完整，需与食管间质瘤相鉴别。溃疡型病变有食管黏膜破溃，形成较小、底部较平坦的溃疡，部分溃疡可伴有颗粒样增生性改变，可有窦道形成。内镜下多次活检或活检深取溃疡底可提高阳性率，必要时可行碘染或淋巴结活检。超声内镜：表现为壁内占位或全层增厚，病变内部回声不均匀且边界不清楚，占位可浸润至壁外，常伴纵隔肿大钙化淋巴结。钡餐表现无特异性，可表现为食管充盈缺损、龛影、狭窄，黏膜紊乱、破坏等。CT提示食管壁增厚及纵隔淋巴结增大，可合并肺结核。病理检查：目前很难见到典型的干酪样坏死肉芽肿。即使是非干酪样肉芽肿也仅见于10%~30%的患者。抗酸染色、组织结核杆菌PCR及组织送结核培养有助于进一步诊断。诊断性抗结核治疗有效。

（3）食管白塞病。白塞病是一种原因不明的慢性复发性多系统损害性疾病，青壮年女性多见，主要的病理基础为血管炎，可累及全身大、中、小各级血管。10%~50%的白塞病可累及消化道，以末端回肠及回盲部多见，食管少见。近来的研究结果显示，白塞病患者伴食管溃疡报道的病例数增加，甚至可发生于无症状的患者。白塞病病程超过4年，累及胃肠道的可能性明显增加。

食管白塞病的诊断要点如下。临床表现各异：有吞咽梗阻、胸骨后疼痛不适感等，严重可导致溃疡穿孔，甚至大出血等并发症。伴随食管外表现：复发性口腔溃疡、生殖器溃疡和眼葡萄膜炎（口-眼-生殖器三联征）等；累及回盲部和结肠的患者可出现腹痛、便血。内镜下表现：溃疡单发或多发，或深或浅，大小不等，边缘充血，边界多较清楚，多呈圆形或椭圆形。溃疡过深和反复发作可并发消化道出血、穿孔或瘘管。病理：小血管炎，但黏膜活检很难取到典型改变。其他辅助检查：X线表现与非特异性溃疡相同。CT可见食管壁增厚，管腔狭窄。ESR增快、CRP增高，部分患者冷球蛋白阳性，血小板凝集功能增强，人类白细胞抗原-B51（HLA-B51）阳性率为57%~88%。若消化道多发阿弗他溃疡，临床有原因不明反复发作的口腔或生殖器溃疡者，应考虑白塞病的可能。

（4）嗜酸细胞性食管炎。EoE是一种以嗜酸性粒细胞浸润食管壁为特征的炎性疾病，好发于具有过敏体质或过敏相关家族史的儿童及青壮年。

EoE诊断要点如下。临床表现：无特异，可表现为吞咽困难、胃食管反流病样症状。内镜下表现：Kim等报道内镜表现为食管环44%，食管狭窄21%，线性裂隙48%，白斑或渗出27%，黏膜苍白、血管纹理减少41%，糜烂性食管炎17%。也有部分EoE患者并无明显的内镜下食管黏膜异常。单独以内镜下表现作为诊断标准的灵敏度为15%~48%。虽然任何1种表现都不能确诊EoE，但若出现多于1种以上的表现，则提示EoE的可能。病理：病理组织中嗜酸性粒细胞为15个/每高倍镜视野。其他：有多项研究表明，肥大细胞在EoE患者体内转录失调控大量表达，产生多种可促进嗜酸性粒细胞聚集及食管组织重塑的细胞因子，从而加重炎性反应。因此，肥大细胞可作为诊断及监测EoE的一项重要指标。同时，外周血嗜酸性粒细胞、IgE、皮肤过敏原试验也可协助诊断。抑酸治疗无效。

五、治　疗

治疗方法主要包括皮质类固醇、氨基水杨酸、免疫抑制药等药物的应用和营养支持治疗。

1. 药物治疗

（1）皮质类固醇。为中、重度患者活动期首选药。常用制剂为泼尼松或泼尼松龙。布地奈德是新型皮质类固醇制剂，抗炎作用强，为泼尼松龙的15倍。由于不良反应发生率低，故疗程可较前两者疗程长，尤为适于兼作维持治疗用药。

（2）免疫抑制药。包括硫唑嘌呤、巯嘌呤（6-巯基嘌呤）和氨甲蝶呤，作为特异性核糖核酸合成抑制剂，可抑制T细胞介导的免疫反应而起到抗炎作用。由于此类药物作用慢，一般用药3~6个月方起效，故主要用于：①经皮质类固醇等治疗无效者、长期依赖此类药物者，或出现严重不良反应者；②并发食管瘘或食管克罗恩病受累部位的病灶；③单用或与皮质类固醇制剂联合应用，作为维持治疗用药；④作为手术前后用药。

（3）氨基水杨酸类制剂。包括柳氮磺吡啶、美沙拉嗪（5-氨基水杨酸）、美沙拉秦（4-氨基水杨酸）。此类药物主要用于局限于小肠的克罗恩病，而且与泼尼松联用疗效并不优于单用泼尼松。鉴于此类药物疗效尚不确定，故很少用于治疗食管克罗恩病。

（4）生物制剂。在我国，越来越多的生物制剂相继被批准上市用于CD的治疗，这使得临床医生及患者有了更多的治疗选择。国内已获批上市的4种生物制剂（英夫利西单抗、阿达木单抗、乌司奴单抗、维得利珠单抗），英夫利西单抗（类克）是应用最早，使用最为广泛且临床经验较丰富的生物制剂，需要住院注射，已被列入医保；阿达木单抗是全人源，使用相对方便，可自行在家注射；维得利珠单抗对溃疡性结肠炎更有优势，CD患者有肠外表现者不太适用该生物制剂。

2. 对症及支持治疗

（1）抑酸药。为减轻食管炎症症状、促进溃疡愈合，治疗食管克罗恩病常联用抑酸药，如质子泵抑制剂或组胺H_2受体拮抗剂，以减少胃酸分泌和缓解胃食管酸反流。尤其是在应用皮质类固醇期间和合并有克罗恩病累及胃十二指肠者，联用抑酸药甚为有效。

（2）营养支持治疗。多数食管克罗恩病患者均有不同程度的营养不良，应及时补充少渣的要素饮食，进食困难、有食管瘘形成、不能保证热量需求者，应予全胃肠外营养。

（王深皓）

参考文献

[1] Grossi L, Ciccaglione AF, Marzio L. Esophagitis and its causes: Who is "guilty" when acid is found "not guilty"?World J Gastroenterol, 2017, 23(17):3011-3016.

[2] Saleem F, Sharma A. Drug Induced Esophagitis//StatPearls. Treasure Island (FL): StatPearls Publishing, 2022.

[3] Bordea MA, Pirvan A, Sarban C,et al. Pill-Induced Erosive Esophagitis in Children.Clujul Med, 2014, 87(1):15-18.

[4] Dağ MS, Öztürk ZA, Akın I, et al. Drug-induced esophageal ulcers: case series and the review of the literature.Turk J Gastroenterol, 2014, 25(2):180-184.

[5] Kim SH, Jeong JB, Kim JW, et al. Clinical and endoscopic characteristics of drug-induced esophagitis.World J Gastroenterol, 2014, 20(31):10994-10999.

[6] 杨从容，王军，袁双虎，等．放射性食管炎的预防与治疗临床实践指南．中华肿瘤防治杂志，2023, 30(6):324-332.

[7] Murro D, Jakate S. Radiation esophagitis. Arch Pathol Lab Med, 2015, 139(6):827-830.

[8] Hasatani K, Tamamura H, Yamamoto K, et al. Efficacy of Endoscopic Evaluation of Acute Radiation Esophagitis during Chemoradiotherapy with Proton Beam Therapy Boost for Esophageal Cancer. Digestion, 2020, 101(4):366-374.

[9] Cox JD,Stets J,Pajak TF,et al.Toxicity criteria of the radiation therapy oncology group (RTOG) and the European organization for research and treatment of cancer(EORTC). Int J Radiat Oncol Biol Phys, 1995, 31:1341-1346.

[10] Afifi A, Powerski M, Jechorek D, et al. Radiation-induced damage in the upper gastrointestinal tract: clinical presentation, diagnostic tests and treatment options.Best Pract Res Clin Gastroenterol, 2020, 48-49:101711.

[11] Marin FS, Hallit R, Coriat R, et al. Successful treatment of hemorrhagic radiation esophagitis with radiofrequency ablation. Endoscopy, 2022, 54(S 02):E830-E831.

[12] Reed CC, Dellon ES. Eosinophilic Esophagitis. Med Clin North Am, 2019, 103(1):29-42.

[13] Chen JW, Kao JY. Eosinophilic esophagitis: update on management and controversies.BMJ, 2017, 13, 359:j4482.

[14] Hirano I, Chan ES, Rank MA, et al. AGA Institute and the Joint Task Force on Allergy-Immunology Practice Parameters Clinical Guidelines for the Management of Eosinophilic Esophagitis. Gastroenterology, 2020, 158(6):1776-1786.

[15] Maki Ayaki1, Noriaki Manabe1, Jun Nakamura, et al. The "caterpillar sign": a novel endoscopic indicator of eosinophilic esophagitis. Esophagus, 2020.

[16] 李可敏，李景南．嗜酸性粒细胞性食管炎的诊断及治疗．中华内科杂志，2021, 60(1): 66-70.

[17] Hirano I, Moy N, Heckman MG, et al. Endoscopic assessment of the esophageal features of eosinophilic esophagitis:validation of a novel classification and grading system.Gut,2013, 62(4):489-495.

[18] De Felice, Kara M, Katzka, et al.Crohn's Disease of the Esophagus: Clinical Features and Treatment Outcomes in the Biologic Era. Inflamm Bowel Dis, 2015, 21(9):2106-2113.

[19] Betancur Salazar K, Mosquera-Klinger G. Crohn's disease with esophagogastroduodenal involvement. Rev Gastroenterol Mex (Engl Ed), 2020, 85(4):481-484.

[20] Vale Rodrigues R, Sladek M, Katsanos K, et al.ECCO CONFER investigators. Diagnosis and Outcome of Oesophageal Crohn's Disease. J Crohns Colitis, 2020, 14(5):624-629.

第10章 食管结构性异常

第1节 食管裂孔疝

食管裂孔疝（hiatal hernia，HH）是指由各种原因引起食管裂孔松弛扩大，导致部分胃组织或其他腹腔脏器经膈肌通过食管裂孔进入胸腔。HH是膈疝中最常见的一种，占90%以上，也是一种常见的消化系统疾病，多见于男性和老年患者。随着全球老龄化的加剧，HH的患病率也在上升。

一、病因及发病机制

大部分患者食管裂孔周围的结缔组织随年龄增加而松弛，在此基础上一些疾病引起腹压增高及食管收缩，从而使食管裂孔不断扩大，引起胃、部分大网膜、结肠等内脏通过食管裂孔进入胸腔，形成食管裂孔疝。少数患者由先天因素、横膈受损或医源性因素引起。先天因素有横膈脚发育不良、食管横膈韧带薄弱等，后天因素有腹压增高、肥胖、老年人、经产妇等。

二、病理组织学

正常情况下食管与胃连接部及胃在膈裂孔下，食管胃连接部与胃底形成的夹角（也称"His角"）为锐角，当胃的一部分经常通过横膈膜的裂孔进入胸腔时即为食管裂孔疝。食管裂孔疝分为4型。Ⅰ型为滑动型（可回复性裂孔疝），最常见，占食管裂孔疝的90%以上。表现为食管胃连接部向上滑动，胃近端像帐篷进入胸腔，平卧时出现，站立时消失，常伴病理性胃食管反流，可导致反流性食管炎。Ⅱ型为单纯的食管旁型，约占食管裂孔疝的5%。表现为部分胃在食管左前方通过增宽松弛的裂孔进入胸腔，有时还伴有胃-结肠大网膜的疝入，食管胃连接部仍在腹内。此型很少发生胃食管反流，但可发生胃腔阻塞，疝囊内食物和胃酸引流不畅淤积，致血流障碍、黏膜淤血，重者可发生溃疡、出血、嵌顿、狭窄、穿孔等。Ⅲ型为混合型，兼有前两者的表现（图10-1）。Ⅳ型为复合型，由胃以外的网膜、小肠、结肠或脾脏等形成的疝，可导致吞咽困难、贫血和吸入性肺炎等。Ⅱ~Ⅳ型被称为食管旁疝。食管裂孔疝的解剖分类是必要的，尤其在选择治疗方法方面，因为滑动疝和食管旁疝的手术方法有很大的不同。

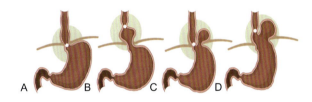

图10-1 食管裂孔疝的分型
（引自参考文献1）
A. 正常食管和胃；B. 滑动型食管裂孔疝；C. 食管旁型食管裂孔疝；D. 混合型食管裂孔疝

三、临床表现

食管裂孔疝可出现消化道和呼吸、循环系统症状。滑动型食管裂孔疝由于解剖学改变，防反流结构作用减弱，临床常出现胃食管反流症状，如烧心、反酸、胸骨后痛、咽下困难，以及一些其他消化道症状如嗳气、上腹饱胀、恶心、呕吐等，这些症状于仰卧位、弯腰低头位加重（俗称"鞋带征"）。有的可因反流导致肺部炎症。食管旁疝主要为机械影响，脱出的胃可压迫胸腔器官，引起呼吸困难、心慌、心律不齐等。混合型者可兼有上述两型症状。不少滑动型食管裂孔疝症状轻微或无症状，仅在检查时偶然发现。

如出现并发症可有食管溃疡、食管狭窄、出血等症状。食管裂孔疝与胆石症、结肠憩室并存称 Saint 综合征，此综合征的病因不明，可能与高脂饮食等因素有关。50 岁以后因为肥胖及肌肉张力退化，容易发生裂孔疝，而西方化的饮食（高脂肪、低纤维）则可导致胆石症和憩室病。此外，食管裂孔疝有时也可同时合并食管癌、胃癌。

四、诊断与鉴别诊断

（一）诊 断

患者如有烧心、反酸、胸骨后痛等症状，且于卧位加剧，尤其是老年人、肥胖者，需考虑食管裂孔疝可能，可行以下检查确诊。

1. X 线检查

需立位及卧位变换体位观察，可见膈上出现疝囊症，疝囊中可见粗大的胃黏膜皱襞，此为裂孔疝的直接征象。有时虽未见膈上疝囊，但见到食管裂孔增宽（>2 cm）、钡剂反流入膈上囊（至少 4 cm）时，也应考虑食管裂孔疝（图 10-2）。

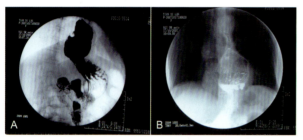

图 10-2 食管裂孔疝的 X 线表现（膈上疝囊）
A. 立位；B. 卧位

2. 内镜检查

插镜时注意避免引起强烈的恶心反应，送镜到食管胃连接部轻轻送气使食管轻度扩张后立刻观察有无胃黏膜的滑脱及其程度。退镜时可能会人为地抬高横膈，因此观察不准确。

（1）滑动型食管裂孔疝。食管胃连接部和鳞柱状上皮交界处为判定是否存在食管裂孔疝的重要标志。正常鳞柱上皮交接线（SCJ）与食管胃连接部（EGJ）位于同一水平面，滑动型食管裂孔疝表现为 SCJ 上移，SCJ 与 EGJ 之间呈现增宽的疝囊，反转镜身可见贲门唇与内镜接触不严密或贲门口圆形扩大。根据 SCJ 上移距离将疝分为轻、中、重度。轻度：SCJ 上移距离为 2~3 cm，食管下端笔直走行达低张力的贲门入口，多不形成疝囊，反转镜身可见贲门唇与内镜间有裂隙。中度：上移约 4 cm，疝囊明显，反转镜身可见贲门唇呈圆形扩大，内镜在其中间通过。重度：上移 6 cm，反转观察贲门口张开程度很大，可见胃黏膜皱襞集中。幕内等认为内镜下有 SCJ 上移即为滑动型食管裂孔疝，上移＞3 cm 称明确裂孔疝，＜3 cm 称小裂孔疝，此标准与 X 线检查符合率达 70%（图 10-3，图 10-4）。

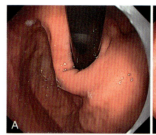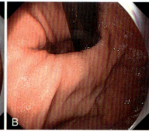

图 10-3 轻度食管裂孔疝
A. 正常贲门唇包绕内镜；B. 贲门唇与内镜间有间隙

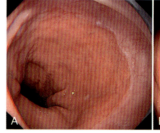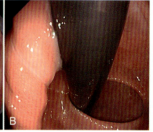

图 10-4 中、重度食管裂孔疝
A. 可见双环征，两环之间为疝囊；B. 重度食管裂孔疝

（2）食管旁疝。SCJ 无上移，反转镜身于食管胃连接部旁可见疝囊凸入胸腔。

（3）混合型食管裂孔疝。内镜表现兼具以上两种特点。

3. 食管测压及 pH 监测

滑动型食管裂孔疝可测到特有的双峰性高压带。

4. 计算机断层扫描（CT）

CT 检查不作为常规检查推荐，但对疝囊的位置判断和分型能提供有用的信息。当发生食管旁疝时，CT 是评估胃扭转的一种有效方法。

(二)鉴别诊断

(1)需与胃镜检查时患者因恶心反应使胃黏膜翻入食管内相鉴别。可见胃黏膜进入食管内,也有齿状线上移,但恶心反应停止后即恢复正常,且反转法观察无贲门松弛。

(2)需与Barrett食管相鉴别。两者在内镜下均有SCJ上移,准确鉴别Barrett食管与食管裂孔疝有一定难度,推荐观察食管下端血管走行以进行准确的诊断和鉴别诊断。如果SCJ上移,其下方血管网呈纵行血管走向,即为Barrett食管,如无纵行血管即为食管裂孔疝。

五、治 疗

以保守治疗为主,防治胃食管反流,促进食管排空,保护食管黏膜,改善患者生活质量。必要时进行外科手术治疗。

(1)调节生活、饮食习惯。避免进食刺激性食物如酒精、咖啡、辛辣食物等;少量多餐,饮食以高蛋白低脂肪为宜,睡前2~3 h避免进食;餐后避免弯腰、卧位,适当轻微活动如散步;积极治疗引起腹压增高的诱因如便秘、咳嗽、肥胖等。

(2)药物治疗。PPI或钾离子竞争性酸拮抗剂(P-CAB)是缓解胃食管反流症状的首选药物,疗程为4~8周。单剂量PPI或P-CAB治疗无效可改用双倍剂量,一种无效可尝试换用另一种。其他替代治疗药物包括组胺H_2受体拮抗剂和抗酸剂。还可选用液态黏膜保护剂,如氢氧化铝凝胶,在食管黏膜表面形成一层保护膜,促进自身修复。对于食管旁疝,由于发生梗阻的风险高,服用PPI或P-CAP、H_2RA或抗酸剂症状缓解不显著,手术治疗是首选。不建议将促胃肠动力药作为单一治疗或附加治疗药物,因为没有证据支持其在治疗与胃食管反流病相关裂孔疝中的疗效。

(3)内镜下治疗。参见第5章第1节抗反流治疗术相关内容。

(4)外科治疗。大部分患者内科治疗可长期缓解症状,但对于少部分内科治疗无效并出现严重并发症的患者,可考虑行外科治疗。通过手术可增加腹内食管长度和胃底折叠,升高LES压力,并在贲门形成一活瓣,食物仅能单向通过。手术适应证:①并发严重食管炎、食管溃疡出血、瘢痕狭窄及可疑恶变、出现肺部并发症;②巨大滑动型食管裂孔疝和食管旁疝;③裂孔疝出现嵌顿或扭转;④合并幽门梗阻、十二指肠球部溃疡、胆结石;⑤内科治疗无效。手术方式有开放性手术和腔镜手术,前者如典型的Nissen手术、Hill手术、短松式Nissen手术、Belsey Ⅳ手术等,疗效较可靠。近年发展的腹腔或胸腔镜下食管裂孔疝修补术和胃底折叠术,相对于传统手术方式,具有损伤小、恢复快、疗效好等优点,其手术适应证可相对放宽。

(仝晓静)

第2节 食管憩室

食管憩室(esophageal diverticulum)是指食管壁的一部分呈囊状向外突出的状态,此种囊状盲袋覆盖的上皮与食管腔相通,可为食管壁的一层或全层突起,是一种后天性疾病,但也有人认为少数憩室系先天性的。食管憩室按发病部位可分为:咽食管憩室(又称Zenker憩室);膈上食管憩室(膈上远端4~10 cm食管);食管中段憩室。前两者多为膨出型憩室;后者为牵拉型憩室,也可为膨出型憩室。根据憩室结构可分为真性憩室和假性憩室。真性憩室具有食管全部组织结构,包括黏膜层、肌层和外膜;假性憩室只具有黏膜和黏膜下层。食管颈段咽食管憩室及膈上憩室多为假性憩室,而食管胸中段憩室多为真性憩室。食管中段憩室最多见,约占80%,其次为咽食管憩室和膈上憩室,约各占10%。

一、病因及发病机制

咽食管憩室的解剖学基础是在咽部下缩肌斜

形纤维与环咽肌横纤维之间的后方中央有一个间隙，在稍偏左侧更明显。该处抵抗力较弱，在吞咽时内压上升，易发生膨出型憩室。咽食管憩室常不是单一因素造成的，多由于环咽肌和食管肌肉运动失调、失弛缓或其他运动异常，在上述解剖基础上造成黏膜膨出而形成憩室，也称Zenker憩室。咽食管憩室常见于50岁以上的成年人，男性多于女性。极少数咽食管憩室发生癌变，可能是由于长期食物及分泌物刺激所致，患者习惯性地压迫憩室以利于憩室排空，也可能是癌变的一个原因。在钡剂造影时如发现憩室内壁不规则，应高度怀疑憩室癌变，需进一步检查（图10-5）。

膈上憩室亦为膨出型憩室，憩室壁只有黏膜层和黏膜下层，很少有肌纤维。多数文献报道，大部分膈上憩室伴有食管运动功能失调、食管裂孔疝及食管反流。食管反流常引起食管肌肉痉挛，使食管腔内压力增高而造成膨出型憩室。

食管中段憩室可以是膨出型或牵拉型，食管中段膨出型憩室与膈上憩室的病因和表现完全相似；牵拉型憩室是由于支气管旁淋巴结炎症或结核引起瘢痕牵引所致，其具有食管的全层组织，包括黏膜、黏膜下层和肌肉层，颈宽底窄形似帐篷，也称Rokitansky憩室。牵拉型憩室多发生在气管分叉部的食管前壁和右侧壁。现今牵拉型憩室少见，多为膨出型憩室。有些作者认为，一部分与食管运动异常无关的食管中段憩室是先天性十二指肠重复或先天性食管囊肿。

另有一种假性食管憩室，很少见，为多发性小憩室，形如烧瓶状，病因尚不明确，常与念珠性食管炎同时存在。由于慢性炎症，食管黏膜下层纤维化造成食管壁增厚，僵硬，管腔狭窄，导致近端扩张形成假性憩室。假性憩室可累及食管全长，但更常见于食管上段。很多假性憩室患者同时患有糖尿病。多见于五六十岁年龄组患者，男性多于女性。

二、病理组织学

膨出型憩室多发生在膈上食管段的右侧后外缘，其固有肌层缺乏。憩室壁常有炎性改变，存有慢性炎性渗出物、鳞状上皮增生、黏膜下肥厚、纤维化、血管壁增厚、白斑和角化等。憩室也有癌变的可能，统计的发生率为0.7%~1.1%，与滞留和炎症引起的不典型增生有关。33%~75%的食管憩室合并有食管裂孔疝，常伴胃食管反流性疾病。

牵拉型憩室的囊壁含有食管的各层结构，憩室顶部和周围炎症反应变异较大，可能很明显也可能很轻微。某些情况下憩室或多或少被埋在成团的淋巴结之中；其他情况下淋巴结完全愈合，体积缩小。

三、临床表现

食管憩室是否产生症状，与憩室大小、开口部位、是否存留食物及分泌物等有关，大多数症状轻微且不典型，少数症状明显。

（1）咽食管憩室。初期憩室仅为一黏膜小突起，开口与咽腔直接相通，此时症状轻微，仅咽喉部有刺激征。第二期憩室逐渐增大，开始积存食物及分泌物并自动向食管腔排出，此期内吞咽时由于空气、食物和分泌物在憩室内混合，可听到响声。第三期憩室增大，压迫食管出现吞咽困难、反流、咳嗽等症状，患者自觉梗阻位于颈部，食物不易通过。当憩室巨大而充满食物时，可突向前方压迫食管，引起进食梗阻。患者可有打嗝

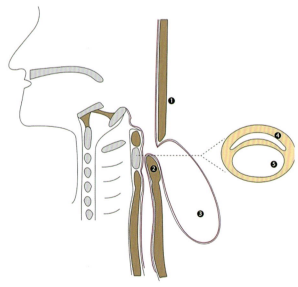

图10-5　咽食管憩室横断面图
（引自参考文献7）

1.咽下缩肌；2.环咽肌；3.憩室；4.压缩食管腔；5.憩室腔

反胃表现，反流出未经消化的食物和黏液，并与体位变化有一定关系，在身体过度前屈或卧位时易出现。反流也容易发生在夜间，由于反流物被误吸出现呛咳，患者可从睡眠中惊醒，伴有胸闷和窒息感。由于食物潴留在憩室内引起发酵腐败，多有明显口臭。长期吞咽不畅会严重影响进食，日久会发生营养不良，消瘦、浮肿或恶病质，有时能在颈部触及一个柔软的肿块。憩室还可压迫喉返神经引起声音嘶哑，压迫颈交感神经产生霍纳（Horner）综合征。

（2）食管中段憩室。由于牵拉型憩室容易排空，所以大多数无明显症状，往往在行消化道钡剂造影或胃镜检查时偶然发现。膨出型憩室如憩室较大或有憩室炎时，也可出现胸闷、胸骨后隐痛、反流症状。

（3）膈上憩室。文献报道，膈上憩室常伴裂孔疝和胃食管反流，胃食管反流造成食管肌肉痉挛，腔内压力增高造成膨出型憩室。不伴运动功能失调的小憩室一般无症状，较大憩室并有运动功能失调者常有吞咽困难、反胃、胸骨后及上腹部痛、口臭、食欲减退等症状，胸痛及口臭可能是憩室本身引起，其他症状可能是运动功能失调的结果。

（4）假性食管憩室。患者常主诉轻度吞咽困难，症状呈间歇性发作或缓慢进展，也有无症状者。

此外，憩室炎或溃疡可能发生出血；少数有自发性穿孔，可导致纵隔炎或形成瘘管如食管气管瘘；憩室恶变虽有相关报道，但发病率低。

四、诊断与鉴别诊断

（一）诊　断

食管憩室的诊断主要依靠食管钡餐造影和内镜检查。如发现憩室内壁不光滑或对侧壁上下黏膜充盈缺损，应考虑癌变可能，当怀疑憩室伴有其他病理改变，特别疑有食管癌时，应进行内镜检查。

1.X 线检查

（1）咽食管憩室和膈上食管憩室。前者位于咽部，后者位于膈上 4~10 cm 段食管。憩室表现为下垂的囊袋状，向食管左侧突出者较常见，边缘光滑，直径较大（图 10-6，图 10-7）。

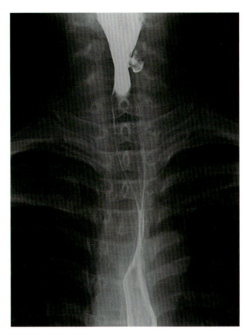

图 10-6　咽食管憩室

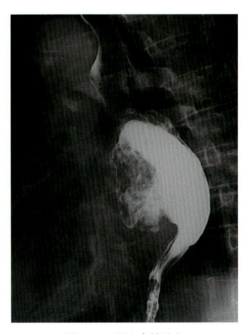

图 10-7　膈上食管憩室

（2）食管中段憩室。多发生在支气管或肺动脉压迹处，多为邻近淋巴结炎（多为结核性）与之产生粘连而引起，憩室直径一般较小，形状光滑或不规则（图 10-8）。

（3）混合型憩室。为牵拉加膨出型憩室，一般发生在食管中段，极少发生于膈上食管段，形状如帐篷状、烧瓶状、漏斗状或圆筒状，多向前方突出，顶端下垂（图 10-9）。

假性食管憩室（图 10-9）X 线检查钡剂造影可发现食管腔内有多发的长颈烧瓶状或小纽扣状小囊袋，1~5 mm 大小不等，呈散在性或局限性分布，食管明显狭窄处，假性憩室亦较多，故认为食管狭窄与假性憩室周围炎症有关。

2. 胃镜检查

应在直视下进行，以免误入憩室内引起穿孔。内镜可见到憩室开口，可判断其大小和部位，并能除外有无并发症，如炎症、出血、溃疡和癌（图 10-10，图 10-11，图 10-12）。

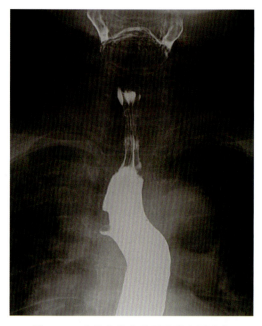

图 10-8　食管中段牵拉型及膨出型憩室

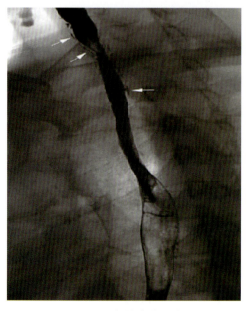

图 10-9　假性食管憩室

（引自参考文献 8）

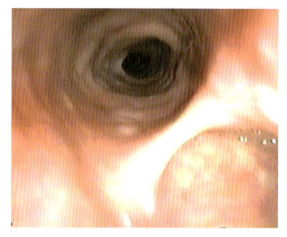

图 10-10　咽食管憩室

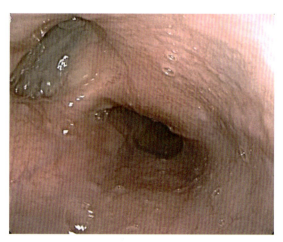

图 10-11　食管中段牵拉型憩室

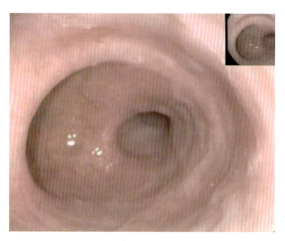

图 10-12　食管下段膨出型憩室

（二）鉴别诊断

食管憩室需与食管癌鉴别。食管憩室引起吞咽困难或吞咽时咽部异物感，食管憩室有局部炎症、溃疡者需与食管癌鉴别。食管钡剂造影和直视下内镜检查有助于鉴别。组织活检送病理学检查有助于鉴别良、恶性病变。

五、治　疗

憩室较小、症状轻的患者可采用保守治疗，抗酸治疗可以减轻食管炎症状。当憩室增大，症状明显或继发严重疾病的病例，须行手术治疗。食管憩室既往治疗方法以传统外科手术为主，现内镜手术已延伸到食管憩室的治疗中。

（一）一般治疗

食管憩室患者宜进食清淡易消化饮食。对食管憩室内食物潴留或有夜间反流症状者，可于每晚睡前试行体位引流，即头部靠地上，髋部置床上，每次 5~10 分钟；如果患者反流症状无好转，则需考虑外科手术治疗。

（二）药物治疗

治疗时多对症处理，主要给予抑酸药物，可给予组胺 H_2 受体拮抗剂或质子泵抑制剂。

（1）组胺 H_2 受体拮抗剂。西咪替丁、雷尼替丁和法莫替丁等均可选用，其剂量分别为每次 400 mg、150 mg 和 20 mg，每天 2 次。本类药物能强烈抑制胃酸分泌而改善症状。上述症状如不能改善，可增加剂量。

（2）质子泵抑制剂。此类药物能阻断壁细胞的 H^+-K^+-ATP 酶而抑制胃酸分泌。奥美拉唑 20 mg/d、兰索拉唑 30 mg/d、雷贝拉唑 10 mg/d、泮托拉唑 40 mg/d、埃索美拉唑 20 mg/d 均可选用，可改善症状。

（3）钾离子竞争性酸拮抗剂。通过抑制钾离子与 H^+-K^+-ATP 酶结合，终止胃酸分泌，不受 *CYP2C19* 基因多态性的影响。伏诺拉生每次 20 mg，每天 1 次。

（三）内镜下治疗

内镜下憩室治疗主要应用于咽食管憩室，憩室有症状，膈上憩室有症状或合并贲门失弛缓症、弥漫性食管痉挛者。

近年来，随着内镜黏膜下隧道内肌切开术的成熟及发展，该项技术已经运用于食管憩室治疗。国内开展了胃镜下黏膜下隧道憩室间脊切开术（STESD）治疗食管憩室（参照第 5 章）。国外也有用改进的 POEM 治疗食管憩室的多项报道，目前有各种命名法，如 Z-POEM（用于咽食管憩室），E-POEM（用于膈上憩室）或通用术语 D-POEM（用于憩室 POEM）。这种技术在贲门失弛缓症膈上憩室病例中使用时被称为挽救性 POEM（S-POEM）。另还有一些其他改进的 POEM 用于食管憩室治疗的报道。

如假性食管憩室患者有吞咽困难时，可采用胃镜下食管扩张术以减轻吞咽困难。

（四）手术治疗

憩室增大，症状明显或继发严重疾病的病例，须行手术治疗。咽食管憩室的病情多为进行性，非手术的保守疗法均无效，因此诊断明确后应在出现合并症前尽快择期手术。膈上憩室有症状的或合并其他畸形如食管裂孔疝、贲门失弛缓症等的憩室均应手术治疗。食管中段憩室只在症状逐渐加重，或出现并发症如炎症、穿孔、出血等时才需要手术治疗。

（赵平）

第 3 节　食管环和蹼

食管环（esophageal ring）是发生于食管并和食管具有同心性的薄壁环形组织，包含黏膜组织和肌组织，最常见于食管下段（食管胃连接部周围），位于食管下段的食管环被称为下食管环（lower esophageal ring）。因为美国哈佛大学医学院放射科教授 R Schatzki 在 1953 年最早使用这一名称进行报道，因此人们现在也称之为"Schatzki 环"。Schatzki 和 Gary 将位于食管下段鳞柱交界处的黏膜皱褶称为"食管下环"，其内部和周围几乎没有炎症反应。其他容易引起混淆的食管下段环形病变包括：黏膜环、肌环、环状消化性狭窄以及杂环（包括平滑肌瘤、神经瘤、先天性短狭窄、血管环、软骨环等）。最常引起症状的是黏膜环，环状消化性狭窄和肌环相对少见，杂环则更为少见。

食管蹼（esophageal web）是食管腔内仅由黏膜和黏膜下层构成的薄（2~3 mm）而脆的蹼状隔膜，其与食管环不同，为食管腔内偏心性的片状突起，可见于食管的任何部位，但最常见于近端食管环后区前方。食管蹼最早由 Plummer 和 Vinson 报道，他们描述了一组吞咽困难、缺铁性贫血和食管蹼的三联征，现在被称为缺铁性吞咽困难综合征（Plummer-Vinson 综合征）。这种综合征在 20 世纪早期常见于中年女性，现在发病率已显著降低，临床上罕见。

一、病因及发病机制

食管环的真实患病率尚不清楚，因为这些病变大多数是无症状的，有些可能需要专门的检查来识别。6%~14% 的常规钡剂 X 线片可发现食管下环，但这些患者中只有 0.5% 会出现相关症状，发病没有性别差异，但大多数有症状的食管环出现在 40 岁及以上人群中。食管下环的成因目前仍有争议，有理论认为食管环是先天性病变。但事实上，大多数食管环患者出现症状都在 40 岁以后，这表明其他非先天性因素可能很重要。有学者提出，由于食管短缩，所以导致多余的食管黏膜折叠形成黏膜褶，最终形成食管环。药物引起的食管炎症也可能在食管环的形成和发展中发挥作用，但目前尚不清楚是药物导致食管环形成，还是先前存在的食管环导致药物吞咽困难和随后的食管炎。近期的研究热点聚焦于胃食管反流（GER）在食管下环发病中的作用，一项使用内镜和钡剂造影的小型回顾性研究发现，某些病例中可能发生从正常黏膜到食管下环再到消化性狭窄的发展过程。另一项研究发现，在 20 例（65%）有症状的食管下环患者中，有 13 例通过内镜检查或动态食管 pH 监测证实了这些患者存在 GER 这一基础病变。但也有研究未发现二者间存在关联。

食管蹼的具体发病机制尚不明确，可能和胚胎早期食管柱状上皮细胞空泡化不完全有关，遗留下部分或完全的黏膜环状隔膜；也有学者认为是在食管发育过程中，取代绒毛柱状细胞的鳞状上皮过度生长所致。食管肌环是胚胎期食管肌层形成过程中，中胚叶成分过度增生而造成食管狭窄。食管蹼和甲状腺疾病、咽食管憩室、食管重复囊肿、异位胃黏膜等一系列疾病都有关联。此外，食管蹼和铁缺乏也具有一定相关性，缺铁性吞咽困难综合征患者同时合并缺铁和食管蹼，单独进行补铁能够改善许多此类患者的吞咽困难情况，但补铁对于其他类型的食管蹼则疗效有限。食管蹼还被证实和多种炎性疾病有关，包括移植物抗宿主病、类天疱疮、中毒性表皮坏死松解症、牛皮癣和嗜酸细胞性胃肠炎等，有学者认为这和食管上皮细胞脱落并在局部积聚有关。

二、临床表现

大多数食管环患者是无症状的。Schatzki 研究发现，患者的症状在一定程度上可以根据食管环的管腔直径来预测。几乎所有食管腔 < 13 mm 的患者都会出现吞咽困难。管腔为 13~20 mm 的患者可能有吞咽困难，也可能没有。如果管腔直径 > 20 mm，患者则很少有相关症状。有症状的食管环患者通常表现为两种情况。第一种是长期存在的间歇性固体食物吞咽困难。固体食糜阻塞食管引起不适，造成食物反刍，患者可能会通过饮水协助食糜进入胃。出现这种症状的患者通常会习惯性对食物进行细嚼慢咽以避免出现症状，但症状出现的频率可能随着时间的推移而逐渐增加。第二种常见的表现是"steakhouse 综合征"，患者在吞下大块食糜后突然出现意外的食管阻塞，产生吞咽困难（有时还有胸痛），患者常因无法咽下唾液或胸痛而于急诊科就诊。

大多数食管蹼患者没有症状，一般常因为其他原因行放射性或内镜检查时偶然发现。在有症状的食管蹼患者中，最常见的临床表现是长期吞咽困难伴饮食受限，相对少见的其他症状包括鼻咽反流以及误吸等。也有文献报道，颈段食管蹼患者发生自发性食管穿孔。如果食管蹼患者同时合并缺铁性贫血，需要考虑患者是否患有缺铁性吞咽困难综合征。如果患者没有缺铁性吞咽困难综合征或其他与食管蹼形成相关的炎症状况，体格检查通常不会发现其他阳性体征。

三、诊断与鉴别诊断

出现吞咽困难等典型的临床表现，往往提示存在食管病变可能，此时需进一步行影像学检查，钡剂造影通常是诊断食管环和食管蹼的首选检查手段。首选大剂量低浓度钡剂食管造影检查，可在食管下段、食管胃连接部稍上方看到明显的狭窄环，尤其在使用钡剂扩张食管后，食管内径超过 13 mm 时这一狭窄环会显示地更为清晰（图 10-13）。其次为低剂量气钡双重造影检查，怀疑存在食管环时要求患者俯卧位右前斜位，并在患者吞钡时使用 Valsalva 方法使得食管下段扩张。固体药剂如蜀葵或钡片可以帮助识别食管环并估计环的直径。食管蹼则需要仔细检查环后区，必须结合冠状位和矢状位的影像学资料，常表现为矢状位食管环后区前壁上的薄膜状突起（图 10-14）。内镜检查对食管环和食管蹼的诊断不太敏感，其优势在于黏膜病变的检出率高，并且能够同时进行活检和治疗。由于大多数食管蹼位于近端，因此在行内镜检查时必须在直视下缓慢通过食管上括约肌（UES），食管蹼通常表现为薄的偏心性膜状病变，表面覆盖正常的黏膜。通常食管的其余部分是正常的，但需仔细检查是否存在异位胃黏膜。

食管环和食管蹼的鉴别，主要依靠影像学检查和内镜检查，此外，食管环还需要和食管炎性狭窄、环后间隙肿瘤和腹侧静脉畸形压迫引起的局部食管黏膜突起、食管黏膜环、食管肌环、食管环状消化性狭窄、食管平滑肌瘤、食管神经瘤、食管先天性短狭窄、食管血管环和软骨环等疾病相鉴别。

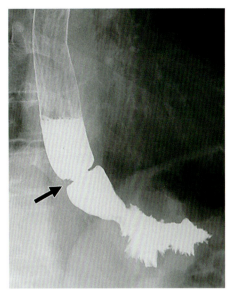

图 10-13　钡剂食管造影检查提示下食管环

（引自参考文献 21）

食管胃结合部稍上方收缩性狭窄环

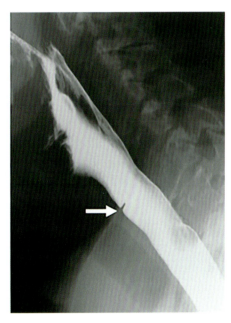

图 10-14　钡剂食管造影检查提示食管上段食管蹼

（引自参考文献 23）

矢状位食管环后区前壁上的薄膜状突起

四、治　疗

大多数食管环患者没有症状，不需要特殊治疗。对于有症状的食管环患者，应该积极改变饮食习惯，所有食物都需要细嚼慢咽，尤其进食速度要慢，这种生活方式的改变通常能够减轻患者的一些轻微症状。如果保守治疗效果不理想，则需进行机械性食管扩张治疗。虽然缺乏高级别的临床证据，但临床经验表明单次大口径的扩张比连续渐进性扩张更有效，因为前者能够直接破坏食管环，后者则主要起到拉伸作用，而破坏是更为理想的结果。如果在扩张后仍然无法观察到环远端的管腔或环未得到显著扩张，则建议在扩张期间进行透视观察。需要注意的是，扩张后患者的症状已得到显著缓解，但复查食管钡餐仍可能显示环的存在。虽然有症状的食管环通过单一的食管扩张治疗很难治愈，但重复进行扩张是安全有效的。对于食管扩张无效的食管环患者，也有使用其他方法进行治疗的报道，包括使用乳头切开刀电切、括约肌切开器放射状切开以及Nd:YAG激光切开食管环。外科手术包括预防性胃造口术和食管环切除、食管端端吻合术。

大多数食管蹼患者也没有症状，亦不需要特殊治疗。轻微的症状通常可以通过改变生活方式来缓解，比如改变饮食习惯和进食方式，养成细嚼慢咽的习惯。如果这些生活方式的改变无法有效缓解患者的症状，则需要进一步治疗。与食管环类似，最简单有效的治疗方式也是机械性食管扩张治疗，内镜、导引条或食管球囊可以成功地破坏食管蹼。扩张后复查造影亦可显示持续存在的食管蹼，但患者的症状往往能够完全缓解。亦有使用 Nd:YAG 激光成功治疗食管蹼的报道。外科手术适用于难治性和伴有咽食管憩室的食管蹼患者。对于伴有缺铁、炎症或慢性移植物抗宿主病的患者，应积极治疗其原发疾病。

（付佳禄）

第 4 节　先天性食管闭锁

食管闭锁（esophageal atresia，EA）是一种先天性食管异常，是最常见的先天性食管畸形，由胚胎期前肠区室化不完全引起，70%~90% 的先天性 EA 患者通常伴有气管食管瘘（tracheo-esophageal fistula，TEF）。很多患有 EA 的新生儿被发现合并其他相关的出生缺陷或异常，如 VACTERL 综合征、18 三体或唐氏综合征、CHARGE 综合征。根据国际先天性结构畸形数据库估算，食管闭锁发病率约为 2.4/10 万新生儿。根据是否存在气管食管瘘及其位置，Gross 将 EA 分为 5 型（图 10-15），其中 C 型（食管闭锁合并远端气管食管瘘）最常见。EA 也可以根据食管两盲端之间的间隙长度来分型。"长间隙 EA" 通常被认为是最难修复的，但在不同的研究中其定义有所不同，范围在 2~3 cm 或 2~4 椎体范围内；此外，长间隙 EA 也指不合并 TEF 的 EA（Gross

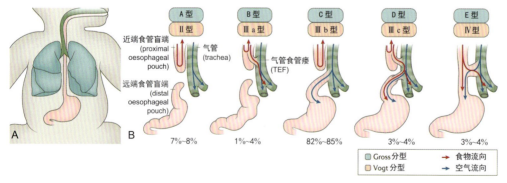

图 10-15　食管闭锁的分型

（引自参考文献 28）

A. 正常食管解剖，食管和气管在解剖上是相互分离的；B. 食管闭锁的分类：无气管食管瘘（TEF）的食管闭锁（EA）（Gross A 型，Vogt Ⅱ型）；EA 合并近端 TEF（Gross B 型，Vogt Ⅲa 型）；EA 合并远端 TEF（Gross C 型，Vogt Ⅲb 型）；EA 同时合并近端和远端 TEF（Gross D 型，Vogt Ⅲc 型）；无 EA 仅有 TEF（Gross E 型，Vogt Ⅳ型）。图下方的数值表示各亚型发生的频率

A型）；长间隙 EA 在外科文献中被定义为难以通过初次手术进行修复的 EA。国际食管闭锁协会建议将长间隙 EA 定义为任何腹内无气体的 EA，包括所有 Gross A 型和 B 型的 EA，而不考虑两闭锁盲端的确切距离。

一、病因及发病机制

先天性食管闭锁的具体发病机制尚不清楚，虽然已有很多研究能够部分解释 EA、EA-TEF 和 TEF 的病因学，但至今尚无统一的理论能够揭示 EA 的病因和发病机制。这一发病过程可能涉及多种基因和其他因素，以及复杂的基因和环境相互作用。食管和气管起源于前肠，在妊娠第 4~6 周，食管和气管发生分离。虽然前肠向食管和气管分离的确切机制尚未得到证实，但实验动物研究已经建立了几种形态学模型来解释 EA 和 TEF 的发生和发展，主要有三种模型：外生模型、分水岭模型和分隔模型。分隔模型的假说描述了一种将前肠分为食管和气管的隔膜，这一隔膜由位于背腹中线的侧脊合并形成，但目前尚未在胎儿的前肠发现真正的"隔膜"。分水岭模型则假设前肠同时向两侧生长，形成食管和气管。外生模型认为气管是由前肠经过一个向外生长的过程形成，而剩下的前肠则成为食管组织。几乎没有证据支持这些模型，一项针对小鼠胚胎的研究显示，未分裂的前肠在区隔化过程中长度减小，这只能用分隔模型来解释。此外，研究发现前肠分离的过程受到一系列信号转导通路的调控，包括 NOGGIN—BMP4—SOX_2/Nkx2.1、SHH—WNT2/WNT2b—β-Catenin—SOX_2/Nkx2.1 等，这些信号调控分子水平的异常可能会导致食管闭锁的发生。其他造成食管闭锁的可能原因还包括：胎内压过高、食管腔上皮的闭塞、食管血供异常、局部组织分化生长异常等。

EA-TEF 的病理生理改变并不仅限于异常的解剖结构，还包括一系列功能性障碍的其他继发的问题。所有 EA 患儿都存在食管蠕动功能障碍，这会引起患儿出现吞咽困难、喂养困难、胃食管反流等其他相关症状。GERD 的发生会延长食管对食糜和胃酸清除的时间，进一步加重喂养困难。对于长间隙 EA，手术可能会导致食管下括约肌脱离膈脚。这会进一步削弱食管胃连接部的抗反流屏障，增加 GERD 发生的可能性，很多患儿因此会被再次实施抗反流手术（胃底折叠术）。抗反流手术能够减轻 GERD 的发生频率，但会增加食管末端的阻力，降低食管胃连接部的扩张能力，加重吞咽困难的情况。另一方面，EA-TEF 会增加患儿误吸的风险，以常见的Ⅲ型食管闭锁为例，由于存在远端食管与气管之间的瘘管，呼吸道与消化道之间存在一个通道，高酸度的胃液会反流进入气管、支气管和肺，发生严重的化学刺激性肺炎。同时，由于食管上端的盲端容量仅几毫升，患儿不能吞咽的唾液反流吸入气管，会引起严重的吸入性肺炎。

EA-TEF 的另一个特点是早产儿多见。目前国际较为公认的观点是，食管闭锁合并心脏畸形的严重程度和低出生体重在对食管闭锁的风险评估中有着重要的意义（表 10-1），合并严重的心脏畸形且出生体重 < 2000 g 的食管闭锁患儿，其治愈率和存活率显著降低。Waterston 根据婴儿出生体重、伴发畸形和肺炎存在与否三项指标提出的预后分级标准（表 10-2）对于发展中国家而言仍有一定现实意义。

表 10-1 Spitz 风险分级

分组		存活率
Ⅰ	出生体重 > 1500 g，不伴有严重的先天性心脏病	97%
Ⅱ	出生体重 < 1500 g，或伴有严重的先天性心脏病	59%
Ⅲ	出生体重 < 1500 g，伴有严重的先天性心脏病	22%

表 10-2 Waterston 风险分级

分组		存活率
A 级	出生体重 > 2500 g，无合并畸形，无肺炎	100%
B 级	出生体重 2000~2500 g，伴中度肺炎，无心脏畸形	85%
C 级	出生体重 < 2000 g，伴严重心脏畸形	65%

二、临床表现

EA患儿不能吞咽羊水，故部分母亲在孕期可能出现羊水过多。新生儿在出生后常会在其口鼻发现大量泡沫不断向外溢出，这是唾液和经过瘘管反流入食管与空气形成的一种混合物。患儿常在首次喂奶后出现剧烈呛咳，同时可能出现发绀及呼吸困难，甚至发生窒息。部分患儿由于酸性胃液经瘘管反流进入气道，导致化学性肺炎、肺不张等，继发细菌感染，出现发绀、气急、肺部湿性啰音。部分患儿因大量气体随呼吸经瘘管进入胃肠道，导致腹部膨胀，叩诊鼓音。不合并TEF的EA患儿，其腹部常常扁陷，呈"舟状腹"。

三、诊断与鉴别诊断

EA通常很难在产前确诊，只有小部分患儿能够通过孕期体检发现。因为胎儿不能将吞咽的羊水送入胃内，会导致闭锁近端食管扩张，因此产前超声可能发现胎儿颈部中线处有一盲袋，随着胎儿吞咽，此囊性的盲袋"充盈"或"排空"。同时可能发现胃泡消失或小胃泡。但对于EA合并远端TEF，因为羊水可以通过TEF进入胃内，因此在超声下可能无法观察到这些征象。胎儿MRI检查可以提高食管闭锁诊断率，MRI能够更清晰显示出"囊袋征"和小胃泡。此外，MRI发现胎儿下咽部扩张是EA的另一个征象。MRI在诊断食管闭锁中的灵敏度和特异度分别可达到100%和80%（图10-16）。

产后出现典型的呛咳、泡沫样唾液或伴有呼吸困难、面色发绀等，应立即想到食管闭锁的可能。食管造影是确诊食管闭锁的首选检查，最好在下胃管后使用少量造影剂进行检查（0.5~1 mL），因为大量造影剂易引起误吸。在胃管进入EA患儿闭锁近端的食管盲端，感受到有阻力后应立即停止操作，防止穿孔等并发症的发生。下胃管后尽早完善食管造影检查。CT能提供更全面有效的信息，可以识别瘘管的位置、闭锁远近端的位置和两盲端的距离。此外，咽喉镜及纤维支气管镜在排除喉裂和喉气管食管裂、气管憩室、多个TEF等方面也具有显著优势。应同时行心脏彩超以排除法洛四联症等严重的心脏畸形，进行彻底

的体格检查、胸片、全脊柱X线、上腹部及泌尿系统超声、骶尾部超声等，以排除VATERL综合征。

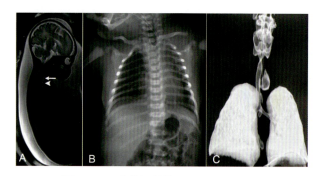

图10-16 食管闭锁的MRI和X线征象

（图A、B引自参考文献28）

A.胎儿磁共振检查显示出"囊袋征"（长箭头）和气管（短箭头）；B.X线片显示胃管盘旋在近端食管闭锁的盲袋内，胃内可见气体，提示存在远端气管食管瘘（Gross C型）；C.胸部CT三维重建显示正常的气管和闭锁的食管，可见闭锁近端的食管扩张呈"囊袋征"以及远端的气管食管瘘

四、治疗

EA主要通过手术将远近端的盲端进行吻合、结扎并隔离TEF来进行治疗。随着医疗技术的进步，EA患儿的治愈率已经达到90%以上，现在的研究更关注患儿术后的生活质量、合并症和并发症的治疗。

1. 术前准备

生后确诊为EA的患儿应立即转入小儿外科诊疗中心，不能手术的患儿往往很快因脱水、呼吸衰竭（误吸、感染或TEF导致的呼吸窘迫）或心脏衰竭（合并心脏畸形）而死亡。为了更为全面地评估闭锁两端的距离，应在术前行食管造影和支气管镜检查，无法行这些检查的Ⅰ型食管闭锁患儿应高度怀疑为长间隙EA。为防止误吸，应常规留置Replogle管（一种通过鼻孔插入食管的双腔管），并持续进行负压吸引以排出唾液。应将患儿置于反Trendelenburg位（仰卧位、头部前倾），从而避免胃内容物通过TEF反流引起误吸。对于长间隙EA应避免行食管造瘘术，因为这会影响上端食管的发育，从而影响后续的吻合。胃造口术可以为这类患者争取更多的等待时间和更好的手术条件，也可以通过胃造口留置球囊导

管,从而为手术提供更充足的时间。当需要机械通气时,由于空气可以通过TEF进入胃,导致膈肌升高或胃穿孔,因此建议行低压力通气。气管导管末端最好放置在瘘管的远端,在气管插管时最好使用喉-支气管镜进行引导,因为气管导管可能进入TEF。亦可以通过支气管镜将Fogarty导管插入瘘管并在食管内留置充气球囊,这能够提高通气的效率并减少误吸的风险。

2. 手 术

虽然理想的EA手术是在充分的术前管理和合并症评估后进行的,但对于部分合并呼吸窘迫综合征的患儿而言这可行性小,往往需要紧急经胸腔结扎TEF以改善患儿呼吸状态。目前已被广泛采用的术式主要包括三种:胸膜外入路、经胸腔入路和胸腔镜手术。具体的手术方式往往需要结合EA的类型、外科医生的手术水平及专业知识进行选择。胸腔镜手术具有创伤小、对胸廓外观和胸壁肌肉的影响小以及术后疼痛轻微的优点,其在手术时间、术后通气时间、术后吻合口瘘或狭窄等并发症发生率方面不逊于开放手术。然而,由于胸腔镜手术对外科医生的技术水平以及特殊仪器设备的要求较高,该手术尚未取代开胸手术。胸膜外入路相对耗时,手术的死亡率高于经胸腔入路,但由于其未进入胸腔,因此在发生吻合口瘘时病变相对局限,不会引起胸腔积脓,对空间的影响也较小。

长间隙EA通常无法直接行修复手术,需要先保留天然食管使其有时间继续生长,为二期修复手术做准备。已有的术式包括EA分期修复术、食管环行肌切开术和食管延长术。食管环行肌切开术延长术可导致食管壁的损伤,甚至可能发生严重的食管狭窄、假性憩室或蠕动障碍,因此这些术式很少使用,只有当经过延期手术后仍不能进行修复时才考虑使用这些术式。当食管的远近端无法吻合时,可能需要使用胃、小肠或结肠代替食管。

3. 术后并发症

EA术后的早期并发症包括吻合口瘘、吻合口狭窄和气管食管瘘复发,晚期并发症包括胃食管反流、气管软化、呼吸道疾病及食管蠕动障碍。吻合口瘘和狭窄,与术者的技术水平、吻合口缺血及张力过高等有关,绝大多数吻合口瘘可经过内科保守治疗愈合,如果长时间不愈合,需要考虑食管替代手术。吻合口狭窄往往在术后3~4周随访时发现,中重度狭窄需要行食管扩张治疗,包括X线透视下和胃镜下食管球囊扩张治疗。气管食管瘘复发是较为棘手的问题,患儿往往反复呛咳,甚至部分患儿在反复肺部感染后才确诊,需要再次行气管食管瘘修补术。胃食管反流在经过内科治疗(质子泵抑制剂)无效后也需要考虑外科手术(胃底折叠术)。

(付佳禄)

第5节 先天性食管狭窄

一、病因及发病机制

先天性食管狭窄(congenital stenosis of esophagus)是食管管壁先天性发育异常导致的管腔狭窄。应区别于获得性食管狭窄(胃食管反流引起)和继发性食管狭窄(食管外部肿物压迫),其发病率为1/(50 000~25 000),以食管下1/3段最常见。其主要包括三种病理分型:气管支气管残留型(tracheobronchial remnants,TBR)、肌纤维型(fibromuscular stenosis,FMS)和隔膜型(membranous stenosis,MS)。

原始前肠分化为食管和气管树这一过程的正常进行是食管发育的关键环节,任何异常都可能导致食管先天性畸形。食管气管分离发生于胚胎4~5周,His和Rosenthal分别于1887年、1931年描述了在原始前肠的侧壁形成内胚层脊,在尾侧向头侧方向融合形成"拉链"样的结构,将原始食管和气管分开。也有学者提出了气管食管分离的模型(图10-17)。二者分离异常可能导致气管支气管成分残留于食管壁，造成气管支气管残留型先天性食管狭窄。隔膜型食管狭窄被认为和胚胎第 8 周左右发生的消化道再通异常有关。肌纤维型食管狭窄尚缺乏有效的实验验证，仅有理论推测其可能与自身免疫相关，自身免疫炎细胞浸润导致食管肌层神经细胞损伤，进而引起肌纤维型食管狭窄。

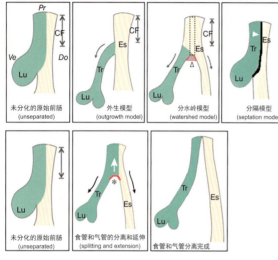

图 10-17　气管食管分离模型

（引自参考文献 44）

外生模型：气管随着肺芽的生长从前肠总管伸出，前肠总管成为食管；分水岭模型：气管和食管向两个方向分开延伸，被"分水岭"样的间质间隔分离，间质间隔能够防止背腹中线处侧壁的延伸；分隔模型：背腹中线上皮细胞融合形成分隔；分裂和伸展：气管和食管的分离始于肺芽的生长，以前肠为轴心向不同的方向生长，鞍状结构（红色弧线）将前肠分开。Ve：腹侧（ventral）；Do：背侧（dorsal）；Pr：头端（proximal）；Di：尾端（distal）；CF：前肠（common foregut）；Lu：肺（lung）；St：胃（stomach）；Es：食管（esophagus）；Tr：气管（trachea）

二、临床表现

先天性食管狭窄最常见的症状是呕吐和吞咽困难，其他症状还包括唾液分泌增多、呼吸窘迫、食管反流、生长发育受限、反复发生误吸和肺炎。最常见的首发症状为添加固体辅食后的异常，通常在出生后 4~10 个月出现。也有很多成人先天性食管狭窄的报道。

三、诊断与鉴别诊断

先天性食管狭窄的诊断通常比较困难，需要与获得性和继发性食管狭窄相鉴别，包括溃疡性、化学性和反流性狭窄、感染、肿瘤及食管外肿瘤压迫，以及贲门失弛缓症。食管造影和立位正侧位 X 线通常是首选检查（图 10-18）。食管 pH 监测能够帮助鉴别溃疡性狭窄和胃食管反流。内镜下活检能够帮助鉴别炎性狭窄。食管测压有助于和贲门失弛缓症相鉴别，后者通常在狭窄区会检测到异常的压力增高。超声内镜检查有助于明确狭窄的病因，根据食管固有膜的厚度及回声的强弱区分肌纤维型狭窄和气管支气管型狭窄。CT 检查有助于发现狭窄部位和食管壁及食管周围组织的病变。

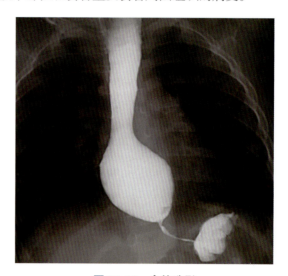

图 10-18　食管造影

（引自参考文献 49）

显示食管下端（接近食管胃连接部）显著狭窄，狭窄近端食管扩张

四、治　疗

先天性食管狭窄的治疗手段包括食管扩张和手术，术前区分先天性食管狭窄的病理类型非常重要，因为食管扩张对 TBR 患者无效，甚至可能会导致患者发生食管穿孔。因此建议 TBR 患者直接手术，而 FMS 和 MS 患者则先进行食管扩张，对于反复多次扩张无效的患者再进行手术治疗。扩张的方式包括探条扩张和球囊扩张，目前尚没有研究系统比较二者的有效率和不良反应发生率，但经验表明球囊扩张的压力更集中，并发症

发生率也更低。食管狭窄段切除、端端吻合术是先天性食管狭窄的标准手术方式，对于食管胃连接部狭窄或位置过高的患者，可以同时行胃底折叠术，以防止发生胃食管反流。

（付佳禄）

参考文献

[1] Dunn CP, Patel TA, Bildzukewicz NA, et al. Which hiatal hernia's need to be fixed? Large, small or none? Ann Laparosc Endosc Surg, 20205:29.

[2] Straatman J, Groen LCB, van der Wielen N, et al. Treatment of paraesophageal hiatal hernia in octogenarians:a systematic review and retrospective cohort study. Dis Esophagus, 2018, 31(7):1-10.

[3] Horinishi Y, Shimizu K, Sano C, et al. Surgical Interventions in Cases of Esophageal Hiatal Hernias among Older Japanese Adults:A Systematic Review. Medicina (Kaunas), 2022, 58(2):279.

[4] Sfara A, Dumitrascu DL. The management of hiatal hernia: an update on diagnosis and treatment. Med Pharm Rep, 2019, 92(4):321-325.

[5] Weitzendorfer M, Köhler G, Antoniou SA, et al. Preoperative diagnosis of hiatal hernia: barium swallow X-ray, high-resolution manometry, or endoscopy? Eur Surg, 2017, 49(5):210-217.

[6] 孙萍胡，丁小云. 经内镜黏膜下隧道憩室间脊切开术治疗食管憩室的临床初探. 世界华人消化杂志, 2020, 28(19): 959-963.

[7] Nabi Z, Chavan R, Asif S, et al. Per-oral Endoscopic Myotomy with Division of Septum (D-POEM) in Epiphrenic Esophageal Diverticula: Outcomes at a Median Follow-Up of Two Years. Dysphagia, 2022, 37(4):839-847.

[8] 李硕丰，张传索，祝志，等. 食管壁内假性憩室一例. 临床放射学杂志, 2015, 34(1):164.

[9] Zhang H, Huang S, Xia H, et al. The role of peroral endoscopic myotomy for Zenker's diverticulum: a systematic review and meta-analysis. Surg Endosc, 2022, 36(5):2749-2759.

[10] 姜皓耀，杨煜，孙益峰，等. 经腹腔镜微创治疗膈上食管憩室. 中华胸部外科电子杂志, 2020, 7(3):140-145.

[11] Zhang LY, Nieto J, Ngamruengphong S, et al. Zenker's diverticulum: advancing beyond the tunnel. VideoGIE, 2021, 6(12):562-567.

[12] Nadaleto BF, Herbella FAM, Patti MG. Treatment of Achalasia and Epiphrenic Diverticulum. World J Surg, 2022, 46(7):1547-1553.

[13] 李长寒. 现代临床胸外科学：第2版. 长春：吉林科学技术出版社, 2019:174-179.

[14] Tobin RW. Esophageal rings, webs, and diverticula. J Clin Gastroenterol, 1998, 27(4): 285-295.

[15] Goyal RK, Glancy JJ, Spiro HM. Lower esophageal ring. N Engl J Med, 1970, 282(23):1298-1305.

[16] Bugden WF. Lower esophageal web. Am J Surg, 1957, 93(2): 248-251.

[17] Mohandas KM. Upper esophageal webs, iron deficiency anemia, and esophageal cancer. Am J Gastroenterol, 1991, 86(1):117-118.

[18] Schatzki R, Gary JE. The lower esophageal ring. Am J Roentgenol Radium Ther Nucl Med, 1956, 75(2): 246-261.

[19] Bredenkamp JK, Castro DJ, Mickel RA. Importance of iron repletion in the management of Plummer-Vinson syndrome. Ann Otol Rhinol Laryngol, 1990, 99(1):51-54.

[20] Snyder CL. Esophageal duplication cyst with esophageal web and tracheoesophageal fistula. J Pediatr Surg, 1996, 31(7): 968-969.

[21] Groskreutz JL, Kim CH. Schatzki's ring: long-term results following dilation. Gastrointest Endosc, 1990, 36(5): 479-481.

[22] Huynh PT, de Lange EE, Shaffer HJ. Symptomatic webs of the upper esophagus: treatment with fluoroscopically guided balloon dilation. Radiology, 1995, 196(3): 789-792.

[23] Xiang H, Han J, Ridley WE, et al. Oesophageal web. J Med Imaging Radiat Oncol, 2018, 62 uppl 1:95.

[24] Nassar N, Leoncini E, Amar E, et al. Prevalence of esophageal atresia among 18 international birth defects surveillance programs. Birth Defects Res A Clin Mol Teratol, 2012, 94(11):893-899.

[25] Ioannides A S, Copp A J. Embryology of oesophageal atresia. Semin Pediatr Surg, 2009, 18(1):2-11.

[26] Fausett S R, Klingensmith J. Compartmentalization of the foregut tube: developmental origins of the trachea and esophagus. Wiley Interdiscip Rev Dev

Biol, 2012, 1(2):184-202.

[27] Ioannides A S, Massa V, Ferraro E, et al. Foregut separation and tracheo-oesophageal malformations: the role of tracheal outgrowth, dorso-ventral patterning and programmed cell death. Dev Biol, 2010, 337(2):351-362.

[28] van Lennep M, Singendonk M, Dall'Oglio L, et al. Oesophageal atresia. Nat Rev Dis Primers, 2019, 5(1):26.

[29] van Wijk M, Knüppe F, Omari T, et al. Evaluation of gastroesophageal function and mechanisms underlying gastroesophageal reflux in infants and adults born with esophageal atresia. J Pediatr Surg, 2013, 48(12):2496-2505.

[30] Koivusalo A I, Rintala R J, Pakarinen M P. Outcomes of fundoplication in oesophageal atresia associated gastrooesophageal reflux disease. J Pediatr Surg, 2018, 53(2):230-233.

[31] Bufler P, Ehringhaus C, Koletzko S. Dumping syndrome: a common problem following Nissen fundoplication in young children. Pediatr Surg Int, 2001, 17(5-6):351-355.

[32] Houben C H, Curry J I. Current status of prenatal diagnosis, operative management and outcome of esophageal atresia/tracheo-esophageal fistula. Prenat Diagn, 2008, 28(7):667-675.

[33] Parolini F, Bulotta A L, Battaglia S, et al. Preoperative management of children with esophageal atresia: current perspectives. Pediatric Health Med Ther, 2017,8:1-7.

[34] Garabedian C, Verpillat P, Czerkiewicz I, et al. Does a combination of ultrasound, MRI, and biochemical amniotic fluid analysis improve prenatal diagnosis of esophageal atresia?. Prenat Diagn, 2014, 34(9):839-842.

[35] Hochart V, Verpillat P, Langlois C, et al. The contribution of fetal MR imaging to the assessment of oesophageal atresia. Eur Radiol, 2015, 25(2):306-314.

[36] Tracy S, Buchmiller T L, Ben-Ishay O, et al. The Distended Fetal Hypopharynx: A Sensitive and Novel Sign for the Prenatal Diagnosis of Esophageal Atresia. J Pediatr Surg, 2018, 53(6):1137-1141.

[37] Zani A, Eaton S, Hoellwarth M E, et al. International survey on the management of esophageal atresia. Eur J Pediatr Surg, 2014, 24(1):3-8.

[38] Pinheiro P F, Simões E S A, Pereira R M. Current knowledge on esophageal atresia. World J Gastroenterol, 2012, 18(28):3662-3672.

[39] El-Gohary Y, Gittes G K, Tovar J A. Congenital anomalies of the esophagus. Semin Pediatr Surg, 2010, 19(3):186-193.

[40] Terui K, Saito T, Mitsunaga T, et al. Endoscopic management for congenital esophageal stenosis: A systematic review. World J Gastrointest Endosc, 2015, 7(3):183-191.

[41] Jacobs I J, Ku W Y, Que J. Genetic and cellular mechanisms regulating anterior foregut and esophageal development. Developmental Biology, 2012, 369(1):54-64.

[42] Metzger R, Wachowiak R, Kluth D. Embryology of the early foregut. Seminars in Pediatric Surgery, 2011, 20(3):136-144.

[43] Billmyre K K, Hutson M, Klingensmith J. One shall become two: Separation of the esophagus and trachea from the common foregut tube. Developmental Dynamics, 2015, 244(3):277-288.

[44] Que J. The initial establishment and epithelial morphogenesis of the esophagus: A new model of tracheal-esophageal separation and transition of simple columnar into stratified squamous epithelium in the developing esophagus. Wiley Interdisciplinary Reviews: Developmental Biology, 2015, 4(4):419-430.

[45] Sasaki T, Kusafuka T, Okada A. Analysis of the development of normal foregut and tracheoesophageal fistula in an adriamycin rat model using three-dimensional image reconstruction. Surgery Today, 2001, 31(2):133-139.

[46] Qi B Q, Beasley S W. Stages of normal tracheo-bronchial development in rat embryos: Resolution of a controversy. Development Growth and Differentiation, 2000, 42(2):145-153.

[47] Achildi O, Grewal H. Congenital Anomalies of the Esophagus. Otolaryngologic Clinics of North America, 2007, 40(1):219-244.

[48] Singaram C, Sweet M A, Gaumnitz E A, et al. Peptidergic and nitrinergic denervation in congenital esophageal stenosis. Gastroenterology, 1995, 109(1):275-281.

[49] Gao Z, Wang L, Liu H, et al. Congenital esophageal stenosis caused by tracheobronchial remnants: a case report. J Int Med Res, 2022, 50(10):665773664.

第11章 食管异物

一、病因及发病机制

食管异物（esophageal foreign body）为食管的常见疾病，任何外来物停滞于食管内均可成为食管异物。有些异物系食品，如由食管进入胃内，即为食物，有些为非食品类物，停留在食管内称食管异物，如进入胃内则成为胃内异物。食管异物按其性质可分为植物性异物（枣核等植物的果核），动物性异物（鱼刺、鸡骨等），矿物性异物（硬币、金属物、义齿等），其他（如塑料制品、玩具部件等）。按是否能透过X线，分为能透过X线异物（如植物性异物，一般约占异物的40%）和不透X线的异物（如金属物、含钙质的骨头等）。在儿童中，多为误食硬币、小金属及玩具部件等，在成人中则多见于误食骨碎块、鱼刺、枣核等，在老年人中多见误吞脱落的假牙（图11-1）。食管内异物50%~80%嵌顿在颈段狭窄处，上胸段次之，发生在食管下段者最少。

身的结构特点以及邻近器官的影响，食管呈现3个狭窄部（图11-2，图11-3）。第一个狭窄位于食管和咽的连接处，距门齿约15 cm；第二个狭窄位于食管与主动脉弓及左支气管交叉处，距门齿23~28 cm；第三狭窄为穿经膈肌处，距门齿约40 cm。这些狭窄处异物容易滞留。

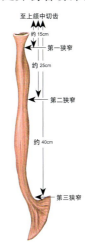

图 11-2 食管3个生理狭窄示意图

（引自参考文献6）

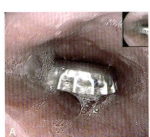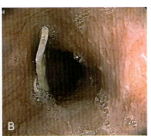
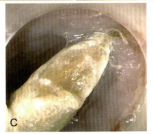

图 11-1 食管内的异物

A. 瓶盖；B. 鸡骨；C. 枣核

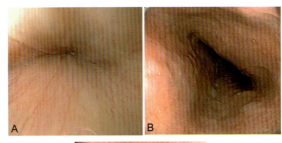
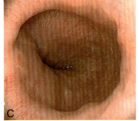

图 11-3 食管3个生理狭窄的内镜所见

A. 距门齿约15 cm处第一个狭窄；B. 距门齿约25 cm处第二个狭窄；C. 距门齿约40 cm处第三个狭窄

食管的管径并非上下均匀一致，由于食管本

第一狭窄是食管入口，由环咽肌收缩所致，是食管最狭窄的部位。异物最易嵌顿于此处，50%~80% 异物停留于此，15% 停留在食管中 1/3 管腔内，少数可达食管下 1/3。停留情况取决于异物大小、形状、质地和食管本身有无病变。

食管异物大约半数发生于 10 岁以下的儿童中，其原因为：①儿童咽部保护性反射尚未发育完善，而且磨牙不全，不易排出食物中异物，多囫囵吞下；②喜欢在口内含硬币、笔帽或小玩具，稍有不慎即可咽下；③进食时嬉笑哭闹，易将大块食物吞下。成人多见于进食过急或精神不集中，将鱼刺、鸡骨等误咽入食管。老年人牙齿脱落或使用假牙，咀嚼功能较差，口内感觉欠灵敏等，睡眠或吃黏性食物时易将假牙咽下。企图自杀或因精神病发病吞服铁钉、刀片、筷子等物。还有医源性病因，如将牙钻掉入口腔而进入食管。食管本身的疾病如食管狭窄或食管癌时引起管腔变细，也是发生食管异物的原因。

二、病理组织学

多数异物可使食管局部黏膜发生水肿和炎症反应，其程度和范围视异物的性状、污染程度及存留时间长短而异。异物光滑，无刺激性而又未发生食管完全梗阻者，可在食管内停留较长时间而仅有局部黏膜轻度肿胀和炎症。较大异物压迫食管黏膜可造成局部溃疡。尖锐异物易损伤食管黏膜使炎症扩散，可形成食管周围炎和纵隔炎。少数病例破溃到气管，形成气管食管瘘；严重者造成脓胸，或破溃至主动脉弓引起大出血而死亡。

三、临床表现

误吞异物后，成人食管异物嵌顿时长 > 24 h、儿童 > 8 h，异物形态尖锐或不规则（如鱼刺、义齿）及腐蚀性异物（如纽扣电池），出现食管异物并发症的风险较高。有的立即出现症状，有的则延迟出现。主要症状如下。

（1）吞咽困难。其程度与异物大小有关，异物较小虽有吞咽困难，但仍能进流质食物；异物较大合并感染，可完全堵塞不能进食，严重者饮水也困难。颈段食管异物可使涎腺液增多，小儿患者常有流涎症状。

（2）疼痛。异物较小或较圆钝时，常仅有梗阻感。尖锐的异物刺入食管壁则疼痛明显，吞咽时疼痛加重，患者常能指出疼痛部位。异物位于食管上段时，疼痛部位常在颈根部或胸骨上窝处。胸段食管异物常有胸骨后或背痛，圆形异物疼痛较轻。

（3）呼吸道症状。异物较大，向前压迫气管后壁时，或异物位置较高未完全进入食管内，外露部分压迫喉部时，或潴留咽部的唾液被吸入气管，均可出现呼吸困难、咳嗽等症状。

（4）颈部活动受限。食管入口处有尖锐异物或已有食管周围炎者较明显，其颈部肌肉痉挛使颈项强直，头部转动困难。

（5）其他并发症。①食管炎：多数异物可使食管局部黏膜发生水肿和炎症反应，异物一经取出，加强抗感染治疗，便能很快痊愈。②食管周围脓肿：多发生在病程 1 周之后，一般情况下，对脓肿小、在颈部尚不能查及明显体征者，则在食管镜检查取出异物的同时，从食管壁穿孔处尽量吸出脓汁。③颈部脓肿：如果脓肿较大、在颈部有明显体征者，一般先行颈部切开引流，或 B 超、CT 下定位穿刺抽脓、置管引流，再行胃镜检查取出异物，之后给予鼻饲抗感染治疗，一般需 10~15 d 才能愈合。有形成食管颈瘘的可能。④咽后脓肿：尖锐异物或检查器械刺激容易继发感染引起咽后壁脓肿。⑤食管穿孔：尖锐异物可在短期内发生食管穿孔，虽是光滑钝性异物，但在较长久滞留后，同样可以造成穿孔，故凡有食管异物者，出现颈部皮下气肿或纵隔气肿，即提示食管已穿孔。尖锐食管异物长时间嵌顿常引起局部组织高度水肿，而反复的器械刺激可加重组织水肿，促使异物嵌入食管壁，导致局部组织缺血坏死形成溃疡或穿孔。同时由于局部水肿明显，异物与周围组织界限不清，盲目夹取易导致食管壁黏膜撕裂等。⑥纵隔脓肿：尖锐异物可致短期内发生食管穿孔，导致纵隔炎或脓肿，出现胸骨柄后疼痛加重，伴高热。⑦主动脉损伤：尖锐异物刺穿食管壁损伤主动脉外膜及弹性纤维层形成动脉瘤，同时可造成感染，形成主动脉食管瘘（AEF），是食管异物最主要的死亡原因。约 85% 的 AEF

发生于食管胸段中段，尤其在食管第二狭窄处居多，约占75%。主动脉食管瘘三联征为AEF的典型临床表现，即胸背痛、前哨性出血和无症状间隙期后的致死性大出血。或尖锐异物直接刺伤大血管，发生致死性大出血死亡。疑有主动脉损伤时，绝对不要贸然行胃镜检查，应由胸外科在充分准备下开胸探查、并做好主动脉损伤处修复，但预后较差。⑧气管食管瘘：伴进食呛咳，反复发生肺炎，X线检查示食管上段与气管之间有异物影，行胃镜检查发现食管前壁穿孔，检查中可出现发绀，呼吸困难，气管镜检查气管后壁可见瘘口。

四、诊断与鉴别诊断

（一）诊　断

食管异物诊断主要靠病史、体征，X线和胃镜检查。

（1）病史：吞咽异物的病史对诊断非常重要。一般成人和年龄较大的儿童都能及时主动报告有异物吞咽病史，但年龄较小的儿童或精神状态异常者可能不能提供病史，需仔细询问其家人。了解异物的种类和形状对于选择合适的诊断方法非常重要，如为能透过X线的异物，透视、拍片无助于诊断。

（2）体征：有些异物如义齿、金属异物，有时在颈段食管可触知或虽未触及，但压迫和活动喉头可使疼痛加剧。异物穿破食管形成颈间隙感染时，颈部肿胀变硬，呼吸困难；形成纵隔脓肿时有胸骨上凹处，上纵隔影加宽；食管穿孔可出现纵隔气肿、气胸、皮下气肿等体征。

（3）饮水试验：嘱患者饮水，若面部出现痛苦表情或不敢下咽，则有诊断意义。提示尖形异物嵌于颈段食管。怀疑食管穿孔者不宜采用此法。

（4）X线检查：较大的不透X线异物，仔细透视一般可发现，并能准确定位。细小异物如鱼刺，在透视中难以肯定时，应给患者吞服钡棉检查（稀钡中加入棉絮）。钡棉往往能停挂在异物处，嘱病者反复吞咽甚至饮水，钡棉仍能停留在原处，此时即能作出明确诊断。疑有食管穿孔，禁止做钡餐检查，钡剂会加重并发症，如果需要做造影，可考虑使用水溶性造影剂。

（5）CT检查：薄层CT可明确食管异物形态、大小、与周围组织关系、并发症及其严重程度，可为复杂食管异物选择最优手术方式提供依据，提高手术成功率；颈胸CT增强扫描是诊断颈深部感染、纵隔感染最有效的影像学检查方法；CT血管造影（CTA）可应用于怀疑血管损伤的患者。

（6）胃镜检查：一般情况可明确诊断，可确认异物及部位。术者严格循腔进镜，边观察边推进，找到异物时停止进镜，根据镜下所见异物形状大小及组织损伤情况决定处置措施。但需注意食管入口的异物，由于该处插镜时易引起恶心，有时会造成诊断困难。

（二）鉴别诊断

如吞服异物病史不清，异物被食物、分泌物包裹易误诊为"肿瘤"，用水冲洗后可见异物。

五、治　疗

食管异物诊断一经确立，应立即行内镜下异物取出术，这是治疗食管异物可靠、有效的方法，而且越早越好，以免发生并发症。98%的病例经内镜取出异物而获得治愈。少数异物嵌顿于食管无法取出，或引起异物性食管损伤，则需手术治疗。食管肿胀明显、感染严重的患者慎行胃镜，怀疑主动脉食管瘘患者严禁行胃镜，如已有并发症，或异物插入主动脉弓压迫食管狭窄部位，危险性大时，需由胸外科开胸取出。

（一）内镜下治疗

食管异物确诊后，应及时经内镜取出异物。术前向患者及其家属陈述检查和治疗过程，给予心理安抚，缓解其紧张情绪，使患者能够较好地配合检查及治疗。对个别心存恐惧、高度紧张的患者肌内注射安定5~10 mg以镇静，婴幼儿需在静脉麻醉下进行。

（1）根据异物所在部位及其形状、大小，选用合适的手术器械，常用器械有以下几种。①钳子：适用于较小物体，或虽物体较大，但有可夹的部位如针、义齿等。②圈套器：大的、长的异物，光滑不易钳夹的物体如汤匙、钢笔、筷子等。③网篮：适用于球形等异物。为防止在异物去除过程中损伤食管黏膜，可采用套管法、气囊法、橡胶套等，帮助异物顺利取出（图11-4，图11-5，图11-6）。食管入口部异物有时需在硬质镜下取出。食管异物去除后，需再次插镜以观察黏膜损伤程度和判断食管有无狭窄病变。

（2）内镜下窥见异物时，需查清异物与食管壁的关系。如异物刺入食管壁时应先使其退出管壁，再将异物转位后顺势取出。不可强行外拉，以免使管壁损伤加重。

（3）内镜手术后若有黏膜损伤，应禁食，或镜下留置鼻饲管，给予广谱抗生素。有穿孔时需请胸外科协助处理。

（二）药物治疗

根据病情需要给予抗感染和补液治疗。局部有感染需用足量抗生素。疑有食管穿孔者应行鼻饲饮食及全身支持治疗。

（三）外科治疗

异物合并颈段食管周围脓肿，或咽后脓肿且积液较多时，应考虑施行颈侧切开术，充分引流脓液。

异物已穿破食管壁，合并有纵隔脓肿等胸科病变，或异物嵌顿，内镜下难以取出者，宜请胸外科协助处理。

（赵平）

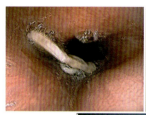
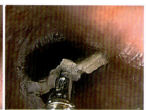
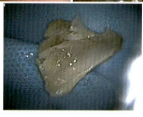

图11-4　1例食管异物（鸡骨）的异物钳取出过程

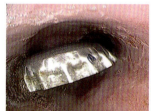
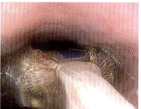
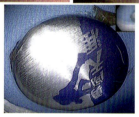

图11-5　1例食管异物（酒瓶盖）的网篮取出过程

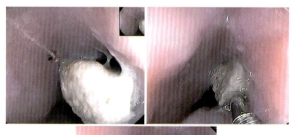
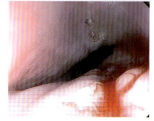

图11-6　1例食管异物（枣核）的取出过程

参考文献

[1] 李曙晖，杨立东，单靖.精编消化内科疾病诊疗学：第2版.长春：吉林科学技术出版社，2019:106-110.

[2] 中华医学会消化内镜学分会.中国上消化道异物内镜处理专家共识.中华消化内镜杂志，2016, 33(1):19-28.

[3] 陆远强，杨云梅.成人食管异物急诊处置专家共识：2020.中华急诊医学杂志，2021, 30(1)25-30.

[4] 黎琪，姚俊，刘磊峰，等.食管异物严重并发症的诊断与治疗.中国医学创新，2022, 19 (24):179-183.

[5] 薛孟华，王娟，祁杰，等.食管异物诊治：手术或者内镜？中国胸心血管外科临床杂志，2022, 29 (2):206-210.

[6] 丁文龙，王海杰.系统解剖学：第3版.北京：人民卫生出版社，2015.

第12章
食管良性肿瘤

第1节 食管息肉

食管息肉（esophageal polyp）临床上较为少见。其定义不同于胃息肉或结肠息肉。是指包括一系列起源于食管黏膜或黏膜下层的息肉样外观的良性食管肿瘤。食管息肉常以组成其的主要组织命名，如真性黏膜息肉、炎性纤维性息肉、纤维血管瘤、纤维脂肪瘤、脂肪瘤等。食管息肉的发生率在食管良性肿瘤中居第二位，仅次于食管平滑肌瘤，约占食管良性肿瘤的1/3。食管息肉多见于老年男性，少数为青年女性。大部分发生于颈段食管，以环咽肌附近最多，也可发生在食管中段或下段。大部分患者为单发息肉，个别为多发食管息肉。

一、病因及发病机制

食管息肉属于腔内型病变，向管腔突出，其病因不明，发病可能与慢性炎症有关。息肉表面可为正常食管黏膜，在其生长过程中，因受食管蠕动的塑形作用或挤压作用的影响，其外形多呈长圆柱状。由于食管向下蠕动，其推动力使息肉向下延伸，形成长短不一的蒂，因此食管息肉可以在食管腔内上下滑动或活动，瘤蒂多在环咽肌水平。有时，患者因胃食管反流而将食管息肉呕至口腔内，甚至有可能因此而造成急性喉梗阻，发生脑缺氧或窒息死亡。随着食管息肉的发展和体积增大，甚至可以堵塞食管腔，使食管腔明显扩张，容易误诊为贲门失弛缓症或贲门痉挛。

二、病理组织学

食管息肉主要由数量不等的纤维血管组织、脂肪组织以及来自食管壁黏膜和黏膜下组织的基质构成，表面覆盖有上皮组织。这种上皮容易继发溃疡和出血。息肉的纤维成分为疏松纤维组织或致密胶原纤维组织。息肉常以组成其的主要组织命名，例如由真皮细胞组成的真性黏膜息肉，胶原纤维为主的纤维息肉，纤维组织和黏液相混的黏液纤维瘤，纤维血管组织和脂肪组织为主的纤维血管瘤，脂肪成分为主的脂肪瘤，含肌纤维的纤维肌瘤等。

三、临床表现

食管息肉临床上较少见，大多无明显症状。息肉增大至阻塞管腔时可导致吞咽困难。息肉表面形成溃疡时可出现呕血或黑便。部分病例可出现将息肉呕至口腔的情况。现分述如下。

（1）吞咽困难：食管息肉生长缓慢，临床症状出现较晚。患者的症状主要与息肉大小以及其堵塞食管腔的严重程度有关。常见症状有吞咽困难、呕吐、胃内容物反流以及体重减轻等，有些患者有胸骨后疼痛。

（2）上消化道出血：肿瘤生长到一定程度时，食管腔梗阻或大部分梗阻，由于食物刺激或息肉发生恶变，常在息肉表面形成溃疡，合并出血时患者可出现呕血或黑便。有的患者表现为程度不一的上腹部疼痛，个别患者有较剧烈的胸痛，类似心绞痛。

（3）呕出肿块：食管息肉特有的临床症状是患者可因阵咳或呕吐而将肿瘤呕至口腔内，或肿瘤定期在口腔内出现，患者自觉咽部有异物感或咽部有肿物。随着吞咽动作，患者可将肿物重新吞咽到食管腔内。有的患者在感觉到咽部有肿物时，可用手指将肿物推回到食管腔内。因食管息肉可以在食管腔内活动，因此上述症状往往为一过性，临床检查多无阳性发现。临床医生在听到患者有以上主诉或陈述时，就应该考虑到食管息肉的可能，予以相应的检查。警惕这种肿瘤逆行上呕引起喉梗阻而窒息死亡的风险。

（4）食管外症状：息肉位于食管中下段者，随瘤体生长可出现压迫症状。如果肿瘤很大，可以压迫气管，引起咳嗽、呼吸困难、哮喘乃至窒息，但反复上呼吸道感染症状少见。

四、诊断与鉴别诊断

（一）诊断

食管息肉的诊断主要依靠影像学检查和内镜检查。

（1）根据病史：患者有吞咽困难，自觉咽部有异物感或咽部有肿物。随着吞咽动作，患者可将肿物重新吞咽到食管腔内。

（2）X线检查：食管钡剂造影对食管息肉的诊断仍有一定困难，容易造成漏诊或误诊。如果息肉较大，食管钡剂造影检查可见食管腔内有一长条状、香肠状或棒状充盈缺损影，表面光滑，可随吞咽动作而上下移动，钡剂在充盈缺损影的两侧有分流现象。有时钡剂可完全环绕息肉，因此不容易显示其蒂部在食管腔内的位置或附着处。除以上X线征象外，食管腔可有不同程度的扩张，管壁光滑，黏膜皱襞变平或消失。因息肉堵塞管腔和食管腔内有食物残渣滞留，可被误诊为贲门痉挛或贲门狭窄，甚至将腔内肿物误诊为食管异物。

（3）CT检查：小息肉CT检查难以显示，较大息肉表现为局部食管腔扩大，食管壁局限性肿块样增厚，密度均匀。

（4）胃镜检查：胃镜检查对食管息肉的诊断有重要价值。通过此项检查一般可以明确诊断，并有可能发现瘤蒂的部位，有助于治疗。胃镜下见息肉呈圆形或椭圆形，有蒂或无蒂，表面光滑或呈颗粒状（图12-1）。瘤体表面有糜烂或溃疡者应予以活检。某些食管息肉表面覆有正常黏膜，即使进行病理检查也常常报告为正常食管黏膜，故要加以注意，以免延误诊断和治疗。

（5）超声内镜：近年来内镜下超声检查为食管息肉的定性诊断提供了十分准确的依据。超声内镜可将食管壁的5层结构清晰地显示出来，

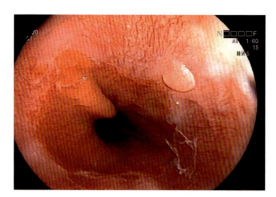

图12-1　食管带蒂息肉

同时能显示食管腔内外瘤体全貌以及其起源层次。腔内超声内镜检查显示食管息肉一般表现为起源于黏膜层的低回声占位，突向管腔内，无包膜，边界清晰，管壁无明显增厚。

（二）鉴别诊断

需与食管癌、食管平滑肌肉瘤等鉴别。

（1）食管癌、食管平滑肌肉瘤：纤维息肉应与带蒂食管癌相鉴别。后者多位于食管远端，一般蒂很短，组织学结构不同。食管息肉X线下所见病变部管腔增大，肿物表面黏膜光整，可以随吞咽或呼吸而上下移动；食管癌、食管平滑肌肉瘤X线表现呈不规则充盈缺损，黏膜破坏，胃镜检查时肿瘤表面黏膜常有糜烂、水肿甚至溃疡等。病理组织学可以鉴别。

（2）食管平滑肌瘤：食管平滑肌瘤表面黏膜完整光滑平展，皱襞消失，呈淡红色半透明，肌瘤边缘隐约可见。吞咽时，可见肿物随之上下轻度活动。致管腔狭窄的少见。腔内超声内镜检查显示食管平滑肌瘤表现为起源于黏膜深层或固有肌层均质的低回声占位，呈膨胀性改变，与正常肌层延续，黏膜的外膜层完整。食管息肉呈圆形或椭圆形，有蒂或无蒂，表面光滑或呈颗粒状，腔内超声内镜检查显示食管息肉表现为起源于黏膜层的低回声占位，突向腔内，无包膜，边界清晰。组织病理学可以辅助鉴别。

五、治疗

一般认为，食管息肉一经确诊，即应切除。因为息肉可以发生溃疡、出血、堵塞食管腔或发生恶变。有的患者因息肉突然堵塞咽喉部，导致

急性喉梗阻和窒息。

（一）内镜下治疗

一般息肉直径＜2 cm，可在内镜下采用电凝、电切、激光、微波等方法治疗（图12-2）。若食管息肉过大、较长或基底较宽，也可行内镜下治疗，采用内镜黏膜下剥离术（ESD）切除（图12-3）。内镜下手术创伤小，术后恢复快，并发症少。

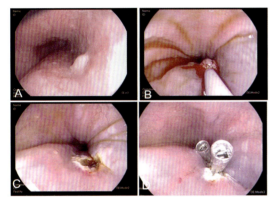

图12-2　食管息肉内镜黏膜切除术（EMR）治疗

A. 息肉基底注射盐水；B. 圈套器电切；C. 切除后创面；D. 金属夹夹闭创面

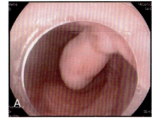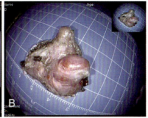

图12-3　食管巨大炎性肌纤维母细胞瘤内镜黏膜下剥离术（ESD）切除

A. 巨大炎性肌纤维母细胞瘤；B.ESD 切除后标本

（二）手术治疗

若息肉巨大，内镜下无法切除时，可以考虑外科手术治疗。一般选用胸部切口，切开食管腔，在直视下切除。对于带蒂息肉，术中对蒂部定位要正确，否则息肉可在腔内上下移动，使食管切开部位不易定位。食管息肉一般预后良好，复发者极为罕见。

（王婷）

第2节　食管平滑肌瘤

食管平滑肌瘤（esophageal leiomyoma）是最为常见的食管良性肿瘤，占所有食管良性病变的70%~80%，好发于食管中下段，颈段罕见。平滑肌瘤生长缓慢，临床多无症状，多数是在内镜或影像学检查中被偶然发现，目前小至数毫米的平滑肌瘤的发现率已越来越高。不是所有的食管平滑肌瘤都需临床干预，是否干预及干预方式需结合病变大小、位置，以及是否存在相关临床症状决定。

一、病因及病理组织学

食管平滑肌瘤常为单发，多发的仅占2%~3%，也有弥漫性食管平滑肌瘤病的报道。平滑肌瘤形态上可呈类圆形、马蹄形、哑铃状或不规则状等，直径2~5 cm多见。组织学多质韧，具有完整的包膜，切面发白或略带黄色，切片病理分析可见分化良好的平滑肌细胞，长梭形，边界清楚，瘤细胞呈束状或漩涡状排列，其中混有一定数量的纤维组织，偶尔也可见神经组织。由于上1/3段的食管固有肌层无平滑肌，因此上1/3段的食管平滑肌瘤都起源于食管黏膜的平滑肌。中、下段食管的平滑肌瘤有可能起源于固有肌层，其中绝大多数起源于内环行肌，仅有不到10%的起源于固有肌层的外纵行肌，可伴有平滑肌肌动蛋白（SMA）染色和结蛋白（Desmin）染色阳性（图12-4）。除此之外，还有一部分平滑肌瘤也可起源于食管壁内的血管肌层和胚胎肌肉组织变异。

二、临床表现

大多数食管平滑肌瘤生长缓慢，直径＜5 cm，临床多无明显症状。当肿瘤直径增大到足够大时才出现相关的临床症状，最常见的为吞咽困难，部分患者可出现反酸、烧心，胸骨后疼痛，消化不良及腹胀等。当肿瘤表面伴糜烂、溃疡时，也可出现上消化道出血症状，此种情况较少见。

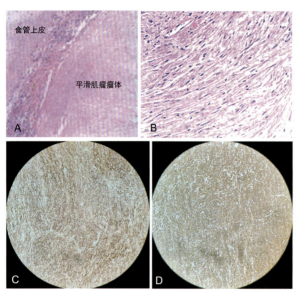

图 12-4　食管平滑肌瘤病理学所见

A.起源于黏膜平滑肌的平滑肌瘤；B.起源于固有肌层的平滑肌瘤；C.平滑肌肌动蛋白（SMA）染色阳性；D.结蛋白（Desmin）染色阳性

三、诊断与鉴别诊断

（一）诊　断

（1）食管钡餐透视：简单易行，腔内充盈缺损为主要表现，呈圆形或类圆形。肿瘤处黏膜被顶出，皱襞消失，该处钡剂较周围少，成一薄层，形成"瀑布征"或"涂抹征"。

（2）电子胃镜及超声内镜：起源于黏膜肌层及内环行肌的平滑肌瘤多沿食管长轴纵行生长，内镜下隆起基底部与周边正常黏膜形成的角度多较锐利。尤其是起源于黏膜肌层的平滑肌瘤，在黏膜表面可见明显的血管网络，色泽略白。起源于外纵行肌的平滑肌瘤可凸向管壁外，内镜下隆起基底部与周边正常黏膜形成的角度多较平缓，且触之活动度较差，较大者甚至可完全包绕食管导致管腔狭窄。超声内镜可进一步区分肿瘤起源，评估病变性质、大小及部位以及与周围脏器的关系，并根据这些特征决定最佳治疗方式。在超声内镜下，食管平滑肌瘤表现为形态规则、均匀低回声的肿物，且被完整清晰的高回声包膜所包绕，准确率高达90%（图12-5，图12-6）。

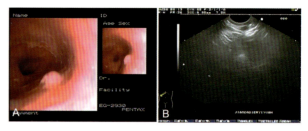

图 12-5　食管黏膜肌层来源的平滑肌瘤

A.白光内镜下呈半球状隆起；B.超声内镜下呈位于黏膜肌层的低回声区

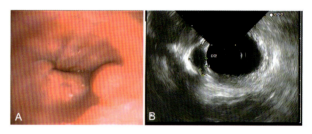

图 12-6　食管固有肌层来源的平滑肌瘤

A.白光内镜下呈半球状隆起；B.超声内镜下呈位于固有肌层的低回声区

（3）CT 及 MRI：对于直径＞5 cm、突出于管腔外或环周分布的食管平滑肌瘤，行 CT 或 MRI 检查，可以协助判断肿瘤位置、与周围组织的关系及进一步鉴别诊断。尤其是位于食管中段的平滑肌瘤，有时会与主动脉瘤、血管压迫或血管畸形混淆，需要必要的影像学检查排除壁外脏器压迫或侵犯，以确保进一步手术的安全性。

（二）鉴别诊断

（1）食管间质瘤：主要从病理学特殊染色予以区分，免疫组化检测 CD34、CD117 等特异性标记物阳性有助于间质瘤的诊断。

（2）纵隔肿瘤：体积较大且凸向纵隔腔生长的食管平滑肌瘤可造成纵隔内软组织影，易被误认为是纵隔肿瘤，因此对后下纵隔与食管关系密切的肿块，应警惕食管平滑肌瘤的存在。

（3）食管恶性肿瘤及其他良性肿瘤：隆起型食管癌或内镜下表现为隆起型的其他类型的食管肿瘤，如食管颗粒细胞瘤、血管瘤、间质瘤、囊肿、脂肪瘤、神经鞘瘤、支气管源性囊肿等，都需与食管平滑肌瘤相鉴别。

（4）食管旁纵隔淋巴结结核：好发于气管分叉附近，压迫食管时常在内镜下表现为表面光滑的隆起，活动度差，有时需结合病史加以鉴别。

四、治 疗

对于＜1 cm的食管平滑肌瘤，不推荐手术治疗，因为其病变较小，在手术视野中不易准确定位，且生长缓慢，癌变概率小，建议每年或每2年进行内镜和（或）影像学检查随访。对于＞1 cm的食管平滑肌瘤，尤其是压迫周围组织已经产生吞咽困难、反酸等症状时，需经内镜及影像学检查仔细评估后选择合适的治疗方式。

（1）内镜下切除：随着内镜技术的飞速发展，直径1~5 cm的食管平滑肌瘤，多数可采用内镜下微创的切除方式，直径＞3.5 cm的食管平滑肌瘤采用内镜切除技术具有一定的挑战，且可能存在切除后病变无法从食管顺利取出的风险，因此术前应依据病灶大小、部位、与周围脏器关系及范围进行仔细评估后谨慎决定是否行内镜下切除。内镜下切除方式包括内镜黏膜切除术（EMR）、内镜黏膜下剥离术（ESD）、内镜黏膜下挖除术（ESE）和内镜全层切除术（EFR），对于局限在黏膜层或黏膜下层的食管平滑肌瘤采用此类方式损伤小，安全性高，手术便捷，恢复快。但若肿瘤位置较深，由于食管壁薄、外膜仅由疏松结缔组织组成，一旦穿孔、出血可致纵隔积气积液、感染，严重时可危及生命，因此对于起源于肌层尤其是外纵行肌层的平滑肌瘤，目前推荐经内镜黏膜下隧道肿瘤切除术（STER），此方法较为安全有效，相比于ESD可保留黏膜层的完整性，缩短手术时间，且降低了手术的并发症。

（2）外科手术切除：一般对于肿瘤最小处直径＞5 cm，内镜切除困难或切除后从食管腔内取出困难，肿瘤呈环周分布，弥漫性分布，或瘤体起源于固有肌层主要凸向纵隔腔生长者，需考虑外科手术治疗。传统外科手术需依据平滑肌瘤所在部位选择开胸或开腹手术，位于食管胃连接部跨过右侧胸腔的肿瘤亦可选择腹腔镜手术，其他部位尤其是高位及中段平滑肌瘤，一般选择胸腔镜或开胸手术。

（姜炅）

第3节 食管间质瘤

胃肠道间质瘤（gastrointestinal stromal tumor，GIST）是一类起源于胃肠道间叶组织的肿瘤，占胃肠道恶性肿瘤的1%~3%。GIST绝大多数发生于胃，其次为小肠，源于食管的GIST仅占0~6%。随着内镜技术及免疫组化检测的普遍应用和飞速发展，食管间质瘤的检出率亦呈上升趋势。

一、病因及病理组织学

对于食管间质瘤的起源尚无定论，目前认为可能源于原始多能干细胞、胃肠道Cajal细胞或树突状间质细胞。食管间质瘤大体呈结节状或分叶状，多为单发。病理类型常为良性，少部分也可为恶性。组织切面呈鱼肉状，灰白色或灰红色，质地韧偏硬，切片病理分析可见瘤细胞呈梭形细胞为主、少数上皮样细胞积极混合细胞，伴间质纤维化、出血、囊性变及坏死。镜下表现为排列成片状、束状、车辐状，有时核呈栅栏状排列。根据肿瘤最大直径、核分裂象及细胞异型性，以及密集程度区分良恶性。当肿瘤直径较大，表面伴糜烂甚至溃疡形成，细胞具有明显异型性，核分裂≥5/50每高倍镜视野提示恶性。免疫组织化学检查提示：CD117、CD34、DOG-1呈弥漫性强阳性，平滑肌肌动蛋白（SMA）、结蛋白（Desmin）均阴性（图12-7）。

二、临床表现

临床多无症状，肿瘤较大时可出现食管内异物或吞咽哽咽感，占据大部分管腔时可导致吞咽困难。肿瘤位于上段或生理狭窄处时，临床症状出现更早。当肿瘤恶变，表面发生糜烂或溃疡时，可发生消化道出血，以呕血及黑便为主要表现。

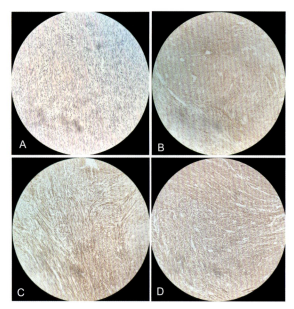

图12-7 食管间质瘤的病理学所见

A. 光镜下所见；B. CD117 染色阳性；C. DOG-1 染色阳性；D.CD34 染色阳性

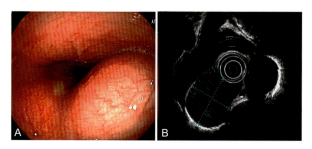

图12-8 食管间质瘤的内镜所见

A. 普通光镜所见；B. 超声内镜所见

三、诊断与鉴别诊断

（一）诊　断

（1）CT 及 MRI：间质瘤好发于食管下段，多位于肌壁间，呈圆形或类圆形的软组织肿块，少数呈不规则分叶状。向腔外、腔内或同时向腔内外突出生长，边界清楚，增强扫描多呈中度或明显均一强化。

（2）食管钡餐透视：表现为局部规则的偏心性或中心性外压性弧形充盈缺损，表面光滑，"瀑布征"或"涂抹征"阳性，较大者可致管腔不同程度狭窄，但食管扩张度良好，管壁柔软，蠕动正常。

（3）电子胃镜及超声内镜：是发现可诊断食管间质瘤的主要方法。内镜下食管间质瘤表现类似于食管平滑肌瘤，多呈单发类圆形隆起，表面光滑，色泽与周围黏膜一致。超声内镜下起源于固有肌层，呈内部回声均匀的低回声肿块，当表面伴糜烂、溃疡时回声可不均匀，边界不清，并可出现液性暗区等（图12-8）。

（二）鉴别诊断

（1）纵隔肿瘤：纵隔肿瘤压迫食管时内镜下多表现为SMT样隆起，钡餐透视可出现充盈缺损。缺损较浅，多呈钝角，CT/MRI 或超声胃镜可协助鉴别诊断。

（2）纵隔淋巴结肿大或炎性包块：纵隔肿大淋巴结或炎性包块压迫时，可出现类似黏膜下隆起样表现。肿大淋巴结内可有钙化点，需同时结合影像学及超声内镜鉴别诊断。

（3）食管恶性肿瘤及其他类型良性隆起：食管隆起型恶性肿瘤或良性隆起，如平滑肌瘤、颗粒细胞瘤、囊肿等，均可表现为类圆形黏膜下隆起。恶性病变表面常伴黏膜粗糙、糜烂或溃疡，大多数可通过内镜鉴别诊断。

四、治　疗

由于食管间质瘤具有潜在的恶性行为，尤其是直径＞2 cm 的间质瘤，因此对于≥1 cm 的间质瘤经评估尚未发生转移者都应被完整切除，而＜1 cm 的间质瘤恶变及转移风险相对较小，需向患者充分告知手术风险后，选择手术或定期随诊。既往认为外科手术是食管间质瘤首选治疗方法，但近年来随着内镜技术的不断发展，包括 EMR、ESD、ESE、EFR 及 STER 等内镜技术，在切除直径＜2 cm 的间质瘤时具有创伤小、时间短、疗效肯定等效果，其适应证同食管平滑肌瘤。当瘤体较大、主要凸向纵隔腔或术前评估内镜切除后无法将瘤体顺利从食管取出者，建议行外科手术以实现瘤体的完整切除。切除术后应对瘤体完整性、病理分型进行详细评估，术后病理提示中度及高度危险性间质瘤者，还需口服分子靶向药物（如伊马替尼）辅助治疗，同时定期复查，检测复发及观察淋巴结转移情况。

（姜炅）

第4节 食管脂肪瘤

食管脂肪瘤（esophageal lipoma）是发生在食管良性肿瘤中少见的一种，据Plachta报道，432例食管良性肿瘤中有7例食管脂肪瘤，占比为1.6%，Anderson等报道，246例食管良性肿瘤中有5例脂肪瘤，占比为2%。在Mayo等报道的消化道脂肪瘤164例186个病灶中，食管脂肪瘤仅有3例，占消化道脂肪瘤的1.8%。男女均可患病，以中老年多见。Ferrari等系统回顾176例食管脂肪瘤，发现最常见的起病部位是颈段食管（>80%），其次是远端食管和中段食管。

一、病理组织学

食管脂肪瘤是起源于中胚叶的良性肿瘤，属于黏膜下肿瘤。切除标本包膜完整，表面光滑，色黄。显微镜下肿瘤由密集而成熟的脂肪细胞组成，脂肪细胞核扁平，无异型性，被纤维组织包围。另有一种向食管腔内突出明显，逐渐形成带蒂息肉样物，显微镜下可见分化成熟的纤维组织、脂肪组织和散在分布的小血管，被称为纤维脂肪瘤，一般将其归入"食管息肉"范畴。

二、临床表现

由于食管脂肪瘤生长缓慢，大多数患者无症状，或因上腹不适行胃镜检查发现，>4 cm的脂肪瘤患者可出现胸骨后不适、进食阻塞感或吞咽困难、反流和（或）呼吸道症状。

三、诊断与鉴别诊断

（一）诊　断

食管脂肪瘤常无症状，偶然行X线或内镜检查才会被发现。食管X线钡剂检查可见肿瘤表面光滑，肿瘤巨大者，可见肿瘤口侧食管扩张，肿瘤水平管腔狭窄，但钡剂通过无障碍，胸部X线正侧位片可见纵隔影增宽，上述表现非脂肪瘤特有。CT是有力的辅助检查，能显示病变的位置、大小、形态，一般脂肪瘤内部呈均一的低密度，偶见不均一的构造，可根据CT值进行初步判断，一般CT值为-30~-110 Hu。

内镜下可见肿瘤表面平滑，黏膜色泽正常或色淡黄，活检按压有弹性，软垫征阳性（图12-9）。部分病例可见肿瘤表面潮红伴有糜烂，因肿瘤位于黏膜下，一般活检很少能取到瘤组织，可采用挖掘式活检。瘤体较大，或病史较长者可有局部黏膜糜烂甚至形成溃疡，易被误诊为食管癌。超声内镜（EUS）对诊断黏膜下肿瘤很有价值，使用微高频探头可区分食管腔壁的各层结构，脂肪瘤为位于黏膜下层的均匀的密集高回声团块。

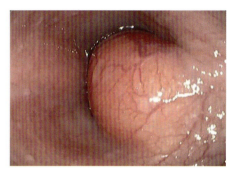

图12-9　食管脂肪瘤的内镜所见

（引自参考文献13）

（二）鉴别诊断

需要鉴别的有其他黏膜下病变，如平滑肌瘤、血管瘤等。食管平滑肌瘤是食管黏膜下最常见的良性肿瘤，位于食管远端的单个长梭状或半球形突起。EUS的典型特征是均匀的中-低回声病变，边界清晰，起源于黏膜肌层或固有肌层。食管血管瘤在内镜下多表现为黏膜下突入食管腔的蓝色或深紫红色包块，可阻塞管腔，但因食管血管瘤较柔软，镜体轻压瘤体后即可顺利通过。瘤体可呈分叶状或蚯蚓状，或呈局限性扁平样小隆起状，多呈浅蓝色，大小不等，有的可带蒂（图12-10）。

四、治　疗

脂肪瘤很少恶变，肿瘤直径在4 cm以下，或带蒂的息肉样脂肪瘤，其蒂<2 cm适合内镜下切除。如果其蒂超过2 cm，则发生出血、穿孔的风险增加，应行外科手术治疗，目前多为微创手术切除。Ferrari等系统回顾了176例食管脂肪瘤，有5例报告复发或恶性转化，因此在切除明显良

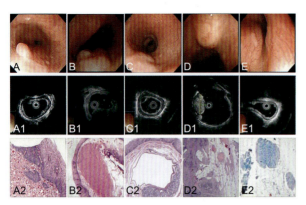

图 12-10　食管脂肪瘤的鉴别诊断

（引自参考文献 14）

A~E. 分别为食管息肉、平滑肌瘤、囊肿、脂肪瘤、外压的白光胃镜所见；A1~E1. 分别为其对应的超声内镜图像；A2~E2. 分别为其对应的病理图片（放大倍数依次为 ×100、×40、×40、×40、×100），E2 为食管外压，最终病理诊断为纵隔结核的病理图片

性的脂肪瘤后，建议对切除边缘仔细地进行组织病理学评估，判断是否需要内镜 / 放射学监测，并告知患者。

（王楚莹，薛润昕）

第 5 节　食管颗粒细胞瘤

1926 年，Abrikossoff 第一次报道了舌组织上的颗粒细胞瘤（granular cell tumor，GCT），以后发现其他组织如呼吸系统、乳腺、胆道系统、消化道、皮肤及皮下组织都可发生。消化道发生的颗粒细胞瘤约占全部颗粒细胞瘤的 1%~8%，以食管最常见。随着内镜技术的普及，消化道 GCT（不含口腔）检出率逐渐增加。食管 GCT 可发生于任何年龄，但以 40~60 岁的患者居多。起初 GCT 被认为仅源于横纹肌、神经周围的成纤维细胞或组织细胞，故也称颗粒肌母细胞瘤（granular cell myoblastoma）或颗粒神经纤维瘤（granular cell neurofibroma）。近年来通过免疫组化和超微检查证实，其来源于神经鞘的施万（Schwann）细胞，故也有称其为颗粒细胞施万瘤（granular cell schwannoma）的。

一、病理组织学

食管颗粒细胞瘤的瘤组织位于食管黏膜下，表面被覆的鳞状上皮基本完整。瘤细胞排列成巢状或条索状，可见鳞状上皮增生。细胞多为圆形或多角形，胞质丰富，含有大量嗜酸性颗粒，核小而圆，深染，可见明显核仁，未见明显核分裂象。电镜下显示瘤细胞内充满大量溶酶体样颗粒，该颗粒为自噬小泡，大小不一，不规则，密度较深，偶见线粒体。胞核呈圆形，染色质均匀。免疫组化显示食管 GCT 细胞表达一些神经特异性标记：S-100 蛋白、神经元特异性烯醇化酶（NSE）、髓鞘碱性蛋白质（MBP）、CD68（KP-1）、CD57（Leu-7）、波形蛋白（vimentin）等；过碘酸希夫染色（PAS 染色）阳性，可见颗粒状红染。Ki-67 阳性细胞数的多少与肿瘤的恶性潜能相关，多数研究显示 GCTs 低表达 Ki-67。几乎所有研究均显示 GCTs S-100 蛋白和 PAS 染色阳性。现将我们所见 1 例食管颗粒细胞瘤的病例列出，显微镜下见上皮下瘤细胞弥漫分布，与上皮分界清晰。瘤细胞大，多边形，胞浆呈丰富嗜酸性，含丰富的颗粒状物，核小深染，细胞周界不清，呈合体细胞样外观（图 12-11 A、B），S-100 染色阳性（图 12-11 C），NSE 染色弱阳性（图 12-11 D）。

食管颗粒细胞瘤以良性者多见，恶性者占食管颗粒细胞瘤的 2%~4%，病理学上极为相似，且肿瘤边界不清，累及邻近结构。1998 年，Fanburg-Smith 等提出恶性颗粒细胞瘤的诊断标准：凝固性坏死，瘤细胞梭形变，空泡状核及大核仁，核分裂象＞2 个 /10HPF（200 倍），高核质比，多形性。上述 6 个指标中满足 3 个或 3 个以上指标可诊断为恶性颗粒细胞瘤。此标准虽有较高的可重复性，但也有一些例外情况，如也有人提出核分裂象以＞5 个 /50HPF 较恰当。Nasser

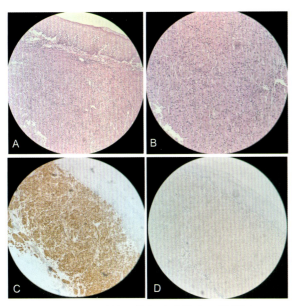

图 12-11 食管颗粒细胞瘤的病理学所见

A.×100 所见；B.×200 所见；C.S-100 染色；D. 神经元特异性烯醇化酶（NSE）染色

等提出一个更简单实用的诊断标准：细胞坏死情况（单个坏死或者条状坏死）和（或）有丝分裂情况（核分裂象＞2 个/10HPF），若肿瘤不符合两者中的任何一项特征，可认为是良性 GCT，若肿瘤有至少一项特征，则认为具有恶性倾向。有的颗粒细胞瘤病理呈良性而临床生物学行为呈恶性，因此病理判断仍需结合临床资料，并随访观察。

此外还需与上皮样平滑肌瘤鉴别，后者细胞质中嗜酸性颗粒不如颗粒细胞瘤突出，且肌源性抗体 SMA、α 抗胰蛋白酶阳性，而神经源抗体 S-100、NSE 阴性。

二、临床表现

临床上大多数患者无明显自觉症状（尤其是肿瘤较小时），往往在内镜检查时偶然发现。一部分患者因反流性食管炎、缺铁性贫血、腹部不适、消化道出血等其他胃肠道症状就诊，少数可有胸骨后不适、餐后上腹部不适、早饱、反酸、嗳气、恶心、呕吐等不典型症状，有的也可出现进食梗阻感或吞咽困难。有研究认为，如肿瘤直径＜2 cm，则症状可随肿瘤摘除而消失，如肿瘤较大，虽摘除症状仍可存在，因而推测肿瘤源于神经外胚层，永久性地干扰了内脏感觉神经。

三、诊断与鉴别诊断

（一）诊 断

主要靠内镜、超声内镜检查，最终确诊取决于病理和免疫组化检查。食管颗粒细胞瘤多见于食管下段，约占半数以上，较少见于食管颈段和中段。内镜所见多为山田Ⅱ型、黄白色或白色隆起，似黏膜下肿瘤或息肉。大多局部黏膜表面光滑，也有表面粗糙或伴糜烂者，呈隆起状，表面有凹陷的白齿状或玉米粒状。触之较息肉、乳头状瘤质韧或硬，也有报道极少数病变呈条状（图 12-12）。超声内镜检查多表现为低回声实质性肿块，多起源于黏膜和黏膜下层，边界清晰，病灶主体位于黏膜下层，但与黏膜层分界不清，与固有肌层分界一般较好（图 12-13，图 12-14）。有研究发现，食管 GCT 患者内镜下可出现食管炎、Barrett 食管或嗜酸细胞性食管炎。经超声内镜确认肿瘤有无浸润消化道管壁肌层及其以外各层，对鉴别良恶性颗粒细胞瘤有重要意义，但对早期无浸润表现的恶性颗粒细胞瘤仍不能识别其良恶性。因肿瘤位于黏膜下，故内镜下常规活检能诊断者不足 50%，确诊常需内镜或手术切除标本的病理检查。CT 和 MRI 检查有助于发现局部或远处转移病灶。

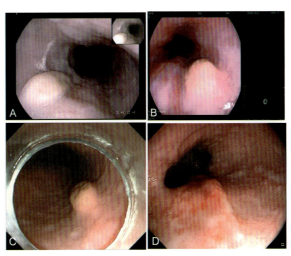

图 12-12 食管颗粒细胞瘤的内镜图像

（图 C、D 引自参考文献 20）

A. 白齿状；B. 息肉样；C. 白齿状；D 红色条状

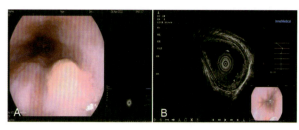

图 12-13　食管颗粒细胞瘤的超声内镜所见

A. 白光内镜所见；B. 超声内镜所见

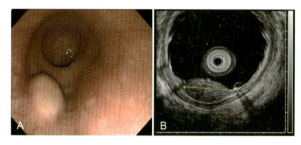

图 12-14　1 例大小为 12 mm 的食管下段颗粒细胞瘤的形态学所见

（由日本神户大学附属病院森田圭纪医生提供）
A. 胃镜所见；B. 超声胃镜所见

（二）鉴别诊断

需与其他黏膜下隆起性病变，如平滑肌瘤、类癌等相鉴别，常需病理学及特殊染色鉴别。

食管 GCT 的内镜诊断需要鉴别的疾病有平滑肌瘤、间质细胞瘤、神经鞘瘤、脂肪瘤和血管瘤。食管平滑肌瘤是食管黏膜下最常见的良性肿瘤，位于食管远端的单个长梭状或半球形突起。典型特征是均匀的中 - 低回声病变，边界清晰，起源于黏膜肌层或固有肌层。既往研究报道 EUS 可鉴别食管平滑肌瘤和食管 GCT。食管间质细胞瘤比较罕见，在内镜下其表面光滑，覆盖正常黏膜。EUS 表现为圆形或椭圆形低回声灶。间质细胞瘤有坏死、出血和黏液样变性，引起不均匀回声或钙化。肿瘤内血流不一致导致 EUS 图像无特异性。

食管神经鞘瘤极为罕见。内镜下表现为平滑的表面覆盖在食管中、近端正常上皮上。EUS 图像显示均匀的低回声病变，起源于黏膜下层或固有肌层。

食管脂肪瘤的典型内镜表现为淡黄色的丘状隆起，边界清晰光滑。EUS 显示起源于黏膜下的均匀和高回声病变。食管血管瘤的特征是软的蓝紫色或紫红色包块。EUS 图像显示源自黏膜层、黏膜下层或固有肌层的低回声或中回声结构病变。良恶性食管 GCT 鉴别需要病理及影像学检查进行综合评估。

四、治　疗

由于本病良性者多见，生长缓慢，约 2% 为恶性，故内镜下治疗为首选。一些学者提出缺乏临床症状、肿瘤＜ 10 mm、没有恶变倾向或不符合外科适应证的患者，可采取保守治疗，每 1~2 年进行一次内镜和病理检查。食管 GCT 有恶变可能，多数学者主张积极治疗。肿瘤＜ 25 mm，且无肌层浸润者，可采用 ESD、EMR 予以完整切除（图 12-15，图 12-16），较小者也可用高频电凝切除。对怀疑恶变、深层浸润、有内镜切除禁忌、有多种临床症状的患者，应考虑外科手术切除。对恶性颗粒细胞瘤，现已证实化疗和放疗并不能改善其临床病程，以局部广泛切除，加以区域性淋巴结清扫为主要治疗手段。

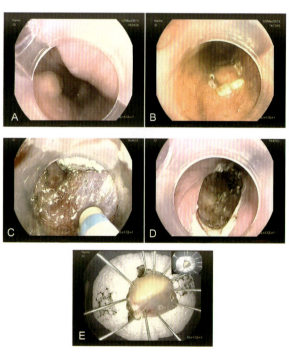

图 12-15　食管颗粒细胞瘤的内镜黏膜下剥离术（ESD）治疗

A. 显示瘤体；B. 电刀标记；C. 分离瘤体下组织；D. 完整切除；E. 切除后标本

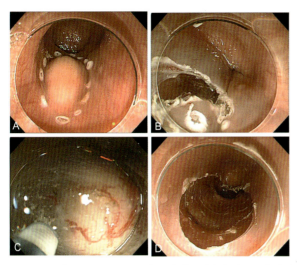

图12-16 食管颗粒细胞瘤的内镜黏膜下剥离术（ESD）治疗
（由日本神户大学附属病院森田圭纪提供）
A.瘤体标记；B.分离瘤体；C、D.完全剥离；E.剥离的瘤体；F.标本处理

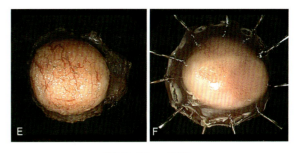

图12-16 （续）

良性GCT总体预后良好，小部分病例出现复发或恶性转化。复发与切缘是否阴性相关。恶性GCT 5年生存率为62.8%，预后与肿瘤分期、是否行外科手术切除等因素相关。

（王楚莹，薛润昕）

第6节 食管血管瘤

食管血管瘤是发生于食管血管的良性肿瘤，临床罕见，占食管良性肿瘤的2%~3%，通常无临床症状，但可能导致上消化道出血或吞咽困难。依据组织学类型可分为海绵状血管瘤、毛细血管瘤、错构瘤和动静脉畸形。食管血管瘤的诊断主要依靠食管造影、内镜以及CT等检查。

一、食管孤立性静脉瘤

食管孤立性静脉瘤（solitary varix）系食管黏膜下局部形成的青蓝色或紫蓝色、圆形或卵圆形扁平状隆起，表面黏膜光滑平整，无搏动，边界清晰，周围黏膜无异常改变。日本学者将其命名为"孤立性静脉扩张"，检出率为0.62%~1.3%，国内有文献报道其检出率为0.59%。

（一）病因及发病机制

食管孤立性静脉瘤是一种食管血管发育不良的病变。系食管上皮或黏膜下的固有静脉丛，部分由于先天或后天性血管闭塞、狭窄，导致近端血管扩张呈连续性、孤立性或散在性的蓝色囊状静脉瘤，血流方向无规律性。

（二）病理组织学

切除的孤立性静脉瘤为黏膜下的扩张静脉，部分存在硬化。表现为平滑肌细胞增殖，与此伴随胶原纤维和蛋白多糖增加，没有肿瘤性征象。

（三）临床表现

多数无食管症状，常于胃镜检查中发现，少数可有胸骨后疼痛、进食哽咽感。极少合并自发性破裂出血，可因进食坚硬粗糙食物、医源性活检或内镜擦伤导致出血。

（四）诊断与鉴别诊断

1. 诊　断

胃镜检查为主要诊断方法，可见局部黏膜呈蓝色、浅蓝色半球形或卵圆形的局限性小隆起，好发于食管中、上段，以食管中段多见，约占50%以上，可单发或多发（图12-17），单发者多见，约占75%，直径多<1 cm，若直径>2 cm时需注意排除门脉高压所致静脉曲张的可能，同时需注意肝功能是否异常。EUS下表现源于黏膜或黏膜下层低回声改变，内部有密集光点，似网格状，周边呈浮雕征。腹腔动脉和肠系膜上动脉造影显示孤立性静脉瘤无明显交通支。此点可与门脉高压引起的静脉曲张相鉴别。

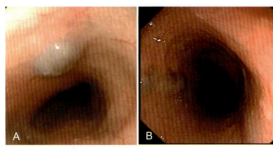

图12-17　食管孤立性静脉瘤的内镜下所见

A. 单个孤立性静脉瘤；B. 多发孤立性静脉瘤

2. 鉴别诊断

（1）食管囊肿：包括重复畸形囊肿、包涵囊肿和潴留囊肿。前两种是先天性的，潴留囊肿是后天形成的，与慢性食管炎有关，起源于食管黏膜下层，形成上覆正常食管黏膜的突向管腔内的囊肿。CT增强扫描、MRI对食管囊肿的诊断具有特异性，胃镜下呈丘状隆起，有时色苍白或呈半透明状，质软，活检钳夹破后流出胶冻样或清鼻涕样物质。超声内镜可判断该病变是源于黏膜下、肌层，还是食管外，并可根据回声不同进行鉴别，值得注意的是，食管囊肿和食管静脉瘤在超声内镜下的表现一样，表现为来自黏膜下层的低回声区，再通过彩色多普勒进行分析，可显示出静脉瘤内的血流信号。

（2）食管静脉曲张：此病多发于食管中下段，呈连续性、纵向条索状曲张（图12-18），且有肝硬化门脉高压的背景。需特别注意静脉曲张治疗后残存的或再发的曲张静脉有可能也呈孤立性静脉瘤状，需注意询问病史。

（3）蓝色橡皮疱痣综合征：本征主要表现为全身皮肤散在大小不等的蓝色斑丘疹、结节状隆起。压之如橡皮，可被压缩。常伴有食管、胃、肠散在血管瘤样肿物（图12-18 C），组织学表现为毛细血管性或海绵状血管瘤。

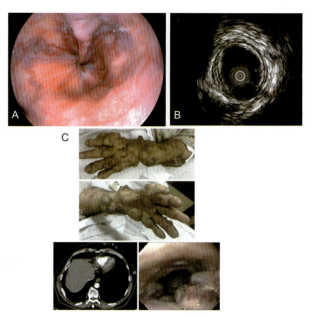

图12-18　食管静脉瘤鉴别的几种病变所见

（引自参考文献26）

A. 食管静脉曲张；B. 食管囊肿超声内镜图；C. 蓝色橡皮疱痣综合征

（五）治　疗

孤立性静脉瘤生长速度极慢，一般不合并临床症状，自发性出血可能性极小，故多数可不予治疗。但若静脉瘤色泽明显发红，出血风险增加，可采用套扎、硬化、激光或微波等方式治疗（图12-19）。

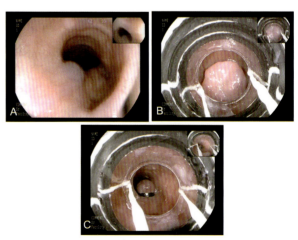

图12-19　食管孤立性静脉瘤的套扎治疗

A. 病变所见；B. 圈套器套扎；C. 套扎后所见

二、海绵状血管瘤

食管海绵状血管瘤临床罕见。肿瘤较大时表现为食管壁内形态规则，呈分叶状的肿块，边界清晰。邻近食管壁柔软，扩张度好，相应黏膜无明显异常改变。表现为良性肿瘤的特征。

（一）病因及发病机制

食管海绵状血管瘤形成原因尚不明确，其起源于食管中胚层，好发于食管中段，血管瘤表面覆有光滑的食管黏膜，局部黏膜呈结节样隆起，黏膜下可见紫蓝色包块。

（二）病理组织学

有大量形状不等的扩张血管。内见大量红细胞，间质慢性炎细胞浸润。

（三）临床表现

食管海绵状血管瘤通常无临床症状，但若瘤体较大，可能会出现消化道出血和吞咽困难。

（四）诊断与鉴别诊断

1. 诊 断

食管海绵状血管瘤诊断依靠食管钡餐造影、普通内镜、超声内镜、CT、MRI等检查手段。其中内镜和超声内镜是最主要的诊断方法，普通内镜下海绵状血管瘤呈紫蓝色包块，表面光滑，可呈分叶状或蚯蚓状，或呈局限性扁平样小隆起状，大小不等（图12-20 A）。超声内镜对于判断病变的位置、深度、形态及大小意义重大，超声内镜下呈起源于黏膜下层的偏低回声改变，其内有低回声或无回声腔隙样结构，边界清晰，质地柔软（图12-20 B）。内镜下或者手术切除后送病理学检查，组织学诊断，是确诊的金标准。

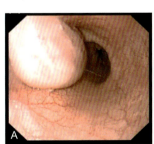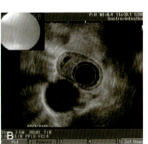

图12-20　食管海绵状血管瘤的内镜下所见

A.食管海绵状血管瘤内镜图；B.食管海绵状血管瘤超声内镜图

2. 鉴别诊断

（1）食管平滑肌瘤及间质瘤。病变较小时一般无临床症状，病变较大时有进食后不适、吞咽困难表现。胃镜和超声内镜是主要诊断方法，光镜下主要呈半球形，黏膜表面光滑，色泽多数与周围黏膜一致，有一定的移动度（图12-21 A）。超声内镜诊断意义较大，病变多为起源于黏膜肌层或固有肌层的低回声，多呈梭形或椭圆形，边界清晰（图12-21 B）。病理及免疫组织化学染色是目前诊断间质瘤最有效的手段，免疫学标记CD117、CD34多呈阳性表达，S-100多为阴性。

（2）原发性食管恶性黑色素瘤（PMME）。内镜下通常呈息肉样肿瘤，边界清楚，表面有黑色等色素沉着，有时伴有溃疡和出血（图12-21 C）。PMME是一种极其罕见但侵袭性极强的肿瘤，PET-CT检查可判断其范围及转移情况。病理诊断仍是确诊其最有效的方式。

其余鉴别诊断可参考孤立性食管静脉瘤。

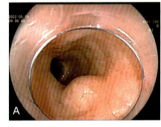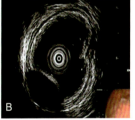

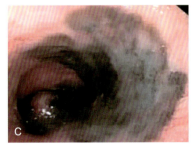

图12-21　海绵状血管瘤内镜诊断及鉴别诊断

A.食管平滑肌瘤/间质瘤的内镜下所见；B.食管平滑肌瘤的超声内镜所见；C.原发性食管恶性黑色素瘤

（五）治　疗

食管海绵状血管瘤较小者可动态随诊，较大者或并发临床症状的肿瘤应予以进一步治疗，如外科手术、硬化剂注射等，瘤体直径≤2.5 cm者建议EMR或ESD治疗，因其具有创伤小、恢复快、易耐受等特点，但需严格把握适应证，若手术过程中发生穿孔和出血应及时处理（图 12-22）。

A. 食管中段海绵状血管瘤；B. 切开瘤体口侧黏膜；C. 剥离瘤体；D. 剥离后创面；E. 金属夹夹闭创面；F. 标本底部血管样组织；G. 标本黏膜面

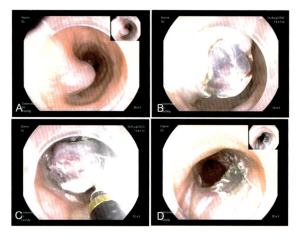

图 12-22　食管海绵状血管瘤内镜黏膜下剥离术（ESD）治疗

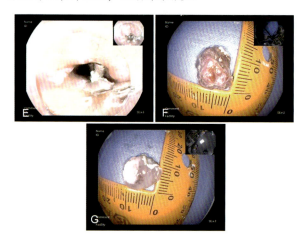

图 12-22　（续）

（李芳兰，邹百仓）

第 7 节　食管淋巴管瘤

食管淋巴管瘤（esophageal lymphangioma）是一种淋巴管内皮细胞管腔增生及扩张而形成的肿瘤。在有淋巴管存在的任何部位均可发生，消化道淋巴管瘤最常见于结肠，其次为胃、十二指肠，食管淋巴管瘤罕见。食管淋巴管瘤在我国散在发病，平均年龄 47.7 岁，男女比例为 2∶1，好发于食管下段。杜恒等系统回顾 30 例患者，其中男性 20 例，年龄为 22~77 岁。病变位于食管上段的有 4 例（13.33%）、中段 11 例（36.67%）、下段 12 例（40.00%），中下段均受累 3 例（10.00%）。

一、病因及发病机制

病因不明，有认为源于胚胎期异常淋巴组织，属错构瘤的一种。其成因可能与淋巴管阻塞、淋巴管内皮细胞增生和淋巴管扩张有关，也可能是先天性淋巴组织异位所致。

二、病理组织学

关于淋巴管瘤的病理学分类，Vegner 将其分为单纯性、海绵状、囊肿性。日本病理学会小儿肿瘤组织分类委员会将食管淋巴管瘤分为 4 类：①毛细淋巴管瘤（capillary lymphangioma）；②海绵状淋巴管瘤（cavernous lymphangioma）；③囊状淋巴管瘤病（cystic lymphangiomatosis）；④全身性淋巴管瘤病（systemic lymphangiomatosis）。以上 4 类主要依据淋巴管腔的大小和形态来分类。在中国，食管淋巴管瘤一般以海绵状淋巴管瘤为主，其次是血管淋巴管瘤和囊性淋巴管瘤，目前国内尚无食管毛细淋巴管瘤的报道，可能因为该病理亚型少见或诊断经验不足。病理检查示肿瘤大小不等，部分呈囊状，囊壁由纤维结缔组织构成，内衬单层扁平内皮细胞，囊壁内见灶状淋巴细胞浸润及平滑肌。免疫组化技术对诊断淋巴管瘤有很好的价值，相关研究表明 CD31 和 CD34 可在淋巴管和血管内皮细胞中表达，而新型抗体 D2-40 仅在淋巴管内皮细胞中表达，三者联合可鉴别淋巴管瘤和血管瘤（图 12-23）。

三、临床表现

食管淋巴管瘤病程一般从数天到数年不等，主要表现为吞咽困难、上腹痛、腹部不适、胸部不适或疼痛等。该病临床症状一般取决于肿瘤大小和所在部位，许多无症状患者是在体检或检查消化系统其他疾病时才偶然发现的。

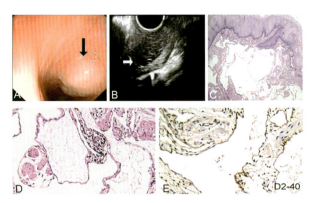

图 12-23　食管淋巴管瘤的内镜及病理表现

（引自参考文献 30）

A. 内镜下发现一表面有光泽的无根息肉样软瘤；B. 超声内镜下，肿瘤表现为异质性低回声型，累及固有层和黏膜下间隙；C. 显微镜下，肿瘤在正常食管鳞状上皮下由不同大小的扩张淋巴管组成；D. 淋巴管内衬扁平的良性内皮细胞，纤维间质内有淋巴细胞聚集体；E. 食管淋巴管瘤扁平内皮细胞对典型的淋巴内皮细胞生物标志物 D2-40 产生免疫反应，证实了淋巴管瘤的诊断

四、诊断与鉴别诊断

（一）诊　断

X 线钡剂检查可见到肿瘤样影像，表面一般光滑。内镜下可见肿瘤为隆起性病变，呈圆形、类圆形，表面光滑。表面黏膜多呈白色、青色或黄色，用活检钳或镜端压之，可见瘤体柔软，可压缩，瘤体具有半透光性。食管蠕动时，可观察到肿瘤变形或更加突起（图 12-24）。超声内镜可确定肿物来自黏膜下层，且其下肌层完整，这为内镜治疗提供了准确的定位。食管淋巴管瘤超声内镜下的特征性表现为黏膜下层多囊性或蜂窝状低回声改变（图 12-25）。CT 扫描可见肿块呈低密度影，边界光整，CT 值偏低，增强期强化不明显，或仅有囊壁及分隔轻度强化。

（二）鉴别诊断

本病需与间质瘤、平滑肌瘤、囊肿、静脉瘤及血管瘤相鉴别。根据瘤体的颜色、部位、形态鉴别，特别是淋巴管瘤在内镜下观察有半透明性、可压缩的特点。本病源于黏膜下层，故内镜下活检常呈阴性结果。

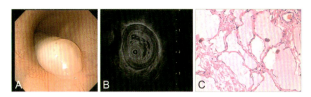

图 12-24　食管淋巴管瘤内镜所见

（引自参考文献 31）

A. 胃镜可见一个大的、黄白色的半透明肿块，表面有光泽；B. 超声内镜检查显示黏膜下层有蜂窝状低回声结构，回声模式不均匀；C. 病理显示巨大的淋巴填充的囊性间隙，内衬单层内皮细胞，与淋巴管瘤一致

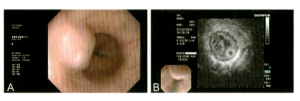

图 12-25　食管淋巴管瘤的超声内镜所见

（引自参考文献 33）

A. 食管左侧壁见一半球形黏膜下隆起，呈半透明状，表面黏膜光滑，触之质软；B. 超声内镜显示食管病灶呈低回声，见多个囊性分隔，起源于黏膜下层，肌层结构清晰、完整

五、治　疗

食管淋巴管瘤是良性肿瘤，如诊断明确，对病灶小无症状者可观察随访，迄今为止尚未见有恶变的病例。切除肿瘤是基本的根治疗法，可行内镜下切除或外科手术。文献报道，直径 < 5 cm，且位于黏膜肌层或黏膜下层的病变可行内镜下治疗。内镜下治疗方法有 EMR、ESD。国内亦有报道通过内镜分片黏膜切除术（EPMR）和 ESD 切除 > 5 cm 的病变。较大者用外科手术方法，术中由于淋巴管瘤可压缩，触摸不到实质性肿块，会给手术带来困难。有报道在外科手术中给予内镜配合，对确定病灶效果甚佳。手术多采用局部切除肿瘤的方法，术后一般预后良好，包括接受姑息治疗的病例，至今尚未发现有复发或恶变的情况。

（王楚莹，薛润昕）

第8节 食管乳头状瘤

食管乳头状瘤（esophageal papilloma）是上皮性良性肿瘤，组织学显示角化不全、角化过度及食管黏膜的增生性改变。1959 年由 Adler 首次报道，本病无特征性临床表现，常在内镜检查或尸检时偶然发现。有报道本病发病率为0.01%~0.43%，我国发病率为 0.05%~0.25%。本病可见于各年龄段，以 40~60 岁多见，男女均可发病。

一、病因及发病机制

食管乳头状瘤的病因与发病机制尚不明确。目前，有研究认为与食管的慢性刺激和致使食管损伤的机械操作相关。长期反流所致的食管黏膜慢性刺激，食管异物堵塞、狭窄食管反复扩张、食管支架置入、食管静脉曲张的硬化剂治疗等，以及导致食管损伤的机械操作也可诱发食管乳头状瘤。感染因素也可能是病因之一，因食管乳头状瘤外观及组织变化与尖锐湿疣相似，有学者推测与人乳头瘤病毒（human papilloma virus，HPV）感染相关。有学者证明多发性乳头状瘤中存在低危型 HPV 表达，但另有研究检测食管乳头状瘤中 HPV DNA 为阴性。目前 HPV 感染与乳头状瘤的相关性尚不明确。研究表明，与慢性非萎缩性胃炎相比，食管乳头状瘤组 HP 感染率低于对照组，提示 HP 感染可能与食管乳头状瘤存在反作用，但其仍待进一步证实。

二、病理组织学

食管乳头状瘤病理特点为食管鳞状上皮增生，血管丰富，基底层细胞增生。有的棘层高度增厚，呈乳头瘤样增生，部分有挖空细胞，间质内有少量炎细胞浸润（图 12-26）。

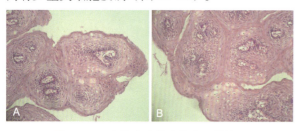

图 12-26　食管乳头状瘤的病理学所见

三、临床表现

食管乳头状瘤缺乏特异性症状。部分患者可表现为上腹痛、上腹部不适、反酸、烧心、胸骨后不适等上消化道症状。部分患者可能无明显不适，仅在查体时发现。食管乳头状瘤无明显阳性体征。

四、诊断与鉴别诊断

（一）诊　断

食管乳头状瘤以小的较多，有统计文献报告，73 例中最大直径＜5 mm 的约占 46%，5~10 mm 的约占 33%，10~15 mm 的约占 14%，＞15 mm 的约占 7%。位于食管上段的有 7% 左右，中段 18% 左右，下段 75% 左右。也有报告以中段多见。X 线钡剂检查可无阳性发现，或可见到充盈缺损区，食管蠕动正常。内镜下食管乳头状瘤可发生于食管全段，多位于食管中下段。单发多见，偶有多发，甚至覆盖食管全段。病变多为球形或半球形广基底息肉样隆起，也可出现分叶、羽毛状等形态。常以 5 mm 以下多见。＞5 mm 的病变少见，质软，颜色与周围食管黏膜相同或轻度褪色，内镜观察可见食管腔内有蒂或无蒂的小息肉样隆起，或呈直立的乳头状病变。表面呈分叶状或桑葚状，也可较平滑，色泽可苍白、呈浅红色或略充血（图 12-27）。在水中观察乳头结构，

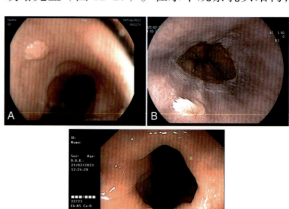

图 12-27　食管乳头状瘤的内镜表现

A. 颗粒状隆起；B. 羽毛状改变；C. 分叶状改变

因为浮力漂浮原因，可更清楚地观察到其形态。放大观察可见乳头内没有异型的血管扩张。用鲁氏碘液染色可呈淡染或花斑状淡染。钳取活检行病理学检查是最可靠的诊断方法。

（二）鉴别诊断

要与食管息肉、黏膜白斑、食管糖原棘皮病、寻常疣、0～Ⅱa型复层上皮癌及疣状癌相鉴别。鉴别诊断主要依靠病理结果，组织学上为血管结缔组织增生及没有异型的复层上皮乳头状生长。

五、治 疗

对于＜5mm者，可直接用活检钳钳除，稍大者可在内镜下行高频电凝、氩气刀、或微波、激光等烧灼，也可用内镜黏膜切除术（EMR）切除，标本送病理检查（图12-28）。也有自行脱落的病例报告。对合并有恶性病变者可行外科治疗。

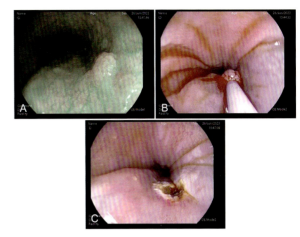

图12-28　1例食管乳头状瘤内镜黏膜切除术（EMR）切除
A. 胃镜下所见；B.EMR切除；C.切除后创面

（乔璐，邹百仓）

第9节　食管囊肿

1711年，Blasius首次描述了食管囊肿（esophageal cyst），认为其为食管重复畸形。1881年，Roth将食管囊肿分为"单纯上皮样囊肿"和"食管重复畸形"两类。食管囊肿罕见，约占食管良性病变的20%，约有80%的食管囊肿在儿童期获得诊断。据报道，其发病率为8200例新生儿中有1例，其中男女发病率为2∶1。

食管囊肿的诊断和治疗不断进展。CT技术的发展及超声内镜的问世使食管囊肿的诊断水平日益提高。目前治疗方法已从常规开胸手术转变为微创手术，如胸腔镜手术、内镜手术。

一、病因及发病机制

在胚胎第4周，原始前肠向前分出一憩室，该憩室为呼吸系统的胚芽。原始前肠的后支将发育成食管、胃及上消化道。气管食管隔将原始食管和原始气管分开。食管在发育过程中经历上皮阻塞管腔及随后再贯通两个阶段。原始前肠后支的异常发育是食管囊肿形成的胚胎学基础。因气管源性囊肿和食管源性囊肿具有共同的胚胎起源，故二者可同时发生。

二、病理组织学

食管囊肿为异位的食管壁成分所构成。单纯上皮样囊肿为食管上皮的重复畸形，而食管重复畸形的囊壁为食管黏膜下层组织及肌层组织，无食管上皮成分。

食管囊肿的上皮细胞多样，包括立方柱状上皮、立方上皮、假横纹肌上皮、纤毛上皮、胃黏膜。极少数食管囊肿内衬有异位胃、胰腺及其他黏膜成分。

大约90%的食管囊肿不与食管腔相通，大多数食管囊肿发生于右侧后下纵隔。除胸部外，还可见于颈部、腹部。

三、临床表现

症状与食管囊肿的部位及大小等有关。小的囊肿患者通常无症状。囊肿增大后常压迫周围组织而引起症状。60%食管囊肿发生于食管的下1/3段，囊肿压迫食管引起吞咽困难最常见。20%食管囊肿发生于食管的上1/3段，囊肿压迫气管支气管可引起呼吸困难。20% 食管囊肿发生于食管的中 1/3 段，患者最常见的症状为胸骨后痛和吞咽困难。食管下 1/3 段后壁的囊肿可引起心律失常。若食管囊肿内衬有异位胃黏膜组织，则可出现呕血。极少数食管囊肿可发生恶变。

四、诊断与鉴别诊断

（一）诊　断

根据病史、体征结合影像学检查常可作出临床诊断，确诊仍依赖于组织病理学。胸部 X 线显示纵隔内有密度均匀，边界清楚的半球状或球形阴影，食管吞钡造影检查可发现食管受压而无溃疡。CT 检查可见食管囊性肿块为低密度（CT 值 20 以下），如内容物黏稠时也可呈高密度（CT 值 30 以上）。MRI 检查 T_1WI 上表现为低信号，T_2WI 上表现为高信号，但如内容物黏稠时 T_1WI、T_2WI 都为高信号，与实体瘤不易鉴别。内镜下可见食管隆起病变，表面黏膜色泽正常，用活检钳压之柔软。EUS 可见囊性肿物为液性无回声，此外对确定囊肿大小、位置及与周围脏器的关系有帮助（图 12-29，图 12-30）。EUS-FNA 可获得肿物内容物，用于病理诊断。

实验室检查对食管囊肿的特异性诊断无意义。

（二）鉴别诊断

需要与纵隔囊肿（如支气管囊肿、心包囊肿或纵隔肿瘤的囊性变性或其他囊肿）及包虫囊肿、米勒管囊肿等鉴别。

五、治　疗

对无症状且囊肿较小者，随访观察。药物治疗对食管囊肿无意义。除非患者的全身状况不能耐受手术，所有有症状的食管囊肿一旦作出诊断，均应手术切除。以前常采用后外侧切口开胸切除食管囊肿，目前多选用胸腔镜手术。近来电视辅助胸腔镜手术（VATS）、机器人辅助胸腔镜手术（RATS）可用于进行摘除术和切除术，并可获得更好的美容效果。还有内镜下于食管囊肿与食管腔之间建立通道治疗食管重复畸形的治疗方法（图 12-31）。本病术后预后良好，复发率及手术并发症发生率很低。手术并发症包括肺炎、气胸、深静脉血栓形成、食管瘘、食管假憩室形成、迷走神经麻痹、伤口感染等。

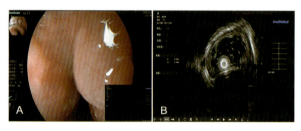

图 12-29　食管囊肿内镜及超声内镜图像

A. 食管囊肿内镜下表现；B. 食管囊肿超声内镜下表现

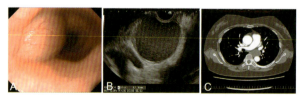

图 12-30　1 例食管中段大小为 36 mm 的食管囊肿形态学所见

（由日本神户大学附属病院森田圭纪医生提供）

A. 胃镜所见；B. 超声内镜所见；C. 胸部 CT 所见

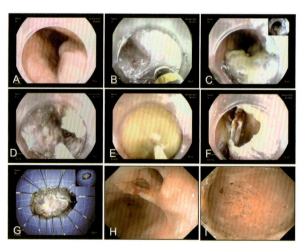

图 12-31　内镜治疗食管巨大囊肿

A. 食管下端巨大囊肿；B. 剥离囊肿边缘黏膜下层；C. 切开囊壁见黄色囊液溢出；D. 圈套切除囊壁；E. 大量囊液；F. 食管壁外巨大囊腔；G. 切除囊壁标本，病理诊断食管支气管源性囊肿；H. 术后 1 月残留囊腔呈分隔状；I. 囊腔底部

（乔璐，邹百仓）

参考文献

[1] 日本食道疾患研究会.食道疾患レアケース·アトラス：第一版.东京：医学书院, 1999, 38-65.

[2] 金震东, 李兆申.消化超声内镜学.北京：科学出版社, 2017, 210-212,

[3] Caceres M, Steeb G, Wilks SM, et al. Large pedunculated polyps originating in the esophagus and hypopharynx. Ann Thorac Surg, 2006, 81(1):393-396.

[4] Kinney T, Waxman I. Treatment of benign esophageal tumors by endoscopic techniques.Semin Thorac Cardiovasc Surg, 2003, 15(1):27-34.

[5] 冯玉灵, 张海军, 林凯, 等.内镜窄带光成像对儿童食管息肉的诊断价值.中华消化内镜杂志, 2022, 39(4): 318-321.

[6] 陈蕾, 张澍田.食管平滑肌瘤诊断及治疗研究进展.中华消化内镜杂志, 2017, 34(6), 448-450.

[7] 李灵敏, 李群, 李文波, 等, 弥漫性食管平滑肌瘤病1例.肿瘤预防与治疗, 2021, 34(2), 181-184.

[8] Elbawab H, AlOtaibi A F, Binammar A A, et al. Giant esophageal leiomyoma: diagnostic and therapeutic challenges. Am J Case Rep, 2021, 18(22).

[9] Jiang W, Rice T W, Goldblum J R. Esophageal leiomyoma: experience from a single institution. Dis Esophagus, 2013, 26(2):167-174.

[10] 李国仁.食管间质瘤的特征及外科治疗现状.中国肿瘤临床, 2017, 44(19): 993-999.

[11] 孙睿, 靖大道, 范建高, 等.食管良性肿瘤62例临床分析.胃肠病学,2000,5(2): 130-131.

[12] 王辉, 徐萍.微超声探头在食管平滑肌瘤及脂肪瘤诊断中的作用.实用医药杂志, 2005, 22(5):408-409.

[13] Bernardi D, Ferrari D, Siboni S, et al. Minimally invasive approach to esophageal lipoma. J Surg Case Rep, 2020, 2020(7):rjaa123.

[14] 葛存锦, 全巧云, 郑世华, 等.白光胃镜及超声内镜对食管隆起性病变的诊断价值分析.巴楚医学, 2021, 4(01):27-30.

[15] Ferrari D, Bernardi D, Siboni S, et al. Esophageal Lipoma and Liposarcoma: A Systematic Review. World J Surg, 2021, 45(1):225-234.

[16] 徐延昭, 李勇, 田子强.食管脂肪瘤胸腔镜下切除1例.食管外科电子杂志,2013,1(03):144-145.

[17] 王坚, 朱雄增, 张仁元.恶性颗粒细胞瘤10例临床病理学.中华病理学杂志,2004,33(6): 497-502.

[18] Hiilagii S,Sentiirk O,Aygiin C,et al.Granular cell tumor of esophagus removed with endoscopic submucosal dissection.Turk J Gastroenterol, 2007, 18(3):188-191.

[19] 吴晨霞, 施红旗, 崔海宏, 等.消化道颗粒细胞瘤9例临床分析.胃肠病学, 2021,26(10):594-598.

[20] Shi Y, Chai N, Zhong L, et al. Experience with Esophageal Granular Cell Tumors: Clinical and Endoscopic Analysis of 22 Cases. Dig Dis Sci, 2021, 66(4):1233-1239.

[21] Fan X, Jiao J, Luo L,et al. Role of endoscopic ultrasound and endoscopic resection in the diagnosis and treatment of esophageal granular cell tumors. Scand J Gastroenterol, 2022, 57(10):1264-1271.

[22] 徐丽芬, 胡端敏, 吴伟, 等.血管及血管瘤所致上消化道黏膜隆起的分布和内镜特点分析.中华消化内镜杂志, 2022, 39(3):238-241.

[23] 周燕, 白飞虎, 虎金朋, 等.孤立性食管静脉瘤223例临床内镜分析.中华消化病与影像杂志（电子版）, 2019, 9(03):103-104.

[24] 陈卫刚.胃镜下食管囊肿治疗1例.农垦医学, 2012, 34(05):478-480.

[25] 石保平, 傅燕, 刘国彬, 等.食管海绵状血管瘤1例报道.胃肠病学和肝病学杂志, 2019, 28(8):959-960.

[26] 俞珊, 任于晗, 周辛欣, 等.超声内镜检查在食管血管瘤内镜黏膜下剥离术中的指导价值.中华消化杂志, 2017, 37 (5):340-342.

[27] 陈蕾, 张澍田.食管平滑肌瘤诊断及治疗研究进展.中华消化内镜杂志, 2017, 34 (06): 448-450.

[28] Chu YM, Hung CS, Huang CS. Primary malignant melanoma of the esophagogastric junction: A case report. Medicine (Baltimore), 2021, 100(25):e26467.

[29] 佟牧虹, 冬兰, 周金秋, 等.食管海绵状淋巴管瘤1例.人民军医, 2005, 48(10):618.

[30] Cheng Y, Zhou X, Xu K, et al. Esophageal lymphangioma: a case report and review of literature. BMC Gastroenterol, 2019, 19(1):107.

[31] Min M, Liu Y. Lymphangioma of the Esophagus. Am J Gastroenterol, 2018, 113(7):936.

[32] 焦娇, 朱云, 江兴松, 等. 食管淋巴管瘤1例. 中国校医, 2017, 31(11):857, 859.

[33] 杜恒, 粟春林. 食管淋巴管瘤1例及文献复习. 食管疾病, 2023, 5(01):66-71.

[34] 五味博子, 中村孝司. 食道乳頭腫. 日本臨牀, 1994, 別冊(5):147-149.

[35] Mosca S, Manes G, Monaco R, et al. Squamous papilloma of the esophagus long term follow up. Gastroenterol Hepatol, 2001, 16(8):857-861.

[36] Szanto I, Szentirmay Z, Banai J, et al. Squamous papilloma of the esophagus. Clinical and pathological observations based on 172 papillomas in 155 patients. Orv Hetil, 2005, 164(12): 547-552.

[37] Kuniko T, Shin-ichi M, Shoji M, et al. Clinico-pathological characteristics of esophageal squamous papillomas in Japanese patients with comparison of findings from western countries. Acta Histochem. Cytochem, 2006, 39(1):23-30.

[38] 储效梅, 刘晓昌, 梅俏. 食管乳头状瘤的研究现状. 安徽医科大学学报, 2021, 56(01):166-168.

[39] Cuch B, Nachulewicz P, Wieczorek AP. Esophageal Duplication Cyst Treated Thoracoscopically During the Neonatal Period: Clinical Case Report. Medicine (Baltimore), 2015, 94(49):e2270.

[40] Hervekka FAM, Tedesco P, Patti MG. Thoracoscopic resection of esophageal duplication cysts. Diseases of the Esophagus, 2006, 19: 132-134.

[41] Will U, Meyer F, Bosseckert H. Successful endoscopic treatment of an esophageal duplication cyst. Scand J Gastroenterol, 2005, 40:995-999.

[42] Chan M, Zavala SR. Esophageal Cyst. [2023-01]. https://www.ncbi.nlm.nih.gov/books/NBK549813/.

第13章 食管癌

食管癌（esophageal cancer，EC）是指原发于食管黏膜上皮的恶性肿瘤，病理类型主要包括鳞癌和腺癌。临床上以进行性吞咽困难为进展期典型症状。食管癌是世界范围内常见的肿瘤，在我国恶性肿瘤中发病率和死亡率分别居第6位和第4位。其流行病学特点有：①地区性分布，亚洲国家发病率高于欧美国家，我国主要以太行山山脉附近区域最常见；②男性发病率高于女性，男女发病率比例为1.56:1，男女死亡率之比为1.73:1；③中老年易患，平均发病年龄在65岁以上，且平均发病年龄呈后移趋势。

一、病因

食管癌的发病主要与以下因素相关。

（一）亚硝胺类化合物和真菌毒素

（1）亚硝胺：在食管癌高发地区，粮食和饮水中的亚硝胺含量显著高于其他地区的，且与当地食管癌和食管上皮重度增生的患病率呈正相关。

（2）霉变食物中的黄曲霉菌、镰刀菌等真菌不仅能将硝酸盐还原为亚硝酸盐，而且能促进亚硝胺等致癌物质合成，并常与亚硝胺协同致癌。

（二）慢性理化刺激及炎症

长期吸烟和饮酒、喜食粗糙和过烫食物等对食管黏膜的慢性理化刺激，胃食管反流病、腐蚀性食管灼伤和狭窄、贲门失弛缓症、食管憩室等慢性食管疾病引起的炎症，均可导致食管癌发生率增高。

（三）营养因素

维生素（A、B_2、C、E，叶酸等）、锌、硒、钼等微量营养素缺乏是食管癌的危险因素。

（四）遗传因素

食管癌的发病常表现家族倾向。高发区有阳性家族史者达25%~50%，其中父系最高，母系次之，旁系最低。此外，在遗传与环境双重因素作用下，Rb、$p53$、$p16$等抑癌基因失活，H-ras、c-myc、hsl-1等原癌基因激活，以及$cyclin\ D1$等细胞周期调节基因表达变化，均与食管癌的发生有关。

二、临床表现

（一）早期症状

食管早期癌指病灶局限于黏膜层的食管浸润性癌，无论有无区域淋巴结转移。早期多无症状，表现多不典型。主要有胸骨后不适、吞咽时轻度哽咽感、异物感、闷胀感、烧灼感、食管腔内轻度疼痛或进食后食物停滞感等。

（二）进展期症状

进展期因肿瘤生长浸润造成管腔狭窄出现食管癌的典型症状，表现为：进行性吞咽困难；胸骨后疼痛；呕吐；贫血、体重下降。

（三）晚期症状

晚期食管癌的症状与肿瘤压迫、浸润周围组织器官或远处转移有关：①压迫气管可引起刺激性咳嗽和呼吸困难，发生食管气管瘘时可出现进食呛咳、发热、脓臭痰等，产生肺炎或肺脓肿；②侵犯喉返神经可引起声音嘶哑；③侵犯膈神经可致膈神经麻痹，产生呼吸困难和膈肌反常运动；④肿瘤溃破或侵犯大血管可引起纵隔感染和致命性大呕血；⑤肿瘤远处转移可引起肝大、黄疸、腹部肿块、腹腔积液、骨骼疼痛、皮下结节等表现；⑥恶病质，表现为极度消瘦和衰竭。

三、诊断与鉴别诊断

（一）诊断方法

（1）胃镜检查。胃镜检查是食管癌诊断的首选方法，可直接观察病灶形态，并取活检以确诊（图13-1）。色素内镜、电子染色内镜、放大内镜及共聚焦激光显微内镜等可提高早期食管癌的检查率。

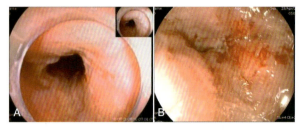

图13-1　食管癌的内镜下所见

A. 早期食管癌，局部黏膜粗糙；B. 中晚期食管癌，管腔狭窄、僵硬、黏膜糜烂、出血

（2）食管钡餐造影。当患者不宜行胃镜检查时，可选用此方法。钡餐造影主要表现为：①黏膜皱襞破坏，代之以杂乱不规则影像；②管腔局限性狭窄，病变处食管僵硬，近端食管扩张；③不规则充盈缺损或龛影（图13-2）。

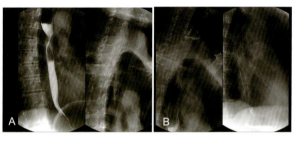

图13-2　食管癌的X线所见

A. 食管管腔狭窄，上段食管扩张；B. 食管黏膜增粗、紊乱、扭曲

（3）CT。可清晰显示食管与邻近纵隔器官的解剖关系、肿瘤外侵程度及转移病灶，有助于制订外科手术方式及放疗计划，但难以发现早期食管癌（图13-3）。

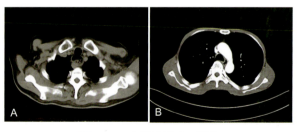

图13-3　食管癌的CT所见

A. 食管内不规则占位；B. 食管壁充盈缺损，不规则增厚

（4）超声内镜。超声内镜有助于判断食管癌的壁内浸润深度、肿瘤对周围器官的侵犯情况及异常肿大淋巴结，对肿瘤分期、治疗方案选择及预后判断有重要意义（图13-4）。

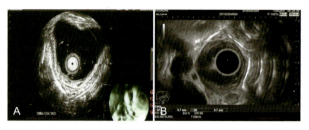

图13-4　食管癌的超声内镜所见

A. 病变处黏膜层增厚；B. 局部食管壁层次紊乱，侵及浆膜层

（5）其他检查。PET/CT可发现原发病灶，并有助于判断远处转移。此外，目前尚无诊断食管癌的特异性肿瘤标志物。

（二）鉴别诊断

（1）食管功能障碍性疾病。最常见的为贲门失弛缓症。主要症状为反复、间歇发作的吞咽困难、食物反流和胸骨后不适或疼痛，病程较长。平均年龄一般较轻，食管造影可见贲门梗阻呈漏斗状或鸟嘴状，边缘光滑，食管下段扩张明显。

（2）胃食管反流病。胃十二指肠内容物反流入食管，引起烧心、胸痛或吞咽困难，胃镜检查可见黏膜炎症、糜烂或溃疡，黏膜活检未见肿瘤细胞。

（3）食管良性狭窄。有腐蚀性或反流性食管炎、长期留置胃管或食管相关手术病史。食管钡餐造影见食管狭窄、黏膜消失、管壁僵硬，边缘整齐、无钡影残缺征。胃镜检查可确诊。

（4）食管憩室。食管中段的憩室常有吞咽障碍、胸骨后疼痛等症状，而吞咽困难较少。食管憩室可癌变，因此应避免漏诊。

（5）食管结核。少见，可有吞咽困难，影像学表现为食管黏膜破坏，胃镜及活检可鉴别。

（6）食管其他肿瘤。以平滑肌瘤常见，一般症状较轻，X线检查表现为"涂抹征"，进一步鉴别主要依靠食管镜检查。食管其他恶性肿瘤如食管肉瘤、食管黑色素瘤等，临床表现不易与食管癌鉴别，鉴别诊断依靠胃镜检查。

四、食管癌的分类和分期

（一）食管癌分段

2017年美国癌症联合委员会（AJCC）/国际抗癌联盟（UICC）第八版食管及食管胃交界部癌TNM分期以肿瘤中心所在位置判定食管癌分段。①颈段食管：上自下咽，下达胸廓入口即胸骨颈静脉切迹水平。周围毗邻气管、颈血管鞘和脊椎。内镜下测量距上切牙15~20 cm。②胸上段食管：上起胸廓入口，下至奇静脉弓下缘（即肺门水平之上），内镜下测量距上切牙20~25 cm。③胸中段食管：上起奇静脉弓下缘，下至下肺静脉下缘（即肺门水平之间）。距上切牙25~30 cm。④胸下段食管：上起下肺静脉下缘，下至食管交界处。距上切牙30~40 cm。为便于将起源于远端食管和贲门部的肿瘤分类，UICC做出明确规定：累及食管胃结合部的肿瘤，肿瘤中心距离贲门≤2 cm，按食管癌进行分期；肿瘤中心距离贲门＞2 cm，则按胃癌进行分期。

（二）大体分型

（1）早期食管癌：早期食管癌包括隐伏型、糜烂型、斑块型和乳头型。

（2）中晚期食管癌：癌组织逐渐累及食管全周、突入腔内或穿透管壁侵犯邻近器官。包括髓质型、蕈伞型、溃疡型、缩窄型和腔内型。

（三）组织学分型及分级

（1）组织学分型：我国90%的食管癌为鳞状细胞癌，少数为腺癌，后者与Barrett食管恶变有关。

（2）组织学分级：鳞状细胞癌和腺癌依据分化程度，分为高分化、中分化和低分化。

（四）食管癌分期（表13-1，表13-2）

食管癌分期原则参照第八版TNM分期体系，分期因素包括食管原发肿瘤（T）、区域淋巴结（N）、远隔脏器转移（M）及病理分化程度（G），分别定义如下。

1. 原发肿瘤（primary tumor，T）

T_x：原发肿瘤不能确定；

T_0：无原发肿瘤证据；

Tis：重度不典型增生，定义为恶性细胞未突破基底膜；

T_1：肿瘤侵犯黏膜固有层、黏膜肌层或黏膜下层；

T_{1a}：肿瘤侵犯黏膜固有层或黏膜肌层；

T_{1b}：肿瘤侵犯黏膜下层；

T_2：肿瘤侵犯固有肌层；

T_3：肿瘤侵犯食管外膜；

T_4：肿瘤侵犯食管邻近组织器官；

T_{4a}：肿瘤侵犯胸膜、心包、奇静脉、膈肌或腹膜；

T_{4b}：肿瘤侵犯其他邻近组织，如主动脉、椎体或气管。

2. 区域淋巴结转移（regional lymph nodes，N）

N_x：区域淋巴结转移不能确定；

N_0：无区域淋巴结转移；

N_1：1~2枚区域淋巴结转移；

N_2：3~6枚区域淋巴结转移；

N_3：≥7枚区域淋巴结转移。

3. 远处转移（distant metastasis，M）

M_0：无远处转移；

M_1：有远处转移。

4. 肿瘤分化程度（grade of differentiation，G）

（1）腺癌分化程度。

Gx：分化程度不能确定；

G_1：高分化癌，＞95%肿瘤细胞为分化较好腺体组织；

G_2：中分化癌，50%~95%肿瘤细胞为分化较好腺体组织；

G_3：低分化癌，肿瘤细胞成巢状或片状，＜50%有腺体形成。

（2）鳞状细胞癌分化程度。

Gx：分化程度不能确定；

G_1：高分化，有明显的角化珠结构及较少量的非角化基底样细胞，肿瘤细胞呈片状分布，有丝分裂少；

G_2：中分化，呈现出各种不同的组织学表现，从角化不全到角化程度很低再到角化珠基本不可见；

G_3：低分化，主要是由基底样细胞组成的大小不一的巢状结构，内有大量中心性坏死；由片状或铺路石样肿瘤细胞组成的巢状结构，其中偶见少量的角化不全细胞或角化的细胞。

鳞癌中肿瘤位置也是 TNM 分期的重要因素，肿瘤部位按照肿瘤中心的位置分段（上段 = 颈段 + 胸上段，中段 = 胸中段，下段 = 胸下段 + 腹段）。

表 13-1　临床分期（cTNM）预后分组

临床分期	cTNM
鳞癌	
0	$TisN_0M_0$
Ⅰ	$T_1N_{0-1}M_0$
Ⅱ	$T_2N_{0-1}M_0$
	$T_3N_0M_0$
Ⅲ	$T_3N_1M_0$
	$T_{1-3}N_2M_0$
ⅣA	$T_4N_{0-2}M_0$
	任何 TN_3M_0
ⅣB	任何 T 任何 NM_1
腺癌	
0	$TisN_0M_0$
Ⅰ	$T_1N_0M_0$
ⅡA	$T_1N_1M_0$
ⅡB	$T_2N_0M_0$
Ⅲ	$T_2N_1M_0$
	$T_{3-4a}N_{0-1}M_0$
ⅣA	$T_{1-4a}N_2M_0$
	$T_{4b}N_{0-2}M_0$
	任何 TN_3M_0
ⅣB	任何 T 任何 NM_1

表 13-2　病理分期（pTNM）预后分组

病理分期	pTNM	组织学分化	肿瘤位置
鳞癌			
0	$TisN_0M_0$	不适用	任何
ⅠA	$T_{1a}N_0M_0$	高分化/不确定	任何
ⅠB	$T_{1b}N_0M_0$	高分化/不确定	任何
	$T_1N_0M_0$	中/低分化	任何
ⅡA	$T_2N_0M_0$	高分化	任何
	$T_2N_0M_0$	中/低分化/不确定	任何

表 13-2（续）

病理分期	pTNM	组织学分化	肿瘤位置
ⅡB	$T_3N_0M_0$	任何	下段
	$T_3N_0M_0$	高分化	上/中段
	$T_3N_0M_0$	中/低分化	上/中段
	$T_3N_0M_0$	不确定	任何
	$T_1N_1M_0$	任何	任何
ⅢA	$T_1N_2M_0$	任何	任何
	$T_2N_1M_0$	任何	任何
ⅢB	$T_{4a}N_{0-1}M_0$	任何	任何
	$T_3N_1M_0$	任何	任何
	$T_{2-3}N_2M_0$	任何	任何
ⅣA	$T_{4a}N_2M_0$	任何	任何
	$T_{4b}N_{0-2}M_0$	任何	任何
	任何 TN_3M_0	任何	任何
ⅣB	任何 T 任何 NM_1	任何	任何
腺癌			
0	$TisN_0M_0$	不适用	
ⅠA	$T_{1a}N_0M_0$	高分化/不确定	
ⅠB	$T_{1a}N_0M_0$	中分化	
	$T_{1b}N_0M_0$	高/中分化/不确定	
ⅠC	$T_1N_0M_0$	低分化	
	$T_2N_0M_0$	高/中分化	
ⅡA	$T_2N_0M_0$	低分化/不确定	
ⅡB	$T_1N_1M_0$	任何	
	$T_3N_0M_0$	任何	
ⅢA	$T_1N_2M_0$	任何	
	$T_2N_1M_0$	任何	
ⅢB	$T_{4a}N_{0-1}M_0$	任何	
	$T_3N_1M_0$	任何	
	$T_{2-3}N_2M_0$	任何	
ⅣA	$T_{4a}N_2M_0$	任何	
	$T_{4b}N_{0-2}M_0$	任何	
	任何 TN_3M_0	任何	
ⅣB	任何 T 任何 NMl	任何	

五、治　疗

（一）食管癌内镜治疗

内镜黏膜下剥离术（ESD）和内镜黏膜切除术（EMR）是在日本发展起来的治疗早期癌的内镜切除方法。与传统外科手术相比，早期癌及其癌前病变的内镜下切除具有创伤小、并发症少、恢复快、费用低等优点，且两者疗效相当，5 年生存率可达 95% 以上。原则上，无淋巴结转移或淋巴结转移风险极低、残留和复发风险低的病变均适合行内镜下切除术。食管早期癌及癌前病变内镜下切除术后的并发症主要包括出血、穿孔、术后狭窄、感染等。

（二）食管癌的手术治疗

外科治疗是食管癌主要根治性手段之一，术前应进行准确的 TNM 分期和多学科讨论，从而决定手术治疗的方式和时机。目前局部进展期食管癌的单纯外科治疗模式已经被以手术为主的多学科综合治疗模式替代。手术方式也发展为传统开放式以及腔镜辅助或机器人辅助。手术包括肿瘤完全性切除（切除的长度应该在距癌瘤上、下缘 5~8 cm 以上）、消化道重建和胸、腹两野，或者颈、胸、腹三野淋巴结清扫。

（1）适应证。Ⅰ期（cT_{1b}）、Ⅱ~Ⅲ期和部分ⅣA 期食管癌；放疗后复发，无远处转移，一般情况能耐受手术者；全身情况良好，有良好心肺功能储备。

（2）禁忌证。有远处转移及部分ⅣA 期食管癌（侵及主动脉及气管的 T_{4b} 病变）。全身情况较差，不能耐受手术者或拒绝手术者。

临床常用的可选术式包括：Ivor-Lewis 食管胃切除术（经腹+经右胸手术），McKeown 食管胃切除术（经腹+经右胸+颈部吻合术），微创 Ivor Lewis 食管胃切除术（经腹+经右胸手术），微创 McKeown 食管胃切除术（经腹+经右胸+颈部吻合术），纵隔镜+腹腔镜下食管胃切除术+食管胃颈部吻合术（经腹+颈部吻合术），机器人微创食管胃切除术，左胸或胸腹联合切口颈部或胸部吻合。可采用替代器官：胃（首选），结肠，空肠。消化道重建的部位因食管癌位置会有所不同，手术并发症包括吻合口瘘、吻合口狭窄、乳糜胸、喉返神经损伤等。

（三）食管癌化学治疗

1. 不可切除食管癌的化疗

系统性化疗是晚期不可切除或转移性食管癌的标准治疗手段。晚期食管鳞癌的常用化疗方案包括顺铂联合氟尿嘧啶、紫杉醇联合铂类药物等。晚期食管胃交界部腺癌的常用化疗方案为顺铂或奥沙利铂联合氟尿嘧啶类药物。对于体力状况良好的患者，一线治疗也可以考虑紫杉类药物联合铂类及氟尿嘧啶类药物的三药联合方案。

2. 食管癌围手术期化疗

满足以下适应证的食管癌患者，推荐行新辅助治疗：①临床分期为局部晚期（$cT_{1b-c}T_2N_+M_0$ 或 cT_3~cT_{4a} anyNM$_0$）；②可切除或边缘可切除食管，食管胃交界癌；③患者有手术意愿并可耐受放化疗毒性。新辅助治疗包括新辅助放化疗和新辅助化疗。新辅助化疗有利于肿瘤降期、消灭全身微小转移灶，并观察肿瘤对该化疗方案的反应程度，指导术后化疗。

食管鳞癌根治性术后是否常规进行辅助化疗仍存在争议，对于存在高危因素（T_{4a} 及 N_{1-3} 期）的患者可考虑行辅助化疗或放化疗。食管下段及食管胃交界部腺癌术后辅助化疗的证据来自围手术期化疗的相关研究，对于术前行新辅助化疗并完成根治性手术的患者，术后可沿用原方案行辅助化疗。

（四）食管癌的放射治疗

1. 食管癌根治性放疗

（1）适应证。$cT_{1b-2}N_0$ 期非颈段患者，不能耐受或拒绝手术者推荐根治性同步放化疗；$cT_{1b-2}N_+$ 或 $cT_{3-4a}N_0/N_+$，PS 评分为 0~1 者，颈段和拒绝手术或有手术禁忌者，建议行根治性同步放化疗；$cT_{4b}N_0/N_+$，PS 评分为 0~1 者，推荐根治性同步放化疗，对于有食管穿孔或大出血倾向者，慎重选择放疗；不能耐受同步放化疗者，建议单纯放疗或序贯放化疗。N_+ 患者中，转移淋巴结完全切除困难（侵犯周围器官），推荐行根治性同步放化疗。

（2）禁忌证。患者一般状况差，伴恶病质；心肺功能差或合并其他重要器官系统严重疾病，不能耐受放疗；已有食管大出血或大出血先兆征象；食管瘘合并严重感染。

2. 食管癌术前放疗

适应证：$cT_{1b-2}N_+$ 或 $cT_{3-4a}N_0/N_+$，PS 评分为 0~1 者，腺癌患者推荐新辅助放化疗，也可行新辅助化疗；鳞状细胞癌患者推荐新辅助放化疗；

手术时机是新辅助放化疗结束后 6~8 周，或新辅助化疗结束后 3~6 周。

3. 食管癌术后放疗

对于腺癌，未行新辅助治疗者，高危 pT_2（低分化、脉管癌栓、神经侵犯、＜ 50 岁中的任一项）、pT_{3-4a} 期可行以氟尿嘧啶为基础的放化疗；淋巴结阳性者，建议行以氟尿嘧啶为基础的术后化疗或放化疗。

4. 食管癌姑息性放疗

常用于：晚期病变化疗后转移灶缩小或稳定，可考虑原发灶放疗；远处转移引起临床症状者；晚期患者为解决食管梗阻，改善营养状况者。

5. 放疗常见毒副反应

放疗最常见的急性毒副反应包括放射性食管炎、肺炎、心脏损伤和骨髓抑制，常见副反应损伤包括肺纤维化、食管狭窄及穿孔、心脏损伤等（参见第 5 章第 3 节）。

（五）食管癌的免疫及靶向治疗

（1）免疫治疗：程序性死亡受体 1（PD-1）是表达在活性 T 淋巴细胞上的免疫抑制跨膜蛋白，与肿瘤表面的配体 PD-L1 和 PD-L2 结合后可抑制 T 细胞的激活，以达到免疫逃逸效果。阻断 PD-1/PD-L1 通路则能重新激活免疫系统对肿瘤细胞的杀伤作用。近年来，多项临床研究提示免疫治疗在食管癌患者中有很好的生存获益。

（2）靶向治疗：目前，晚期食管鳞癌的靶点有 EGFR、HER2、VEGFR 等，但是相关临床研究进展缓慢。对于 HER2 阳性的晚期食管腺癌，按照胃腺癌治疗方案进行治疗，曲妥珠单抗联合化疗被批准用于转移性食管腺癌的一线治疗。

（刘娜，白蕊）

参考文献

[1] Thrift AP. Global burden and epidemiology of Barrett oesophagus and oesophageal cancer.Nat Rev Gastroenterol Hepatol, 2021, 18(6):432-443.

[2] 张月晓，李萍，李炳庆，等 . 内镜黏膜下剥离术治疗食管早癌及食管癌前病变的临床疗效和手术前后病理差异分析 . 临床消化病杂志，2022，34(04):249-253.

[3] 葛均波，徐永健，王辰 . 内科学：第 9 版 . 北京：人民卫生出版社，2022.

[4] 国家卫健委 . 食管癌诊疗指南 :2022.

[5] Shah MA, Kennedy EB, Alarcon-Rozas AE, et al. Immunotherapy and Targeted Therapy for Advanced Gastroesophageal Cancer: ASCO Guideline. J Clin Oncol, 2023, 41(7):1470-1491.

[6] 樊代明，于振涛，毛友生 . 中国肿瘤整合诊治指南 . 天津：天津科学技术出版社，2022.

第14章 食管其他恶性肿瘤

第1节 食管淋巴瘤

恶性淋巴瘤是起源于淋巴结和结外淋巴组织的恶性肿瘤，其中消化道是结外器官中的好发部位，具体又以胃、回肠和结肠更为多见。原发于食管的恶性淋巴瘤相对罕见，在消化道恶性淋巴瘤中占比小于1%。另外也有继发于全身淋巴瘤的食管播散。本文特指原发性食管恶性淋巴瘤，其病理类型大多为非霍奇金淋巴瘤，且以B细胞型多见，约占78%。

一、病因及发病机制

淋巴瘤的病因及发病机制目前尚不清楚，多认为与感染、免疫、理化及遗传等因素有关。

二、临床表现

食管恶性淋巴瘤的主要临床表现有以下5点。

（1）吞咽哽咽或困难。吞咽哽咽可能是食管恶性淋巴瘤患者最早出现的症状，随着疾病进展，上述症状会逐步加重并形成吞咽困难，与所进食食物形态关系不大。

（2）吞咽疼痛。吞咽疼痛可与吞咽困难伴行出现，患者可因吞咽疼痛剧烈而恐惧进食。

（3）胸骨后不适。部分患者在吞咽困难及吞咽疼痛的基础上出现胸骨后不适，可在非进食状况下持续存在或间断出现。

（4）反酸及烧心。部分患者可出现反酸、烧心等胃食管反流表现，多伴有胸骨后不适症状，口服抑酸药物大多有效。

（5）恶心和呕吐。此类症状一般出现较晚，多提示病情相对严重。

三、诊断与鉴别诊断

（一）诊 断

原发性食管恶性淋巴瘤的诊断通常需要满足以下条件：无浅表淋巴结肿大；胸部影像学检查（一般多指CT扫描）无纵隔淋巴结肿大；胃镜检查见食管不规则黏膜病变（图14-1，A和B为治疗前，C和D为治疗后），组织病理学检查证实为恶性淋巴瘤。

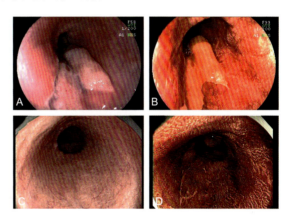

图 14-1　1 例食管黏膜相关淋巴组织（MALT）淋巴瘤的内镜下表现

（引自参考文献1）

A. 内镜下食管下段可见肿块型黏膜隆起；B. 碘染色后病变不染色；C. 幽门螺杆菌根除后肿块消失；D. 也未出现碘染色后的不染区

（二）鉴别诊断

（1）食管癌。患者多表现为进行性吞咽困难、体重下降及营养不良等，食管钡餐透视及胃镜等检查有助于诊断，但最终需要依靠病理学诊断予以鉴别。

（2）食管平滑肌瘤。食管平滑肌瘤为食管最常见的良性肿瘤，一般较小且大多没有临床症状。内镜下多表现为食管光滑的半球形或丘状隆起，活检钳触碰有滑动感，超声内镜下表现为起源于黏膜肌层或固有肌层的低回声且边界清晰的肿物。

（3）食管结核。患者多有吞咽困难、吞咽疼痛及胸骨后不适，内镜下常表现为食管不规则隆起，病变表面可出现火山口样或裂隙状溃疡，偶有豆渣样分泌物渗出，病灶边缘相对整洁，周边黏膜一般正常。

四、治 疗

因原发性食管淋巴瘤多属于 B 细胞型非霍奇金淋巴瘤，故根据其具体的生物学行为又可进一步分为惰性淋巴瘤、侵袭性淋巴瘤和高度侵袭性淋巴瘤三大类，不同种类的治疗方式有所不同。惰性淋巴瘤患者首先需要评估其是否有治疗指证，再酌情制订治疗策略；侵袭性和高度侵袭性淋巴瘤患者应尽快开始规范化治疗。可选择如下治疗措施。

（1）化疗和放疗。常用化疗方案有 CHOP（环磷酰胺、阿霉素、长春新碱、泼尼松）和 CVP（环磷酰胺、长春新碱、泼尼松）等。放疗也是淋巴瘤的重要治疗措施，通常与化疗配合进行。

（2）抗幽门螺杆菌治疗。对于更为罕见的黏膜相关淋巴组织（MALT）淋巴瘤，因其发病与幽门螺杆菌（HP）感染密切相关，因此首先推荐进行 HP 根治，部分患者可获得长期缓解甚至治愈。

（3）免疫治疗。对于 CD20 表达阳性的 B 细胞淋巴瘤，可采用 CD20 单抗（利妥昔单抗）进行治疗，也可与化疗及放疗配合进行，如经典的 R-CHOP 方案（利妥昔单抗+CHOP 方案）。此外，还有一些新型的抗体，如抗 CD79b-MMAE 偶联剂、抗 CD30-MMAE 偶联剂等。

（4）手术治疗。食管淋巴瘤一般不建议外科手术治疗，除非发生消化道出血、穿孔和梗阻等严重并发症时，才考虑手术治疗。

（赵 刚）

第 2 节　食管黑色素瘤

黑色素瘤是由黑色素细胞恶变而来的肿瘤，多发生于皮肤，也可见于黏膜、眼葡萄膜及软脑膜等不同组织和部位，恶性程度相对较高。原发于食管的黑色素瘤相对少见，仅占食管原发恶性肿瘤的 0.1%~0.2%。

一、病因及发病机制

黑色素瘤的病因及发病机制尚不清楚。在皮肤黑色素瘤方面，目前已发现可能增加患病风险的因素有：皮肤白皙、多发痣或发育不良痣、过多紫外线暴露、晒伤史、黑色素瘤病史或家族史等。DNA 损伤可能是黑色素瘤的基本病因，但遗传和环境因素等均可能参与了该病的发生。原发性食管黑色素瘤的病因及发病机制有待进一步研究。

二、临床表现

食管黑色素瘤患者可无典型或特异性临床症状，部分患者可因其他原因接受内镜检查时偶然发现。可能出现的症状包括：胸骨后不适或疼痛、吞咽疼痛和（或）吞咽困难、呕血或黑便以及体重下降等。

三、诊断与鉴别诊断

（一）诊 断

（1）患者有胸骨后不适、吞咽困难等相关症状。

（2）食管钡餐透视可见：食管腔内偏侧性充盈缺损，可呈息肉样或菜花样，病灶边缘有时可见溃疡龛影，病变局部食管管壁僵硬，钡剂通过缓慢。

（3）食管 CT 平扫及增强扫描：是对原发性食管黑色素瘤进行分期评估的主要影像学技术。CT 可见食管壁偏心性增厚并有明显强化，同时还可观察有无淋巴结转移。

（4）胃镜及超声内镜检查：胃镜检查及胃镜下活检是确诊黑色素瘤的金标准，内镜下多表现为黑色扁平型、息肉样或不规则型黏膜隆起（图14-2）；超声内镜有助于评估病变浸润深度及周边淋巴结情况，是CT扫描的有益补充。

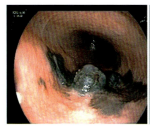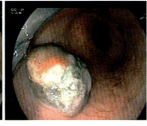

图14-2　食管黑色素瘤的内镜下表现

（引自参考文献5）

（二）鉴别诊断

（1）食管恶性肿瘤：患者多有进行性吞咽困难、贫血及消瘦等表现，胃镜检查及组织活检有助于鉴别。

（2）食管平滑肌瘤：患者多无明显临床不适症状，常于胃镜检查时偶然发现，超声内镜检查以及必要情况下的穿刺活检有助于确定诊断。

（3）食管淋巴瘤：患者多有吞咽困难及吞咽疼痛等不适，胃镜检查及活检有助于确定诊断。

四、治　疗

（一）手术治疗

是原发食管黑色素瘤的首选治疗方式，主要适用于无肿瘤远处转移的患者。因肿瘤有沿食管纵轴转移的倾向，故应采用根治性全食管切除术，或接近全食管切除术及颈部食管胃吻合术进行治疗。有明显吞咽困难等症状的患者，往往已处于疾病进展期，多伴有淋巴系统的播散转移，此时进行手术切除的临床疗效显著降低。

（二）基因靶向治疗

近年来，基因靶向治疗在原发性食管黑色素瘤治疗方面取得了一定进展。恶性黑色素瘤发生突变的基因可能与人种有关，白种人群易发生 BRAF 基因突变，而黄种人群则易发生 Kit 基因突变。针对上述基因突变位点的相关靶向药物如下。

（1）Kit 基因突变抑制剂：伊马替尼是对 Kit 基因突变具有针对性的小分子靶向药物，可对荧光原位杂交检测显示的4q12扩增或 Kit 发生突变的转移性黑色素瘤发挥抑制作用。

（2）BRAF 基因突变抑制剂：包括索拉菲尼、维罗菲尼和达拉菲尼。索拉菲尼是非选择性BRAF 激酶抑制剂，其对 c-Kit 等基因也有抑制作用，最初用于肺癌的治疗。BRAF V600E 和 BRAF V600K 是最常见的临床突变类型，而维罗菲尼和达拉菲尼对发生 BRAF V600E 基因突变的患者疗效较好。

（三）生物免疫治疗

国际上有关黑色素瘤生物免疫治疗的研究较多，除FDA已批准PD-1单抗、细胞毒性T淋巴细胞相关抗原4（CTLA-4）单抗以及两者联合用于晚期黑色素瘤的治疗外，其余大部分处于临床试验阶段，尚未全面应用于临床。

（1）PD-1单抗：PD-1抑制剂纳武单抗主要应用于不可切除的或转移性黑色素瘤，其推荐剂量是每两周静脉输注3 mg/kg，直至疾病进展或出现不可接受的药物毒性反应。

（2）CTLA-4单抗：易普利姆玛是延长中晚期恶性黑色素瘤患者生存期的首选药物。其为一种负性调节蛋白，主要作用于T细胞表面，可与CTLA-4特异性结合，提高T细胞活性，去除免疫抑制，从而抑制肿瘤细胞生长。

（四）放疗及化疗

主要适用于手术风险较高、全身状况较差、存在明确的转移灶及无法配合手术治疗的原发性食管黑色素瘤患者。但因为黑色素瘤对放疗及化疗总体敏感性较低，相关治疗效果有限。

（赵刚）

第 3 节 食管肉瘤

食管肉瘤是起源于间叶组织的恶性肿瘤，约占消化道肉瘤的 8%，占食管恶性肿瘤的 0.5%。按组织学特点可将食管肉瘤分为平滑肌肉瘤、纤维肉瘤、横纹肌肉瘤、骨肉瘤和免疫缺陷患者的卡波西肉瘤等。纤维肉瘤最多见，占食管肉瘤的 50% 左右。按照大体分型可将食管肉瘤分为息肉型和浸润型。息肉型临床多见，其瘤体巨大，突向食管腔内，病变进展及转移相对较晚，手术切除率高。

一、病因及发病机制

食管肉瘤的病因及发病机制尚不清楚，目前认为其与遗传易感性、环境理化因素、免疫因素及病毒感染等有关。其中，食管卡波西肉瘤主要是因为感染了人类疱疹病毒 8 型（HHV-8）引起。

二、临床表现

早期食管肉瘤患者可无明显临床不适症状，仅在接受胃镜等查体检查时偶然发现。随着病变的逐步增大，部分患者可出现胸骨后不适或疼痛、吞咽不畅甚至吞咽困难、呕血或黑便以及体重下降等症状。

三、诊断与鉴别诊断

（一）诊 断

（1）患者有吞咽困难等相关临床症状。

（2）胸部 CT 平扫及增强扫描：可见食管管壁偏心性增厚或占位，增强扫描后有强化，CT 同时还可评估纵隔淋巴结及肺部情况。

（3）胃镜及超声内镜检查：胃镜下于食管腔内可见巨大的息肉样或蕈伞型肿物，食管中段最常见（图 14-3）；超声内镜可评估病变的起源、范围及病灶的质地硬度等信息。胃镜下进行病理活检是诊断食管肉瘤的"金标准"。

（二）鉴别诊断

（1）食管恶性肿瘤：患者多有进行性吞咽困难、贫血及消瘦等表现，胃镜检查及组织活检有助于鉴别。

（2）食管平滑肌瘤：患者多无明显临床不

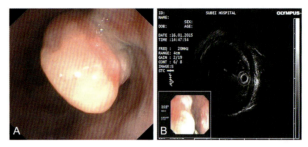

图 14-3 1 例息肉样食管肉瘤的胃镜及超声内镜下表现

（引自参考文献 7）

A. 胃镜下所见；B. 超声内镜下所见

适症状，常于胃镜检查时偶然发现，超声内镜检查以及必要情况下的穿刺活检有助于确定诊断。

四、治 疗

（一）手术治疗

是大多数食管肉瘤的标准初始治疗措施，其原则是：尽可能切除全部肿瘤组织及肿瘤可能累及的周围组织和区域淋巴结，力求达到彻底治愈。

（二）内镜治疗

对于部分食管肉瘤，尤其是息肉样生长的食管肉瘤，因其病变相对局限，可在充分术前评估的基础上行 ESD。主要适用条件包括：病变局限于黏膜层或不超过黏膜下层浅层，未见区域淋巴结肿大或转移，内镜下切除前黏膜下注射后抬举征阳性（提示局部无浸润）。

（三）化疗及放疗

一般适用于术后复发、晚期合并广泛淋巴结或远处脏器转移的患者。常用化疗药物有：多柔比星、环磷酰胺、表阿霉素、吉西他滨和多西紫杉醇等。无论化疗还是放疗，总体疗效均欠佳。

（四）靶向及免疫治疗

常用靶向药物有索拉菲尼、舒尼替尼及伊马替尼等，可通过多靶点抑制肿瘤细胞增殖及肿瘤血管生成等。另外，还有贝伐单抗等可与人血管内皮生长因子结合并阻断其生物活性。

（赵刚）

第4节 食管炎性肌纤维母细胞瘤

炎性肌纤维母细胞瘤（inflammatory myofibroblastic tumor，IMT）是一类具有中间型生物学行为的罕见的低度恶性间叶源性肿瘤，大多可治愈，少数可复发、转移。IMT可见于任何年龄，主要发生在儿童和青少年。肿瘤多发生在腹腔，主要在肠系膜、大网膜和腹膜后间隙。在胃肠道一般常见于小肠和结肠，其次见于胃、食管、胰腺以及肝脏。主要为单发性肿瘤，部分为多发。食管IMT多见于中老年人，少数发生于儿童，多见于食管中上段，少数在食管下段。

一、发病机制

IMT目前病因及发病机制仍不明确，可能与感染、创伤、手术、肿瘤放化疗以及免疫性疾病有关。有文献报道，可能与间变性淋巴瘤激酶（anaplastic lymphoma kinase, ALK）基因重排有关。50%~70%的IMT患者有ALK基因克隆性重排，ALK蛋白阳性表达。ALK阳性常见于儿童和青年，可能与肿瘤局部复发有关。

二、病理组织学

炎性肌纤维母细胞瘤是由肌纤维母细胞和成纤维梭形细胞组成的肿瘤，间质内常常伴有炎性细胞浸润，包括浆细胞、淋巴细胞和嗜酸性粒细胞。IMT大体病理常为灰白色或灰黄色结节状或分叶状，质地坚韧的肿块。组织学有3种类型：黏液样血管型；梭形细胞和混合多种炎症细胞类型；致密胶原纤维为主，细胞稀少的类型。文献报道中大多数病例是经手术后病理确诊的。一般需要结合免疫组化与其他肿瘤相鉴别。食管IMT特征性的免疫组化标志物包括ALK、波形蛋白（vimentin, Vim）、平滑肌肌动蛋白（smooth muscle actin, SMA）、p53蛋白表达阳性，而S-100、CD117、DOG1以及CD21蛋白等表达为阴性（图14-4）。

三、临床表现

临床表现主要取决于肿瘤发生的部位，一般无明显症状，部分患者表现出肿瘤肿块局部效应、

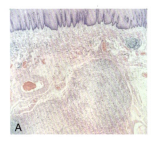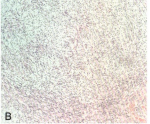

图14-4 食管炎性肌纤维母细胞瘤（IMT）的病理表现

A. 肿瘤位于食管黏膜下层至深肌层，镜下见肿瘤由增生的梭形肌纤维母细胞构成（HE染色，4×10倍）；B. 胞浆嗜酸性的胖梭形肌纤维母细胞排列于疏松水肿的黏液样背景中，可见各种炎症细胞和泡沫样组织细胞浸润（HE染色，10×10倍）

炎症反应以及全身一般症状，如发热、贫血、体重减轻等。胃肠道IMT患者主要表现为腹部包块、腹痛、胃肠道梗阻等。发生在食管的IMT极为少见，仅有少数病例报告，较大的食管IMT临床症状多数表现为吞咽困难。

四、诊 断

食管IMT影像学及内镜下表现缺乏特异性，但在疾病诊断中仍有重要作用，目前需要依靠病理确诊。

（一）影像学表现

Kurihara等人总结并报道的1975—2000年7例食管IMT病例中，影像学检查所提示食管病变几乎均发生在食管的中下段，特别是在食管末端或胃食管交界处；也有个例报道影像学检查所提示食管IMT病变发生于食管上段。

（1）X线检查：食管钡餐造影检查可见食管管腔内长圆形充盈缺损，食管钡剂可见分流、绕流并勾画出肿物的轮廓，局部管腔增宽、黏膜皱襞消失，食管壁蠕动不明显。

（2）CT检查：CT扫描呈软组织密度肿块，增强扫描呈均匀或不均匀轻、中度，甚至显著强化。

(二)内镜下表现

食管 IMT 一般与其他食管肿瘤表现类似,难以通过内镜进行诊断。

(1)普通胃镜:肉眼可见肿瘤呈息肉状隆起突向管腔,食管腔狭窄,部分肿瘤表面伴有溃疡形成。

(2)超声内镜:可能依据其病理类型不同而表现不一致,一般梭形细胞肿瘤类型表现为低回声占位性病变(图 14-5)。

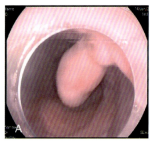 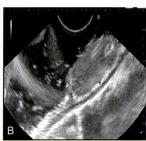

图 14-5　食管炎性肌纤维母细胞瘤(IMT)内镜下表现

A. 普通内镜图;B. 超声内镜图

五、治　疗

食管 IMT 属于中间型肿瘤,大部分可以采用手术切除的方式,IMT 临床首选方案为根治性切除术。Privette 等主张对于超声内镜上没有肌层受累证据的小肿瘤(≤2.5 cm),应保留食管,仅行肿瘤摘除术;肿瘤 > 2.5 cm,引起食管梗阻或侵犯食管固有肌层的病例,应进行食管切除术(部分或全部),以确保肿瘤完全切除。对于食管黏膜下的 IMT,也可采用 ESD 切除。我们曾对 1 例食管 IMT 行 ESD 完整切除,切除标本如图 14-6。

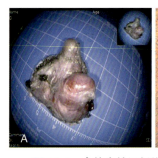 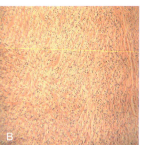

图 14-6　食管炎性肌纤维母细胞瘤(IMT)内镜切除术标本

A. 内镜黏膜下剥离术(ESD)术后大体标本;
B. IMT 病理图(HE 染色,×10 倍)

对于部分恶性 IMT 患者,若术后复发或转移,需行进一步辅助治疗。以 ALK 为靶点的抑制剂以及放化疗已经逐渐应用于治疗侵袭性的 IMT。

(王婷,朱宁)

参考文献

[1] Keiichi Moriya, Hideto Tamura, Kyoko Nakamura, et al. A primary esophageal MALT lymphoma patient with Helicobacter pylori infection achieved complete remission after H. pylori eradication without anti-lymphoma treatment. Leukemia Research Reports, 2017, 7:2-5.

[2] Jingjing Li, Wenyan Guan, Wei Ren, et al.Longitudinal genomic alternations and clonal dynamics analysis of primary malignant melanoma of the esophagus. Neoplasia, 2022, 30:1-11.

[3] 葛金童,徐克平. 原发性食管恶性黑色素瘤临床诊断及治疗的研究进展. 医学综述, 2021, 27(12):2360-2364.

[4] 郑德春,赖国静,许淑桂,等. 食管原发性恶性黑色素瘤影像学表现及临床病理回顾性分析. 中国 CT 和 MRI 杂志, 2021, 19(1):63-65.

[5] Qi Zhang, Renmei Yang, Wenwen Zhou, et al, The clinicopathological characteristics and treatment for primary malignant melanoma in the esophagus: A report of three cases, Asian Journal of Surgery, 2022, 45(11):2534-2535.

[6] 李琛,王华颖,李琳琳,等. 消化系统肉瘤样癌 22 例临床病理分析. 临床与实验病理学杂志, 2020, 36(10):1238-1241.

[7] 朱振,朱海杭,刘丹,等. 内镜黏膜下剥离术切除食管肉瘤样癌 1 例. 中国内镜杂志, 2017, 23(1):109-110.

[8] 郑德春,赖国静,许淑桂,等. 食管原发性恶性黑色素瘤影像学表现及临床病理回顾性分析. 中国 CT 和 MRI 杂志, 2021, 19(1):63-65.

[9] Qi Zhang, Renmei Yang, Wenwen Zhou, et al. The clinicopathological characteristics and treatment for primary malignant melanoma in the esophagus: A report of three cases, Asian Journal of Surgery, 2022, 45(11): 2534-2535.

[10] 李琛,王华颖,李琳琳,等. 消化系统肉瘤样癌

22 例临床病理分析. 临床与实验病理学杂志, 2020, 36(10):1238-1241.

[11] 朱振, 朱海杭, 刘丹, 等. 内镜黏膜下剥离术切除食管肉瘤样癌 1 例. 中国内镜杂志, 2017, 23(1):109-110.

[12] Jo VY, Fletcher CD. WHO classification of soft tissue tumours: An update based on the 2013 (4th) edition. Pathology,2014,46(2):95-104.

[13] 朱岩, 丁颖, 宋国新, 等. 炎性肌纤维母细胞肿瘤临床病理学分析. 中华病理学杂志, 2021, 50(3):194-200.

[14] Jayarajah U, Bulathsinghala RP, Handagala DMS, et al. Inflammatory myofibroblastic tumor of the esophagus presenting with hematemesis and melaena: a case report and review of literature. Clin Case Rep, 2017, 6(1):82-85.

[15] 李太原, 高庚妹. 胃肠道炎性肌纤维母细胞瘤的诊断与治疗策略. 中华消化外科杂志, 2022, 21(08):1038-1043.

[16] 王婷, 邹百仓, 马师洋, 等. 食管炎性肌纤维母细胞瘤的超声内镜表现 1 例. 中华胃肠内镜电子杂志, 2023, 10(04):285-287.

[17] Privette A, Fisk P, Leavitt B, et al. Inflammatory myofibroblastic tumor presenting with esophageal obstruction and an inflammatory syndrome. Ann Thorac Surg. 2008, 86(4):1364-1367.

[18] 曹殿波, 高鹤丽, 常健, 等. 食管巨大炎性肌纤维母细胞瘤 1 例及文献回顾. 中国临床医学影像杂志, 2011, (1): 69-70.

[19] Kurihara K, Mizuseki K, Ichikawa M, et al. Esophageal inflammatory pseudotumor mimicking malignancy. Intern Med, 2001, 40(1):18-22.

第15章
食管静脉曲张

食管（胃底）静脉曲张指在门静脉高压条件下，引起食管（胃底）静脉迂曲扩张增粗。为肝硬化门脉高压的主要临床表现之一，门脉高压表现为门静脉血液回流受阻，造成侧支循环开放。各种原因引起的门静脉高压时，消化道血液通过门静脉回流肝脏受到阻碍，此时机体形成以食管胃静脉系统、脐静脉系统及直肠静脉系统为主的侧支循环，消化道血液从此回流至下腔、上腔静脉系统。以食管胃静脉系统最为常见和重要，显著膨大曲张的静脉可发生破裂，从而出现上消化道出血，严重者可危及患者生命。

一、病因

各种因素可导致门静脉血流回流肝脏受阻，门静脉压力升高，从而使门静脉血流从入肝血流变为离肝血流，由此形成食管胃底静脉曲张，进而破裂出血。

（1）窦前性：门静脉血栓、癌栓及血吸虫性、特发性肝纤维化等。

（2）窦性：各种原因引起肝细胞损伤、肝炎等均可导致肝硬化，从而出现食管胃底静脉曲张，如乙型肝炎病毒、丙型肝炎病毒、自身免疫性、酒精性、药物性等，少数见于肝豆状核变性、糖原贮积病。

（3）窦后性：肝窦阻塞综合征、布-加综合征及长期右心衰竭、心包缩窄等均可导致肝血流回流心脏障碍，从而引起淤血性肝硬化。

（4）其他：胰腺外伤、肿瘤、炎症等可累及脾静脉，导致脾静脉血液回流障碍，从而形成食管胃底静脉曲张，但其多为单纯胃底静脉曲张，食管静脉曲张少见。

二、食管静脉曲张形成机制

正常情况下，食管中下段、胃血液通过脾静脉、门静脉主干流入肝脏，并通过肝静脉流入下腔静脉。门脉高压时入肝血流阻力增加、门静脉血流增加导致入肝血流变为离肝血流，大量门静脉血液通过以食管、胃底为首的侧支循环回流至腔静脉系统，从而形成食管胃底静脉曲张。

1. 食管静脉曲张供血血管

（1）胃左静脉：胃左静脉为食管胃底静脉曲张的主要供血血管，其形态和分支对食管胃底静脉曲张的治疗选择和疗效判断有重要的临床意义。胃左静脉分为前支、后支，前支水平走行于胃的前面，经贲门部进入胃底、食管，于食管胃底黏膜下形成食管胃底曲张静脉。后支向上走行形成食管旁静脉，与前支可通过食管壁交通。

（2）胃短静脉、胃后静脉：胃短静脉多开口于脾门附近，引流胃底血液回流。胃后静脉多开口于脾静脉主干，引流胃体后壁上段血液回流。门静脉高压时胃短静脉、胃后静脉形成胃底静脉曲张，其既可以向上延续形成食管曲张静脉，亦可以通过胃肾分流，单独形成胃底静脉曲张（图15-1，图15-2）。

2. 食管静脉曲张组织学

食管下段静脉结构，从内向外依次为：上皮内静脉丛、上皮下浅静脉丛、黏膜下深静脉、穿通静脉、外膜静脉及食管外静脉。其中最重要的是食管黏膜下深静脉，为3~5支纵行走向的主干静脉，其与对应的胃黏膜下静脉相通，并且通过穿支静脉向内与食管上皮下浅静脉丛，向外与食管外膜静脉、食管外静脉交通。门静脉高压时大量门静脉血液通过以食管、胃底为首的侧支循环回流腔静脉系统，以食管黏膜下深静脉为主的食管静脉结构显著扩张，从而形成食管胃底静脉曲张。

静脉和食管曲张静脉之间没有贯通静脉相交通，前支仍是主要供血血管；3型即奇静脉贯通型，粗大的食管旁静脉经交通支供应曲张静脉，而没有前支的贲门侧供血通路；4型即混合型，曲张静脉由胃左静脉的前支和后支共同供血。研究显示，套扎治疗复发率在1型明显高于硬化治疗，在其他3型无明显差异。提示有平行于食管静脉曲张的食管旁静脉的患者可能因血流流向侧支血管，而使套扎效果良好，食管静脉曲张内镜下治疗后复发率低。

3.食管胃底静脉曲张分型

大部分门静脉高压患者除食管静脉曲张外，多合并胃，尤其是胃底静脉曲张。因此，详细描述及分类食管、胃静脉曲张类型，对于指导临床治疗具有非常重要的意义。Sarin分型将胃底静脉曲张按部位分为4型。GOV1型：食管静脉曲张跨过食管胃交界处，沿胃小弯向下延伸2~5 cm。GOV2型：食管曲张静脉跨过食管胃交界处，向胃底部延伸。IGV1：曲张静脉位于胃底部，无食管静脉曲张。IGV2型：曲张静脉位于胃体、胃窦或十二指肠（异位曲张），无食管静脉曲张。

三、临床表现

门静脉高压临床表现主要包括门-体静脉间交通支开放，导致食管、胃、直肠、腹壁及腹膜后等处静脉曲张；脾脏肿大；脾功能亢进；胸腹水和肝功能失代偿等。其中，食管胃静脉曲张破裂导致的急性上消化道大出血是门静脉高压患者最危险的并发症。

食管静脉曲张本身可无症状，而仅有原发病的表现，如肝功能损伤及门静脉高压所致腹壁静脉曲张、腹水、脾大、肝性脑病等。消化道出血为食管静脉曲张的主要表现，患者可因进食干硬食物或自行出血，呕吐大量血液、黑便为其主要临床症状。可因出血导致肝功能损伤加重，从而出现腹水加重或诱发肝性脑病。

有脾切除术、断流病史者，可因术后出现门静脉血栓、门静脉海绵样变而加重门静脉压力，从而再次出现消化道出血，并使相关临床治疗变得困难。

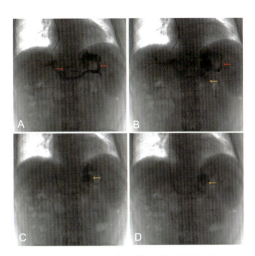

图15-1　1例经颈静脉肝内门体静脉分流术（TIPS）术中直接门静脉造影

A、B.于脾静脉主干造影，依次可见胃左静脉（→）、胃后静脉（→）及胃短静脉（←），并可见胃短静脉血流向下，形成胃肾分流（←）；C、D.造影导管进入胃短静脉造影，可见静脉曲张严重，且血流通过胃肾分流（←）通道直接回流至左肾静脉、下腔静脉

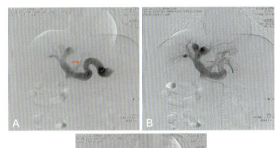
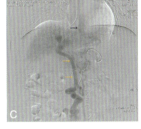

图15-2　1例经颈静脉肝内门体静脉分流术（TIPS）术中直接门静脉造影

A、B、C.可见胃左静脉（→）侧支循环形成，血流向上形成食管静脉曲张（→），同时可见开端于门静脉左支的脐静脉（→）

Nakamura等根据三维超声内镜检查将食管静脉曲张分为4型：1型即贲门流入不伴有食管旁静脉，血流由胃左静脉前支经贲门进入曲张静脉，不伴有食管旁静脉；2型即贲门流入伴有食管旁静脉，血流经贲门侧进入曲张静脉，食管旁

四、诊断与鉴别诊断

1. 胃镜

胃镜是诊断食管静脉曲张的金标准，能够明确诊断及了解具体静脉曲张情况，并排除其他情况所致消化道出血可能，如食管肿瘤、门脉高压性胃病等。

LDRf 分型的记录方法详解如下。

L（Location）：表示解剖位置。

Le 则表示曲张静脉在食管（e, esophageal），上段（s, superior），中段（m, middle）和下段（i, inferior）。

Les 表示食管静脉曲张仅局限在食管上段。

Lem 表示食管静脉曲张仅局限在食管中段。

Lei 表示食管静脉曲张仅局限在食管下段。

Lg 表示曲张静脉位于胃（g, gastric），胃底（f, founder），胃体（b, body），胃窦（a, antrum）。

Lgf 表示胃底静脉曲张。

Lgb 表示胃体静脉曲张。

Lga 表示胃窦静脉曲张。

Lgfb 表示胃底、胃体静脉曲张。

Lgfba 表示胃底、胃体、胃窦静脉曲张。

Leg 表示曲张静脉位于食管延伸到胃底。

Lesmi gf 表示曲张静脉位于上中下段食管同时延伸到胃底。

Lemi gf 表示曲张静脉位于中下段食管同时延伸到胃底。

Lei gf 表示曲张静脉位于下段食管同时延伸到胃底。

Ld 表示曲张静脉位于十二指肠（d, duodenum），十二指肠球部以数字 1 表示，十二指肠降部以数字 2 表示。

Ld1 表示曲张静脉位于十二指肠球部。

Ld2 表示曲张静脉位于十二指肠降部。

Ld1、2 表示曲张静脉位于十二指肠球部和降部。

D（Diameter）：表示血管直径。

D0 表示无曲张静脉。

D0.3 表示曲张静脉直径＜ 0.3 cm。

D1 表示曲张静脉最大直径为 0.4~1.0 cm。

D1.5 表示曲张静脉最大直径为 1.1~1.5 cm。

D2 表示曲张静脉最大直径为 1.6~2.0 cm。

D3 表示曲张静脉最大直径为 2.1~3.0 cm。

D4 表示曲张静脉最大直径为 3.1~4.0 cm。

D5 表示曲张静脉最大直径为 4.1~5.0 cm。

Rf（Risk factor）：表示危险因素，主要观察静脉曲张红色征、肝静脉楔压（WHVP）、糜烂、血栓、活动性出血，或者以上因素均无，但可见到新鲜血液并能够排除非静脉曲张出血因素。

Rf0 表示无红色征，肝静脉楔压＜ 12 mmHg，无糜烂、血栓及活动性出血。

Rf1 表示有红色征或肝静脉楔压＞ 12 mmHg，无糜烂、血栓及活动性出血。

Rf2 表示有以下任何一条：糜烂；血栓；活动性出血；以上因素均无，但可见到新鲜血液并能够排除非静脉曲张出血因素。

2. CT/MRI 检查

CT/MRI 平扫、增强可协助肝硬化、门静脉高压的诊断及鉴别诊断，并可明确肝脏、脾脏及门静脉情况。CTA 可提供详细的血管情况，如门静脉血栓及海绵样变、胃肾分流等情况，为下一步治疗提供参考（图 15-3）。

3. 肝静脉压力梯度（HVPG）

HVPG 为肝静脉楔压（WHVP）与肝静脉自由压（FHVP）之间的差值。HVPG 正常为 3~5 mmHg，HVPG ＞ 5 mmHg 即可定义为门静脉高压，≥ 10 mmHg 为有临床意义的门静脉高压，也是诊断临床显著性门静脉高压的金标准。≥ 12 mmHg 是曲张静脉出血的阈值，≥ 16 mmHg 提示易出现难控制的并发症，≥ 20 mmHg 提示曲张静脉出血后止血效果。

临床测定 HVPG 可协助门静脉高压的诊断，预测消化道出血、治疗风险，为临床制订适宜的治疗方案提供参考。

2018 版中国肝静脉压力梯度临床应用专家共识推荐意见提出以下建议。

（1）HVPG ≥ 10 mmHg 提示肝硬化代偿期患者发生静脉曲张、失代偿事件和肝癌的风险升

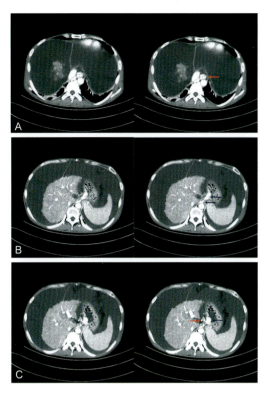

图 15-3 上腹部增强 CT 显示食管胃底静脉曲张图像

A. 门静脉期显示食管内静脉曲张（←）；B、C. 食管静脉曲张向下延伸至胃体小弯侧（←），其由胃左静脉供血（→），为 Sarin 分型 GOV1 型

高，且提示肝癌切除术后失代偿事件的风险升高。

（2）HVPG ≥ 12 mmHg 是发生静脉曲张出血的高危因素。

（3）HVPG ≥ 16 mmHg 提示肝硬化门静脉高压患者的死亡风险升高。

（4）HVPG ≥ 20 mmHg 提示肝硬化急性静脉曲张出血患者的止血治疗失败率，以及死亡风险升高。

（5）HVPG ≥ 22 mmHg 提示急性酒精性肝炎患者的死亡风险升高。

（6）在静脉曲张出血的一级预防药物治疗中，HVPG 较基线水平下降至少 10%，或降至 12 mmHg 以下，可有效降低首次出血发生率。

（7）在早期经颈静脉肝内门体静脉分流术前可考虑先行 HVPG 检测，对于 HVPG ≥ 20 mmHg 的急性静脉曲张出血患者，推荐行早期经颈静脉肝内门体静脉分流术。

（8）对于静脉曲张出血的二级预防，基于 HVPG 指导的治疗方案可以降低再出血率，以及降低进一步失代偿事件的发生风险。

4. 瞬时弹性成像（transient elastography，TE）

是通过测量一维 TE 波在组织中的传播速度以评估组织硬度的方法。TE 最初是应用于评估肝脏的纤维化级别，但纤维化是肝脏门静脉血流阻力的主要决定因素，所以近年来 TE 除应用于检测肝纤维化外，还应用于预测门静脉高压和食管静脉曲张的存在。

5. 鉴别诊断

（1）出血病因鉴别。主要通过胃镜检查，鉴别食管胃底静脉曲张破裂出血与消化性溃疡、门脉高压性胃病、贲门黏膜撕裂、杜氏溃疡等所致出血。

（2）食管静脉曲张的病因鉴别。常见于乙型病毒性肝炎、丙型病毒性肝炎、自身免疫性肝病、长期饮酒及药物性肝损伤等所致肝硬化。除相关实验室检查阳性、病史阳性外，可出现肝功能不全、腹水、脾大、腹壁侧支循环形成等。CT 检查可见典型影像学变化，如病毒性肝炎所致肝右叶缩小、左叶增大；肝裂增宽、间位胆囊或结肠，肝边缘波浪状，肝实质密度不均；门静脉及属支增宽，门静脉血栓及食管胃底静脉曲张形成；脾大等。部分患者可早期发现和诊断原发性肝癌等。

布-加综合征可表现为肝脏淤血性肿大、双下肢静脉曲张、双下肢色素沉着，以及腹部双侧曲张静脉、血流向上等。CTV 可显示肝后下腔静脉和（或）肝静脉血栓形成，上腹部增强 CT 可显示肝脏肿大、地图状改变等。

区域性门脉高压症患者多有胰腺外伤、炎症及肿瘤病史，可出现脾大，但无肝脏病史，肝功能正常，肝脏影像学正常。CTV 或上腹部增强 CT 可显示胰腺背部脾静脉栓子形成。

五、治　疗

1. 一般治疗

食管静脉曲张及破裂出血患者，出血时应禁饮食，可给予 PPI、降低门静脉压力、抗生素、保肝及输血、输白蛋白、补液支持治疗。一般建议在保持生命体征平稳的基础上补液量不超过

1500 mL，以防止大量补液后升高门静脉压力，从而导致再次出血及胸腹水等。平时建议进清淡流食、半流食，禁忌干硬粗糙、刺激及生冷饮食，同时避免便秘、蹲便、抱扛重物等增加腹压因素，以及避免劳累、激动等情绪变化。

2. 非选择性β受体阻滞剂（NSBB）

常用心得安（普萘洛尔）或卡维地洛，其应答标准为：HVPG ≤ 12 mmHg 或较基线水平下降 ≥ 10%；若不能检查 HVPG，则应使静息心率下降至基础心率的 75%，或 50~60 次/分。

3. 内镜下治疗

主要包括内镜下食管静脉曲张套扎术（EVL）、食管静脉曲张硬化术（EIS）及内镜下胃底静脉曲张组织胶注射术（ECI）。对于 EV，主要是 EVL 和 EIS。目的是尽可能根除食管静脉曲张，降低再出血率及病死率。

EVL 和 EIS 在食管静脉曲张消失率方面比较差异无统计学意义，但达到食管静脉曲张消失需要治疗的次数差异有统计学意义，EVL 组要少于 EIS 组。文献显示，食管静脉曲张经过 2~4 次 EVL 治疗就可以消失，而 EIS 则需要 4~6 次。这可能是因为 EVL 采用密集套扎，而 EIS 与硬化剂剂量、注射部位及操作者经验密切相关。

一项国际 Meta 分析研究显示，EVL 较 EIS 治疗肝硬化食管静脉曲张再出血率更低，并发症较少且较轻。美国肝病研究学会指南推荐，对于急性静脉曲张出血及预防再出血首选 EVL 治疗（图 15-4）。

4. 经颈静脉肝内门体静脉分流术（TIPS）

TIPS 是通过在肝静脉或下腔静脉与门静脉之间的肝实质内建立分流道，分流门静脉瘀滞血流，显著降低门静脉压力。同时联合栓塞食管胃底曲张静脉的供血静脉，如胃左静脉、胃短静脉及胃后静脉，以及胃肾分流通道、脾肾分流通道，从而达到治疗食管胃底静脉曲张破裂出血的目的。

（1）适应证如下。

• 对于 EV 急性出血的患者，在初次药物联合内镜治疗后，若存在治疗失败的高危因素〔Child-Pugh 评分 C 级（≤ 13 分）或 Child-Pugh

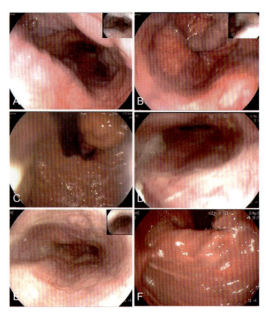

图 15-4　食管胃底静脉曲张 EVL、ECI 治疗图

A、B、C.肝硬化失代偿期患者，食管静脉曲张（LemiD1.0Rf1）、胃静脉曲张（Lgb2.0Rf0），为 GOV1 型；D、E、F.4 次 EVL、1 次 ECI 术后食管、胃静脉曲张消失

评分 B 级且内镜证实有活动性出血〕，在没有禁忌证的情况下，应在 72 h 内（最好在 24 h 内）行覆膜支架 TIPS 治疗。

• 预防 EV 再出血时，TIPS 可作为内镜联合药物治疗失败后的二线治疗。对于合并以下情况：非选择性β受体阻滞剂不耐受或应用 NSBB 作一级预防失败者，合并复发性或顽固性腹水，合并门静脉血栓，肝功能较差者，可优先选择覆膜支架 TIPS。

• 对出血得到控制的 GOV2 和 IGV1 患者，首选 TIPS 和（或）球囊导管辅助下逆行性静脉闭塞术（BRTO）联合预防曲张静脉再出血。

（2）绝对禁忌证如下。

• 充血性心力衰竭或重度瓣膜性心功能不全。

• 难以控制的全身感染或炎症。

• Child-Pugh 评分 > 13 分或者终末期肝病评分 > 18 分。

• 重度肺动脉高压。

• 严重肾功能不全（肝源性肾功能不全除外）。

• 快速进展的肝衰竭。

• 肝脏弥漫性恶性肿瘤。

• 对比剂过敏。

（3）相对禁忌证如下。

- 先天性肝内胆管囊状扩张（Caroli病）、胆道阻塞性扩张。
- 多囊性肝病。
- 门静脉海绵样变。
- 中度肺动脉高压。
- 重度或顽固性肝性脑病。
- 胆红素＞51.3 μmol/L（胆汁淤积性肝硬化除外）。
- 重度凝血病。

六、术后处理

1. 肝性脑病（HE）

HE是TIPS术后较为常见的分流相关并发症，TIPS术后新发或加重的HE发病率仅为13%~36%，多出现在术后1~3个月。TIPS术后HE主要是TIPS分流道导致肠源性神经毒素进入体循环、暂时性肝功能下降、血脑屏障通透性增加等因素。

轻中度HE一般通过低蛋白饮食、口服乳果糖改善大便、口服利福昔明抑制肠道细菌生长，以及口服门冬氨酸鸟氨酸颗粒增强血氨代谢可轻易纠正。严重者需找明病因并去除病因，给予静脉抗肝性脑病治疗。

上述治疗仍不能纠正，即难治性HE，可行支架内限流术，降低门静脉分流，部分患者对限流术无反应，其预后较差。

2. 抗凝治疗

TIPS术前无门静脉血栓形成（PVT）者，术后无需抗凝治疗。伴有PVT患者需行抗凝治疗，一般为低分子肝素4000 IU，每天给药1次或2次，疗程6个月。

3. 复查

术后患者于1、3、6个月复查肝功能、凝血、胃镜、上腹部增强CT及门静脉彩超，明确肝性脑病发生情况，并明确肝功能、食管胃底静脉曲张消失、门静脉及支架血流情况、PVT消失等情况。如果情况稳定，其后可根据情况6~12个月规律复查。

TIPS典型病例如图15-5所示：

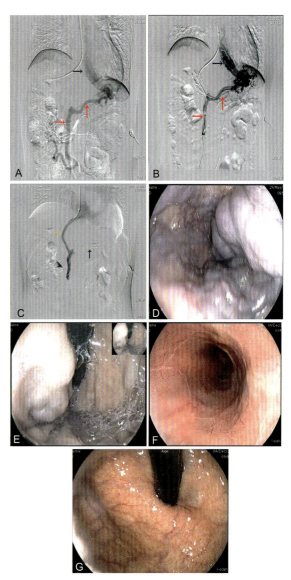

图15-5 1例肝硬化失代偿期、门静脉高压、上消化道出血患者的经颈静脉肝内门体静脉分流术（TIPS）治疗

A、B.TIPS术中门静脉间接、直接造影见门静脉血栓形成，门静脉血流完全中断，未见脾静脉，肠系膜上静脉（→）直接通过胃左静脉（↑）、食管胃底曲张静脉回流（→）；C.钢圈栓塞（↑）胃左静脉、曲张静脉，其后置入门静脉支架，术后门静脉造影见胃左静脉-食管胃底静脉曲张血流消失，血液通过门静脉主干及分流支架（→）回流至下腔静脉及右心；D、E.术前胃镜示食管、胃体小弯侧静脉曲张重度，红色征阳性；F、G.术后1个月复查胃镜示食管胃底静脉曲张消失

（李永）

参考文献

[1] 唐承薇, 张春清. 经颈静脉肝内门体静脉分流术治疗门静脉高压专家共识: 2022. 中华肝脏病杂志, 2022, 30(12):1349-1364.

[2] 徐小元. 肝硬化诊治指南: 2019. 中华肝脏病杂志, 2019, 27(11): 846-865.

[3] 徐小元, 唐承薇, 令狐恩强. 肝硬化门静脉高压食管胃静脉曲张出血的防治指南:2022. 中华内科杂志, 2023, 62(1):7-22.

[4] 徐小元, 段钟平. 肝硬化肝性脑病诊疗指南：2018. 中华肝脏病杂志, 2018, 26(10):721-736.

[5] 刘福全, 牛俊奇, 郎韧. 肝硬化门静脉高压症多学科诊治(基于肝静脉压力梯度)专家共识:2021. 临床肝胆病杂志, 2021, 37(9):2037-2044.

[6] 祁小龙, 张春清. 中国肝静脉压力梯度临床应用专家共识:2018. 中华肝脏病杂志, 2018, 26(11):801-812.

第16章 创伤性食管疾病

第1节 食管贲门黏膜撕裂综合征

食管贲门黏膜撕裂综合征（又称Mallory-Weiss综合征，MWS），是指由于剧烈干呕、呕吐或其他致腹内压骤然增加的情况，造成胃的贲门、食管远端的黏膜和黏膜下层撕裂，进而并发大量出血。

一、病因及发病机制

本病诱因大多为剧烈呕吐和干呕。MWS系剧烈呕吐造成胃内压力骤增，胃壁强力收缩而贲门不张开所致的贲门处黏膜撕裂出血。在组织学上，贲门及附近黏膜较薄弱，黏膜肌层伸展性较差，周围缺乏支撑组织，因而在胃内压力骤增时容易撕裂。

二、临床表现

（1）剧烈恶心及呕吐：是大部分患者的首发表现，初始可能为干呕，后出现呕吐胃内容物及胆汁。

（2）呕血及便血：在呕吐胃内容物的基础上出现呕血，多为鲜红色，量较大，有时可能为暗红色并夹杂血凝块。部分患者还可出现便血，若为暗红色，一般提示出血量较大。少数出血量较少的患者，可仅表现为黑便。

（3）上腹痛：以上腹部及剑突下为主，为撕裂或刀割样疼痛，偶伴有背部疼痛不适。

（4）心悸及全身乏力：少数急性大量出血患者，可出现心悸、出冷汗及全身乏力等低血容量的表现，心电监测可发现其心率明显增快及血压下降等。

三、诊断与鉴别诊断

（一）诊断

（1）患者出现剧烈干呕、呕吐及呕血、便血等相关临床症状。

（2）急诊胃镜检查。应尽早行胃镜检查，最好在发病24 h内急诊胃镜检查，或出血时即时检查，因为超过72 h裂伤可以愈合。胃镜下表现为在食管胃连接部可见纵行撕裂伤且为出血源者即可确诊。根据裂伤部位可分食管型、胃型、食管胃并存型。胃镜所见为沿食管胃长轴方向的裂伤，呈线状或纺锤状，有人认为黏膜肌层无断裂时常为线状伤，如断裂稍深即为纺锤状。以小弯侧多见，可单发，也可为多发。可见食管、贲门处黏膜撕裂及出血创面，出血停止后可见纺锤形溃疡形成及线状白苔，白苔消失呈线状瘢痕，此期约需2周时间（图16-1）。急诊胃镜检查还可同时进行内镜下止血治疗。

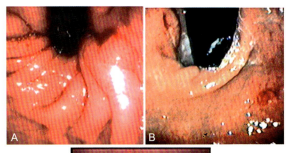
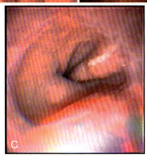

图16-1 食管贲门撕裂征的胃镜所见

A.出血期；B.开放期；C.线状期

（二）鉴别诊断

（1）食管恶性肿瘤：患者多有进行性吞咽困难、贫血及消瘦等表现，胃镜检查及组织活检有助于鉴别。

（2）食管静脉曲张破裂出血：患者多有长期慢性肝病史，多表现为呕血及黑便，腹部B超、CT及胃镜检查有助于确定诊断。

四、治 疗

（一）内科保守治疗

对于诊断明确的食管贲门黏膜撕裂综合征患者，若出血量较少且生命体征平稳，可首选内科保守治疗，给予禁饮食、抑酸、预防感染及补液支持等措施。一般治疗效果良好。

（二）内镜下止血

对于出血量较大或已出现早期循环血容量不足表现的患者，应尽早进行胃镜检查及内镜下止血治疗。可选择的内镜下处理措施包括以下内容。

（1）内镜下注射止血：可选用肾上腺素、无水乙醇及聚桂醇等药物进行注射止血治疗。

（2）金属夹止血：可选择用金属夹等设备进行损伤创面的夹闭缝合止血，也可与注射止血等措施相配合（图16-2）。

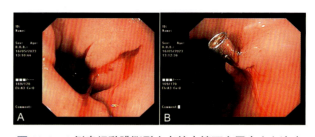

图16-2 1例贲门黏膜撕裂患者的内镜下金属夹止血治疗

A. 胃镜下于贲门3点钟方向可见一纵行撕裂创面，并有活动性出血；B. 予以钛夹夹闭创面后出血停止

（3）高频电凝或APC止血：因食管壁相对较薄，因此选用高频电凝或APC止血需谨慎，通常与黏膜下注射治疗相配合进行。

（4）内镜下球囊压迫止血：对于其他内镜下止血治疗措施疗效不佳时，也可选用球囊压迫止血术。

（三）血管介入止血

对于出血量较大且保守或内镜下治疗效果不佳的患者，应尽早考虑行血管介入栓塞止血术。

（四）外科手术

对于内科保守治疗、内镜下治疗以及血管介入治疗后仍出血不止的患者，应尽早进行外科干预。

（赵刚）

第2节 食管破裂

食管破裂是指各种病因导致食管损伤发生破裂的一种严重情况。患者表现为突发的剧烈胸痛和（或）上腹痛，同时向肩背部放射，并伴有胸闷、气促、发热及呼吸困难等症状。

一、病因及发病机制

食管破裂的病因包括刀枪或火器伤、胸部钝挫伤、食管异物损伤、医源性损伤（食管镜或胃镜检查引起），以及剧烈恶心、呕吐后引起自发性食管破裂。自发性食管破裂又称为Boerhaave综合征，主要是剧烈呕吐造成胃内压力骤增，胃壁强力收缩致食管全层撕裂破损。

二、临床表现

（1）剧烈恶心及呕吐：是大部分自发性食管破裂患者的首发表现，初始可能为干呕，后出现呕吐胃内容物及胆汁。

（2）胸痛和（或）上腹痛：胸痛为烧灼样或撕裂样，伴有上腹部疼痛不适。无论是胸痛或上腹痛均呈持续性，无缓解因素。

（3）胸闷、气短及呼吸困难：部分患者可出现胸闷、气短及进行性呼吸困难等张力性气胸的非典型表现。吸氧治疗后上述症状改善不明显。

（4）发热及血压下降等：少数重型患者可出现持续高热、寒战及全身乏力不适，更有甚者，可出现心率明显增快及血压下降等休克表现。

三、诊断与鉴别诊断

（一）诊　断

（1）患者出现剧烈恶心、呕吐，以及胸痛、胸闷气短等相关临床症状。典型食管破裂患者可表现为呕吐、胸痛及皮下气肿，即 Mackler 三联征。

（2）胸部 X 线片：胸部正侧位 X 线片可见患者颈部皮下气肿、纵隔气肿、纵隔偏移及液气胸等表现。

（3）胸部 CT：是诊断和鉴别食管破裂的主要检查手段。CT 发现食管腔外气体是诊断食管破裂的最重要征象，具体表现为食管周围环状低密度影伴纵隔积气积液、胸腔积液、液气胸、纵隔偏移及胸部皮下气肿等。

（4）食管造影检查：一般选用碘油或泛影葡胺进行食管造影检查，观察造影剂外溢状况可评估食管破口位置，但总体阳性率低于 75%。因此，造影检查阴性不能完全除外食管破裂。

（5）胸腔穿刺检查：当影像学检查提示存在液气胸时，胸腔穿刺既是一种检查，同时也是一种治疗手段。胸腔穿刺常可抽出浑浊且伴有酸味的液体，有时甚至可见食糜。高度怀疑食管破裂但患者情况不允许接受 CT 等影像学检查时，可嘱其口服美兰溶液，若胸腔穿刺抽出蓝色胸腔积液，则有助于确定诊断。

（6）食管镜检查：对于食管破裂的食管镜检查及治疗，目前尚存争议。一般认为，对于食管破裂的诊断，内镜不作为首选检查方法，仅在其他检查无法确定，或者已经确诊，需要进行内镜下治疗时才谨慎选择。早期的食管破裂内镜下可见较深的线性溃疡，溃疡内有血块及肌纤维组织，提示壁内破裂（图 16-3）。

（二）鉴别诊断

（1）食管贲门黏膜撕裂综合征：患者表现为剧烈恶心及呕吐，初始呕吐胃内容物，后可见暗红色或鲜红色血液，同时伴有胸骨后或剑

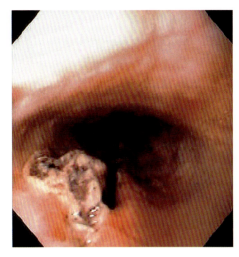

图 16-3　1 例自发性食管破裂患者发病 1 天后的内镜下表现

（引自参考文献 5）

食管距门齿 34 cm 处可见一长约 3 cm 的线性深溃疡，溃疡内有血块及肌纤维组织

突下疼痛不适，急诊胃镜检查有助于确定诊断。

（2）食管恶性肿瘤：患者多有进行性吞咽困难、贫血及消瘦等表现，胃镜检查及组织活检有助于鉴别。

四、治　疗

（一）内科保守治疗

保守治疗的措施包括静脉使用广谱抗生素，早期全肠外营养，胃肠减压，抑制胃酸，止痛及血流动力学监测及支持等。符合以下所有特征时可考虑保守治疗。

（1）早期穿孔（＜24 h），或穿孔发现较晚，并且穿孔已被包裹局限。

（2）纵隔中包裹良好，无进展外渗，无胸膜受累。

（3）足量造影剂可良好通过食管腔。

（4）未合并肿瘤。

（5）无腹腔受累。

（6）无下游食管梗阻。

（7）患者症状轻微，无败血症症状及体征。

（8）拥有强大的临床、影像、内镜、外科及重症监护室（ICU）干预团队。

（二）内镜下治疗

随着内镜下治疗器械的不断进步，内镜在食管破裂的治疗中发挥着越来越重要的作用。当患者病情不稳定，无法进行保守治疗时，若食管破损在颈部或胸部食管，且其破口＜6 cm时，可考虑内镜下对食管破口进行夹闭缝合。

（1）破口＜1 cm：选用可通过软式内镜钳道through-the-scope（TTS）的夹子进行破口创面的夹闭缝合。

（2）破口为1~2 cm：可选用over-the-scope（OTS）夹子对创面进行夹闭缝合；若患者存在食管狭窄或合并肿瘤时首选覆膜支架置入。

（3）破口＞2 cm：国外报道可采用内镜真空疗法（EVT），即在内镜引导下通过鼻腔将真空减压管一端置入破口处，另一端连接体外的持续负压真空装置。研究显示，此种疗法有改善局部灌注并诱导肉芽组织形成的作用。

对于食管自发性破裂超过24 h才被确诊和治疗的，被认为是延期治疗。72 h和96 h手术治疗死亡率分别为89%和100%。因此，对延期治疗的患者及无法手术，或因经济及体质无法等待二期、三期手术治疗时，也可考虑行内镜下带膜支架置入治疗。该方法痛苦小，并发症少，封堵瘘口迅速，胸腔引流液明显减少，易被患者接受，系微创技术，死亡率极低。食管自发性破裂的食管壁薄，管腔较大，普通支架容易发生移位或脱落，难以达到治疗效果，必须根据患者情况设计支架的大小，这样才能达到理想的治疗效果（图16-4）。

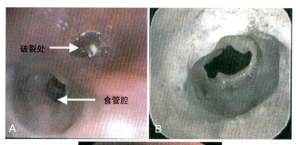
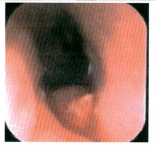

图16-4　食管破裂的内镜治疗
A. 食管破裂口；B. 支架置入后；C. 破裂口愈合

（三）手术治疗

手术治疗是各种原因所致食管破裂的首选治疗措施，也是腹部存在破口的食管破裂患者的唯一治疗方案。对于发病24 h之内的食管破裂，若患者一般状况良好，食管壁炎性水肿及周边感染较轻时，可进行Ⅰ期单纯修补治疗；若清创后裂口较大时，也可在Ⅰ期修补的基础上进行自体组织覆盖缝合。对于发病时间较长，破口较大且周围组织水肿明显，局部炎症反应重，血液循环不佳或合并食管肿瘤、食管狭窄及严重的贲门失弛缓症患者，应考虑食管切除及重建。晚期食管破裂并伴有广泛黏膜坏死的，或食管壁水肿严重，破口张力较大时可考虑行T管转流术。

（赵刚）

第3节　食管气管瘘

食管气管瘘（esophagotracheal fistula）为各种良恶性因素导致的食管与气管和（或）支气管之间破溃形成的异常通道。患者无法正常进食，进食后常出现剧烈咳嗽，多存在难以控制的肺部感染，生活质量差，病死率高。

一、病因及发病机制

食管气管瘘根据病因分为先天性和继发性。

先天性食管气管瘘是由于胚胎4~5周时两侧气管、食管褶合不完全，以致食管、气管膈缺损，没能将这部分前肠分隔为腹侧的气管和背侧的食管，使其间留有交通道。先天性食管气管瘘绝大多数（85%以上）伴有先天性食管闭锁不全，在新生儿期即可被发现。单纯型食管气管瘘亦称"H"形食管气管瘘，罕见，此型诊断也最为困难，因食管的连续性正常，可直到青少年甚至成年时才被发现。继发性食管气管瘘是由于纵隔淋巴结、气管、肺和食管本身的结核、慢性炎症及肿瘤等疾病所致，其中最常见的原因是食管癌。5.3%食管癌患者食管气管瘘可发生在放疗后，少数也可由气管导管长期压迫、外科术后、钝性损伤、异物、食管憩室或自发性食管破裂引起。

二、临床表现

儿童先天性食管气管瘘大部分有长期喂奶呛咳、进食非固体食物时呛咳或咳嗽史，瘘口大者可咳出食物颗粒。可出现反复呼吸道感染、肺炎、肺不张，偶尔可合并支气管扩张、咯血、呕血，严重者甚至可引起呼吸窘迫。因肺部感染反复不愈，常被误诊为肺结核、肺部肿瘤，漏诊、误诊较长时间后才能正确诊断。

成人先天性食管气管瘘临床上极为少见，该病发生率较低，重视度不够，往往会忽略其主要临床表现而漏诊。饮食、饮水后呛咳为本病的典型症状。注意以下几点有助于本病的诊断：食后呕吐，不能进食，或饮食、饮水后呛咳，咯痰中混有胃内容物者；反复发生肺下部炎症或肺下部炎症长期不消退者；X线显示肺下野中内带有持续或反复出现的斑片状阴影者；X线检查正常而出现明显呼吸困难、胸骨后疼痛、声音嘶哑者。

继发性食管气管瘘患者常常有相关病史，如食管异物所致者常有误食入异物史，异物常尖锐或有经口取异物的病史；食管癌患者有放疗或手术史；贲门失弛缓症或食管狭窄者有球囊扩张史等。主要症状为饮食、饮水后呛咳，如果并发感染可出现急性感染中毒症状，严重者可出现胸闷、胸痛、呼吸困难、纵隔气肿、皮下气肿或液气胸等相关症状。

三、诊断与鉴别诊断

（一）诊　断

依靠CT、支气管镜、胃镜和口服造影剂等可明确诊断。

胃镜下表现：胃镜进入食管可见食管壁另有一小口，可见有气体随呼吸由瘘口溢出，瘘口大时胃镜可进入气管（图16-5）。

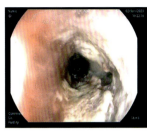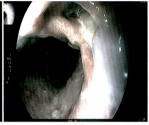

图16-5　食管气管瘘胃镜所见

对疑有食管气管瘘者，可口服有颜色的液体（常用亚甲蓝），服后立即漱口，将口腔中残留颜色洗去，若咯出混有与所服液体同种颜色的痰液，则有助于诊断。

食管造影可进一步明确诊断。可口服水溶性对比剂泛影葡胺溶液，应避免使用钡剂造影，以免钡剂漏入肺内。有些患者穿孔较小，造影时应多体位、多角度仔细检查，如果发现有造影剂进入气管即可明确诊断。

另外，胸腔穿刺或胸腔闭式引流可引流出带有臭味或有食物残渣的浑浊液体；口服亚甲蓝后，可经胸腔穿刺或放置胸腔闭式引流予以证实。

（二）鉴别诊断

需与食管憩室及食管破裂相鉴别。食管破裂多通向纵隔，常伴有纵隔气肿和皮下气肿。食管憩室内镜及造影下见憩室壁完整，无缺口，不与气管相通。

四、治　疗

（一）一般治疗

支持治疗，加强营养；积极纠正水电解质紊乱，维持酸碱平衡；应用高效足量的抗生素抗感染治疗，为使创口愈合，常需给患者使用空肠营养管或减压营养一体管治疗（图16-6）。

（二）内镜及X线引导微创治疗

对于恶性肿瘤所致的食管气管瘘，癌组织浸润、侵犯，形成溃疡坏死，瘘口周围组织炎症，

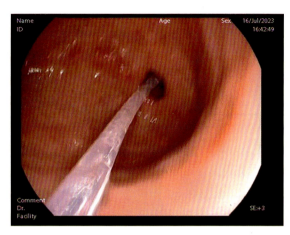

图 16-6　空肠营养管或减压营养一体管

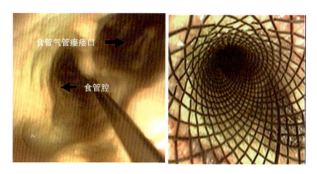

图 16-7　食管气管瘘放置带膜支架治疗

使得食管瘘口难以自行愈合，容易造成严重肺部、纵隔感染、进食障碍等。多无手术切除指征，预后差，大多数患者在几周或几个月内死亡。内镜或 X 线引导下覆膜食管或气管支架置入术是目前治疗癌性食管气管瘘安全、有效、微创的主要姑息性治疗手段，既堵塞瘘口，解除梗阻，又为后续治疗创造机会，能明显提高患者生活质量，延长生存期。

1. 经胃镜或 X 线引导下放置食管支架

治疗的关键是扩张食管狭窄段和封堵瘘口。首先是做好充分术前准备，准确定位，一般上下缘需要超出瘘口 2 cm 以上，选择适合的支架。一般选择全覆膜或部分覆膜的自膨式金属支架，支架需封闭瘘口且需要与周围食管壁贴合良好。支架覆膜不易破损，稳定性好，不易移位，并能长时间维持一定张力。为了使支架一次性释放准确，除术前预先确定支架的位置外，推送器送入后还需反复核对，定位无误才能缓慢释放。超过病变下端预定位置 2 cm 后开始释放。而且边释放边观察，及时向上或向下调整。考虑到瘘口周围炎症范围较大，为了达到最佳疗效，兼顾到食管狭窄段和瘘口，应尽量选用稍长支架遮挡住病变组织，这有利于瘘口封闭和愈合（图 16-7）。效果不佳或病变进展也可以考虑同时或分次置入多枚支架。有时食管无明显狭窄时，单独放置食管支架移位率高，可采用食管无覆膜联合覆膜双金属支架同时置入，前者起固定作用，后者的作用则是封堵瘘口。

术后常见并发症有：

• 食管和（或）食管以外的器官损伤，表现为胸痛。

• 支架属异物，可能导致食管局部增生而致阻塞及狭窄。

• 支架置入术中、术后出血。

• 支架脱落、嵌顿。

• 食管其他部位穿孔。

• 胃食管反流。

• 食管支架置入后引起气管严重压迫。

2. 经气管镜置入气管支架

经胃镜找瘘口及补瘘难度大，瘘口不易辨清时，还可通过气管镜治疗。此外，当瘘口位于颈部食管时，置入食管支架可能引起严重疼痛及异物感，也可考虑置入气管支架。对瘘口较小者，只采用单纯快速医用吻合 OB 胶补瘘。合并有气管狭窄、黏膜糜烂、有肿瘤局部浸润、瘘口不规则或瘘口较大者，可在补瘘后 1 周安置镍钛记忆合金支架。原发病为肿瘤的患者须考虑安置带膜支架，这有利于通畅气道，减少局部炎症，减少瘘复发，并可防止由于置入食管金属带膜支架而可能出现的呼吸道阻塞。

3. 联合置入食管、气管支架

若患者食管和气管均存在中重度狭窄，或者单独使用食管或气管狭窄封闭瘘口无法实现时，可采用食管、气管支架联合置入。此时应先置入气管支架，再置入食管支架，以免先置入食管支架压迫气管加重气管狭窄。

4.其他胃镜下治疗方法

包括金属夹夹闭瘘口，氩离子凝固术、生物蛋白胶局部灌注封堵瘘口等，多适用于治疗小瘘口，或与食管支架置入联合应用。此外，也有中心使用内镜吻合夹（over-the-scope clip，OTSC）封闭瘘口。OTSC的设计借鉴了静脉套扎器的原理，用更大的靶状金属夹代替套扎器的橡皮圈，其闭合口径更大（10~13 mm），可实现消化道全层闭合又不会引起组织坏死。此方法可对瘘口边缘进行精准定位和钳夹，更好地闭合瘘口，同时腔内操作可避免损伤食管腔外脏器。但价格较为昂贵，目前尚没有广泛开展。

（三）手术治疗

先天性食管气管瘘主要依靠外科手术治疗。由淋巴结结核引起者，可在有效抗结核治疗基础上行手术治疗。

手术缝合瘘口适合病程较短、感染不严重者，或考虑瘘口较大、采用其他方法效果不佳者。手术应彻底清创、反复冲洗胸腔，确实可靠地修补破口，并用邻近组织如胸膜、大网膜、肋间肌、膈肌瓣覆盖或使用大网膜移植覆盖。手术时间应在发病24 h以内。

（四）其他治疗

对于任何原因所致的较小食管气管瘘，确诊后应当立即行胸腔闭式引流、并行胃肠减压阻止反流，减少对瘘口的污染。可在胃镜或X线引导下放置鼻空肠营养管，通过空肠营养管使用肠内营养制剂进行全肠内营养，这样既可保证患者营养，又可促进瘘口的愈合。

食管气管瘘由癌肿引起，手术及内镜下治疗均困难者，可在胃镜、X线、超声引导下，或外科手术行胃造瘘术进行姑息治疗，经胃造瘘管给予饮食。

（陈芬荣，赵刚）

第4节 食管理化损伤

食管理化损伤是指食管在各种理化因素刺激下形成的损伤，患者可因损伤轻重不同表现出不同程度的症状。

一、病因及发病机制

本病原因较多，常见原因如下。

（1）化学腐蚀性液体：如强酸、强碱等，腐蚀性强，易引发严重食管化学性烧伤。高浓度酸可以使蛋白发生凝固性坏死，碱性液体除溶解蛋白外，在溶解同时还会产生大量热量加重组织损伤。

（2）食物因素：进食速度过快，强行吞咽干硬、粗糙食物时，食物不能充分咀嚼，会有一些颗粒较大或比较粗糙的食物划伤食管。饮食过热会造成食管黏膜灼伤，从而出现食管损伤。

（3）酒精或药物：酒精或药物会直接刺激食管黏膜造成损伤。另外一部分药物会黏附于食管壁，与食管黏膜接触时间较长，药物的理化作用如酸碱刺激也会引起食管黏膜损害。

（4）胃食管反流病：当胃酸或者胆汁反流入食管内，可腐蚀食管黏膜引起炎症造成损伤。

（5）感染：如真菌感染导致食管出现炎症引起损伤。

（6）食管异物：当患者误食鱼刺、碎骨等尖锐异物时，可造成食管划伤。异物嵌顿于食管内，持续挤压可造成食管壁缺血坏死，其中纽扣电池除造成局部压迫之外，电池放电会引起组织液化坏死、电流烧灼伤，且电池内的有害物质自电池溢出，造成食管损伤更为严重。

（7）内镜检查或其他医源性操作：在医生做相关检查，如胃镜检查及镜下治疗、气管插管、长期留置鼻胃管、食管扩张、心房颤动射频导管消融术等操作时，由于机械损伤或热损伤造成食管黏膜炎症、水肿，出现食管损伤。

（8）放射线照射：放射线的电离作用可使食管上皮损伤、坏死，且食管鳞状上皮对放射性物质比较敏感。此外，放疗剂量增加时还可引起食管神经肌肉损伤，导致食管蠕动减慢，有害物质通过食管时间延长，加重损伤。放射性剂量越大食管损伤越严重。

（9）食管腔外损伤：主要由胸部或颈部挫伤，或穿透性枪伤、刀伤造成，可与胸部或颈部其他损伤同时存在。

（10）其他全身性疾病：部分患者可见于肝硬化、肾功能不全、急性胆囊炎、急性白血病、糖尿病酮症酸中毒等疾病时。也有和寻常性天疱疮、类天疱疮等皮肤病合并存在的病例。具体原因尚不完全明确。

二、临床表现

本症可见于不同年龄群，因损伤程度不同，患者可出现不同程度的症状。较轻者可无症状，或仅表现为吞咽哽咽感，胸骨后不适，随严重程度增加可出现恶心、吞咽困难、颈部及胸骨后烧灼感或疼痛、上腹痛、腹胀、呕血、黑便等，更为严重者可出现不可控的大出血、食管穿孔、食管破裂等急症，可并发纵隔感染、肺部感染。

部分较为严重的患者可能出现食管黏膜剥脱症，出现突然发作的胸骨后或上腹部剧痛，随后出现呕血和（或）黑粪。疼痛同时伴有吞咽困难或吞咽疼痛，或表现为进食中感咽后或胸骨后异物感、吞咽不畅或梗阻感，胸骨后疼痛，并且吞咽时加重，产生恶心呕吐。呕吐物中有新鲜血液，血液流入胃腔后，呕吐出咖啡色液体。出血量以中少量为多见，少数可反复出血诱发出血性休克，甚至报道有死亡病例。特征性症状为吐出白色管状薄膜，常在诱因发生后数小时内呕出。

三、诊断与鉴别诊断

（一）诊　断

根据病史、症状及内镜下特征性改变即可确诊。

（1）胃镜下可见：损伤严重程度不同，可有不同程度充血、水肿、血肿、红斑、糜烂、溃疡（图16-8）。较重者糜烂、溃疡可融合成片，甚至造成食管腔狭窄。当发生食管黏膜剥脱时，黏膜与其下组织呈长条状剥离，可为全周性或半周性，内积血肿，可见剥脱白色膜样黏膜，剥脱处食管创面呈大面积糜烂、渗血、溃疡（图16-9）。剥脱部位以食管中段最多见，可能该处系第二狭窄所在部位，以进食为诱因的病例使其首先受损。

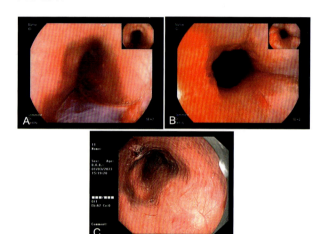

图16-8　食管各种程度及形态的损伤

A. 食管局部可见血肿；B. 食管广泛糜烂及渗血；C. 食管溃疡形成

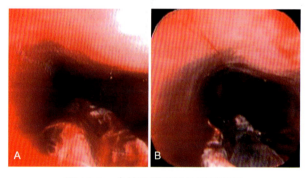

图16-9　食管黏膜剥脱的胃镜所见

A、B. 可见食管剥脱的黏膜

（2）影像学检查：食管钡餐或造影检查可见食管上、中、下段，或局部黏膜不规则、增厚、管腔狭窄、不连续等改变，并可观察有无食管穿孔。CT可见食管壁不均匀增厚，食管腔偏向性不规则狭窄，当出现食管黏膜剥脱时可见食管黏膜下气体聚集、血样密度的占位性病变。此外，X线及CT检查可帮助诊断食管异物。

（3）组织病理学检查：可表现为食管黏膜急慢性炎症，食管黏膜剥脱时也可见正常食管黏膜或非炎性的鳞状上皮组织。

（二）鉴别诊断

主要与食管恶性肿瘤相鉴别：肿瘤患者多有进行性吞咽困难、呕血、黑便等症状，胃镜检查及组织活检有助于鉴别。此外，尚需与冠心病等引起的胸痛相鉴别。

四、治 疗

首先需要明确食管损伤原因，若能够针对病因治疗，需先行对因治疗，并同时对症治疗食管损伤。若为异物原因，则应尽快行内镜或手术取出异物，以防损伤进一步加重。若为药物引起，则需要在服药时饮用足量水。若与放疗有关，需要调整靶区及放疗剂量等。若为全身性疾病引起，应针对全身性疾病进行治疗。

（1）一般治疗：损伤较轻者，无需禁饮食，可选择摄入清淡的流食或半流食。病重者应卧床休息，密切观察病情变化，同时禁饮食，给予营养支持及维持水电解质平衡治疗。症状缓解后可进流食如米汤、豆浆、牛奶等，逐步过渡到半流食、普食，但需避免粗糙、干硬食物。若食管黏膜剥脱时有管状物吐出，可用消毒剪刀在口内将其剪断，残留断端嘱患者慢慢吞入，以保护创面，切忌用力牵拉脱出的食管黏膜。

（2）药物治疗：可给予抑酸药、黏膜保护剂保护创面，并促进创面愈合，酌情给予抗胆碱、止血药物、抗生素等。因鳞状上皮再生修复能力很强，2~8周后复查胃镜，大多可确认愈合，预后良好。

（3）内镜下治疗：若患者禁饮食，或存在轻微穿孔，可经内镜置入空肠营养管。轻微穿孔者也可行内镜下金属夹治疗，较为严重的穿孔可经内镜置入食管覆膜支架。若因强酸、强碱造成损伤，早期即可出现食管狭窄，应在2~3周时进行内镜下食管球囊扩张术以预防狭窄进一步加重。

（4）手术治疗：若合并食管穿孔、胸腔及纵隔严重感染，必要时可手术治疗。

（5）其他治疗：若患者有剧烈呕吐、呕血、呼吸困难、休克等情况，需予以相应紧急处理。

（陈芬荣，赵刚）

第5节　食管术后狭窄

食管术后狭窄指因各种手术（包括食管外科手术和内镜下手术）导致术后出现的食管狭窄。患者可出现不同程度的吞咽困难，因无法正常进食，会出现营养不良、消瘦、贫血、低蛋白等情况。

一、病因及发病机制

常因为各种手术包括各种食管疾病的外科、内镜手术，导致暂时性或永久性食管狭窄。

（1）术后因失去贲门功能，胃内容物会反流形成严重吻合口水肿、炎症，导致暂时性食管狭窄，当水肿、炎症消失后狭窄亦会改善。

（2）术后吻合口瘢痕形成也是食管术后狭窄的常见原因。

（3）食管恶性疾病在术后疾病复发导致的狭窄，需要进一步治疗方可改善。

二、临床表现

患者常有相关手术史。可表现为以下症状。

（1）吞咽困难。最典型的症状为吞咽困难，患者可出现不同程度的吞咽困难。早期仅在吞咽固体食物时有哽咽感，随着疾病进展或加重，摄入液体时也无法吞咽，有时会合并出现饮水或进食后呛咳、误吸。

（2）胃食管反流的症状。可于餐后、平卧或进食较多时出现液体或食物反流至口腔、咽部，可伴有胸骨后烧灼感或疼痛。

（3）营养不良。患者因为无法正常进食，会出现营养不良、消瘦、贫血、低蛋白等情况。

（4）肺部感染。可因误吸或呛咳，导致肺

部感染，可表现为咳嗽、咳痰、胸闷等症状。

三、诊断与鉴别诊断

（一）诊　断

主要依靠胃镜、影像学协助诊断。

（1）影像学诊断。X线下表现：食管狭窄患者，尤其是内镜无法通过的患者，需要完善食管X线检查。患者吞服造影剂后进行X线检查，由于造影剂不能被X线穿透，可以看到食管黏膜紊乱、破坏，管腔不规则狭窄，可见狭窄段口侧食管扩张增宽。可同时评估狭窄的位置、长度、数量、食管管径等信息，有助于制订进一步治疗策略。CT表现：食管壁不规则增厚，管腔狭窄。

（2）胃镜诊断。多在吻合口见瘢痕性、食管病变复发、水肿、溃疡等炎症明显导致狭窄，有时内镜无法通过，持续时间较长的患者可见狭窄段口侧食管腔扩张（图16-10）。

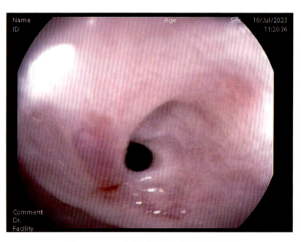

图16-10　食管术后狭窄胃镜所见

（二）鉴别诊断

主要与食管炎、化学性损伤所致的瘢痕狭窄以及胃食管反流病导致的食管下段炎症相鉴别，需要详细询问病史。

四、治　疗

（一）一般治疗

因患者常无法正常进食，需要支持治疗，加强营养；积极纠正水电解质紊乱，维持酸碱平衡。对于贫血、低蛋白者，需要纠正贫血、补充白蛋白。

（二）药物治疗

如果是水肿、炎症性狭窄，可给予抑酸及黏膜保护药物对症治疗，待炎症好转，狭窄可随之逐渐好转。针对食管病变ESD术后狭窄，可以采用口服、局部注射、局部喷洒激素来预防。目前已有文献表明激素预防食管狭窄的效果优于预防性内镜下扩张，也有中心选择ESD术后局部内镜下注射肉毒菌素A，或局部覆盖聚乙醇酸与纤维蛋白胶复合敷贴来预防术后狭窄，但具体选择何种方式仍存在争议。

（三）内镜治疗

如果为瘢痕性狭窄或恶性疾病复发，可行内镜下治疗。

（1）内镜下食管狭窄扩张术：内镜下扩张治疗是通过机械张力撑裂食管狭窄处的黏膜肌层来达到扩张的效果。包括探条扩张和球囊扩张术，目前常用球囊扩张术。但此方法术后黏膜层及肌层炎性纤维增生、瘢痕收缩可能引起再狭窄，因此可能需要多次或反复治疗以缓解狭窄。探条扩张术：在内镜引导下往狭窄处插入导丝通过狭窄段，送入导丝退出内镜，根据狭窄口的大小插入第一条扩张探条，沿导丝插至所需深度对狭窄口进行扩张。按内径大小逐步更换扩张探条，直至合适的最大扩张探条，最后将导丝、探条退出，并在内镜下观察扩张效果及有无出血、穿孔等并发症。球囊扩张术：在内镜直视下将扩张球囊插至狭窄部，球囊充水，可给予狭窄部一个恒定的、中轴的压力。使用加压器逐渐加压，使狭窄部食管黏膜及肌层部分撕裂以达到扩张目的。在加压过程中应随时关注患者疼痛情况，通常扩张1~2次，每次1~3分钟，扩张后观察狭窄段扩张情况及局部黏膜撕裂情况，观察是否存在穿孔、出血等并发症（图16-11）。

（2）内镜下狭窄切开术：如果狭窄严重，或多次扩张效果不佳，可考虑狭窄切开术。通过内镜下切开纤维组织达到扩张食管狭窄的目的。利用针状刀或者IT刀对狭窄处多点进行放射状切开，切开深度以达到固有肌层表面或切开底部位于狭窄两端黏膜连线构成等平面上为宜。术后短

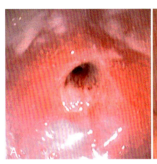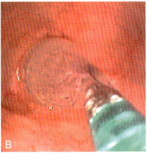

图 16-11　通过胃镜活检孔直视下球囊扩张术

A. 扩张前；B. 直视下扩张

期内可明显改善吞咽困难等临床症状，但长期疗效有待进一步研究。有研究显示，使用内镜下切开联合局部注射激素效果较好。为了避免术后穿孔，术前最好使用超声内镜观察瘢痕的厚度，从而避免术中切割过深。

（3）内镜下支架置入术：一般来说，良性瘢痕狭窄不选择支架置入作为一线的治疗方法。当扩张及切开无法达到缓解狭窄目的时，可考虑置入能够取出的金属覆膜支架、塑料支架、可降解支架等，建议最长置入时间不超过 12 周。若为食管恶性疾病术后复发导致狭窄，推荐置入可膨式部分覆膜或全覆膜金属支架改善症状。在放置支架前，先扩张狭窄部位，再选择合适的支架置入。支架置入术后常见的并发症包括胸痛、反流性食管炎、支架移位或者脱落、肉芽组织增生、支架组织嵌入等。

（4）其他方法：若患者营养状况较差，可在解除狭窄治疗同时配合行内镜下胃造瘘或鼻-空肠营养管置入，以改善营养状况。

（四）X 线引导下治疗

可在 X 线引导下行食管狭窄球囊扩张或支架置入，方法与内镜治疗大致相同。

（陈芬荣，赵刚）

参考文献

[1] 任丽楠, 郭晓钟. 食管贲门黏膜撕裂综合征诊治分析. 临床军医杂志, 2016, 44(12):1236-1238.

[2] 李阳, 刘梅, 汲书生. 钛夹治疗食管贲门黏膜撕裂综合征的临床疗效. 世界华人消化杂志, 2016, 24(11):1714-1717.

[3] 王宇飞, 吴永坤, 郭占林. 食管破裂的诊断及治疗. 内蒙古医科大学学报, 2022, 44(4):396-399,403.

[4] 卢雨松. 自发性食管破裂的诊断与外科治疗的现状. 海南医学, 2020, 31(23):3110-3113.

[5] Michael Gluck, Geoffrey C Jiranek, Donald E Low, et al. Spontaneous intramural rupture of the esophagus: Clinical presentation and endoscopic findings. Gastrointestinal Endoscopy, 2002, 56(1):134-136.

[6] 胡杨, 袁勇, 郑希, 等. 自发性食管破裂的治疗. 中华胃肠外科杂志, 2014(9):934-936.

[7] 孙即昆, 赵崇伟, 翁品生. 肺外科学. 北京: 人民卫生出版社, 1987, 34.

[8] 吴英凯. 胸部外科. 北京: 人民卫生出版社, 1987, 484.

[9] 李静, 吴光利, 刘成霞, 等. 食管憩室致食管气管瘘内镜下 OTSC 封闭 1 例. 中国内镜杂志, 2018, 24(1):111-112.

[10] 王子恺, 李淑玲, 李闻. 食管气管瘘消化内镜治疗新进展. 中华消化杂志, 2019, 39(1):61-63.

[11] 王彦, 李志强, 钟毓, 等. 螺旋断层放疗模式下非小细胞肺癌急性重度放射性食管炎的相关因素. 实用医学杂志, 2017, 33(18):3035-3039.

[12] 田惠春, 曾涵. 达比加群酯致食管损伤文献病例分析. 药物不良反应杂志, 2018, 20(4):272-275.

[13] 卢华君, 赵忠艳, 林小春, 等. 纽扣电池所致儿童食管损伤的临床特征及治疗. 中国内镜杂志, 2017, 23(6):98-101.

[14] 郑伟, 李小荣, 王学成, 等. 心房颤动射频消融术后的食管损伤. 中国心脏起搏与心电生理杂志, 2020, 34(6):530-533.

[15] 王淑妍, 杨锦林. 食管黏膜剥脱症临床诊治现状. 中华胃肠内镜电子杂志, 2020, 7(3):140-142.

[16] 中国医学会消化内镜学分会, 中国医师协会内镜医师分会, 北京医学会消化内镜学分会. 中国食管良恶性疾病狭窄内镜下防治专家共识意见:2020. 中华胃肠内镜电子杂志, 2020, 7(4):165-175.

[17] 石亮亮, 凌亭生, 王雷, 等. 口服醋酸泼尼松预防内镜黏膜下剥离术后食管狭窄的疗效观察. 中华消化内镜杂志, 2019, 1(36):41-45.

[18] 张震, 张轶群, 陈巍峰, 等. 内镜下放射状切开治疗食管吻合口良性狭窄的临床初探. 中华消化内镜杂志, 2016, 33(4):208-210.

[19] 姜维, 高竹清, 王拥军. 食管早癌内镜下治疗术后并发良性狭窄防治研究进展. 中华消化内镜杂志, 2019, 36(6):453-456.

[20] Takahashi H, Arimura Y, Okahara S, et al. A randomized controlled trial of endoscopic steroid injection for prophylaxis of esophageal stenoses after extensive endoscopic submucosal dissection. BMC Gastroenterol, 2015, 15 (1) : 1.

第17章 食管其他疾病

第1节 食管糖原棘皮症

食管糖原棘皮症（esophageal glycogenic acanthosis）是一种常见的食管良性病变。表现为鳞状上皮细胞增生并形成多发性斑块，细胞质内糖原含量增加，细胞核无大小不等，细胞无异型性。小林世美于1970年明确提出了糖原棘皮症的概念，后被临床广泛采用。

一、病因及发病机制

病因、发病机制不明。因与年龄增长伴发存在，故有学者认为其属于一种正常的退行性病变。有研究显示，食管糖原棘皮与吸烟相关，在吸烟者中，40~50岁为高发年龄段。与饮酒的关系不明。过度糖原棘皮增生有报道可能与反流性食管炎相关，但也有认为不相关。食管糖原棘皮症还可并发于遗传性疾病多发性错构瘤综合征的患者。多发性错构瘤综合征是一种罕见的常染色体显性遗传病，约有85%是由 PTEN 基因突变引起的，发病率约为1/20万。多发性错构瘤综合征的食管也可见多发白斑，碘染色浓染，组织病理学上同糖原棘皮症，但常合并胃肠息肉病，有特征性皮肤损害等改变。因此，胃镜检查发现食管糖原棘皮症样改变者，需提醒患者进行全身检查排除多发性错构瘤综合征。

二、病理组织学

组织学主要为鳞状细胞增生肥大、上皮肥厚，内充满糖原颗粒。

三、临床表现

临床表现多无任何相关症状。一般在胃镜检查时发现，可见于20%~40%接受胃镜检查的患者中。高发年龄40~60岁，男性多见。

四、诊断与鉴别诊断

（一）诊断

胃镜下典型表现为多发性0.2~1.5 cm大小的灰白色斑状隆起，圆形或椭圆形，以5~20个者多见，可发生于全食管，好发于食管下段（图17-1 A）。窄带成像技术（NBI）下见较正常食管黏膜浅的白色斑状隆起（图17-1 B）。因上皮细胞含有丰富的糖原，用鲁氏碘液染色表现为比正常黏膜浓染。

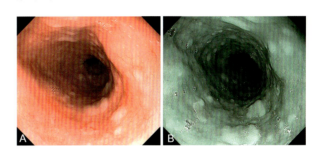

图17-1 食管糖原棘皮症的内镜表现

A.白光内镜所见；B.窄带成像技术（NBI）下所见

（二）鉴别诊断

需与霉菌性食管炎相鉴别。霉菌性食管炎表现为食管黏膜散在白色膜状物，周围黏膜有充血水肿，刷检涂片可检见菌丝或孢子。另外，可通过鲁氏碘液染色与食管黏膜不典型增生、食管癌、食管炎等相鉴别，上述病变均为染色不良。

五、治疗

目前普遍认为系与年龄相关的退行性病变，故无需特殊处理。

（史海涛）

第2节 食管黑色素沉着症

食管黑色素沉着症（esophageal melanosis）是指食管鳞状上皮的黑色素细胞增生和食管黏膜的黑色素积累，是一种良性、罕见的消化系统疾病。

一、病因及发病机制

病因及发病机制不清，临床意义不明。黑素细胞起源于神经嵴细胞，在胚胎3个月前，存在于神经嵴的黑素细胞的前驱细胞游走到皮肤、毛囊、鼻咽、口腔等组织，分化成黑色素细胞，这是色素沉着的原因。关于食管黑色素沉着症的形成，有两种观点。一种观点认为与胚胎期黑色素细胞的异常迁移有关；另一种观点认为，在反流及不适当的饮食长期暴露下，食管基底上皮层的多潜能干细胞可分化形成黑色素细胞。有报道，本病可与食管黑色素瘤并存，食管黑色素沉着症是否为恶性食管黑色素瘤的前期病变尚无充分证据。日本学者对食管黑色素沉着症病灶随访观察10年，未见增大及恶性病变。但近年有报道，食管黑色素沉着症在食管黏膜不典型增生、食管鳞癌和饮酒者中的检出率高于对照组。因此，遇到本病还是应该随访观察，如遇病变变黑、变大有隆起倾向，应予以及时治疗。

二、病理组织学

病理表现主要为食管复层扁平上皮基底层黑色素细胞增加。HE染色以食管黏膜基底层为中心，可见有黑褐色颗粒的细胞，Masson-Fontana染色该颗粒呈黑色。电子显微镜下可见胞体内有多数高电子密度的颗粒，这种高电子密度颗粒可见黑素颗粒特征性的内部横纹构造，色素颗粒细胞可以确认为黑素细胞。此外，黑素颗粒数增加应考虑有黑素产生亢进的可能，还可见黑素颗粒传递至基底层的角朊细胞，在黏膜固有层有巨噬细胞吞噬现象。

三、临床表现

1963年首次被报道，大多无临床症状，多在内镜筛查时发现。发现率为0.7%~2.1%，尸检中的发病率相对较高，约为4%。男性多见，男女之比为27:7。检出部位以上腭的检出率最高（11.2%），其次为咽部（9.5%）、食管（7.0%）。发生于食管的多见于距门齿30 cm以下的食管中下部。

四、诊断与鉴别诊断

（一）诊断

内镜下见黑色至褐色的扁平不规则色素斑，直径多为3~5 mm，大多为小而淡的斑点。如不留意常会漏诊，也有范围较大的，可达40 mm。呈片状或条状，边缘不整齐（图17-2）。放大内镜可见到色素颗粒的聚集。

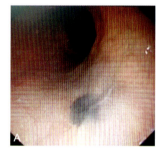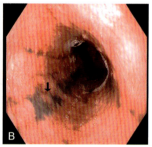

图17-2 食管黑色素沉着症的内镜表现

（图A由中国人民解放军空军第九八六医院提供，图B引自参考文献6）

（二）鉴别诊断

需要与食管黑色素瘤相鉴别。食管黑色素瘤主要位于食管中、下1/3段，黑色素瘤大多表现为隆起性病变，病理检查可协助诊断。

五、治疗

目前认为是一种良性病变，无需特殊治疗。但对高龄、过度吸烟和饮酒等肿瘤高危人群，必要时做碘染、放大内镜及病理检查，以排除恶性病变。

（史海涛）

第3节 食管胃黏膜异位

食管胃黏膜异位（heterotopic gastric mucosa in esophagus, HGME）是指胃黏膜出现在食管，且可能引起临床症状的疾病。可发生于食管的任何部位，以食管上段最多见，常无症状，但可引起吞咽困难。可终生存在，偶尔可发展为溃疡。

一、病因及发病机制

目前 HGME 的病因尚未完全明确，大多认为与先天发育异常有关。在胚芽 40 mm 时，食管表面被纤毛柱状上皮覆盖，130 mm 时复层鳞状上皮替换食管中段的柱状上皮，并逐渐向食管两端移行，以致完全替换原先的柱状上皮，如果此替换过程不完全可造成胚胎性胃黏膜残留于食管。也有学者认为，HGME 可能是一种双重病因的疾病，在潜在的先天胚胎发育异常的基础上由合并的后天酸反流刺激等因素造成。

二、病理组织学

病理检查可在食管见到胃黏膜柱状上皮，可见主细胞和壁细胞，多萎缩，甚至有肠上皮化生（图 17-3）。

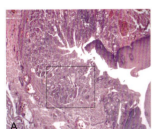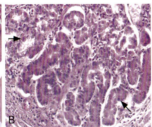

图 17-3　食管胃黏膜异位的病理学所见

A. 食管中段胃黏膜异位灶，可见胃黏膜柱状上皮（HE 染色，×100）；B. 上图框内高倍镜下图，可见主细胞和壁细胞（↑）（HE 染色，×400）

三、临床表现

据文献报道，大多数 HGME 患者无明显临床症状或症状轻微。有学者指出，HGME 可能引起咽喉症状，症状的发生与异位胃黏膜内的壁细胞分泌胃酸、刺激食管黏膜有关，但此观点存在争议。食管症状包括吞咽困难或吞咽痛、胸骨后疼痛和烧心，食管外症状主要表现为声音嘶哑、癔球感、咽喉部疼痛不适、慢性咳嗽、继发性喉炎等，有咽喉反流症状者占比从低于20%至高达73.1%不等，但症状多较轻微。重者有溃疡，可致出血、狭窄、穿孔或颈部瘘管形成等，极少数可发生癌变。我们遇见1例食管中段胃黏膜异位发生穿孔，导致食管瘘，反复引起肺部感染，经病理证实为胃黏膜异位所致（图 17-4）。

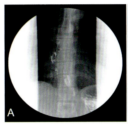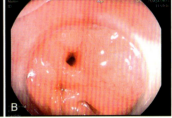

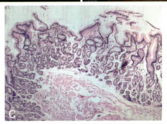

图 17-4　食管胃黏膜异位所致穿孔

A. 食管造影显示有造影剂外渗；B. 胃镜显示食管中段黏膜发红处有穿孔；C. 发红处黏膜活检显示为胃黏膜

四、诊断与鉴别诊断

（一）诊　断

本病的诊断主要依据胃镜检查。内镜下表现为边界清楚的椭圆形或圆形橘红色黏膜，大小不一，单发或多发。与周围灰白色食管黏膜有明显的分界线，较多发生在食管上段（图 17-15 A），NBI 可见境界清晰的胃黏膜表现（图 17-15 B），少数异位胃黏膜表现为隆起发红（图 17-16）。可合并糜烂或消化性溃疡。在常规内镜检查中，将内镜缓慢退至食管上段，嘱患者行连续吞咽动作，同时边少量注气边缓慢后退，注意观察该段食管全周黏膜的颜色改变。如见异常，局部行多块活检，送病理检查以明确诊断。

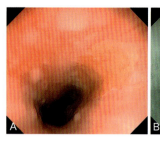
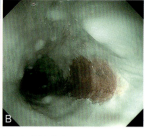

图 17-5　食管异位胃黏膜的内镜所见

A. 白光内镜所见；B. 窄带成像内镜所见

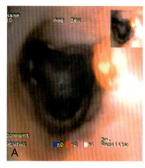
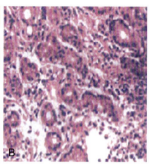

图 17-6　隆起型食管胃黏膜异位

A. 内镜下所见；B. 病理学所见

（二）鉴别诊断

食管胃黏膜异位需与以下疾病鉴别。

（1）反流性食管炎。食管胃黏膜异位的临床表现酷似反流性食管炎，故应借助 X 线钡餐、食管 24 h pH 监测、食管腔内测压及胃镜检查予以鉴别。反流性食管炎病变以食管下段为著，伴有糜烂、溃疡等改变。食管胃黏膜异位以食管上段最多见，与正常食管有明显的分界线，糜烂、溃疡少见。但由于二者可以同时存在，因此在镜下黏膜活检是至关重要的诊断手段。

（2）Barrett 食管。在反流性食管炎中部分患者下段食管可出现 Barrett 上皮，酷似胃黏膜异常，因此本病还应与 Barrett 食管相鉴别。其鉴别要点在于后者是柱状上皮从胃向上延伸至食管的下 1/3~1/2 段，于食管下段 6 cm 以内，在食管的鳞状上皮内散在数量不等的柱状细胞，鲁氏碘液染色呈不染区。其柱状上皮虽可为类似于胃底和胃体的上皮，但与正常胃黏膜相比，其上皮比较萎缩，腺体较少且短小，常伴不完全肠上皮化生。

（3）胚胎性纤毛柱状上皮或气管支气管型假复层纤毛柱状上皮残留。本病还应与食管胚胎性纤毛柱状上皮或气管支气管型假复层纤毛柱状上皮残留相鉴别。胚胎性纤毛柱状上皮或气管支气管型假复层纤毛柱状上皮残留，可伴有腺体，气管或支气管上皮结构形成，以及纤维平滑肌细胞增生，但病理组织学是纤毛柱状上皮及假复层纤毛柱状上皮，而不是胃黏膜上皮。

（4）食管癌。食管胃黏膜异位有局部食管炎、溃疡者需与食管癌相鉴别。组织活检送病理学检查有助于鉴别良、恶性病变。

五、治　疗

食管胃黏膜异位治疗的目的在于缓解症状和防止并发症发生。

（一）药物治疗

治疗时多对症处理，主要给予抑酸药物，可给予组胺 H_2 受体拮抗剂、质子泵抑制剂、钾离子竞争性酸阻滞剂。

（1）组胺 H_2 受体拮抗剂。选择性地阻断胃壁细胞膜上的 H_2 受体，使胃酸分泌减少。包括西咪替丁（400 mg/d）、雷尼替丁（150 mg/d）和法莫替丁（20 mg/d）等，均可选用。

（2）质子泵抑制剂。阻断壁细胞的 H^+-K^+-ATP 酶而抑制胃酸分泌。包括奥美拉唑（20 mg/d）、兰索拉唑（30 mg/d）、雷贝拉唑（10 mg/d）、泮托拉唑（40 mg/d）、埃索美拉唑（20 mg/d），均可选用。

（3）钾离子竞争性酸阻滞剂。可竞争性和可逆性抑制胃壁细胞 H^+-K^+-ATP 酶的钾离子通道，竞争性阻滞钾离子与酶的结合，起效更快，作用更强。包括伏诺拉生（20 mg/d）、替戈拉生（50 mg/d），均可选用。

（二）内镜下治疗

有学者采用热探头、氩气凝固术、内镜黏膜切除术等方法破坏异位胃黏膜，使周围正常的鳞状上皮覆盖原先的异位胃黏膜，经短期随访未见复发。

（三）并发症

有严重并发症者可在内镜下治疗，并发食

管局部狭窄行探条扩张并结合抑酸治疗是有效的。有严重的并发症且内镜下治疗无效者，考虑外科手术治疗。

（史海涛）

第4节 食管黄色瘤

黄色瘤（xanthoma）主要是由泡沫组织细胞积聚引起的一种良性肿瘤性病变，主要见于口腔及生殖器皮肤，消化道也可见到。一项临床研究表明，上消化道黄色瘤发生率为0.23%，最常见的部位是胃，其次是食管和十二指肠。食管黄色瘤是食管上皮乳头内有泡沫细胞沉积的非上皮性肿瘤性病变，确切的发病率并不清楚，仅有有限的病例报道过。

一、病因及发病机制

食管黄色瘤的病因及机制尚不清楚。皮肤黄色瘤常由慢性高脂血症引起，然而在已报道的食管黄色瘤病例中，只有1例与高脂血症有关，而其他病例则没有相关性。有研究报道2例食管黄色瘤与纵隔放疗有关，因此推测病灶刺激和浸润的炎症细胞对发病机制有影响。对食管黄色瘤中的泡沫细胞进行的免疫组化研究表明，它们对CD68呈阳性，但既不表达S-100也不表达CD1a，表明它们来自单核/巨噬细胞系而不是朗格汉斯细胞。尽管发病机制可能与炎症有关，但食管黄色瘤中巨噬细胞的类型和性质仍不清楚。

二、病理组织学

组织学显示黄色瘤中淡黄色的斑点对应于充满泡沫细胞的乳头，平坦和略微隆起的病变的不同形态对应于充满泡沫细胞的不同密度的乳头，这些泡沫细胞表达CD68。

三、临床表现

大多数食管黄色瘤的患者无胃肠道症状，多在内镜筛查时被发现。食管黄色瘤的恶性转化也从未有报道。

四、诊断与鉴别诊断

（一）诊 断

内镜下多表现为带有淡黄色斑点的平坦病变或轻微隆起，直径多为2~10 mm，通常＜5 mm。好发于食管下段，多为单发（图17-7）。放大内镜检查显示病变区域有聚集的微小淡黄色斑点，内部有迂回的微血管。

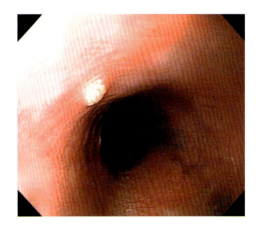

图17-7 食管黄色瘤的内镜下所见

（引自参考文献16）

（二）鉴别诊断

食管黄色瘤需与以下疾病进行鉴别。

（1）食管异位皮脂腺：是皮脂腺发育的生理性变异和皮脂腺增生所致。常发生于口腔、阴茎龟头、阴唇等部位，发病率随年龄的增长而增加。发生于食管黏膜的被称为食管异位皮脂腺，临床相对少见，常因其他疾病做胃镜检查时被发现。内镜下多表现为散在多发扁平结节，色微黄。病理提示鳞状上皮下见成熟皮脂腺，周围可见淋巴细胞浸润。

（2）食管颗粒细胞瘤：是起源于黏膜下神经丛的具有施万细胞分化特征的神经源性肿瘤。内镜下表现为结节状或小的无蒂息肉，呈淡黄色或灰白色，广基。超声内镜检查多位于食管壁黏膜深层，呈中低回声改变，内部回声均匀，边界清晰。病理示瘤细胞呈类圆形、梭形，排列呈条索状、团块状或巢状。

（3）食管乳头状瘤：为鳞状上皮的息肉样良性肿瘤。内镜下表现为乳白色乳头状隆起，质地软，匍匐状，可见到树枝状分支。组织学特征是由数量增加的鳞状细胞排列而成的指状突出组织。

五、治 疗

多认为是良性病变，无需特殊治疗。

（史海涛）

参考文献

[1] 龚均, 董蕾. 实用胃镜学. 西安: 世界图书出版公司, 2007:44.

[2] 小林世美. 食道の白斑, いわゆる "glycogenic acanthosis". 胃と腸, 1983, 18(7):692-692.

[3] 龚均, 邹百仓. 关于消化道黏膜"白斑"概念的几点认识. 世界临床药物, 2019, 40(5):299-301.

[4] Pilarski R, Burt R, Kohlman W, et al. Cowden syndrome and the PTEN hamartoma tumor syndrome: systematic review and revised diagnostic criteria. J Natl Cancer Inst, 2013, 105(21):1607-1616.

[5] Chang F, Deere H. Esophageal melanocytosis morphologic features and review of the literature. Arch Pathol Lab Med, 2006, 130(4):552-557.

[6] Agarwal S A, Gnanamoorthy K K A, Athani AV. Esophageal Melanosis: An Unknown Entity. Cureus, 2022, 14(9):e29064.DOI:10.7759/cureus.29064. PMID:36249600; PMCID:PMC9554602.

[7] Borhan Manesh F, Farnum JB.Incidence of heterotopic gastric mucosa in the upper oesophagus. Gut, 1991, 32(9):968-972.

[8] 宋震亚, 黄宣, 钱可大, 等. 食管上段异位胃黏膜39例临床分析. 中华医学杂志, 2005, 85(4):244-247.

[9] 易明兰, 周明东, 张桂芳. 颈段食管胃黏膜异位症的诊断分析. 现代中西医结合杂志, 2006, 15(6):637.

[10] Abe T, Hosokawa M, Kusumi T, et al. Adenocarcinoma arising from ectopic gastric mucosa in the cervical esophagus. Am J Clin Oncol, 2004, 27(6):644-645.

[11] 年媛媛, 孟宪梅, 陈洪锁, 等. 1229例食管胃黏膜异位的临床和组织学特点分析. 胃肠病学, 2021, 26(2):112-115.

[12] 汪家琪, 向李智, 潘晓莉, 等. 食管上段胃黏膜异位症的临床、内镜及组织学特点. 中华消化内镜杂志, 2022, 39(09):695-700.

[13] Gencosmanoglu R, Sen-Oran E, Kurtkaya-Yapicier O, et al. Xanthelasmas of the upper gastrointestinal tract. J Gastroenterol, 2004, 39(3):215-219.

[14] Hamada K, Uedo N, Kubo C, et al. Endoscopic appearance of esophageal xanthoma. Endosc Int Open, 2019, 7(10):E1214-E1220.

[15] Uehara K, Iwashita H, Tanabe Y,et al. Esophageal Xanthoma: Presence of M2 Macrophages Suggests Association with Late Inflammatory and Reparative Processes. Open Med (Wars), 2017, 12:335-339.

[16] Bang CS, Kim YS, Baik GH, et al. Xanthoma of the esophagus. Clin Endosc, 2014, 47(4):358-361. DOI:10.5946/ce. 2014.47.4.358.